蒙药 DNA 条形码
分子鉴定

包桂花　包书茵

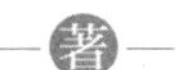

上海科学技术出版社

图书在版编目（CIP）数据

蒙药DNA条形码分子鉴定 / 包桂花，包书茵著. -- 上海 : 上海科学技术出版社，2023.8
ISBN 978-7-5478-6248-3

Ⅰ. ①蒙… Ⅱ. ①包… ②包… Ⅲ. ①蒙医—药用植物—脱氧核糖核酸—条形码—中药鉴定学 Ⅳ. ①R291.208

中国国家版本馆CIP数据核字(2023)第122267号

本书出版得到以下项目资助：

2018 年国家重点研发计划项目　蒙医防治优势病种经典方药研发平台及质量体系建设和示范研究(项目编号：2018YFC1708200)；

2019 年内蒙古自治区科技重大专项　蒙药防治心病脑病经典方药研发平台及质量体系建设和示范研究(项目编号：2019ZD004)；

2022 年内蒙古自治区直属高校基本科研业务费项目　20 种蒙药材的 DNA barcoding 分子鉴定方法研究(项目编号：GXKY22016)；

蒙医药研发工程教育部重点实验室。

蒙药 DNA 条形码分子鉴定

包桂花　包书茵　著

上海世纪出版(集团)有限公司
上海科学技术出版社　出版、发行
(上海市闵行区号景路 159 弄 A 座 9F - 10F)
邮政编码 201101　www.sstp.cn
上海光扬印务有限公司印刷
开本 787×1092　1/16　印张 24.5
字数：550 千字
2023 年 8 月第 1 版　2023 年 8 月第 1 次印刷
ISBN 978 - 7 - 5478 - 6248 - 3/R・2792
定价：128.00 元

内容提要

本书系统地描述了蒙药五大鉴定方法的建立，以及分子鉴定技术在蒙药中的应用等，同时以70味蒙药材为研究实例进行详细阐述，包括ITS序列、ITS2序列、*psbA-TrnH*序列、*rbcL*序列和*matK*序列等5个常用序列，共得到230条序列。具体药材项下的研究内容有药材名、原植物名及其拉丁学名、材料来源、序列峰图、序列碱基等相关内容。

本书是首部蒙药DNA条形码分子鉴定专著，对蒙药分子鉴别研究和应用的实例进行了详细的介绍，是从事蒙（中）药鉴定教学和科研人员的重要参考书，同时也将在蒙医临床安全用药及传统蒙医药现代化、国际化进程中发挥重要作用。

前　言

蒙药是蒙古族人民长期与疾病作斗争的智慧结晶，是祖国传统药宝库中一颗绚丽的明珠。蒙药传统的鉴定方法有来源（原植物、动物和矿物）鉴定、性状鉴定、显微鉴定和理化鉴定等方法。随着科学技术的发展，近年来兴起一种蒙药品质鉴定新方法——分子生物鉴定方法，目前常用的是DNA条形码分子鉴定方法。

DNA条形码鉴定快速准确，专属性强，准确度、重复性和稳定性高，有望实现蒙药鉴定的标准化和自动化，克服传统鉴定法的诸多缺陷，是传统蒙药鉴定方法的有效补充。DNA条形码分子鉴定方法在蒙药鉴定中的成功应用将带来蒙药鉴定方法的革命性突破。

从2016年开始，我们的团队在辽宁中医药大学康廷国教授和许亮教授、沈阳药科大学贾景明教授和胡高升教授、上海中医药大学徐红教授、中国中医科学院中药资源中心蒋超副研究员、中国中医科学院中药研究所孙伟副研究员的大力支持下，前期开展了部分蒙药材的DNA条形码分子鉴定研究工作，并取得了一定的成绩，在此基础上编著了《蒙药DNA条形码分子鉴定》一书。

本书中使用的蒙药材来源为实地采集的基原植物材料，采集地有内蒙古特金罕山国家级自然保护区、四川省江油市太平镇、辽宁省千山风景区、陕西省宝鸡市太白县、湖北省神农架国家级自然保护区、内蒙古赛罕乌拉国家级自然保护区、内蒙古通辽市科左后旗朝鲁吐镇白兴吐嘎查、内蒙古通辽市科尔沁区、甘肃省兰州市城关区、内蒙古通辽市丰田镇（内蒙古民族大学农业科技园区）、内蒙古锡林郭勒盟正蓝旗乌和日沁敖包森林公园、内蒙古锡林郭勒盟太仆寺旗、内蒙古呼和浩特市金山开发区(内蒙古医科大学金山校区)、安徽省黄山世界地质公园、广西壮族自治区南宁市(广西药用植物园)、湖南省郴州市桂东县沤江镇羊社村坛前组、天津市南开区(南开大学校园)、内蒙古通辽市奈曼旗治安镇(道地蒙中药材科研示范种植基地)、内蒙古通辽市奈曼旗沙日浩来镇药材种植基地、内蒙古通辽市奈曼旗北老贵嘎查药材种植基地、内蒙古通辽市奈曼旗昂奈村药材种植基地、内蒙古通辽市奈曼旗北包古图嘎查等。

本书的出版可以在一定程度上满足不同行业不同科研领域对蒙药材鉴定的要求,使其在蒙药材流通领域、蒙药生产企业的原料监管、蒙医医院饮片的真伪鉴定、蒙药材海关进出口鉴定与管理等方面发挥强有力的作用。

编　者

2023年2月

目　录

上篇　总　论

下篇　各　论

上篇

总　论

SHANG PIAN

ZONG LUN

第一章

概　　述

我国地域辽阔，自然条件复杂多变，孕育出了约1.2万种天然中、民族药资源，其中药用动植物占99%。蒙药作为重要资源之一，由于品种繁多、应用历史悠久、产区广泛，历代本草记载、地区用语、使用习惯都不尽相同，品种繁多，一药多基原、同名异物和同物异名现象十分普遍。在这种情况下，要将这些药材准确鉴定，一方面是工作量巨大，另一方面是易被类同品、代用品和伪品迷惑，雾里看花，难觅芳踪。不解决这个问题就谈不上蒙药质量稳定和控制问题，进而难以保证临床用药的安全、稳定、有效和科学研究的准确性。本章就如何解决这个问题进行了解答，同时介绍了合理应用鉴定蒙药真伪优劣的技术。对于传统的蒙药鉴定，包括基原鉴定、性状鉴别、显微鉴定和理化鉴定等相关文献已作了较为详细的介绍。这些技术主要围绕原植(动)物形态，药材性状、组织与细胞特征，药材化学成分的理化性质对蒙药进行鉴定。蒙药的分子鉴定是一个目前比较新的鉴定技术手段，也称"DNA遗传标记鉴定法"，是通过直接分析遗传物质DNA的多态性来推断物种内在的遗传变异而实现药材鉴别的方法。

第一节　传统的蒙药鉴定方法

蒙药鉴定是蒙药标准化的第一步，是蒙药质量评价的关键。传统的蒙药鉴定方法主要有四大经典方法，即原植(动)物基原鉴定、性状鉴定、显微鉴定和理化鉴定。它们是《中国药典》、地方标准、部颁标准收载的有关蒙药鉴定的主要方法，应用广泛。

一、原植(动)物基原鉴定

蒙药基原是指蒙药(材)具有一个或几个明确的来源、分类学地位和药用历史的生物类型。来源包括药用植物、药用动物和药用矿物。分类学地位包括科、属、种及其拉丁学名和中文名。用药历史包括历史传承、安全性、有效性评价、资源分布和丰富度等。

广义的蒙药基原鉴定法是应用本草学、蒙药学和植物、动物或矿物形态、分类学等方面的知识，对蒙药的基原或原料进行鉴定，确定药材基原正确的学名（或矿物的名称）或复方及其制剂的饮片基原和配伍组分。原植（动）物基原鉴定应用经典的动植物分类学的知识和方法，依据植物、动物的形态特征，比如植物的根、茎、叶、花、果实和种子等器官的形态特征，动物的形态、生理等特征对蒙药进行分类鉴定，确定药材来源的动植物种类，给出动植物正确的拉丁学名，以保证蒙药品种准确无误。原植（动）物基原鉴定是蒙药鉴定最基础的方法。

蒙药以植物来源的居多，进行原植物基原鉴定时，首先必须深入植物原产地，调查植物的分布、生境、生态习性以及当地用药习惯与名称、采收加工等情况，选择各器官最完整的植物制作标本作为基原鉴定的依据，同时采集植物的药用部分标明相同的学名，作为药材样品，供研究工作及鉴定商品药材时对照使用。

原植（动）物基原鉴定直观、可靠，需要具有动植物分类学知识与实践经验的专业人士专门从事这一工作，同时要求蒙药具有器官完整的植物全株或动物全体，在实际应用时还要考虑用药部位的历史传承等情况确定。

二、性状鉴定

性状鉴定是通过眼观、手摸、鼻闻、口尝、水试、火试等方法来鉴别药材的外观性状如形状、大小、薄厚、颜色、表面特征、断面特征以及气味和质地，以区分药材的真伪优劣，其精髓就是“辨状论质”，根据药材外观性状所表现出来的特点，来判断真伪优劣。性状鉴别是长期以来对蒙药真伪优劣鉴别实践经验的总结概括，是我国蒙医药的重要组成部分，在我国历代本草书籍中都有记载。它具有简便易行、快速可靠的特点，即使在具有多种现代鉴别手段的今天，仍是最广泛、最实用的鉴别方法，是产地、加工地、流通领域的鉴定工作者必需的基本功之一。

三、显微鉴定

显微鉴定是利用各种光学显微镜或电子显微镜对药材及成方制剂的组织、细胞及细胞后含物的特征进行观察来鉴定药材的真伪优劣。通常应用于单凭性状鉴别不能识别或不易识别的药材、饮片、不完整的药材碎片、药材粉末，以及对用药材粉末制成的蒙成药如丸剂、散剂、汤剂、片剂等的药材来源进行鉴定。

完整的药材可制作组织横切面制片、纵切面制片、解离组织片、表面制片、整体封片、粉末装片、花粉粒与孢子制片等，配合各种组织、细胞或后含物的透化剂、染色剂、显色剂制作临时或永久制片，置于显微镜下观察描述显微特征进行鉴别。对于破碎的蒙药材，直接制作粉末片置于显微镜下观察描述药材的显微结构特征。

显微鉴定于20世纪初引入中药材鉴定研究领域，20世纪50年代以徐国钧、楼之岑等为代表的老一辈生药学家将显微鉴定方法应用于中药真伪鉴别研究中，这些技术在20世纪60年代后得到了快速发展。依据我国中药材显微鉴别研究的一些成果，1977年版《中国药典》

首次收载了中药材与中成药的显微鉴别项，在此后历版收载显微鉴别项的药材和中成药比例逐步增加。目前，显微鉴定还被世界上多个国家和地区的药典及标准所采纳，如《美国药典/国家处方集》收载的近200个植物膳食补充剂品种中，均给出了显微鉴别项；第8版《欧洲药典》共收载269个植物药及其制剂专论，除去植物油脂、提取物等无组织形态特征的品种外，每个植物药的鉴别项均包括显微鉴别，部分植物药还绘制了粉末显微特征图；第16改正《日本药局方》共收载生药276个条目，其中相当数量的药材、粉末饮片以及中成药列出了简要的显微鉴别项；中国香港中药材标准和中国台湾中药材标准也均在中药鉴别项下收载了显微鉴别。该技术20世纪80年代开始应用于蒙药的鉴别中，到目前为止各级各类标准中都有显微鉴别项目。

显微鉴定作为蒙药传统鉴定方法之一，与接下来要介绍的理化鉴定等其他依赖于化学分析仪器与技术的鉴定方法相比，所需要的仪器简单、样品量少、鉴别速度快，具有简便、快速、实用的特点，在很多蒙药材中具有一定的专属性，鉴定结果可靠，是蒙药真伪鉴定的重要手段之一。

四、理化鉴定

理化鉴定是运用物理、化学或仪器分析的方法，对蒙药材及其制剂所含的有效成分、主要成分或特征性成分进行定性、定量分析，以此鉴定蒙药的真伪、评价药材品质优劣的过程。通常选用少量的药材粗粉、切片、浸出液或经过初步提取分离后的提取物进行定性定量分析。常见的理化鉴定方法主要包括显微化学反应、微量升华法、荧光分析法、色谱法和分光光度法等。

1. *显微化学反应* 利用化学试剂与药材中的化学成分发生特殊的反应，产生特有的气味、颜色、沉淀和结晶，直接观察或在显微镜下观察反应结果。

2. *微量升华法* 利用生药中所含的某些化学成分在一定温度下能升华的性质，获得升华物，在显微镜下观察其形状、颜色以及化学反应。

3. *荧光分析法* 利用蒙药中某些化学成分或经过化学反应后在日光或在紫外光下能产生荧光的性质，对蒙药进行鉴别。

4. *色谱法* 又称层析法，是一种化学成分的分离和分析方法，在蒙药材的定性和定量分析中应用广泛。目前，色谱法已成为蒙药和蒙成药鉴定与质量分析中不可缺少的常规有效分析方法，特别是对成分复杂的蒙药、天然药物与蒙成药等。蒙药理化鉴别中常用的主要有薄层色谱法、高效液相色谱法、气相色谱法、纸色谱法、凝胶电泳、毛细管电泳等技术。

5. *分光光度法* 是通过测定蒙药化学成分在某些特定波长处或一定波长范围内光的吸收度，对该成分进行定性和定量分析的方法。常用的方法主要包括可见分光光度法、紫外分光光度法、红外分光光度法和原子吸收分光光度法等。

蒙药理化鉴定在近几十年发展很快，在蒙药质量评价体系中逐渐完善和健全了常用蒙药基于理化分析的定性和定量分析方法，但是尚未完全解决蒙药鉴别中存在的很多问题，如对照品缺失、分析方法的专属性问题等。

第二节　蒙药 DNA 分子鉴定方法

传统的蒙药鉴定主要围绕原植(动)物形态、药材性状、组织与细胞特征,药材化学成分的理化性质对蒙药进行真伪鉴定,这些鉴定标识都是基因表达的产物,在生物学上均为物种的遗传表现型。其不仅受到遗传因素的影响,而且与动植物的生长发育阶段、生长环境、人类活动如引种驯化、加工炮制等有着密切的关系,具有很大程度的变异性及可塑性,在进行蒙药鉴定时难免存在主观性强、重复性和稳定性差等缺点,常常限制了它们的应用与发展。

随着现代自然科学技术的发展,特别是学科间的相互交叉与渗透,以 DNA 分子为标识的分子鉴定技术逐渐应用于蒙药鉴定中。1996 年,日本学者 Mizukami 首次以水稻 rDNA 为探针,与限制性内切酶 Sac I 酶切的苍术类基因组 DNA 片段杂交,建立了苍术类药材 3 种基原植物茅苍术、白术与关苍术具有鉴别意义的 RFLP 指纹图谱,开创了 DNA 分子鉴定的先河。蒙药 DNA 分子鉴定通过直接或间接地分析动植物遗传物质 DNA 在碱基序列组成上的差异,即通过分析遗传物质 DNA 的多态性来区分鉴别蒙药真伪,鉴定蒙药的基原。该技术以动植物 DNA 多态性的遗传型为鉴定标识,具有信息量大、标记数量丰富、在种间或种内具有高度遗传稳定性等特点。与植物形态、组织细胞特征与化学成分等传统的形态与化学标记相比,该技术不受外界环境因素和生物体发育阶段及器官组织差异的影响,所需要的样品量少。用 DNA 作为鉴定标记进行蒙药鉴定具有准确可靠和结果直观等特点,非常适合于近缘种、易混淆品种、珍稀品种、破碎药材的鉴定和评价。

DNA 是双螺旋结构的大分子化合物,A、T、C、G 四种碱基按不同顺序排列构成了其分子的特异性,在生物中表现出遗传多样性,理论上任何 DNA 的多态位点可称为一个 DNA 标记。依据研究对象的不同,选择不同的 DNA 标记,可反映不同动植物在个体、居群、种及更高的分类等级如科、属之间 DNA 的多态性,从而在不同的分类水平来鉴别区分彼此。DNA 标记主要分为 2 类,一类是通过 DNA 序列测定直接给出特定 DNA 碱基序列组成的差异,即 DNA 序列标记;另一类是用间接的方法反映 DNA 序列差异,多以在电泳凝胶上由 DNA 长度差异而产生的一些不同迁移率的条带谱体现,即 DNA 指纹标记。基于这 2 类 DNA 标记,衍生和发展的分子鉴定技术,主要有基于 PCR 技术的分子鉴定技术、基于基因条形码技术的分子技术和基于核酸杂交的分子技术。

分子鉴定技术特点是快速、微量、特异性强、准确可靠,不受生物体生长发育阶段、供试部位、环境条件、贮藏等因素的影响,被广泛地用于植(动)物分类与系统关系研究、蒙药种质资源与道地性评价研究、蒙药正品及其混伪品的鉴别、蒙药复方药材鉴别等方面。

第二章

基于 PCR 技术的分子鉴定技术

DNA 的半保留复制是生物进化和性状遗传的重要途径，双链 DNA 在多种酶的作用下可以变性解旋成单链，在 DNA 聚合酶的参与下，根据碱基配对法则进行复制。同样，在高温时 DNA 也可以发生变性解链，温度降低后又可以复性成为双链。这样通过温度变化来控制 DNA 的变性和复性，加入设计引物，DNA 聚合酶、dNTP 就可以完成特定基因的体外复制。PCR 技术就是这样的一种技术，最早由美国 Cetus 公司人类遗传研究室的科学家 K. B. Mullis 于 1983 年提出，1985 年发明的一种体外快速扩增特定基因或 DNA 序列的方法，又称为基因的体外扩增法。作为一种聚合酶链式反应，它能够将生物体内微量的目的基因或某一特定的 DNA 片段大量扩增，用于进一步的基因多态性的检测。

基于 PCR 技术的分子鉴定技术主要包括随机扩增多态 DNA、扩增片段长度多态性、聚合酶链式反应—限制性酶切片段多态性、简单序列重复间序列、突变阻滞扩增系统等。

第一节　随机扩增多态 DNA

随机扩增多态 DNA（random amplified polymorphic DNA, RAPD）是由美国科学家 Williams 和 Welsh 于 1990 年分别研究提出的，以随机选择的 10 个碱基组成的寡聚核苷酸为引物，对所研究的基因组 DNA 进行单引物随机 PCR 扩增，扩增后产生许多长短不一的 PCR 产物。经琼脂糖凝胶电泳分离，用核酸染料染色后置于紫外光下观察，将随机扩增的 PCR 产物转变为肉眼可以观察到的、形象而具体的电泳谱带模式，构成该引物的 DNA 指纹图谱。从遗传学角度，不同来源的生物体基因组 DNA 总是有一定的差异，表现出遗传多态性，在相同的 PCR 扩增条件下，RAPD 扩增的条带数取决于基因组的多态性程度，复杂性越高的基因组所产生的扩增条带也越多，从而形成了不同生物个体多态的 RAPD 图谱。

一、RAPD的基本步骤

RAPD基于常规的PCR实验流程，主要包括基因组DNA的提取和检测、引物的选定、PCR扩增、PCR产物的琼脂糖凝胶电泳检测和数据统计与分析处理等步骤。对获得的不同样本的电泳图谱进行0(无带)或1(有带)的统计，数据处理采用分子生物学相关软件进行，如Popgene聚类分析、RAPDdistance package、AMOVA分析软件等进行基因多态性、遗传分化、亲缘关系等方面的分析。

二、RAPD技术的特点

RAPD无需预先知道研究对象的基因组序列情况，无需专门设计RAPD扩增反应引物，技术简单；RAPD引物在不同的生物体中具有一定广泛性和通用性；国际范围公布有2 000多条通用的RAPD引物，可随机选定，筛选多态性高，具有分辨率的随机引物。每个PCR扩增反应中，仅加单个引物，就可以通过引物和模板DNA随机配对实现扩增，扩增效率高；RAPD引物较短，仅有10个碱基组成(一般特异性扩增引物长度15～25 bp)，退火温度低，一般在35～40 ℃，引物与模板较易产生稳定的配对，同时适当的错误配对扩大了引物与模板配对的随机性，基因位点的检出率高，一次可检测多个多态性位点。RAPD技术所需要的DNA样品量极小，十分适合珍稀名贵样品及DNA受限制样品的鉴别与研究。

其不足之处是由于过于灵敏，DNA模板质量、PCR扩增体系等都能影响PCR反应结果，存在稳定性、重复性差等问题。

为了克服RAPD标记稳定性和重复性差的问题，可将RAPD标记转化为特征性扩增片段测序(sequence characterized amplified regions, SCAR)，以提高检测的稳定性和实用性。

第二节　扩增片段长度多态性

扩增片段长度多态性(amplified fragment length polymorphism, AFLP)，是1995年由荷兰科学家Zabeau和Vos等提出来的一种检测DNA多态性的新方法。AFLP是限制性内切酶片段长度多态性(restriction fragment length polymorphism, RFLP)与PCR相结合的产物，通过对基因组DNA限制性酶切片段进行选择性扩增、检测的分子标记技术。首先利用酶切位点较少的与酶切位点较多的限制性内切酶(常使用的如EcoR Ⅰ与Mse Ⅰ)酶切基因组DNA，接着利用特定的双链人工接头与基因组DNA的酶切片段相连接，形成多个能进行扩增反应的带接头的模板DNA片段，根据接头及与接头相邻酶切片段的几个碱基序列设计引物进行PCR扩增，获得长度不同DNA片段，经变性聚丙烯酰胺凝胶电泳分离，通过放射自显影、银染或荧光分析检测多态性。

一、AFLP 的基本步骤

操作主要包括基因组 DNA 的提取和检测、限制性内切酶的双酶切、DNA 片段末端双链人工接头的连接、酶切片的预扩增与选择性 PCR 扩增、扩增产物的聚丙烯酰胺凝胶电泳检测和数据统计与分析处理等步骤，数据统计处理同 RAPD 技术。

二、AFLP 技术的特点

AFLP 同 RAPD 技术一样，预先不需要知道 DNA 序列的情况，但获得的指纹信息位点更为丰富，一次 AFLP 反应的扩增产物带纹可达到上百条，其中通常包含 20～30 条多态性的条带，并且可以通过系列选择性扩增引物的使用筛选出丰富的多态性扩增产物。同时 AFLP 选择性扩增的引物序列较长，对反应条件的灵敏性相对不高，因此比 RAPD 检测结果更为准确。AFLP 结合了 RAPD 技术的优点，分辨率高、稳定性好、效率高。不足之处主要表现在对基因组 DNA 的纯度和完整性要求很高，否则不能真实地反映基因多态性；另外由于 DNA 的提取、酶切、连接、预扩增、选择性扩增、变性电泳、银染等环节过程较长，因此实验过程复杂，有一定的技术难度。

第三节　聚合酶链式反应—限制性酶切片段多态性

聚合酶链式反应—限制性酶切片段多态性（polymerase chain reaction-restriction fragment length polymorphism，PCR - RFLP）是在 PCR 和 DNA 序列分析技术基础上产生的由 PCR 技术与 RFLP 技术相结合的一种分子标记技术，由于 RFLP 实验技术烦琐，涉及了 Southern 印迹、探针标记、分子杂交、克隆检测等多个实验步骤，在实际应用中很不方便，同时所需的模板 DNA 必须完整、量大，合适的分子杂交 DNA 也难以筛选，因此限制了其广泛应用，随着 PCR 技术的出现和发展，RFLP 方法逐渐被新的分子标记技术取代。

在鉴定方面，PCR - RFLP 根据基因数据库、基因组或 cDNA 克隆等获得的序列信息，设计一套特异性的 PCR 引物，进行目的靶基因 PCR 扩增，在分析靶基因序列的基础上，选择适当的限制性内切酶，酶切消化目的靶基因的 PCR 产物，酶切产物经过电泳建立多态性的电泳谱带图，揭示特异 PCR 片段的酶切位点，从而达到鉴定不同样品的目的。

一、PCR - RFLP 技术的基本步骤

PCR - RFLP 首先基于常规的 DNA 序列分析流程进行，主要包括基因组 DNA 的提取和检测、目的靶基因选定、引物设计与合成、PCR 扩增、PCR 产物的琼脂糖凝胶电泳检测和序列测定，获得靶基因的序列组成。根据序列比对与分析结果，确定样品间具有差异的特异性酶切位点，选择相应的内切酶将靶基因的 PCR 产物消化切割成不同大小的片段，经琼脂

糖凝胶电泳分离，建立多态性的电泳图谱，从而达到对基因分型和鉴别样品的目的。

二、PCR－RFLP 技术的特点

与经典的 RFLP 技术相比，PCR－RFLP 的引物与限制酶组合非常多，增加了揭示多态性的机会；避免了 RFLP 分析中膜转印这一步骤，技术操作简单；在真核生物中，PCR－RFLP 标记呈共显性，可区分纯合基因型和杂合基因型；实验中所需 DNA 量少，结果稳定，重复性好；操作快捷、自动化程度高。川贝母的鉴别就是应用了 PCR－RFLP 技术。

第四节　简单序列重复间序列

简单序列重复间序列（inter-simple sequence repeat，ISSR）是根据简单重复序列（simple sequence repeat，SSR）的特点发展的一种新型的 DNA 标记，由加拿大蒙特利尔大学的 Zietkiewicz 等于 1994 年创建。

在真核生物基因组中广泛分布着很多由 1～6 个碱基为基本单位组成的长为几十甚至上百个核苷酸的 SSR，又称为微卫星，如(CA)n、(GAA)n、(GAGA)n 等。SSR 标记数量丰富，同一类微卫星随机地分布在基因组中的不同位置上，每隔 10～50 kb 就有 1 个 SSR，它既可以存在于内含子中，又可存在于外显子中。在不同的生物体间，SSR 的数量、重复次数和单位、拷贝数变异及染色体分布等有很大的差别，而在每个座位呈现多态性。

根据植物广泛存在 SSR 的特点，ISSR 标记利用植物基因组中常出现的 SSR 本身序列设计引物，进行 SSR 序列区间 DNA 的扩增。引物通常为 16～18 个碱基序列，包括 1～4 个碱基的串联重复和几个非重复的锚定碱基，引物能够与基因组 DNA 中 SSR 的 5′或 3′末端结合，并对位于反向排列，间隔不太大的重复序列间的基因组节段进行 PCR 扩增。SSR 在真核生物中的分布是非常普遍的，并且进化变异速度非常快，因而锚定引物的 ISSR－PCR 可以检测基因组许多位点的差异，同时无需预先克隆和测序，降低了引物开发费用，并且引物可以在不同物种间通用，不像 SSR 标记具有较强的种属特异性。

一、ISSR 的基本步骤

ISSR 与 RAPD 的实验步骤基本一致，主要包括基因组 DNA 的提取和检测、引物的筛选与选定、PCR 扩增、PCR 产物的琼脂糖凝胶电泳检测和数据统计与分析处理等步骤。主要不同点是使用的 PCR 扩增引物不同，ISSR 引物通常为 5′端或 3′端加锚（1～4 个碱基）的二核苷酸、三核苷酸和四核苷酸重复序列，重复次数常为 4～8 次，多参考美国哥伦比亚大学所设计的 100 条引物，引物也可在不同的物种中通用，具有广泛的适用性。PCR 扩增的退火温度远远高于 RAPD，通常在 50～60 ℃之间，因此具有较好的稳定性和重复性。

二、ISSR 技术的特点

与 RAPD 相比，ISSR 揭示的遗传多态性高，可获得几倍于 RAPD 的信息量，在实验操作上与 RAPD 一样简单，比如模板 DNA 用量少，不需预先知道基因组信息，由于有更长的引物序列和较高的退火温度，因此稳定性和重复性更好，实验精确度可与经典的 RFLP 相媲美。不足之处是 ISSR 作为一种显性标记，多数情况下不能区别一个位点扩增的 DNA 片段，且不同物种 SSR 不同，造成引物在筛选上具有相对的随机性。

第五节　扩增阻滞突变系统

扩增阻滞突变系统（amplification refractory mutation system，ARMS）是 1989 年由 Newton CR 等基于 PCR 技术基础上发展起来的用于检测任何点突变多态性的技术，该技术最先应用于遗传病相关基因突变位点的检测。ARMS 分为非突变的 ARMS 和突变的 ARMS，非突变的 ARMS 又称位点特异性 PCR（allele-specific PCR，AS－PCR）。

Desalle 等于 1996 年首次应用 AS－PCR 成功鉴别了鱼子酱中鱼卵所属鱼的种类，此后 AS－PCR 便开始广泛应用于物种检测中。近年来，该方法已被广泛应用到中药材的品种鉴定中。

AS－PCR 鉴别采用的引物 3′末端最后一个碱基和待鉴别物种完全匹配，而和其他物种是不匹配的，利用 *Taq* 酶不具有 3′－5′核酸外切酶活性的特性，使 3′末端错配的引物以低于配对引物的速度延伸，当条件到达一定严谨程度时，这种错配可以被终止，只有待鉴别物种的片段被扩增出来，从而达到鉴别的目的。终止错配需要对 PCR 体系和程序进行优化，特别对退火温度进行调节。一般情况下使用较高的退火温度即可实现物种的鉴别，但是有时即使调试条件也不能实现鉴别，这时候突变的 ARMS 就发挥它的巨大作用了。

突变的 ARMS 技术又称错配扩增突变分析（mismatch amplification，mutation assay，MAMA），它在非突变的 ARMS 技术的基础上，将引物做了修改，即在引物 3′末端引入错配的碱基，从而增强了鉴别的准确性和重复性，扩大了鉴别条件的适用范围。

一、ARMS 技术的基本步骤

相对传统分子标记技术，ARMS 技术操作步骤比较简单，分为 4 步，即引物设计、总 DNA 提取、PCR 扩增、电泳检测。

引物设计是 ARMS 鉴别蒙药材的关键。它是将待鉴定物种和其他混淆种序列进行比对，找到特异性的差异位点，分析差异位点周围序列信息，决定最佳引物组合。除满足一般引物设计要求外，ARMS 引物设计还有一些需要注意的方面：①引物 3′末端尤其是最末碱基要求与待鉴定样品严格配对。理论上单条引物 3′末端最末碱基与待鉴定物种匹配即可实现鉴别，但在实际应用过程中可能条件过于苛刻而无法实现鉴别。②使用突变的ARMS能够显著增强扩增的特异性。实验证明在引物3′末端倒数第2个、第3个碱基位置引入错配效果最好，而所有碱基对中G/T错配相对容易，最好不要选择。③即使待鉴定物种没有特异性鉴别位点，还可以应用其他碱基差异较大的位点，在保证一对引物不能鉴别的物种不一样的情况下依然可以实现鉴别。④尽可能选择较多的序列进行比对以增加准确性，减少因个别碱基突变引发的错误。

二、ARMS技术的特点

在药材鉴定方面，与其他传统的分子标记技术相比，ARMS技术具有以下优点：①操作简单易行，仅需DNA提取、PCR扩增及电泳检测过程，一般实验室均有条件进行。②实验所需时间短，成本低，重现性好。③使用高特异性引物，加上退火温度比较高，一般DNA污染不会影响结果的正确性。④对DNA的质量要求不高，DNA降解等问题一般不会影响实验结果。⑤所需DNA量少，避免了贵重药材的损耗。⑥获得条带单一，克服了其他分子标记如RAPD不稳定和统计不便等缺点。

ARMS技术的缺点：①适用范围窄，除物种鉴定外不能提供其他信息。②引物设计依赖于基因序列，需要预先知道待鉴定物种和其他混淆物种的序列信息。③选择基因片段要求较高，必须保证基因片段在种间具有明显差异，而居群内相对比较稳定，引物3′末端最末碱基必须高度保守。

第六节 其他新型的DNA分子鉴定技术

传统的分子标记技术主要包括RFLP、RAPD、AFLP等，这些分子标记技术在生物学研究领域已有广泛的应用，但是它们具有一些缺点，如RAPD稳定性和重复性差；RFLP、AFLP实验技术复杂，对DNA纯度和内切酶质量要求高，普通实验室一般无法展开。一些新型分子标记克服了传统分子标记的缺点，方法上得到进一步更新和完善，拥有更为广阔的应用前景。近年来发展了多种新型DNA分子鉴定技术，包括随机微卫星扩增多态DNA、相关序列扩增多态性、靶位区域扩增多态性、序列特定扩增区域标记、限制性位点扩增多态性等，这些新型分子标记技术解决的问题和传统分子标记基本一致，但具体操作上无疑更加简便快捷，结果也更加稳定可靠，并且在一定程度上降低了成本，目前在植物分类学研究、蒙药鉴定、遗传多样性评价、作物遗传图谱构建、辅助育种等方面广为应用，下面作简要介绍。

一、随机微卫星扩增多态DNA

随机微卫星扩增多态DNA（random microsatellite amplify polymorphic DNA，RMAPD）是我国学者在RAPD和微卫星基础上发展的检测DNA多态性的新方法。它的原理是将RAPD引物和微卫星上游或下游引物作为一对扩增引物，对基因组DNA进行PCR扩增，有效揭示微卫星及其他DNA遗传多态性的方法。

传统的RAPD对反应条件要求严格，稳定性和重复性较差，而微卫星采用特异性引物扩增，研究之前需要筛选引物，因此对于许多珍稀物种，耗时长并且费用昂贵，限制了应用。RMAPD标记将微卫星引物与随机引物联合使用，不仅重复性得到提高，而且具有比RAPD和微卫星标记更高的多态信息含量，具有一定的先进性。

二、相关序列扩增多态性

相关序列扩增多态性又称基于序列扩增多态性(sequence-related amplified polymorphism, SRAP)，由美国加州大学蔬菜作物系Li与Quiros博士提出。基因外显子GC含量丰富，运用CCGG序列可特异性扩增出包含这些组分的序列，而启动子和内含子A/T含量丰富，可以与含有核心AATT序列的引物特异性结合。SRAP就是利用这一特点设计引物对基因开放阅读框架进行扩增。

SRAP标记技术结合了RAPD和AFLP两者的优点，具有简便、稳定、高重复性、易测序等优点，并且应用少量的引物便可组配得到多对引物，提高了引物使用效率，降低了引物合成成本。但是由于SRAP标记是对开放阅读框进行扩增，因而对基因组相对较少的着丝粒附近以及端粒的扩增会较少，可能使得所构建的连锁图谱缩短或出现连锁群断开的现象。如果结合可扩增这些区域的SSR标记，便可获得覆盖整个基因组的连锁图，更好地运用于基因的分离鉴定及调控研究等方面。

三、靶位区域扩增多态性

靶位区域扩增多态性(target region amplified polymorphism, TRAP)是一种基于PCR技术的新型分子标记，由美国农业部北方作物科学实验室Hu与Vick于2003年提出。TRAP由SRAP技术改进而来，该技术采用两个18核苷酸引物，一个为固定引物，依据公用数据库中的靶EST序列设计；另一个为随机引物，针对外显子或内含子的特点，分别设计为富含GC或AT核心区的任意序列。通过对目标区域PCR扩增，产生围绕目标候选基因序列的多态性标记。

TRAP标记具有操作简单、重复性高、稳定性好、效率高等特点，而且，由于TRAP技术是基于已知的cDNA或EST序列信息，极易将庞大的EST序列信息和植物重要农艺性状相联系，在种质资源基因鉴定和作物理想农艺性状基因标记上很有帮助。

四、序列特定扩增区域标记

序列特定扩增区域标记(sequence characterized amplified region, SCAR)是Paran和Mihcelmore建立的一种可靠、稳定、可长期利用的标记技术，是在RAPD标记基础上发展起来的，先用随机引物对基因组DNA进行RAPD扩增，筛选特异片段，获取特异的RAPD标记，进行克隆和测序，然后根据测序结果设计引物，对基因组DNA进行PCR特异扩增，这样便将与原RAPD片段相对应的单一位点鉴别出来。

SCAR标记技术对比RAPD技术有以下优越性：①由于使用较长的特异性引物和较高的退火温度，可有效解决RAPD标记结果不稳定、重复性差等问题。②可将显性的RAPD标记转化为共显性的SCAR标记，解决由于DNA降解而对RAPD带来的影响。③获得的条带单一，克服了RAPD标记的不稳定和统计不便等缺点。因此，SCAR标记技术已经成为转化RAPD标记的一种稳定可行的方法。目前已有很多将其他分子标记如AFLP、ISSR、SRAP等获得的物种特异性条带转化为SCAR标记的研究报道。

五、限制性位点扩增多态性

限制性位点扩增多态性(restriction site amplification polymorphism, RSAP)为我国学者杜晓华等建立的一种检测基因组上广泛分布的限制性酶切位点多态性的新型DNA分子标记系统。它的原理是采用2条长度均为18 bp的引物，引物的5′端为12～14个碱基的随机序列，接着是4～6个碱基的限制性酶切位点序列，2条引物采用不同的限制性位点和随机序列。PCR扩增程序借鉴了SRAP技术，前5个循环采用较低的退火温度以保证扩增效率，随后35个循环采用较严谨的退火温度对已扩片段特异性扩增，以保证扩增产物的稳定。扩增产物在6%变性聚丙烯酰胺凝胶分离，银染显色。

RSAP标记有以下优点：①无需酶切，仅用一个简单的PCR反应即可实现对DNA限制性位点多态性进行检测，比以往基于限制性位点的标记技术操作更加简便。②引物可以两两随机配对，加上步骤较少，一定程度上降低了成本。③扩增的限制性位点散布于整个基因组区。④具有中等产率、稳定可靠的特点和较广泛的适用性。

第三章

基于 DNA 条形码技术的分子鉴定方法

第一节 DNA 条形码鉴定的概念及原理

条形码技术最初是应用于商品零售行业，方便商品的快速识别及分类。该技术是在计算机应用实践中产生和发展起来的一种自动识别技术，是实现快速、准确可靠采集数据的有效手段。DNA 条形码是国际上近年来快速发展的有关物种鉴定的新技术。2003 年由加拿大学者 Paul Hebert 等提出，意为用标准化的、较短的 DNA 序列作为条形码，以实现对物种进行快速、准确地鉴定。DNA 条形码已成为生物学研究领域发展最迅速的方向之一，极大地扩展了人类探索、认识物种以及鉴定和利用生物多样性资源的视野。DNA 条形码鉴定技术是利用标准的一段或几段短的 DNA 片段对生物物种进行快速、准确鉴定的方法。DNA 条形码可以通过测定基因组上一段标准的、具有足够变异的 DNA 序列来实现物种鉴定。理论上这个标准的 DNA 序列对每个物种来讲都是独特的，每个位点都有 A、T、C、G 四种碱基可选择，完全可以编码地球上所有物种。该概念的提出立即得到了国际社会学者的响应，2004 年生命条形码联盟(consortium for the barcode of life, CBOL)在华盛顿国家自然历史博物馆成立，致力于生物物种全球标准的发展和统一。

DNA 条形码技术的核心是以建立基于基因片段鉴定生物物种为目的，因此对于已经失去了重要形态分类特征的残缺标本或不同生活史阶段的样品都可以实现正确鉴定，它是对传统形态分类学强有力的补充。DNA 条形码鉴定方法更为高效、准确，易于实现自动化和标准化，在一定程度上突破了对专家和经验的过度依赖，并能够在较短时间内建立形成易于利用的应用系统。DNA 条形码技术在生物多样性调查与监测、生态学、食品安全、蒙药鉴定、生物检验检疫、法医学、流行病学等领域具有广阔的应用前景。

第二节　DNA条形码鉴定的主要步骤

一、动植物样本材料采集的规范和干燥

合适而广泛的取样是影响鉴定研究精准度的重要因素之一，样品的采集应采用覆盖药用动植物种全属的采样策略。物种的准确鉴定是建立一个可靠的DNA条形码鉴定参考数据库的基础和核心。因此，采集完整、具有重要鉴别特征的凭证标本对于建立参考数据库至关重要，是物种准确鉴定的基础和保障。野外采集植物材料应包括物种的凭证标本、提取基因组DNA的植物材料和植物本身特征及生境的图像或图片信息等。凭证标本必须是具有物种重要鉴别特征的完整标本，应包括根、茎、叶、花、果和植物的其他鉴别特征（如芽、鳞茎、球根等）。由于植物与动物的特性不同，标本压制后，很多鉴别特征会丢失，如花色和花形等性状。因此，在野外需要对标本的重要特征进行记录和拍照，并进行初步的种属鉴定。最终，请相关类群的分类学家进行物种鉴定确证。对于体型较大的植物（如乔木和灌木等），要确保采集的若干份凭证标本均来自同一植株，采集的标本还需要填写相关的野外采集信息，如采集地点、生境、压制标本后容易丢失的特征（如花的颜色、气味等）和鉴别特征等。

二、标本采集信息内容

1. 采集编号（collection number）　采集编号是指样品在野外采集过程中由采集者对每份样品给予的编号，每份样品具有唯一的采集编号。

2. 标本鉴定信息（specimen identification information）　分类学信息包括样品所在的目、科、属和种，按拉丁语正规写法书写。

3. 标本凭证信息（voucher information）　样品编号是样品在进行DNA条形码实验过程中用到的唯一编号，可由字母和数字组成，可以根据动植物类群和项目的名称代码来编号，但应该便于记忆且最好为连续的编号，建议使用与采集编号相同的编号。

将新采集的动植物材料放入透气良好的纸袋中并密封，然后置于密封性能好的干燥箱（盒）中，并放入足够的硅胶使其覆盖全部的遗传物质材料，进行快速干燥；在没有干燥箱（盒）的条件下，将植物遗传物质材料放入透气良好的纸袋中并密封，然后放入塑料的自封袋中并加入足够量的硅胶进行快速干燥。要注意一个现象就是如果变色硅胶变为粉红色或红色，要及时更换硅胶，直到变色硅胶保持为蓝色，表明遗传物质材料已完全干燥。

三、DNA的提取

DNA的提取包括使用研钵或研磨仪破碎细胞，粉碎成细粉，用试剂盒法进行DNA的分离和纯化等，目前常用试剂盒包括植物基因组DNA提取试剂盒和动物组织/细胞基因组

DNA 提取试剂盒,实验选用的试剂盒需能够提取到满足后续实验要求的模板 DNA。

四、DNA 条形码引物的选择

作为用于鉴定的 DNA 序列,要求物种序列需要有一定的碱基差异才能构成不同物种的鉴定。DNA 条形码具有以下选择标准:①要有足够数量的变异性以区分不同的物种,同时 DNA 序列尽量保守,种内变异要比种间变异小。②应该是标准的、相同的 DNA 区域尽可能用于不同的分类群。③目标 DNA 区应当包含足够的系统进化信息以定位物种在分类系统中的位置。④应该具有高度保守的引物区以便于通用引物的设计、DNA 扩增和测序。⑤DNA 片段应该足够短,以便降解的 DNA 能够扩增。

在哺乳动物中,线粒体的进化比核糖体 DNA 至少快 5 倍,所以对于动物类药材的鉴别,选用线粒体 DNA 序列比较恰当。而在被子植物中线粒体的进化则比核糖体慢 5 倍多,叶绿体基因组的进化速率只有植物核基因组的一半,植物线粒体基因片段在基因组大小和结构上的不稳定使其在系统学中的应用远不如动物线粒体,应该选择核基因和叶绿体基因序列进行鉴定研究。

对国际生命条形码大会推荐的 5 个植物 DNA 条形码以及它们的引物名称、引物方向、引物序列、适用的类群进行了总结,如表 3-1。*rbcL* 片段所推荐的 2 对引物均具有很高的通用性,可以选择其中的任何 1 对引物用于条形码的扩增和测序。具体的反应条件和实验程序可参考生命条形码联盟和国际生命条形码计划的相关文件(http://connect. barcodeflife. net/group/plants)。ITS 在种子植物中的通用性较低,表 3-1 中列出的 ITS 引物是目前种子植物中通用性较高的引物组合,对某些特定类群可选择特定的 ITS 引物。引物的通用性高低在不同类群间可能存在差异,对于鉴定准确率较低的种属,可依据实际情况对引物进行组合使用。

表 3-1　常用蒙药(植物)五个 DNA 条形码的引物信息

DNA 条形码片段	引物名称	引物方向	引物序列	适宜鉴定的主要类群
ITS	ITS5	F	GGAAGTAAAAGTCGTAACAAGG	陆生植物
	ITS4	R	TCCTCCGCTTATTGATATGC	陆生植物
ITS2	S2F	F	ATGCGATACTTGGTGTGAAT	种子植物
	S3R	R	GACGCTTCTCCAGACTACAAY	种子植物
psbA - TrnH	psbAF	F	GTTATGCATGAACGTAATGCTC	陆生植物
	TrnH2	R	CGCGCATGGTGGATTCACAATCC	陆生植物
matK	3F - KIM	F	CGTACAGTACTTTTGTGTTTACGAG	被子植物
	1R - KIM	R	ACCCAGTCCATCTGGAAATCTTGGTTC	被子植物
rbcL	1F	F	ATGTCACCACAAACAGAAAC	陆生植物
	724R	R	TCGCATACCTGCAGTAGC	被子植物

注:F 为正向;R 为反向

五、PCR扩增

植物类蒙药材及其基原物种扩增ITS2或*psbA* - *TrnH*序列，动物类蒙药材及其基原物种扩增COI序列，通用引物及扩增条件如下(特殊规定见各药材项下)。ITS2序列扩增正向引物ITS2F:5′- ATGCGATACTTGGTGTGAAT - 3′；反向引物ITS3R:5′- GACGCTTCTCCAGACTACAAT - 3′。*psbA* - *TrnH*序列扩增正向引物psbAF:5′- GTTATGCATGCATGAACGTAATGCTC - 3′；反向引物trnHR:5′- CGCGCATGGTGGATTCACAATC - 3′。COI序列扩增正向引物HC02198:5′- TAAACTTCAGGGTGACCAAAAAATCA - 3′；反向引物LC01490:5′- GGTCAACAAATCATAAAGATATTGG - 3′。

PCR反应体系以25 μL为参照，包括：1×PCR缓冲液(不含$MgCl_2$)，2.0 mmol/L $MgCl_2$，0.2 mmol/L dNTPs，0.1 μmol/L引物对，模板DNA，1.0 U *Taq*DNA聚合酶，加无菌双蒸水至25 μL。设置未加模板DNA的PCR反应为阴性对照。

ITS2序列扩增程序　94℃ 5 min；94℃ 30 s，56℃ 30 s，72℃ 45 s，35～40个循环；72℃ 10 min。

psbA - *TrnH序列扩增程序*　94℃ 5 min；94℃ 1 min，55℃ 1 min，72℃ 1.5 min，30个循环；72℃ 7 min。

COI序列扩增程序　94℃ 1 min；94℃ 1 min，45℃ 1.5 min，72℃ 1.5 min，5个循环；94℃ 1 min，50℃ 1.5 min，72℃ 1 min，35个循环；72℃ 5 min。

常用DNA条形码[*rbcL*、*matK*、*psbA* - *TrnH*和ITS(ITS2)]的PCR反应体系如表3 - 2，PCR扩增程序如表3 - 3。

表3 - 2　常用DNA条形码的PCR反应体系

组成成分	体积(1个反应)	体积(100个反应)
10×buffer	2.0 μL	200 μL
50 mmol/L $MgCl_2$	1.0 μL	100 μL
10 mmol/L dNTP	0.8 μL	80 μL
10 μmol/L正向引物	0.25 μL	25 μL
10 μmol/L反向引物	0.25 μL	25 μL
*Tag*DNA聚合酶(5 U/μL)	0.2 μL	20 μL
ddH_2O	4.5 μL	450 μL
优化剂(10%海藻糖)	10 μL	100 μL
总体积	19 μL	1 900 μL
DNA模板(10～50 ng/μL)	1.0 μL/反应	

表 3-3　常用 DNA 条形码的 PCR 反应条件

DNA 条形码片段		PCR 反应条件
*rbc*L		95℃ 4 min；(35 个循环：94℃ 30 s；54℃ 1 min；72℃ 1 min)；72℃ 10 min
matK		94℃ 1 min；(35 个循环：94℃ 30 s；52℃ 20 s；72℃ 50 s)；72℃ 5 min
psbA - TrnH		95℃ 4 min；(35 个循环：94℃ 30 s；54℃ 1 min；72℃ 1 min)；72℃ 10 min
ITS	被子植物	94℃ 4 min；(35 个循环：94℃ 45 s；50℃ 1 min；72℃ 1 min)；72℃ 10 min
	裸子植物	94℃ 4 min；(35 个循环：94℃ 1 min；52℃ 1.5 min；72℃ 2 min)；72℃ 10 min
ITS2		94℃ 3 min；(35 个循环：94℃ 30 s；52℃ 30 s；72℃ 45 s)；72℃ 7 min

六、DNA 测序

获得可靠的 DNA 序列是分子鉴定的重要前提，目前的主要测序技术是 Sanger 等的双脱氧链终止法及其衍生的荧光毛细管电泳测序技术，此外二代测序技术的快速发展使得并行的高通量测序和宏条形码鉴别成为可能。

七、DNA 条形码数据分析

为确保 DNA 条形码序列的可靠性，需要进行正反向测序或重复测序并进行拼接。拼接前对测序结果进行规范化命名不仅便于数据管理，减少不必要的错误，而且可以提高拼接效率，有利于大规模数据拼接。序列拼接时，需对测序质量进行评估，去除测序结果两端的低质量部分。序列方向应与 PCR 扩增正向引物方向一致。常用序列拼接软件包括 Unix 平台的 Phrap、Cap3 等软件和 Windows 平台的 Sequencher、Codon-Code Aligner、Genious、DNA STAR 等软件。

分析 DNA 条形码数据最常用方法是 BLAST 法、距离法和建树法。在充分了解正伪品分子系统进化关系的基础上，单独使用一种方法均无法保证获得可靠的结果，需要多种方法同时使用，相互印证。

1. BLAST 法　BLAST 法(basic local alignment search tool，BLAST)是一种基于 BLAST 搜索算法的鉴定评价方法。首先建立一个物种鉴定的序列参考数据库并确定一个阈值(即种间遗传变异的阈值)。将目标物种的 DNA 条形码序列作为“query 序列”在参考数据库中搜索。根据设定的阈值，如果在数据库中可以根据 BLAST 算法得到与“query 序列”具有最高匹配的序列即为最相似物种的序列；如果根据 BLAST 算法得不到相应的物种序列，则认为对该“query 序列”无法进行鉴定，表明参考数据库可能没有目的物种的条形码序列。

2. 遗传距离计算　种间距离通常采用 pairwise uncorrected p-distance 或 Kimura-2-parameter distance(K2P)模型计算。K2P 距离是生物条形码联盟推荐使用的距离计算模型。种内遗传距离通常采用 3 种参数表示：平均 θ 值、平均溯祖度和 K2P 距离。其中平均 θ 值是指每个物种内不同个体间的平均 K2P 距离，目的是消除不同物种因采样个体数不均引起的偏差。平均溯祖度是指物种内所有个体间最大的 K2P 距离，用以反映种内最大变异范围。K2P 距离可以通过 MEGA 或 PAUP 计算，在此基础上计算其余 2 个参数。

3. *系统树构建*　DNA 条形码分析中通常采用标准的系统树构建方法，如邻接法(neighbor joining，NJ)、非加权组平均法(unweighted pair-group method with arithmetic mean，UPGMA)、最小进化法(minimum evolution，ME)、最大似然法(maximum likelihood，ML)、最大简约法(maximum parsimony，MP)、贝叶斯推断法(Bayes)等。建树的目的并不是利用 DNA 条形码重建系统发育树，而是检验每个物种的单系性，即同一物种的不同个体能否紧密聚类到一起。不同的建树方法可能得到不同的物种分辨率，但不同方法得到的结果差别并不大。此外，不同方法的运算时间差别很大，而且适用条件不同，在使用时应根据需要进行选择。目前使用最多的建树方法是 NJ 法。

八、影响 DNA 条形码鉴定的因素

影响 DNA 条形码鉴定结果的因素很多，如样本 DNA、引物条形码的选择、DNA 条形码的扩增与测序、数据分析等。因此需要综合考虑所鉴定蒙药的样本来源和性质等。

第三节　DNA 条形码鉴定在蒙药鉴定中的应用

DNA 条形码鉴定方法在药材基原物种属及属以上鉴定方面具有明显的优势，下面以《中国药典》(2020 年版)收载的“中药 DNA 条形码鉴别法指导原则”为例说明 DNA 条形码在蒙药鉴定中的应用及具体操作流程。

(一) 仪器的一般要求

仪器有电子天平、离心机、聚合酶链式反应仪、电泳仪和 DNA 序列测定仪。DNA 序列测定仪是一台具有自动灌胶、自动数据收集分析等全自动电脑控制的测定 DNA 片段中碱基顺序或大小，以及定量用精密仪器。测序方法主要为双脱氧链终止法，又称 Sanger 法。4 种双脱氧核苷酸的碱基分别用不同的荧光进行标记，在通过毛细管时，不同长度 DNA 片段上的 4 种荧光基团被激光激发，发出不同颜色的荧光，电荷耦合元件图像传感器(charge-coupled device，CCD)检测系统识别，并直接翻译成 DNA 序列，获得供试品的峰图文件和序列文件。

(二) 测定步骤

本法主要包括供试品处理、DNA 提取、PCR 扩增、电泳检测和序列测定、DNA 条形码序列获得及结果判定。

1. 供试品处理　按药材和饮片取样法(通则0211)取样。为防止外源微生物污染，药材和饮片一般使用75%乙醇擦拭表面后晾干，或采取其他有效去除微生物污染的方法。称取10～100 mg备用。供试品具体取样部位根据不同药材特性作出相应规定。

2. DNA提取　步骤同第五章川贝母项下的模板DNA提取方法。

3. PCR扩增　步骤同第五章川贝母项下的PCR-RFLP反应鉴别方法。

4. PCR产物检测　采取琼脂糖凝胶电泳方法检测PCR产物。电泳后，PCR产物应在相应的DNA条形码序列长度位置(具体见各药材项下)出现一条目的条带，阴性对照应无条带。

5. 测序　在紫外灯下切取目的条带所在位置的凝胶，采用琼脂糖凝胶DNA回收试剂盒进行纯化。使用DNA测序仪对目的条带进行双向测序，PCR扩增引物作为测序引物，测序原理同Sanger测序法。

6. DNA条形码序列获得　①序列拼接：对双向测序峰图应用有序列拼接功能的专业软件进行序列拼接，去除引物区。②序列质量：为确保DNA条形码序列的可靠性，需去除测序结果两端信号弱或重叠峰区域，序列方向应与PCR扩增正向引物方向一致，获得相应的DNA序列。

7. 结果判定　将获得的序列与国家药品管理部门认可的DNA条形码标准序列比对。

(三) 注意事项

(1) 实验场所应具备分子生物学实验室的基本条件。

(2) 本法暂不适用于混合物与炮制品的鉴定及硫黄熏蒸等的情况。

(3) 为防止外源微生物污染，实验前必须将实验用具进行高压灭菌，并用75%乙醇擦拭药材表面。有些药材本身含有内生真菌，如果内生真菌存在于药材的外围组织，则选用内部组织进行实验。如果真菌遍布整个药材，植物类药材需选用*psbA-TrnH*条形码(真菌内不含有该基因片段)，不能选用ITS2序列。为进一步确保实验结果不被真菌污染，实验者可在GenBank数据库应用BLAST方法对所获ITS2序列进行检验，以确保序列鉴定准确。

(4) 本法用于鉴定药材的基原物种，不能确定药用部位。

(5) 必要时结合其他鉴别方法综合判断。

(6) 种内阈值的确定：同一物种的不同样品间存在一定的变异范围，即种内变异阈值。不同物种、不同条形码序列均会影响种内变异范围。各基原物种的种内变异范围(种内遗传距离阈值)应在药材品种项下具体明确。

DNA条形码在蒙(中)药鉴定中的应用十分广泛，涉及这方面的论著和文献较多，如陈士林的《本草基因组学》，我们可以通过进一步的文献阅读来了解和认识这项技术的具体操作和重要意义。DNA条形码对蒙药资源的挖掘、评估、保护和可持续利用，蒙药材种植过程中种子和种苗的确定、蒙药材选购以及蒙药的监管、标准的制定等领域有着广阔的应用前景。

第四章

基于核酸杂交技术的分子鉴定方法

第一节　基 本 原 理

分子杂交主要包括2种类型，一是核酸分子杂交，包括Southern杂交和Northern杂交；二是属于蛋白分子“杂交”的Western杂交。Southern杂交是1975年由英国人Southern创建，指DNA印迹技术，在遗传病诊断、DNA图谱分析及PCR产物分析等方面有重要价值。DNA印迹技术相对应的RNA印迹技术被称为Northern杂交，即Northern杂交。而把蛋白质印迹技术则被称为Western杂交。这三者所用于分析的对象不同，Southern杂交用于分析DNA；Northern杂交用于分析RNA；Western杂交用于分析蛋白质。

最早出现的核酸分子杂交主要是在DNA与RNA之间进行。在碱性环境加热或加入变性剂等条件下，双链DNA之间的氢键被破坏，解开成为两条单链。这时如果加入其转录产物RNA并在一定离子强度和温度下保温，则RNA与模板链可形成稳定的RNA-DNA异质双链，形成异质双链的过程称为杂交。由于杂交是在分子水平进行的，所以称为分子杂交，形成的异质双链分子称为杂交分子。在此之后，这一技术又发展到具有互补核苷酸序列的不同DNA分子之间的杂交，以及RNA分子之间、蛋白质分子之间的“杂交”，并且经过不断地发展和改进，方法技术日趋完善。

核酸分子杂交是指具有互补序列（或某一区段互补）的两条多核苷酸链，通过碱基配对形成稳定的双链分子的过程。将一条链人为地加以标记，使该标记可以通过某种特定方法检测，即成为所谓的探针。探针与其互补的核苷酸序列杂交后，杂交体也就带上了同样的标记，可被检测出来。这样，以特定的已知核酸序列作探针，就可以在诸多的核苷酸序列中，通过杂交检测出与其互补的序列。其中Southern杂交是以DNA或RNA为探针，检测DNA链，用于对特定基因的检测和定位。Northern杂交则是以DNA或RNA为探针，检测互补的RNA链，用于基因转录产物mRNA的检测。

杂交完成后，根据探针的特殊标记将杂交体检出，并获得各种相关信息。根据杂交所采用的具体方式，大致可分为印迹杂交和细胞原位杂交两种。印迹杂交是指将待测核酸序列结合到一定的固相支持物上，然后与存在于液相中的核酸探针进行杂交的过程，是目前最常用的一种核酸分子杂交方法。细胞原位杂交是指将细胞或组织切片中核酸与探针进行杂交并对其进行检测的杂交方法。

第二节　探针及其制备

核酸探针是指被标记的、能与其互补的核酸序列杂交的核酸片段，可以用于待测核酸样品中特定基因序列的检测。要实现对核酸探针分子的有效检测，必须将探针分子用示踪物（即标记物）进行标记。

根据探针的来源及其性质可以分为基因组 DNA 探针、cDNA 探针、RNA 探针及人工合成的寡核苷酸探针等几类。根据目的要求的不同，可以采用不同类型的核酸探针。

常用的是寡核苷酸探针，它是一种人工合成的寡聚核苷酸片段，由于大多数寡核苷酸探针长度只有 15～30 bp，其中即使有一个碱基不配对也会显著影响其熔解温度（T_m），同时，由于序列的复杂性降低，杂交所需的时间也较短。但是，短寡核苷酸探针所带的标记物较少，特别是利用非放射性标记时，其灵敏度也随之降低，因此用于单拷贝基因的 Southern 印迹杂交时，宜采用较长的探针。

设计寡核苷酸探针时应注意以下 5 个原则：①探针长度一般要求 10～50 bp，过短则特异性降低，过长不仅合成困难，而且延长杂交时间。②对含量应为 40%～60%，超出此范围则增加非特异性杂交。③不能含有探针内部互补顺序，即不应有＞4 bp 的碱基反向互补配对，否则会形成探针内部“发夹”状结构。④避免有同一碱基的连续出现（＞4 个）。⑤最好在计算机中与已知的各种基因序列进行同源性比较，如果此寡核苷酸序列与非靶基因序列有 70%以上的同源性或连续 8 个以上的碱基序列相同，则最好不用。

一种理想的探针标记物，应具备以下几种特性：①高度灵敏性。②不影响探针的特异性。③不影响探针的主要理化特性，如特异性、稳定性、T_m 值、酶促活性（K_m 值）等。④当标记探针还继续作为下一步酶促反应的底物（如用于 DNA 序列测定）时，不影响酶的活性。⑤具有较高的稳定性，保存时间较长。⑥标记及检测方法简单。⑦对环境无污染，对人体无损伤，价格低廉等。

目前用于分子杂交的探针标记物已有 20 多种，可分为放射性及非放射性两大类，这些标记物都有各自的局限性，寻找理想的探针标记物仍是需要研究的重要课题。

放射性核素是目前应用最多的一类探针标记物，发出的射线主要有 α、β、γ 三种。标记物的放射性测量单位有 Bq（伯克莱尔）、Ci（居里）、dpm、cpm 等。标记物放射性测量时使用的射线探测仪主要有盖革—弥勒计数管（Geiger-Muller counter tuber，简称盖革管）和液体闪烁计数器(liquid scintillation counter,简称液闪)两种。常用于标记核酸探针的放射性核素有^{32}P、^{35}S和^{3}H等。

目前使用过的非放射性标记物已有10多种,与放射性探针相比,多数非放射性探针的灵敏度和特异性较差,但具有无放射性污染,稳定性较好,分辨力高,所需检测时间短,可以较长时间存放等优点。常用的非放射性标记物有生物素(又称维生素H)、地高辛、荧光素物(异硫氰酸荧光素、试卤灵、羟基香豆素、罗达明、四甲基异硫氰酸罗达明、氨甲基香豆素醋酸酯)等。

用荧光素标记探针时有3种方法。①直接标记核酸探针,杂交体用显微镜观察检出。②将荧光素做半抗原使用,检测时加入荧光素抗体,通过免疫组织化学法来检测。③荧光素标记抗体或配体,不参与杂交反应,只构成检测系统。荧光素标记主要用于原位杂交。

除此之外,汞离子、乙酰氨基芴及乙酰氨基碘芴、磺基、酶(过氧化物酶及碱性磷酸酶)等标记的核苷酸也能作为标记物使用。

探针标记方法主要有体内标记法和体外标记法两种。体内标记法需要大量的放射性标记物,纯化探针费时费力,并且受到多种因素的限制,使标记化合物的比活度不高。另外,不同生物细胞的代谢途径不一样,要选择不同的标记底物才能得到有效的标记,应用不多。目前普遍使用的核酸探针几乎都是用体外标记法标记的,可分为化学法和酶促法两种。

化学标记法是利用标记物分子上的活性基团与探针分子上的基团(如磷酸基团)发生化学反应而将标记物直接结合到探针分子上,如光敏生物素的标记等。此法的优点是简单、快速、标记均匀。

酶促标记法是先将标记物标记在核苷酸上,再通过酶促聚合反应使带标记的核苷酸掺入到探针序列中去,或将核苷酸分子上的标记基团交换到探针分子上。常用的有切口平移法及随机引物法,这2种方法都是均一标记。此外还有利用多核苷酸激酶的末端标记法,为不均一标记。

一般分子杂交的常规探针采用缺口平移法和随机引物法进行标记,而寡核苷酸探针则多采用末端标记法。切口平移法是目前实验室中最常用的一种探针标记法。它利用大肠埃希菌DNA聚合酶Ⅰ的多种酶促活性将标记的dNTP掺入到新形成的DNA链中去,从而合成高比活的均匀标记的DNA探针。

首先,利用DNA酶Ⅰ在DNA链上随机切割形成单链切口,利用大肠埃希菌DNA聚合酶Ⅰ的5′→3′核酸外切酶活性在切口处将旧链从5′末端逐步切除,同时,在DNA聚合酶Ⅰ的5′→3′聚合酶活性的催化下,顺序将dNTP连接到切口的3′末端—OH上,以互补的DNA单链为模板合成新的DNA单链。如果在反应液中含有一种或多种标记的核苷酸(如^{32}P-dCTP),则这些标记的核苷酸将替代原来的核苷酸残基,从而形成高放射活性的DNA探针。

随机引物是含有各种可能排列顺序的寡聚核苷酸片段的混合物,因此它可以与任意核酸序列杂交,起到引物的作用。市售的试剂盒中的随机引物是用人工合成方法得到的,寡核苷酸片段长度为6个核苷酸残基,含有各种可能的排列顺序。将待标记的DNA探针片段变性后与随机引物一起杂交，然后以此寡核苷酸为引物，在大肠埃希菌 DNA 聚合酶 I 大片段的催化下，合成与探针 DNA 互补的 DNA 链。当在反应液中含有[α-^{32}P]- dNTP 时，即形成放射性核素标记的 DNA 探针。

末端标记法标记的是线性 DNA 或 RNA 的 5′端或 3′端，属非均一性标记。5′端标记时常用 T4 多聚核苷酸激酶，标记物常用[γ-^{32}P]ATPO。该酶能特异性地将 32P 由 ATP 转移到 DNA 或 RNA 的 5′端。但由于线性核酸 5′端常带有磷酸基团，标记前需将该基团用碱性磷酸酶去除。也可以采用在反应物中加入过量 ADP 的方法，这样多聚核苷酸激酶先将 DNA 5′末端的磷酸基团转移到 ADP 分子上，然后再将 γ-^{32}P 由[γ-^{32}P]ATP 转移到 DNA 的 5′端。人工合成的寡核苷酸 5′端没有磷酸基团，可以直接用该酶标记。

3′端标记可使用末端转移酶，该酶催化同种或不同种的[α-^{32}P]- dNTP 加到寡核苷酸的 3′端，可加上单个或多个标记物，多个标记物的加入可以提高探针的比活。

目前已有各种放射性探针标记试剂盒出售，在掌握原理的基础上按使用说明操作，一般均可获得满意结果。用于生物素探针的化学标记法有用光敏生物素标记核酸探针，双功能胺标记单链核酸探针，生物素酰肼标记核酸探针，过氧化物酶、碱性磷酸酶标记探针等。

第三节　印 迹 技 术

印迹杂交是将核酸凝胶电泳、印迹技术、分子杂交融为一体的方法。印迹技术是指将待测核酸分子结合到一定的固相支持物上的方法，这些结合在固相支持物上的核酸分子即可与存在于液相中的探针分子进行杂交。选择良好的固相支持物和有效的转移方法是决定此项技术成败的 2 个关键因素。

一、固相支持物

固相支持物的种类很多，硝酸纤维素膜是应用最广泛的一种固相支持物，具有较强的吸附单链 DNA 和 RNA 的能力，特别是在高盐浓度下，其硝酸纤维素滤膜，结合能力可达 80～100 mg/cm^2。吸附的单链 DNA 或 RNA 在真空中烘烤后，依靠疏水性相互作用而结合在硝酸纤维素膜上。另外，硝酸纤维素膜还具有杂交信号本底较低的优点。因此被广泛应用于 Southern、Northern 斑点印迹实验。硝酸纤维素膜非特异性地吸附蛋白质的作用较弱，因此特别适合于涉及蛋白质作用（如抗体和酶等）的非放射性标记探针的杂交体系。但它实验结果也并不十分理想。因为硝酸纤维素膜是依靠疏水性相互作用结合 DNA 的，这种结合并不十分牢固，随着杂交及洗膜的进程，特别是在高温情况下，DNA 会慢慢脱离硝酸纤维素膜，从而使杂交效率下降。因此不太适宜在同一膜上重复进行杂交。再者，硝酸纤维素膜质地较脆，特别是经烘烤后，操作不方便，须特别小心。硝酸纤维素膜与核酸的结合有赖于高盐浓度（>10×SSC），在低盐浓度时结合 DNA 效果不佳，因此不适宜于电转移法。另外，硝酸纤维素膜对于小分子量DNA片段(特别是小于200碱基对的DNA片段)结合能力不强，因此现在倾向于使用尼龙膜。

尼龙膜是目前较理想的一种核酸固相支持物，它有多种类型，除网眼大小不一样外，有的尼龙膜未经特殊处理，有的则是经过了正电荷基团修饰。这种修饰后的尼龙膜结合核酸的能力更强，结合单链及双链DNA和RNA的能力较硝酸纤维素膜更强，可达350～500 $\mu g/cm^2$。而且经烘烤或紫外线照射后，核酸分子可牢固地结合在尼龙膜上，这种结合较硝酸纤维素膜强，特别是用短波紫外线照射后，核酸中的部分嘧啶碱基可与膜上带正电荷的氨基相互交联，从而使结合更加牢固。碱处理也可使DNA牢固结合在尼龙膜上，因此使DNA的变性、印迹和固定可以一步完成。另外，它的韧性较强，操作较方便；对于小分子量的核酸片段亦有较强的结合能力，甚至短至10 bp的核酸片段也能结合；在低离子条件下也可较好地结合DNA，因此比较适合于电转印迹法；其次，尼龙膜可重复用于杂交，一次杂交后，探针分子可经碱变性而被洗脱下来，从而可用于与第二探针进行杂交。其缺点是杂交信号本底较高，可以用加大预杂交液中的非特异性封闭试剂的方法克服。

二、印迹方法

直接将核酸样品点样于固相支持物上，称为斑点或狭缝印迹；利用毛细管虹吸作用由转移缓冲液带动核酸分子转移到固相支持物上，称为虹吸印迹法。此外，还有利用电场作用的电转移法、利用真空抽滤作用的真空转移法。无论是Southern杂交还是Northern杂交，这些方法都可应用，只是处理上有所不同。

斑点或狭缝印迹法是将被检核酸样品直接点在固相膜上，然后进行杂交。Southern杂交和Northern杂交都可应用此杂交方法进行粗略检测。若把被测样品稀释成不同浓度，点在同一张膜上，同时进行杂交，通过比较杂交斑点的大小及深浅，还可以获得半定量的结果。斑点杂交与狭缝杂交的区别是点样装置上样品孔的形状不同，斑点杂交样品孔为圆形，样品在膜上形成圆斑，也可以不使用点样器，用移液器吸头或毛细管将样品直接点在膜上形成圆斑。由于圆斑不便比较，有时采用带狭缝的点样装置点样，样品成一细线，称之为狭缝杂交或狭槽杂交。斑点或狭缝杂交方法不能从总DNA样品中分离出目的序列，因而不能通过杂交来分析目的基因的长度；另外，当干扰信号较强时，目的信号的检测灵敏度就会下降，容易出现假阳性结果。但由于其简便、迅速、经济的特点，在进行粗略定性时，往往也是实验室常用的手段之一。

虹吸印迹法也称毛细转移法，该方法是利用干燥吸水纸的毛细作用进行转移。该方法优点是操作简便，不需要复杂的仪器设备，成本低。存在的问题是小片段的DNA(<1 kb)转移的效率较高，1 h内可以全部从0.7%的凝胶中转移出来，大片段的DNA则转移慢，效率低。在转移过程中，凝胶间隙中的水分会渐渐流失，而使凝胶发生脱水。脱水后的凝胶则阻止DNA分子转移。虹吸印迹法可以满足大多数杂交实验的要求，但不适用琼脂糖凝胶，只能用聚丙烯酰胺凝胶或聚丙烯酰胺与琼脂糖构成的混合凝胶进行分离时才能进行，由于这2种凝胶的孔径小，靠毛细作用不能实现完全转移；另外被检的核酸分子量很大时，毛细转移

也很困难。为解决此类问题，在毛细转移基础上建立了电转移法。

电转移法利用的是电泳原理。凝胶上的DNA片段在电场作用下脱离凝胶，原位转至固相支持物上。电转移法应使用经正电荷修饰的尼龙膜或化学活化膜（ABM或ATP纤维素膜），不能使用在高盐溶液中与DNA结合的硝酸纤维素膜。

凝胶经碱处理使DNA变性，然后浸泡在电泳缓冲液中进行中和，电泳缓冲液可使用TAE、TBE，尼龙膜及滤纸也要在缓冲液中充分浸泡。中和后的凝胶与尼龙膜贴紧，凝胶和膜外侧各贴1～2张滤纸，其外是吸饱缓冲液的海绵。将此体系夹在多孔的支持夹中，固定在电泳槽内，浸泡在电泳缓冲液中。DNA转移的方向是由负极向正极，所以尼龙膜应放在正极侧，凝胶放在负极侧。电泳完毕，尼龙膜用缓冲液漂洗后，滤纸吸干，短波紫外线照射数分钟，以使DNA固定于膜上，即可用于杂交。

目前市场上有2种类型的电转仪可供选用，一种是以铂金丝作为电极的电转仪，一种是以石墨作为电极的电转仪。铂丝电极电转仪在两极间充满了大量的电泳缓冲液，因此电转过程较为温和，DNA损伤较小，但转移效率较后者稍低，另外电场强度不太均匀。石墨电极电转仪的优点是电场强度均匀，转移较充分、完全、迅速，但其缺点是由于在两极间没有充分的电转液，没有有效的冷却系统，因此对DNA的损伤较大。

第四节　杂 交 技 术

当探针已制备好，待检测的核酸也成功地转移到膜上后，杂交实验就可以开始了。如前所述，杂交是以核酸的复性为基础的，是探针与膜上的同源序列结合形成双链的过程。一般杂交实验都有预杂交、杂交、洗膜以及检出4个步骤。

预杂交是在加入探针前用封闭剂封闭膜上的非特异性位点。由于固相膜对单链DNA有很强的结合力，所以膜不仅能与样品DNA结合，而且能与探针结合。在印迹后的膜上，除样品占据的位置外还有空余，如不将这些空余部位封闭，探针就会被结合，掩盖了特异性杂交。常用的封闭剂有2类：一类是变性的非特异性DNA，如鲑鱼精子DNA、小牛胸腺DNA等；另一类是高分子化合物，如聚蔗糖400（菲可尔）、聚乙烯吡咯烷酮、小牛血清白蛋白，这3种试剂按一定比例配比，就构成Denhardt's封闭试剂。

杂交后将固相膜依次置于不同浓度的溶液中漂洗，除去游离的以及在非特异性位点上结合的探针的过程称为洗膜。洗膜液的温度、离子强度及洗膜时间是影响洗膜效果的三个要素。洗膜温度能使非特异性杂交体解离而保留特异性杂交。由于杂交体的 T_m 值与碱基严格配对程度有关，双链DNA的同源性减少1%，则错配率增加1%，其 T_m 值就下降1～1.5℃，所以非特异性杂交链的 T_m 值低于同源性杂交链的 T_m 值。通常采用低于特异杂交体 T_m 值12～20℃的温度洗膜。离子强度影响杂交链的稳定性。杂交液只有达到一定的离子强度时互补链才能复性，离子强度下降，杂交链稳定性下降。要控制洗膜液的离子强度，使非特异性杂交易于解离而同源性杂交又较为稳定，一般采用 0.1×SSC～2×SSC 溶液洗膜，洗膜液中还经常加入 5%的十二烷基硫酸钠以促进非特异性杂交链的解离。降低洗膜液的离子强度可提高洗膜效果。洗膜时间要根据洗膜效果来定，对于放射性标记的探针，洗膜过程中要用盖革计数器检测膜上的放射性强度，当放射性强度明显下降，膜上无 DNA 区已无明显的放射性信号检出时应停止洗膜。另外，洗膜的技巧也十分重要，可以采用依次降低洗膜液离子强度，增加洗膜温度的做法。但要注意，在较高温度下洗膜时，不可使用过低离子强度的溶液，因在高温及低离子强度双重因素作用下杂交体不稳定。对于小分子量的探针可采用先用低离子强度溶液在室温下洗去游离探针，然后提高溶液离子强度除去非特异性杂交。洗涤后的杂交膜压片后，如果背景过高，可以将膜取出，重新洗膜后再压片。

第五节　杂交信号的检测

利用放射线在 X 光上的成影作用来检测杂交信号，称为放射自显影。放射自显影的原理与普通照相大体相同，都是使感光材料曝光，先形成潜影，然后经过显影、定影、水洗等处理，获得影像。与普通照相不同的是放射自显影形成的影像为正片，即放射性的部位形成黑影，放射性强度越高，黑影越深，而普通照相所得的底片是与被照物体明暗相反的负片。用于放射自显影的感光材料有核乳胶、X 光片，有时也可以用幻灯正片。

大多数非放射性标记物是半抗原，因此可以通过抗原—抗体免疫反应系统与显色体系偶联检测。另一类非放射性标记物如生物素，是抗生物素蛋白(卵白素，avidin)的配体，则可通过亲和法进行检测。avidin 是一种蛋白，其分子中有 4 个与生物素结合的位点，与生物素的亲和力极高。但是，由于体内存在内源性生物素的干扰，同时 avidin 为糖蛋白，等电点偏碱性，中性环境下带正电荷，易与其他带负电荷的生物大分子非特异性结合，特别是在细胞原位杂交时，导致假阳性结果。

通过连接在抗体或抗生物素蛋白上的显色物质(酶、光素等)进行杂交信号的检测称为显色反应。酶法检测是最常用的检测方法，通过酶促反应使其底物形成有色反应产物。最常用的酶是碱性磷酸酶和辣根过氧化酶，也有使用酸性磷酸酶和 β-半乳苷酶。

荧光检测法主要用于放射性探针的原位杂交检测。在目前应用的荧光素中，FITC (fluorescein isothiocyanate)是应用最广的。其他荧光如罗丹明类(rhodamine B isothiocyanatc，RBITC；tetramcthylrhodarmine isothiocyanate，TMRITC)等也常被采用，但荧光强度较低。新一代的荧光素得克萨斯红(texas-red)现也已被广泛采用。另外，RPE (r-phycoerythrin)也是一种重要的荧光蛋白，它的吸收光谱广，荧光强度高(大约为荧光素的 20～50 倍)。

化学发光是指在化学反应过程中伴随的发光反应。应用化学发光反应对于检测固相支持物上的 DNA 杂交体最为适宜。目前最有前途的是辣根过氧化物酶催化 luminol(3-

aminoph-thalate hydrazine)伴随的发光反应。P-hydrocycinnamic acid 可增强其发光反应。

特定标记的已知顺序核酸作为探针与细胞或组织切片中核酸进行杂交并对其实行检测的方法称为核酸原位杂交。原位杂交包括菌落原位杂交及真核细胞原位杂交 2 种。菌落原位杂交是将菌落或噬菌斑固定于固相膜上，原位裂解细胞后使核酸固定在膜上，然后与探针杂交。真核细胞原位杂交是一项组织化学与分子杂交相结合的技术，用来检测组织细胞内的 DNA 或 RNA。该方法使探针与固定在载玻片上的细胞组织切片内的变性染色体杂交，不需要从组织中提取核酸，对于组织中含量极低的靶序列有极高的敏感性，并可完整地保持组织与细胞的形态，更能准确地反映出组织细胞的相互关系及功能状态。通过原位杂交可以确定含特定基因的染色体在组织细胞内的位置以及该基因在该染色体上的部位。

第五章

快速鉴定方法的建立

蒙药鉴定由原植物鉴定、性状鉴定、显微鉴定、理化鉴定等传统方法向分子鉴定方法不断地发展。近年来，分子鉴定方法正逐步成为蒙药鉴定的主要手段之一。分子鉴定方法是指通过直接分析遗传物质 DNA 的多态性来推断物种内在的遗传变异而实现药材鉴定的方法。本章依据《中国药典》(2020 年版)中药材 DNA 条形码分子鉴定的主要技术指导原则介绍快速 DNA 分子鉴定方法的建立，并具体介绍《中国药典》(2020 年版)收载的川贝母、乌梢蛇和蕲蛇等 3 味药的分子鉴定方法。

第一节　DNA 条形码分子鉴定法指导原则

DNA 条形码分子鉴定法是利用基因组中一段公认的、相对较短的 DNA 序列来进行物种鉴定的一种分子生物学技术，是传统鉴别方法的有效补充。由于不同物种的 DNA 序列是由腺嘌呤(A)、鸟嘌呤(G)、胞嘧啶(C)、胸腺嘧啶(T)四种碱基以不同顺序排列组成，因此对某一特定 DNA 片段序列进行分析即能够区分不同物种。

蒙药材 DNA 条形码分子鉴定通常是以核糖体基因第二间隔区(ITS2)①为主体条形码序列鉴定蒙药材的方法体系，其中植物类蒙药材选用 ITS2/ITS 为主体序列，以叶绿体 *psbA* - *TrnH*②为辅助序列，动物类蒙药材采用细胞色素 C 氧化酶亚基 I(cytochrome C oxidase subunit I, COI)③为主体序列，ITS2 为辅助序列。

一、仪器要求

所用仪器有电子天平、离心机、聚合酶链式反应(polymerase chain reaction, PCR)仪、电泳仪和测序仪。

DNA 序列测定用测序仪是一台具有自动灌胶、自动进样、自动数据收集分析等全自动电脑控制的测定 DNA 片段中碱基顺序或大小，以及定量用精密仪器。测序方法主要采用双脱氧链终止法，又称 Sanger 法。4 种双脱氧核苷酸的碱基分别用不同的荧光进行标记，在通过毛细管时，不同长度的 DNA 片段上的 4 种荧光基团被激光激发，发出不同颜色的荧光，被电荷耦合元件图像传感器（charge-coupled device，CCD）检测系统识别，并直接翻译成 DNA 序列，获得供试品的峰图文件和序列文件。

二、测定步骤

本法主要包括供试品处理、DNA 提取、PCR 扩增、电泳检测和序列测定、DNA 条形码序列获得及结果判定，主要步骤如下。

（一）供试品处理

按药材和饮片取样法取样。为防止外源微生物污染，药材和饮片一般使用 75％乙醇擦拭表面后晾干或采取其他有效防止微生物污染的方法。称取 10～100 mg 备用。供试品具体取样部位根据不同药材特性作出相应规定。

（二）DNA 提取

DNA 的提取包括使用研钵或研磨仪破碎细胞，粉碎成细粉，用试剂盒法进行 DNA 的分离和纯化等步骤，目前常用试剂盒包括植物基因组 DNA 提取试剂盒和动物组织/细胞基因组 DNA 提取试剂盒，实验选用的试剂盒必须能够提取到满足后续实验要求的模板 DNA。

由于植物类蒙药材种类繁多，可根据所鉴定蒙药材的具体情况对提取方法加以改进。例如，植物细胞内含有大量多糖、多酚等次生代谢产物，这些物质在提取 DNA 的过程中与 DNA 共沉淀，形成黏稠的胶状物，难以溶解或氧化产生褐变，严重影响 DNA 提取的产量与质量以及后续的 PCR 扩增实验。但如在提取 DNA 过程中加入抗氧化剂 β-巯基乙醇，则可抑制氧化反应，避免其褐化。再如，聚乙烯吡咯烷酮是酚的络合物，能与多酚形成一种不溶的络合物质，有效去除多酚，减少 DNA 提取过程中酚的污染，同时它能和多糖结合，有效去除多糖。因此若将其和 β-巯基乙醇配合使用，能够有效地防止 DNA 提取过程中多酚及多糖的污染。此外，乙二胺四乙酸能螯合 Mg^{2+} 或 Mn^{2+}，从而抑制 DNA 酶活性，防止 DNA 被其降解；在天然状态下，DNA 与蛋白质以 DNA 蛋白质复合物的形式存在，十六烷基三甲基溴化铵是一种阳离子去污剂，可溶解细胞膜，并与 DNA 形成复合物，使细胞中的 DNA 蛋白质复合物释放出来，该复合物在高盐溶液（＞0.7 mol/L NaCl）中能充分溶解，存在于液相中，通过有机溶剂抽提，去除蛋白质、多糖、酚类等杂质后加入乙醇沉淀即可使 DNA 分离出来。三羟甲基氨基甲烷（pH8.0）溶液可提供一个缓冲环境，防止 DNA 被降解。

1. 根、根茎、茎木类、皮类　通常根和根茎组织中多酚、多糖含量高，在研磨时多酚极易氧化成醌类，使 DNA 带有一定颜色，在纯化过程中很难去除，影响后续的 PCR 反应，所以在提取根及根茎类药材 DNA 时一定要注意多糖、多酚的去除。提取此类药材 DNA 时水浴时间一般为 90 min，对于质地坚硬的根、根茎类和茎木类药材，可以延长水浴时间并降低水浴温度，如 56 ℃水浴 8～12 h，使 DNA 充分释放到缓冲溶液中。此外，根茎类药材由于富含纤维和淀粉等贮藏物质，需加大样品量才能提取到足量DNA，可用大体积离心管（5 mL或15 mL）抽提。皮类蒙药材组织中富含薄壁组织和纤维等，加液氮不易研磨成细粉，需适当增加样品量，同时应增加β-巯基乙醇和聚乙烯吡咯烷酮的使用量。

2. *叶、花、全草类* 该类药材采用试剂盒法一般都能成功提取其DNA，对于保存时间较久的叶、花、全草类药材可适当增加水浴时间，同时适当降低水浴温度，如56℃水浴8～12 h。

3. *果实、种子类* 果实及种子类药材中多富含油脂，研磨时易被氧化，且易黏着在研钵壁上，损失较大，提取时需增加样品量。另外，对研磨后的材料可用丙酮浸提，去除脂溶性酚类化合物。

4. *动物药材* 肌肉类动物药材如海龙、蛇类、蛤蚧等，需使用75%乙醇擦拭表面消除外源性污染，待乙醇挥发后进行充分磨碎。含有脂类较多的动物内脏器官如蛤蟆油，先用不含蛋白酶K和十二烷基硫酸钠的缓冲液浸泡药材，十二烷基硫酸钠是一种阴离子表面活性剂，在55～65℃条件下能裂解细胞，释放出核酸，再在试剂盒消化缓冲液中增加十二烷基硫酸钠含量，有利于脱去脂类；角甲类药材如龟甲、鳖甲和鹿茸等，由于DNA含量较低，样品量要适当增大，也可用大体积离心管抽提；壳类药材如石决明、瓦楞子、蛤壳等，由于存在共生或寄生生物，提取前需进行去除。

（三）PCR扩增

植物类蒙药材及其基原物种扩增ITS2或*psbA*-*TrnH*序列，动物类蒙药材及其基原物种扩增COI序列，通用引物及扩增条件如下，特殊规定见各药材项下。ITS2序列扩增正向引物ITS2F：5′-ATGCGATACTTGGTGTGAAT-3′；反向引物ITS3R：5′-GACGCTTCTCCAGACTACAAT-3′。*psbA*-*TrnH*序列扩增正向引物psbAF：5′-GTTATGCATGAACGTAATGCTC-3′；反向引物TrnHR：5′-CGCGCATGGTGGATTCACAATCC-3′。COI序列扩增正向引物HCO2198：5′-TAAACTTCAGGGTGACCAAAAAATCA-3′；反向引物LCO1490：5′-GGTCAACA AATCATAAAGATATTGG-3′。

PCR反应体系以25 μL为参照，包括：1×PCR缓冲液（不含$MgCl_2$），2.0 mmol/L $MgCl_2$，0.2 mmol/L dNTPs，0.1 μmol/L引物对，模板DNA，1.0 U *Taq* DNA聚合酶，加无菌双蒸水至25 μL。设置未加模板DNA的PCR反应为阴性对照。

ITS2序列扩增程序 94℃ 5 min；94℃ 30 s，56℃ 30 s，72℃ 45 s，35～40个循环；72℃ 10 min。

psbA-TrnH序列扩增程序 94℃ 5 min；94℃ 1 min，55℃ 1 min，72℃ 1.5 min，30个循环；72℃ 7 min。

COI序列扩增程序 94℃ 1 min；94℃ 1 min，45℃ 1.5 min，72℃ 1.5 min，5个循环；94℃ 1 min，50℃ 1.5 min，72℃ 1 min，35个循环；72℃ 5 min。

（四）PCR产物检测

采取琼脂糖凝胶电泳方法检测PCR产物。电泳后，PCR产物应在相应的DNA条形码序列长度位置出现一条目的条带，阴性对照应无条带。

（五）测序

迅速切取目的条带在紫外灯下所在位置的凝胶，采用琼脂糖凝胶DNA回收试剂盒进行纯化。使用DNA测序仪对目的条带进行双向测序，PCR扩增引物作为测序引物，测序原理同Sanger测序法。有目的条带的样品在测序仪上进行双向测序。

（六）DNA条形码序列获得

序列拼接：对双向测序峰图应用有序列拼接功能的专业软件进行序列拼接，去除引物区。

序列质量与方向：为确保DNA条形码序列的可靠性，需去除测序结果两端信号弱或重叠峰区域，序列方向应与PCR扩增正向引物方向一致，获得相应的DNA序列。

（七）结果判定

将获得的序列与国家药品管理部门认可的DNA条形码标准序列比对。

三、方法学验证

1. *影响因素考察* 考察DNA条形码分子鉴定法的影响因素，包括DNA提取（样品量、水浴温度和水浴时间）、PCR条件（变性时间、退火温度与时间及延伸时间）和产物纯化（考察不同纯化试剂盒），保证实验方法的准确性。

2. *方法适用性考察* 采用DNA条形码分子鉴定法对20批次以上药材或基原物种进行测定，积累数据，确定种内序列变异大小，保证该测定方法的适用性。

3. *基原物种对比验证* 以分类学家确认的基原物种叶片为对象，采用该方法获得DNA条形码数据，与相应药材产生的DNA条形码数据进行对比，避免内生真菌等污染，保证结果准确性。

四、注意事项

（1）实验场所应具备分子生物学实验室的基本条件。

（2）本法暂不适用于混合物与炮制品的鉴定及硫黄熏蒸等造成不适用的情况。

（3）为防止外源微生物污染，实验前须将实验用具进行高压灭菌，并用75％乙醇擦拭药材表面。有些药材本身含有内生真菌，如果内生真菌存在于药材的外围组织，则选用内部组织进行实验。如果真菌遍布整个药材，植物类药材需选用*psbA-TrnH*条形码（真菌内不含有该基因片段），不能选用ITS2序列。为进一步确保实验结果不被真菌污染，实验者可在GenBank数据库应用BLAST方法对所获ITS2序列进行检验，以确保序列鉴定准确。

（4）本法用于鉴定药材的基原物种，不能确定药用部位。

（5）必要时结合其他鉴别方法综合判断。

（6）种内阈值的确定。同一物种的不同样品间存在一定的变异范围，即种内变异阈值。不同物种不同条形码序列均会影响种内变异范围。各基原物种的种内变异范围（种内遗传距离阈值）应在药材品种项下具体明确。

ITS2:ITS(internal transcribed spacer of nuclear ribosomal DNA)为内部转录间隔区，是rRNA基因非转录区的一部分。ITS位于18S rRNA基因和28S rRNA基因之间，中部被5.8S rRNA基因一分为二，即ITS1(the first internal transcribed spacer)区和ITS2(the second internal transcribed spacer)区。5.8S、18S和28S进化速率较慢，常用于探讨科级和科级以上等级的系统发育问题。而间隔区ITS(包括ITS1和ITS2)进化速率较快，一般用于研究属间、种间甚至居群间等较低分类等级的系统关系。

psbA－*TrnH*:*psbA*－*TrnH*基因间区是位于叶绿体基因*psbA*基因和*TrnH*基因之间的一段非编码区，该间区进化速率较快，常用于植物属间、种间的系统发育研究。

COI:COI为线粒体基因组的蛋白质编码基因，全称为细胞色素C氧化酶亚基I，由于该基因进化速率较快，常用于分析亲缘关系密切的种、亚种及地理种群之间的系统关系。

第二节　分子鉴定方法示例

一、川贝母

本品为百合科植物川贝母 *Fritillaria cirrhosa* D. Don、暗紫贝母 *Fritillaria unibracteata* Hsiao et K. C. Hsia、甘肃贝母 *Fritillaria przewalskii* Maxim.、梭砂贝母 *Fritillaria delavayi* Franch.、太白贝母 *Fritillaria taipaiensis* P. Y. Li 或瓦布贝母 *Fritillaria unibracteata* var. *wabuensis*(S. Y. Tang et S. C. Yue) Z. D. Liu, S. Wang et S. C. Chen 的干燥鳞茎。采用聚合酶链式反应—限制性内切酶长度多态性方法进行分子鉴定。

1. 模板DNA提取　取本品0.1 g，依次用75%乙醇1 mL、无菌双蒸水1 mL清洗，吸干表面水分，置乳钵中研磨成极细粉。取20 mg，置1.5 mL离心管中，用新型广谱植物基因组DNA快速提取试剂盒提取DNA，加入缓冲液AP1 400 μL和RNA酶溶液(10 mg/mL) 4 μL，涡旋振荡，65 ℃水浴加热10 min，加入缓冲液AP2 130 μL，充分混匀，冰浴冷却5 min，离心(转速为14000 r/min)10 min；吸取上清液转移入另一个离心管中，加入1.5倍体积的缓冲液AP3/E，混匀，加到吸附柱上，离心(转速为13000 r/min)1 min，弃去过滤液，加入漂洗液700 μL，离心(转速为12000 r/min)30 s，弃去过滤液；再加入漂洗液500 μL，离心(转速为12000 r/min)30 s，弃去过滤液；再离心(转速为13000 r/min)2 min，取出吸附柱，放入另一个离心管中，加入50 μL洗脱缓冲液，室温放置3～5 min，离心(转速为12000 r/min)1 min，将洗脱液再加入吸附柱中，室温放置2 min，离心(转速为12000 r/min)1 min，取洗脱液，作为供试品溶液，置4 ℃冰箱中备用。另取川贝母对照药材0.1 g，同法制成对照药材模板DNA溶液。

2. PCR－RFLP反应鉴别　引物：5′－CGTAACAAGGTTTCCGTAGGTGAA－3′和

5′-GCTACGTTCTTCATCGAT-3′。PCR反应体系：在200 μL离心管中进行，反应总体积为30 μL，反应体系包括10×PCR缓冲液3 μL，二氧化镁溶液(25 mmol/L)2.4 μL，dNTP(10 mmol/L)0.6 μL，鉴别引物(30 μmol/L)各0.5 μL，高保真*Taq*DNA聚合酶(5 U/μL)0.2 μL，模板1 μL，无菌双蒸水21.8 mL。将离心管置PCR仪，PCR反应参数：95℃预变性4 min，循环反应30次(95℃ 30 s，55～58℃ 30 s，72℃ 30 s)，72℃延伸5 min。取PCR反应液，置500 μL离心管中，进行酶切反应，反应总体积为20 μL，反应体系包括10×酶切缓冲液2 μL，PCR反应液6 μL，SmaI(10 U/μL)0.5 μL，无菌双蒸水11.5 μL，酶切反应在30℃水浴反应2 h。另取无菌双蒸水，同法上述PCR-RFLP反应操作，作为空白对照。

3. 电泳检测 琼脂糖凝胶电泳法，胶浓度为1.5%，胶中加入核酸凝胶染色剂GelRed；供试品与对照药材酶切反应溶液的上样量分别为8 μL，DNA分子量标记上样量为1 μL(0.5 μg/μL)。电泳结束后，取凝胶片在凝胶成像仪上或紫外透射仪上检视。供试品凝胶电泳图谱中，在与对照药材凝胶电泳图谱相应的位置上，在100～250 bp应有2条DNA条带，空白对照无条带。

二、乌梢蛇

本品为游蛇科动物乌梢蛇*Zaocys dhumnades* (Cantor)的干燥体。采用聚合酶链式反应法进行分子鉴定。

1. 模板DNA提取 取本品0.5 g，置乳钵中，加液氮适量，充分研磨使成粉末，取0.1 g置1.5 mL离心管中，加入消化液275 μL[细胞核裂解液200 mL，0.5 mol/L乙二胺四醋酸二钠溶液50 μL，蛋白酶K(20 mg/mL)20 μL，RNA酶溶液5 μL]，在55℃水浴保温1 h，加入裂解缓冲液250 μL，混匀，加到DNA纯化柱中，离心(转速为10 000 r/min)3 min；弃去过滤液，加入洗脱液800 μL[5 mol/L醋酸钾溶液26 μL，1 mol/L Tris-盐酸溶液(pH7.5)18 μL，0.5 mol/L乙二胺四醋酸二钠溶液(pH8.0)3 μL，无水乙醇480 μL，无菌双蒸水273 μL]，离心(转速为10 000 r/min)1 min；弃去过滤液，用上述洗脱液反复洗脱3次，每次离心(转速为10 000 r/min)1 min；弃去过滤液，再离心2 min，将DNA纯化柱转至另一个离心管中，加入无菌双蒸水100 μL，室温放置2 min后，离心(转速为10 000 r/min)2 min，取上清液，作为供试品溶液，置-20℃保存备用。另取乌梢蛇对照药材0.5 g，同法制成对照药材模板DNA溶液。

2. PCR反应鉴别 5′-GCGAAAGCTCGACCTAGCAAGGGGACCACA-3′，和5′-CAGGCTCCTCTAGGTTGTTATGGGGTACCG-3′。PCR反应体系：在200 μL离心管中进行，反应总体积为25 μL，反应体系包括10×PCR缓冲液2.5 μL，dNTP(2.5 mmol/L)2 μL，鉴别引物(10 μmol/L)各0.5 μL，高保真*Taq*DNA聚合酶(5 U/mL)0.2 μL，模板0.5 μL，无菌双蒸水18.8 mL。将离心管置PCR仪，PCR反应参数：95℃预变性5 min，循环反应30次(95℃ 30 s，63℃ 45 s)，延伸(72℃)5 min。

3. 电泳检测 琼脂糖凝胶电泳法，胶浓度为1%，胶中加入核酸凝胶染色剂GelRed供试品与对照药材PCR反应溶液的上样量分别为8 μL，DNA分子量标记上样量为2 μL

(0.5 μg/μL)。电泳结束后，取凝胶片在凝胶成像仪上或紫外透射仪上检视。供试品凝胶电泳图谱中，在与对照药材凝胶电泳图谱相应的位置上，在300～400 bp应有单一DNA条带。

三、蕲蛇

本品为蝰科动物五步蛇 *Agkistrodon acutus* (Guenther)的干燥体。采用聚合酶链式反应法进行分子鉴定。

1. *模板DNA提取* 取本品0.5 g，置乳钵中，加液氮适量，充分研磨使之成粉末，取0.1 g，置1.5 mL离心管中，加入消化液275 μL[细胞核裂解液200 μL，0.5 mol/L乙二胺四醋酸二钠溶液50 μL，蛋白酶K(20 mg/mL)20 μL，RNA酶溶液5 μL]，在55℃水浴保温1 h，加入裂解缓冲液250 μL，混匀，加到DNA纯化柱中，离心(转速为10 000 r/min)3 min；弃去过滤液，加入洗脱液800 μL[5 mol/L醋酸钾溶液26 μL，1 mol/L Tris-盐酸溶液(pH7.5)18 μL，0.5 mol/L乙二胺四醋酸二钠溶液(pH8.0)30 μL，无水乙醇480 μL，无菌双蒸水273 μL]，离心(转速为10 000 r/min)1 min；弃去过滤液，用上述洗脱液反复洗脱3次，每次离心(转速为10 000 r/min)1 min；弃去过滤液，再离心2 min，将DNA纯化柱转至另一个离心管中，加入无菌双蒸水100 μL，室温放置2 min后，离心(转速为10 000 r/min)2 min，取上清液，作为供试品溶液，置−20℃保存备用。另取蕲蛇对照药材0.5 g，同法制成对照药材模板DNA溶液。

2. *PCR反应* 鉴别引物5′-GGCAATTCACTACACAGCCAACACAACT-3′，和5′-CCATAGTCAGGTGGTTAGTGATAC-3′。PCR反应体系：在200 μL离心管中进行，反应总体积为25 μL，反应体系包括10×PCR缓冲液2.5 μL，dNTP(2.5 mmol/L)2 μL，鉴别引物(10 μmol/L)各0.5 μL，高保真*Taq*DNA聚合酶(5 U/mL)0.2 μL，模板0.5 μL，无菌双蒸水18.8 μL。将离心管置PCR仪，PCR反应参数：95℃预变性5 min，循环反应30次(95℃ 30 s，63℃ 45 s)，延伸(72℃)5 min。

3. *电泳检测* 琼脂糖凝胶电泳法，胶浓度为1%，胶中加入核酸凝胶染色剂GelRed；供试品与对照药材PCR反应溶液的上样量分别为8 μL，DNA分子量标记上样量为2 μL(0.5 μg/μL)。电泳结束后，取凝胶片在凝胶成像仪上或紫外透射仪上检视。供试品凝胶电泳图谱中，在与对照药材凝胶电泳图谱相应的位置上，在300～400 bp应有单一DNA条带。

第六章

蒙药分子鉴定技术的应用

蒙药鉴定的任务是多方面的，包括蒙药的品种鉴定、蒙药的质量鉴定、制定蒙药规范化的质量标准以及蒙药资源的保护与开发等。但作为以DNA标记为主题的蒙药分子鉴定方法，目前还不可能完成蒙药鉴定的多方面任务，因此，蒙药DNA分子鉴定只是蒙药鉴定的重要补充。分子鉴定技术在蒙药中的应用主要表现为真伪鉴定、正品与替代品鉴定、多基原鉴定和遗传多样性评价、产地鉴别和年限鉴别等几个方面。

一、蒙药材真伪鉴定中的应用

采用显微鉴定蒙药材真伪方法简便，但是对鉴定人的技术水平要求较高，科学依据也不强，化学计量法鉴别蒙药真伪又比较费时费力。近些年来越来越多的研究者发现，采用分子鉴定技术鉴定蒙药材真伪方法准确性高，而且比较省时，如蕲蛇、乌梢蛇、重楼、人参、西洋参、三七、紫苏等都有采用分子鉴定技术进行真伪品的鉴定报道。

以辽藁本 *Ligusticum jeholense* Nakai et Kitag.、新疆藁本 *Conioselinum vaginatium* (Spreng.)及藁本混伪品白芷 *Angelica dahurica* (Fisch. ex Hoofm.) Benth. et Hook. f.、石防风 *Kitagawia terebinthacea* (Fisch. ex Treviranus) Pimenov、当归 *Angelica sinensis* (Oliv.) Diels为鉴定材料，提取总DNA，利用4对候选序列(Nr ITS、ITS2、accD和*psbA*-*TrnH*)分别进行PCR扩增，产物进行双向测序。得到的序列采用CodonCode Aligner V2.06进行拼接，Clustal X2.1进行多序列比对，MEGA 5.0计算K2P距离，构建系统发育树。结果表明，Nr ITS和ITS2序列能够鉴别辽藁本与新疆藁本及其他混伪品。

在当归混伪品的鉴定中，选择对25份当归及其混伪品材料的*Trn*L-F和*rpo*C1序列进行扩增、测序。对序列进行比对、分析，计算材料间的遗传距离并构建系统进化树。结果表明，*Trn*L-F序列在长度变化范围，变异位点和信息位点个数及遗传距离变异幅度上均大于*rpo*C1序列。*Trn*L-F序列数据显示，当归及其混伪品材料碱基具有显著差别，具有1个特异鉴别SNP位点和1个A碱基重复的特异鉴别区域。当归与混伪品间遗传距离在0.002～0.231。通过*Trn*L-F序列重建的系统发育树能将当归与混伪品有效地分开。

*rpo*C1序列比对结果无法找出当归及其混伪品间的差异位点，其构建的系统进化树也无法区别当归及其混伪品。*rpo*C1序列对当归及其混伪品间的鉴别作用不佳，而*Trn*L－F序列能成功鉴定当归及其混伪品，可作为当归及混伪品的分子鉴定方法。

再有，我们利用ISSR－PCR方法对采集和购买的26份当归及其混伪品进行基因组多态性分析，从100条内部简单重复系列引物中筛选出10条多态性好、稳定性高的引物对所有材料进行扩增，共获得96条条带，扩增片段大小介于200～2 100 bp，多态性条带85条，占总扩增片段的88.54%。引物UBC848能扩增出1条当归的特异性条带，引物组合UBC848和UBC834可以将正品当归与其混伪品材料区分开来。市售3个未鉴别品种均为当归伪品。根据内部简单重复序列技术分析找到了当归及其混伪品间的特异鉴别引物，4条引物能反映不同来源当归间存在遗传多样性。

二、蒙药材正品与替代品鉴定中的应用

正品是指药典正式收载的药材，替代品是指与正品亲缘关系较近且药效相似而药典没有收录的药材，分子鉴定技术也可将两者区分开来。例如，采用SRAP、ISSR、SCoT分子标记及ITS序列4种分子鉴定技术对冬虫夏草及其替代品北冬虫夏草进行鉴定，比较发现SRAP标记、ISSR标记多态性高达100%，所有菌株都能有效区分，且总体状况一致，可作为北冬虫夏草菌株种内、种间鉴定，而ITS序列则不能够有效区分两者。彭禄等通过对17种共26个独活样本的ITS序列进行PCR扩增和测序。26个样本聚集为5大类群，综合分析后将17种独活归为4大类；家独活 *Angelica pubescens* Msxim. 的ITS序列具有特征碱基片段，可明显区别于其他样本；除牛尾独活类中3个样本不能通过ITS序列鉴定到种以外，其他样本均可以通过ITS序列鉴定到种。ITS序列可为药用独活的鉴定和分类提供有力证据，四带芹类可以作为独活的首选替补品，牛尾独活类其次，九眼独活为最优之选。王景等在利用SNP分子标记建立多重PCR体系，实现人参品种大马牙的分子鉴定中，只有大马牙产生了410 bp的特异性条带。将条带切胶回收并经克隆测序验证，该条带确实由大马牙特异性引物DaF和CoxlR扩增得出。建立的多重PCR体系可有效地实现大马牙的快速鉴定，并有望作为大马牙鉴定和田间纯化的一种有效的技术手段。

三、在蒙药材多基原鉴定和遗传多样性中的应用

采用分子鉴定技术鉴定蒙（中）药基原的研究比较多，如采用ISSR技术考察黄芩、贝母、枇杷、太子参等药材的遗传多样性，采用RAPD技术对溪黄草及基原植物进行分类鉴定。

同样，以白木香、商品沉香及人工诱导沉香为材料，对其进行醇溶性浸出物测定、性状及显微鉴别，提取总DNA、扩增rDNA ITS2片段并直接测定序列，MEGA 5.0软件计算种内、种间Kimura2-parameter（K2P）距离，并进行系统发育分析，构建邻接树和最大简约树。结果表明，人工沉香、商品沉香醇溶性浸出物量均高于10%，性状和显微鉴别均符合《中国药典》（2020年版）一部有关规定。沉香种内平均K2P距离为0～0.003，种间平均K2P距离为

0.005～0.023。白木香、人工沉香和商品沉香在系统发育树上聚为一支。在沉香性状、显微和理化鉴别、浸出物量分析的基础上，基于ITS2条形码序列可以准确鉴别沉香基原植物，为商品沉香的鉴定提供分子生物学依据。

对产于我国甘肃的中药秦艽的3种基原植物秦艽、麻花秦艽与小秦艽进行RAPD分析，建立了具有鉴别意义的DNA指纹图谱。从80条RAPD引物中筛选出4条具有鉴别意义的多态性引物，在3种秦艽中共得到39个DNA条带，其中共有条带2条，多态条带37条。据此获得了能有效区别3种秦艽的多态性RAPD指纹谱。

采用ISSR分子标记技术对来自全国12个省市不同生态环境的48份绞股蓝种质材料进行遗传多样性及亲缘关系分析。结果100条ISSR引物中共筛选出15条扩增条带清晰、稳定性好且多态性明显的引物，48份材料DNA扩增共获得214个位点，其中多态位点206个，多态性比率96.26%，平均每条引物扩增位点为14.27个；平均观察等位基因数、有效等位基因数、Shannon多样性信息指数和Nei's基因多样性指数分别为1.962 6、1.335 8、0.221 1和0.359 8；种质材料间的遗传相似系数变幅为0.57～0.96，平均为0.72。利用UPGMA聚类分析，以遗传相似系数0.71为界，48份材料分为4类。结论绞股蓝种质材料间的遗传多样性较高，种质间的亲缘关系与其地理分布和生态环境并不完全一致。

运用CTAB法提取基因组DNA，然后通过筛选得到的11个RAPD及11个ISSR引物对不同采集地的4种野生红景天进行遗传多样性分析。结果表明，11条RAPD引物共扩增出96条条带，多态性百分比为90.62%；11条ISSR引物共扩增出102条条带，多态性百分比为100%。ISSR多态性的检测能力优于RAPD；聚类分析结果表明，ISSR、RAPD和ISSR联用法均将17个样品聚为3类；RAPD将样品聚为4大类。2种标记均可用于红景天属植物种间亲缘关系与种内遗传多样性研究；4种红景天种内存在一定的遗传差异，种间基因流较小。

以取自不同省份的11份柴胡干品为材料，提取其基因组DNA，进行ISSR分析，利用DPS(V7.5)软件计算遗传距离，利用UPGMA方法进行聚类分析，构建11份柴胡样品的系统进化树。同时，利用ITS引物对柴胡样品进行PCR扩增和测序，利用DNAMAN软件分析11份柴胡种质的ITS序列，对其遗传相似性进行鉴定。11份柴胡样品间遗传距离为0.458 8～0.782 2，表明这11份柴胡样品间遗传基础较狭窄；聚类结果将11份柴胡样品分成2类，大部分来源相同或相近的柴胡样品聚在一起。ITS序列分析结果表明，11份柴胡样品的ITS序列均长321 bp，也可以分为2类，部分柴胡样品存在同物异名现象。利用ITS技术或将其与ISSR标记相结合对柴胡种质资源进行鉴定和分析，可以提高柴胡种质资源鉴定的准确性和效率。

采用ISSR分子标记技术和非加权平均距离法(UPGMA)对24份石斛属样品进行遗传多样性和聚类分析。从100条ISSR引物中共筛选出6条多态性稳定、清晰的引物，24份石斛样品共扩增出847个DNA片段，平均每个引物扩增出141个DNA片段，其多态性为100%。结果表明，24份不同产地石斛样品被划分为6个类群，遗传多样性非常丰富。

四、在道地药材鉴别中的应用

蒙药的产地即蒙药道地性对蒙药的质量影响很大，所以对蒙药材的产地鉴定尤其重要。近年来，人们采用分子鉴定技术对蒙(中)药进行产地鉴定的研究非常多。大量文献报道，运用 ISSR 技术对不同产地丹参药材进行了道地鉴别；运用 DNA 分子标记技术结合 HPLC 法对不同产地金银花进行了鉴定；以及运用 ISSR - PCR 分子标记技术研究对不同产地的菘蓝进行鉴定等。

运用 ISSR 分子标记技术对甘肃省不同产区 41 个居群的栽培当归样本进行分析，利用 Popgene 32 软件分析 Nei's 基因多样性指数等遗传信息参数，应用 Ntsys 软件构建亲缘关系 UPGMA 聚类图。结果表明，8 条引物共检测到 154 个位点，其中多态性位点 119 个，多态位点百分率为 77.27%。栽培当归居群间的多样性指数为 0.222 9，Shannon's 多样性信息指数为 0.337 4，种群间基因分化系数为 0.683 9，基因流为 0.231 1，遗传距离变化范围 0.042 9～0.327 8。这说明，甘肃栽培当归遗传多样性在物种水平上较高；居群间遗传多样性水平明显高于居群内；居群间遗传分化程度大，且基本无基因交流。

运用 RAPD 和 ISSR 分子标记技术对我国 10 个产地的西洋参 *Panax quinquefolium* L. 的遗传多样性进行分析，13 条 RAPD 引物共扩增出 97 条清晰条带，多态性条带 81 条，多态性百分率为 85.51%；12 条 ISSR 引物共扩增出 99 条清晰条带，多态性条带 64 条，多态性百分率为 64.65%；通过聚类分析，RAPD 及 RAPD+ISSR 综合将样品聚为 4 类；ISSR 将样品聚为 2 类。结果表明，RAPD 和 ISSR 标记构建的样品聚类树状图在分类上稍有差异，但总体趋势一致。在 ISSR 上，人参与西洋参被明显区分开来，吉林白山兴参镇与北岗镇西洋参与人参聚为 1 类；在生长环境及种植条件影响下，东北部分产地西洋参与加拿大西洋参相比在遗传多样性上有所改变。

五、在蒙药材年限鉴别中的应用

如何运用分子鉴定技术确定蒙药材年限，可以人参为例。我们提取人参细胞中的 DNA，利用端粒长度和端粒酶活性对人参生长年限进行鉴别，通过染色体末端限制片段(TRFs)分析人参平均端粒长度发现，自第 2 年起，人参端粒长度随其年限的延长而增长，并在此基础上建立了人参年限与端粒长度相关的数学模型。吴文如等采集不同生长年限、不同品种和产地的人参样品，提取 RNA，逆转录为 cDNA。采用巢式 PCR 进行扩增，根据人参达玛烯二醇合成酶基因 cDNA 保守序列设计 1 组引物用于第 1 轮 PCR，2 组 DS 基因上下游分段引物用于第 2 轮 PCR，扩增产物直接测序。57 份人参样本共获得 111 个符合测序要求的 DS 基因上下游分段 PCR 产物，其中测序成功 103 个，序列经 BLAST 判定为人参 DS 基因，经多重比对，发现 6 个样品存在 7 个 SNP 位点。建立了巢式 PCR—直接测序法发掘人参 DS 基因 cDNA 序列的 SNP，方法具有特异性好、操作简单、结果准确等优点，可用于检测人参样品的 DS 基因是否含有 SNP 及其类型，这可为人参及其相关药材和产品的质量评价新方法研究提供有价值的遗传研究工具和分子标记资源。对水杉不同年限及不同部位的木材 DNA 提取及片段扩增实验，结果显示改良后的十六烷基三甲基溴化铵法、SDS 法及高盐低 pH 法均可以用于水杉木材 DNA 的提取，经过纯化后的木材 DNA 可以进行片段扩增。在提取木材 DNA 过程中，边材比心材更适合，所提取的 DNA 数量和质量更有保障；实验显示水杉木材 DNA 分子大多为 23 kb。运用 DNA 条形码筛选分析、序列特征分析、遗传距离秩和检验、barcoding gap 检验，进行木材 DNA 分子系列物种鉴定，结果表明序列 ITS2、*Trn*L－F 比较适合其 DNA 条形码技术要求，可以作为水杉木材鉴定序列。

六、分子鉴定技术在蒙药中应用前景

近年来，蒙（中）药分子鉴定技术被广泛应用，得到了快速的发展。黄璐琦将分子生物学与中药资源研究有机结合，应用 Cytb 序列对川贝母、蕲蛇和乌梢蛇进行 PCR 扩增鉴别，此方法首次被《中国药典》（2015 年版）收载。ITS2 序列和《中国药典》（2015 年版）中药材 DNA 条形码标准序列，已经被广泛应用于蒙药鉴定研究中。大量的 ISSR、RAPD、AFLP 技术在蒙（中）药材遗传多样性方面也已经成熟，这说明蒙（中）药的分子鉴定时代的到来。虽然目前分子鉴定技术还属于起步和发展阶段，但随着科学的进步和广大研究者的不断努力，相信分子鉴定技术将成为蒙药材鉴定的主流技术，为中国蒙药走向世界提供有力的支持与保障。

下篇

各　论

XIA PIAN

GE LUN

土木香

本品为菊科植物土木香 *Inula helenium* L. 干燥根。

【材料来源】 土木香新鲜叶片采自内蒙古通辽市奈曼旗北老贵村药材种植基地。经度:120°37′42″,纬度:42°51′44″,海拔:370 m,鉴定人:包书茵。

【ITS2 序列峰图】 长度:228 bp;GC 含量:54.3%。

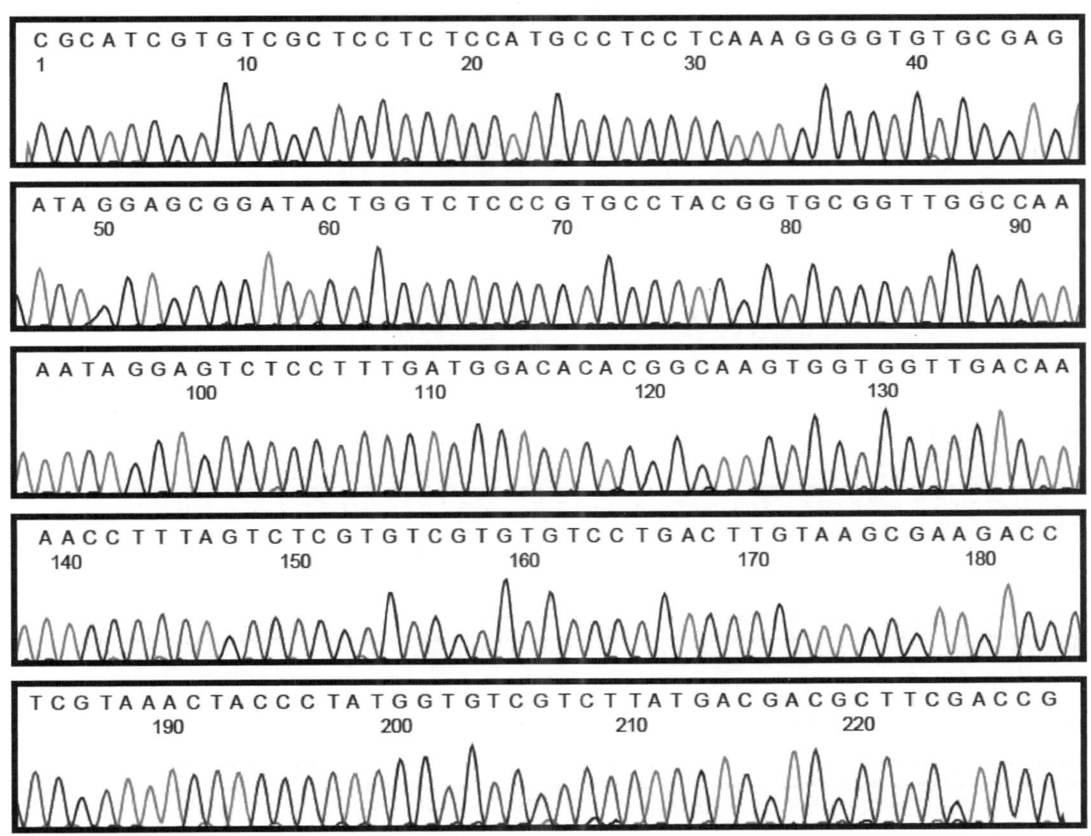

【ITS2 条形码序列】

1 - 50　　CGCATCGTGTCGCTCCTCTCCATGCCTCCTCAAAGGGGTGTGCGAGATAG

51 - 100　　GAGCGGATACTGGTCTCCCGTGCCTACGGTGCGGTTGGCCAAAATAGGAG

101 - 150　　TCTCCTTTGATGGACACACGGCAAGTGGTGGTTGACAAAACCTTTAGTCT

151 - 200　　CGTGTCGTGTGTCCTGACTTGTAAGCGAAGACCTCGTAAACTACCCTATG

201 - 228　　GTGTCGTCTTATGACGACGCTTCGACCG

【ITS2 序列二级结构】

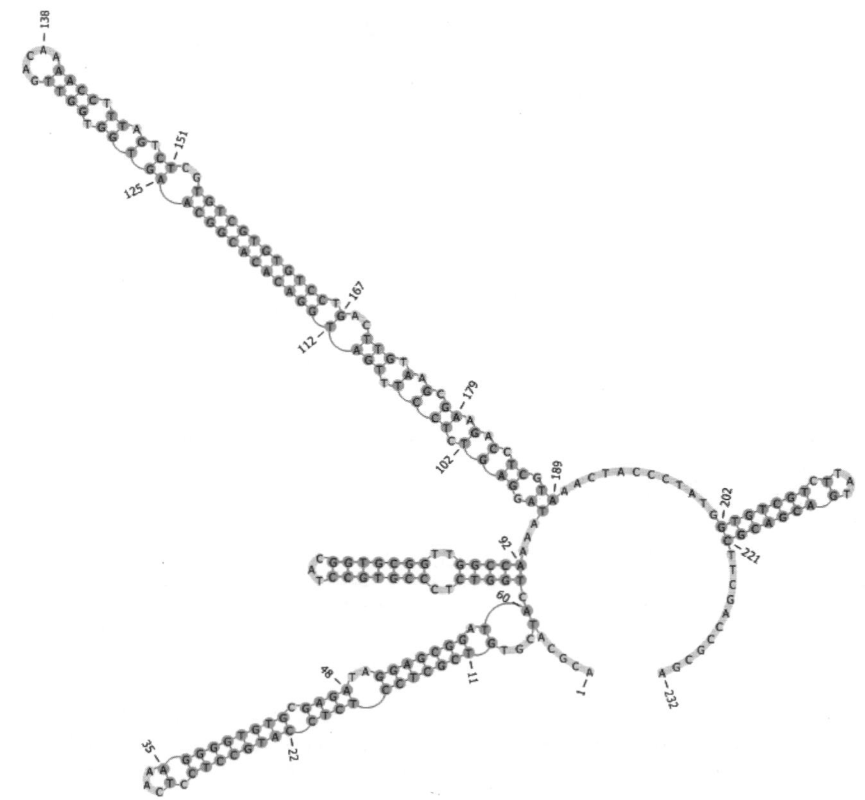

【*psbA* - *TrnH* 序列峰图】 长度:419 bp;GC 含量:30%。

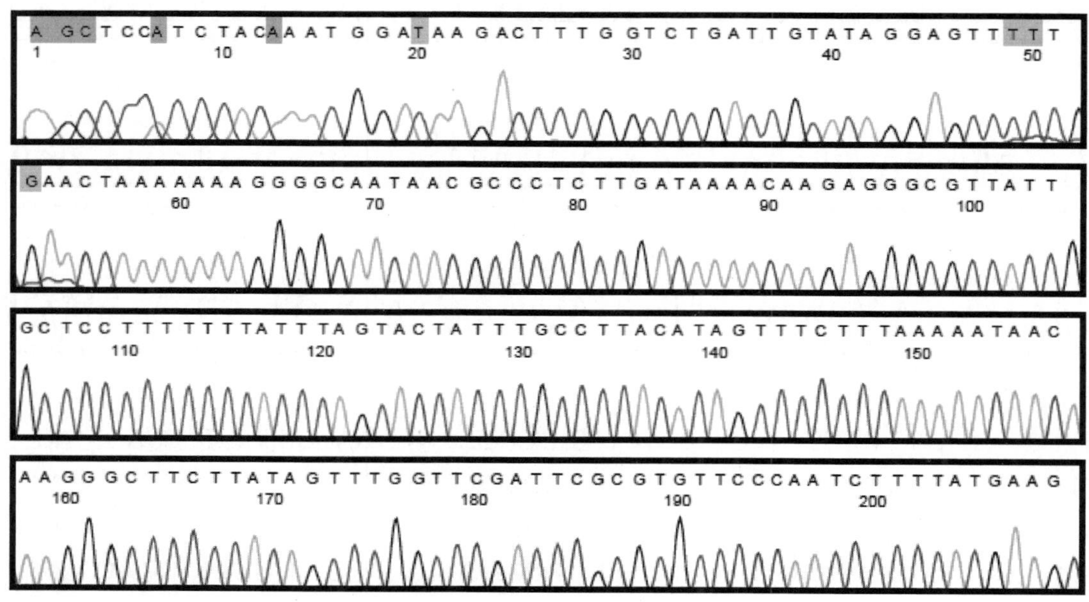

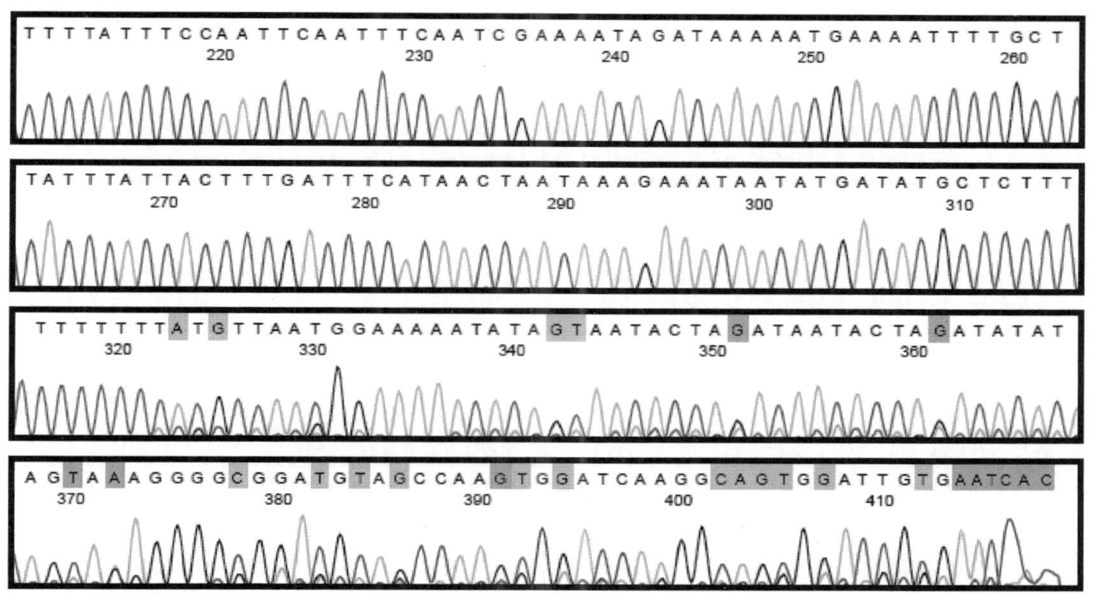

【*psbA* - *TrnH* 条形码序列】

1 - 50　AGCTCCATCTACAAATGGATAAGACTTTGGTCTGATTGTATAGGAGTTTT

51 - 100　TGAACTAAAAAAAGGGGCAATAACGCCCTCTTGATAAAACAAGAGGGCGT

101 - 150　TATTGCTCCTTTTTTTATTTAGTACTATTTGCCTTACATAGTTTCTTTAA

151 - 200　AAATAACAAGGGCTTCTTATAGTTTGGTTCGATTCGCGTGTTCCCAATCT

201 - 250　TTTATGAAGTTTTATTTCCAATTCAATTTCAATCGAAAATAGATAAAAAT

251 - 300　GAAAATTTTGCTTATTTATTACTTTGATTTCATAACTAATAAAGAAATAA

301 - 350　TATGATATGCTCTTTTTTTTTATGTTAATGGAAAAATATAGTAATACTA

351 - 400　GATAATACTAGATATATAGTAAAGGGGCGGATGTAGCCAAGTGGATCAAG

401 - 419　GCAGTGGATTGTGAATCAC

【*rbcL* 序列峰图】 长度:499 bp;GC 含量:43.4%。

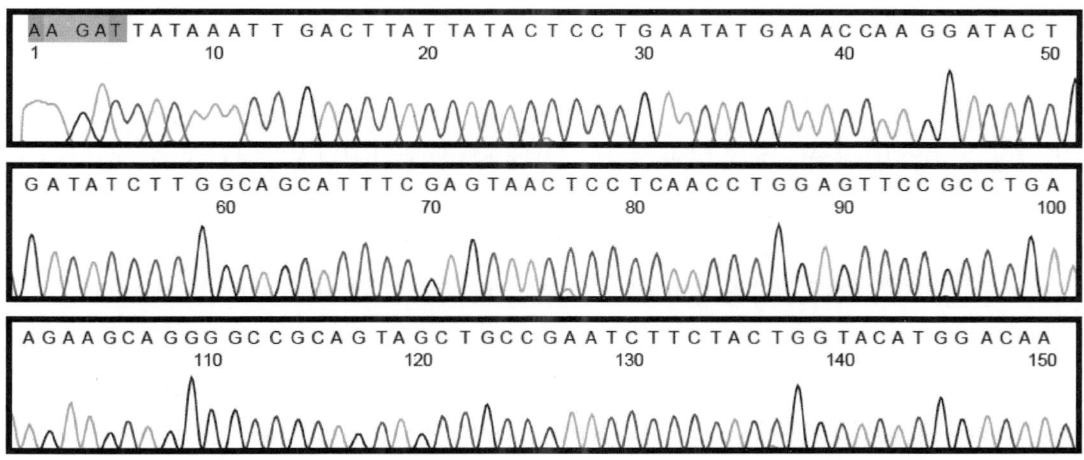

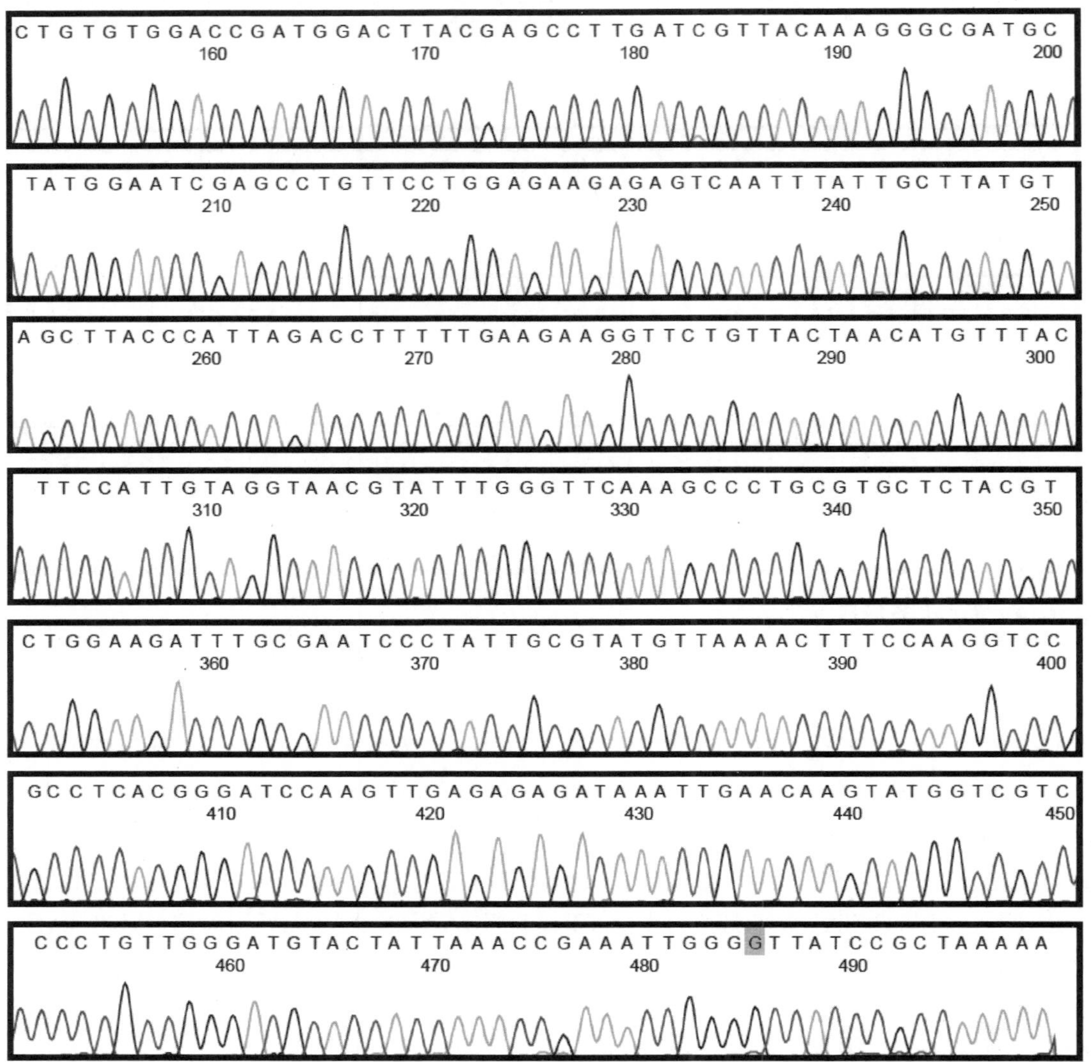

【*rbcL* 条形码序列】

1 - 50	AAGATTATAAATTGACTTATTATACTCCTGAATATGAAACCAAGGATACT
51 - 100	GATATCTTGGCAGCATTTCGAGTAACTCCTCAACCTGGAGTTCCGCCTGA
101 - 150	AGAAGCAGGGGCCGCAGTAGCTGCCGAATCTTCTACTGGTACATGGACAA
151 - 200	CTGTGTGGACCGATGGACTTACGAGCCTTGATCGTTACAAAGGGCGATGC
201 - 250	TATGGAATCGAGCCTGTTCCTGGAGAAGAGAGTCAATTTATTGCTTATGT
251 - 300	AGCTTACCCATTAGACCTTTTTGAAGAAGGTTCTGTTACTAACATGTTTA
301 - 350	CTTCCATTGTAGGTAACGTATTTGGGTTCAAAGCCCTGCGTGCTCTACGT
351 - 400	CTGGAAGATTTGCGAATCCCTATTGCGTATGTTAAAACTTTCCAAGGTCC
401 - 450	GCCTCACGGGATCCAAGTTGAGAGAGATAAATTGAACAAGTATGGTCGTC
451 - 499	CCCTGTTGGGATGTACTATTAAACCGAAATTGGGGTTATCCGCTAAAAA

大叶铁线莲

本品为毛茛科植物大叶铁线莲 *Clematis heracleifolia* DC. 的干燥全草。

【材料来源】 大叶铁线莲新鲜叶片采自内蒙古通辽市科尔沁区内蒙古民族大学西拉木伦校区。

经度：119°120′43″，纬度：42°45′41″，海拔：117 m，鉴定人：吴香杰。

【ITS2 序列峰图】 长度：218 bp；GC 含量：69.2%。

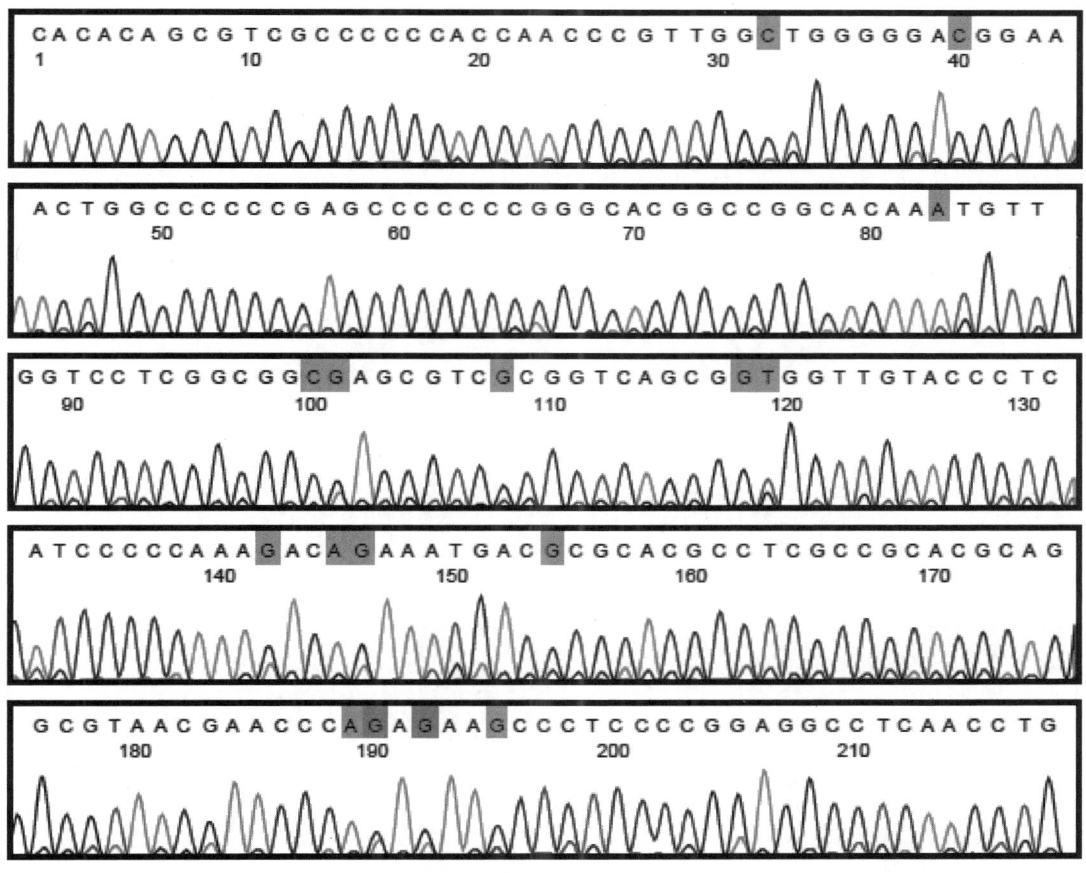

【ITS2 条形码序列】

1－50 CACACAGCGTCGCCCCCCACCAACCCGTTGGCTGGGGGACGGAAACTGGC

51－100 CCCCCGAGCCCCCCCGGGCACGGCCGGCACAAATGTTGGTCCTCGGCGGC

101－150 GAGCGTCGCGGTCAGCGGTGGTTGTACCCTCATCCCCCAAAGACAGAAAT

151－200 GACGCGCACGCCTCGCCGCACGCAGGCGTAACGAACCCAGAGAAGCCCTC

201－218 CCCGGAGGCCTCAACCTG

【ITS2 序列二级结构】

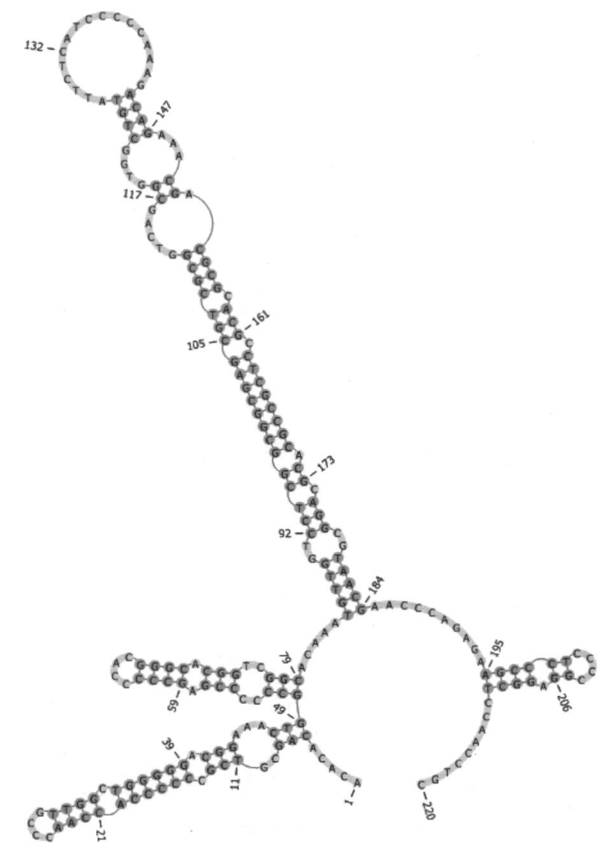

【*psbA* - *TrnH* 序列峰图】 长度:396 bp;GC 含量:36.8%。

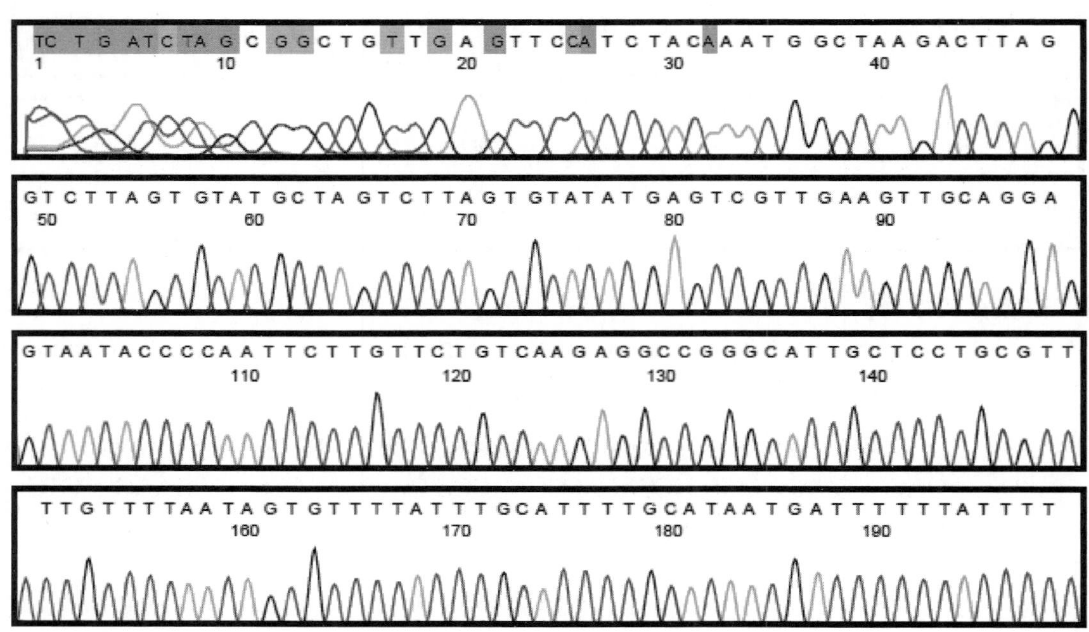

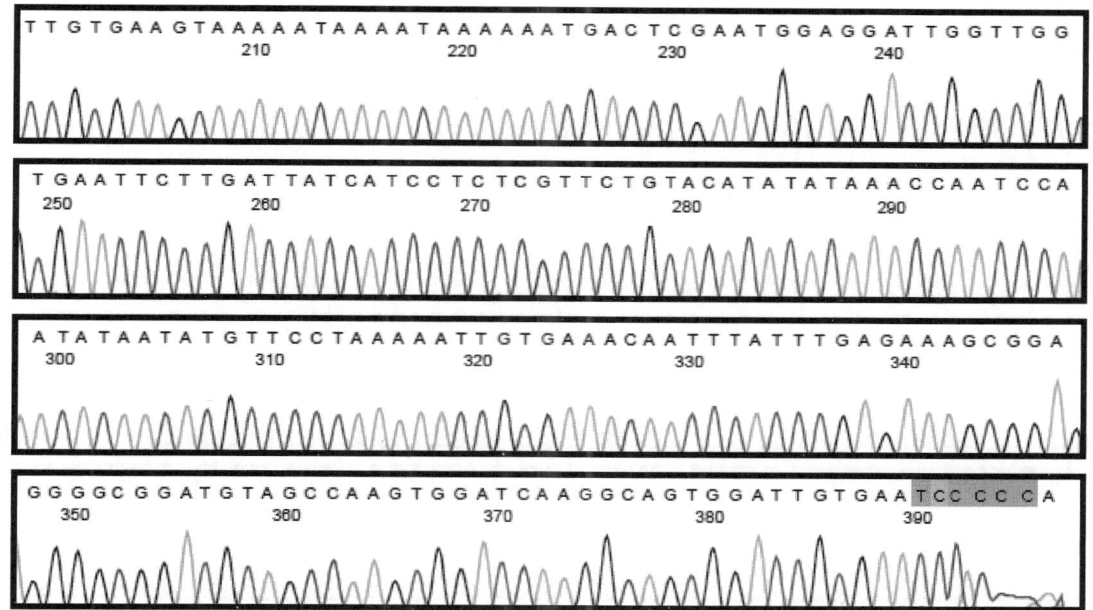

【*psbA - TrnH* 条形码序列】

1 - 50　TCTGATCTAGCGGCTGTTGAGTTCCATCTACAAATGGCTAAGACTTAGGT
51 - 100　CTTAGTGTATGCTAGTCTTAGTGTATATGAGTCGTTGAAGTTGCAGGAGT
101 - 150　AATACCCCAATTCTTGTTCTGTCAAGAGGCCGGGCATTGCTCCTGCGTTT
151 - 200　TGTTTTAATAGTGTTTTATTTGCATTTTGCATAATGATTTTTTATTTTTT
201 - 250　GTGAAGTAAAAATAAAATAAAAAATGACTCGAATGGAGGATTGGTTGGTG
251 - 300　AATTCTTGATTATCATCCTCTCGTTCTGTACATATATAAACCAATCCAAT
301 - 350　ATAATATGTTCCTAAAAATTGTGAAACAATTTATTTGAGAAAGCGGAGGG
351 - 396　GCGGATGTAGCCAAGTGGATCAAGGCAGTGGATTGTGAATCCCCCA

【*rbcL* 序列峰图】 长度:503 bp;GC 含量:42.5%。

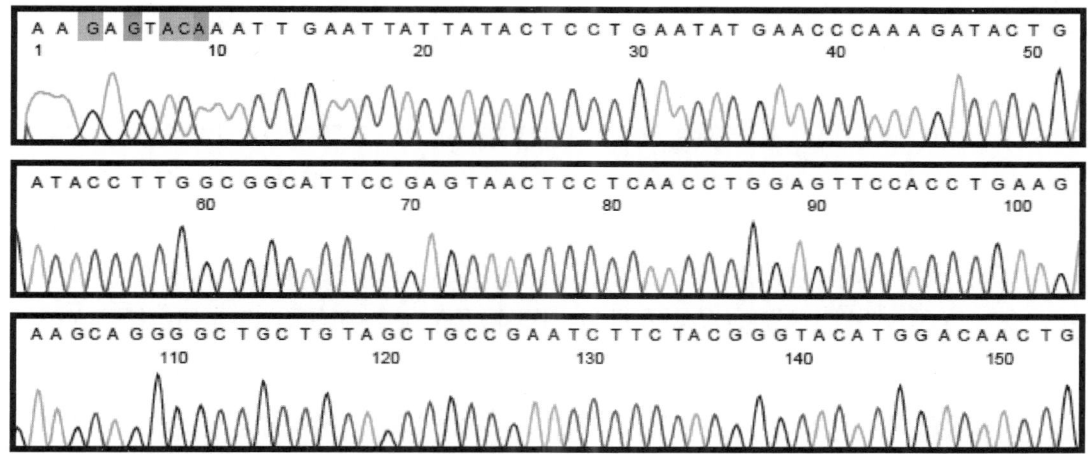

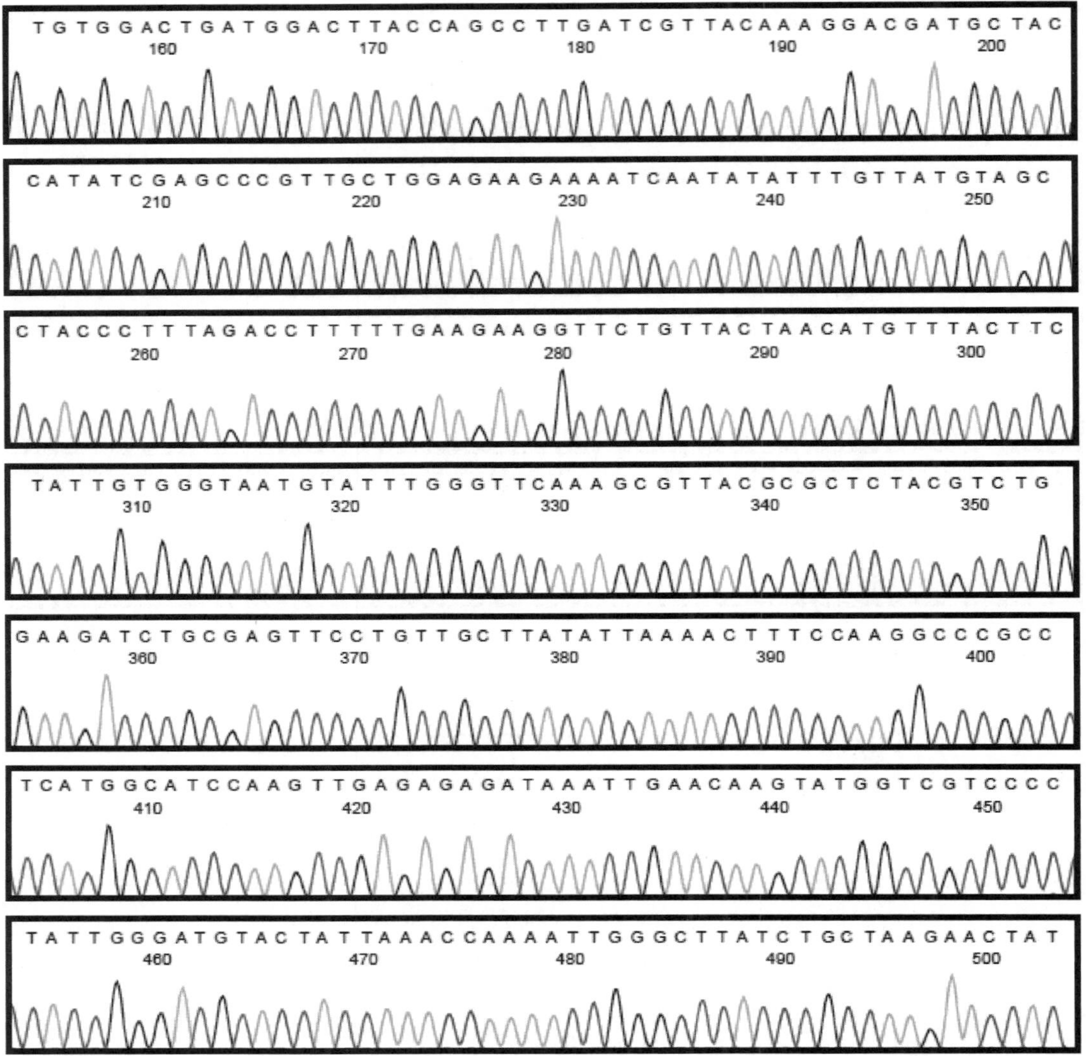

【*rbcL* 条形码序列】

1 - 50	AAGAGTACAAATTGAATTATTATACTCCTGAATATGAACCCAAAGATACT
51 - 100	GATACCTTGGCGGCATTCCGAGTAACTCCTCAACCTGGAGTTCCACCTGA
101 - 150	AGAAGCAGGGGCTGCTGTAGCTGCCGAATCTTCTACGGGTACATGGACAA
151 - 200	CTGTGTGGACTGATGGACTTACCAGCCTTGATCGTTACAAAGGACGATGC
201 - 250	TACCATATCGAGCCCGTTGCTGGAGAAGAAAATCAATATATTTGTTATGT
251 - 300	AGCCTACCCTTTAGACCTTTTTGAAGAAGGTTCTGTTACTAACATGTTTA
301 - 350	CTTCTATTGTGGGTAATGTATTTGGGTTCAAAGCGTTACGCGCTCTACGT
351 - 400	CTGGAAGATCTGCGAGTTCCTGTTGCTTATATTAAAACTTTCCAAGGCCC
401 - 450	GCCTCATGGCATCCAAGTTGAGAGAGATAAATTGAACAAGTATGGTCGTC
451 - 503	CCCTATTGGGATGTACTATTAAACCAAAATTGGGCTTATCTGCTAAGAACTAT

【*matK* 序列峰图】　长度:791 bp;GC 含量:30.9%。

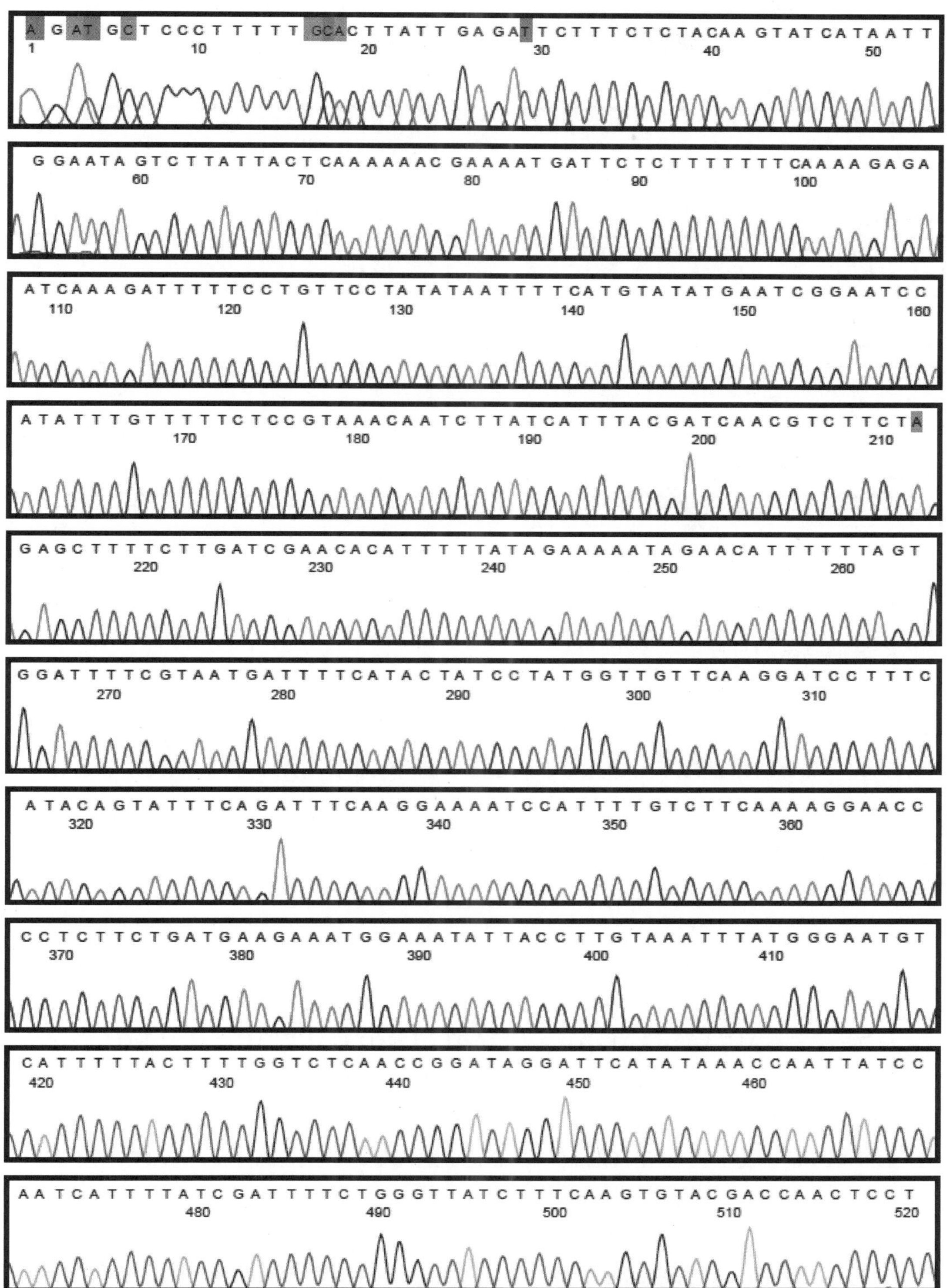

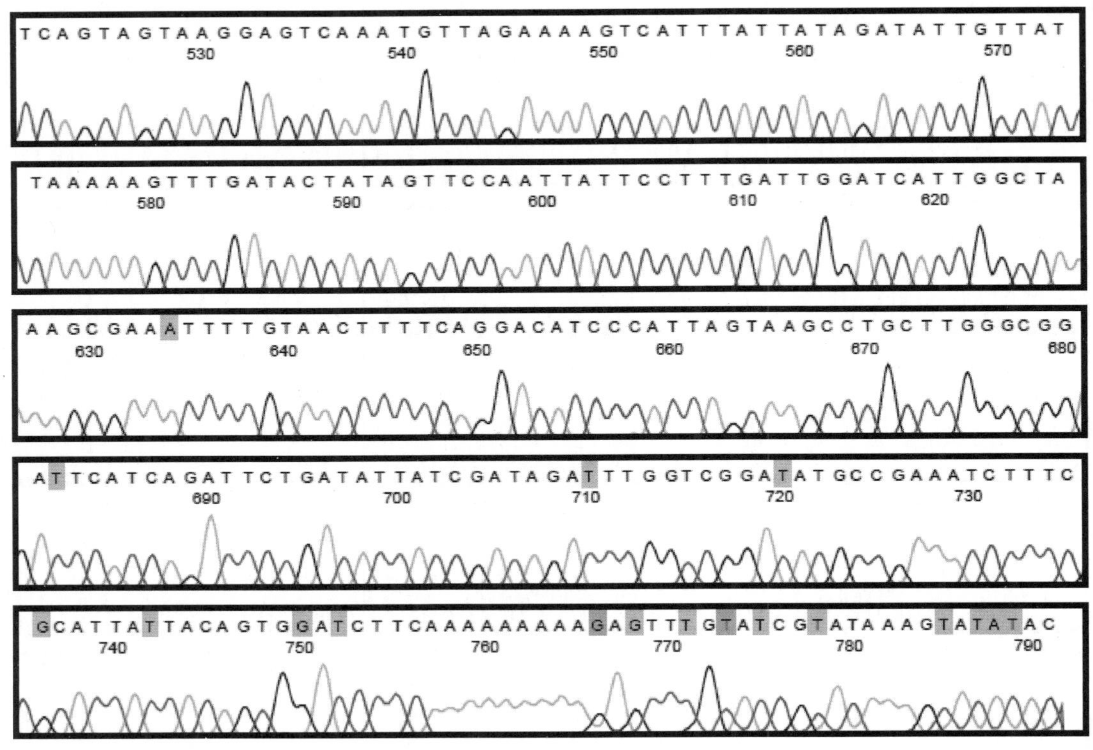

【*matK* 条形码序列】

1 - 50	AGATGCTCCCTTTTTGCACTTATTGAGATTCTTTCTCTACAAGTATCATA
51 - 100	ATTGGAATAGTCTTATTACTCAAAAAACGAAAATGATTCTCTTTTTTTCA
101 - 150	AAAGAGAATCAAAGATTTTTCCTGTTCCTATATAATTTTCATGTATATGA
151 - 200	ATCGGAATCCATATTTGTTTTTCTCCGTAAACAATCTTATCATTTACGAT
201 - 250	CAACGTCTTCTAGAGCTTTTCTTGATCGAACACATTTTTATAGAAAAATA
251 - 300	GAACATTTTTTAGTGGATTTTCGTAATGATTTTCATACTATCCTATGGTT
301 - 350	GTTCAAGGATCCTTTCATACAGTATTTCAGATTTCAAGGAAAATCCATTT
351 - 400	TGTCTTCAAAAGGAACCCCTCTTCTGATGAAGAAATGGAAATATTACCTT
401 - 450	GTAAATTTATGGGAATGTCATTTTTACTTTTGGTCTCAACCGGATAGGAT
451 - 500	TCATATAAACCAATTATCCAATCATTTTATCGATTTTCTGGGTTATCTTT
501 - 550	CAAGTGTACGACCAACTCCTTCAGTAGTAAGGAGTCAAATGTTAGAAAAG
551 - 600	TCATTTATTATAGATATTGTTATTAAAAAGTTTGATACTATAGTTCCAAT
601 - 650	TATTCCTTTGATTGGATCATTGGCTAAAGCGAAATTTTGTAACTTTTCAG
651 - 700	GACATCCCATTAGTAAGCCTGCTTGGGCGGATTCATCAGATTCTGATATT
701 - 750	ATCGATAGATTTGGTCGGATATGCCGAAATCTTTCGCATTATTACAGTGG
751 - 791	ATCTTCAAAAAAAAAGAGTTTGTATCGTATAAAGTATATAC

大瓣铁线莲

本品为毛茛科植物大瓣铁线莲 *Clematis macropetala* Ledeb. 的干燥地上部分。

【材料来源】 大瓣铁线莲新鲜叶片采自内蒙古锡林郭勒盟太仆寺旗。

经度:115°28′03″,纬度:41°87′27″,海拔:1 538 m,鉴定人:向常林。

【ITS2 序列峰图】 长度:218 bp;GC 含量:66.9%。

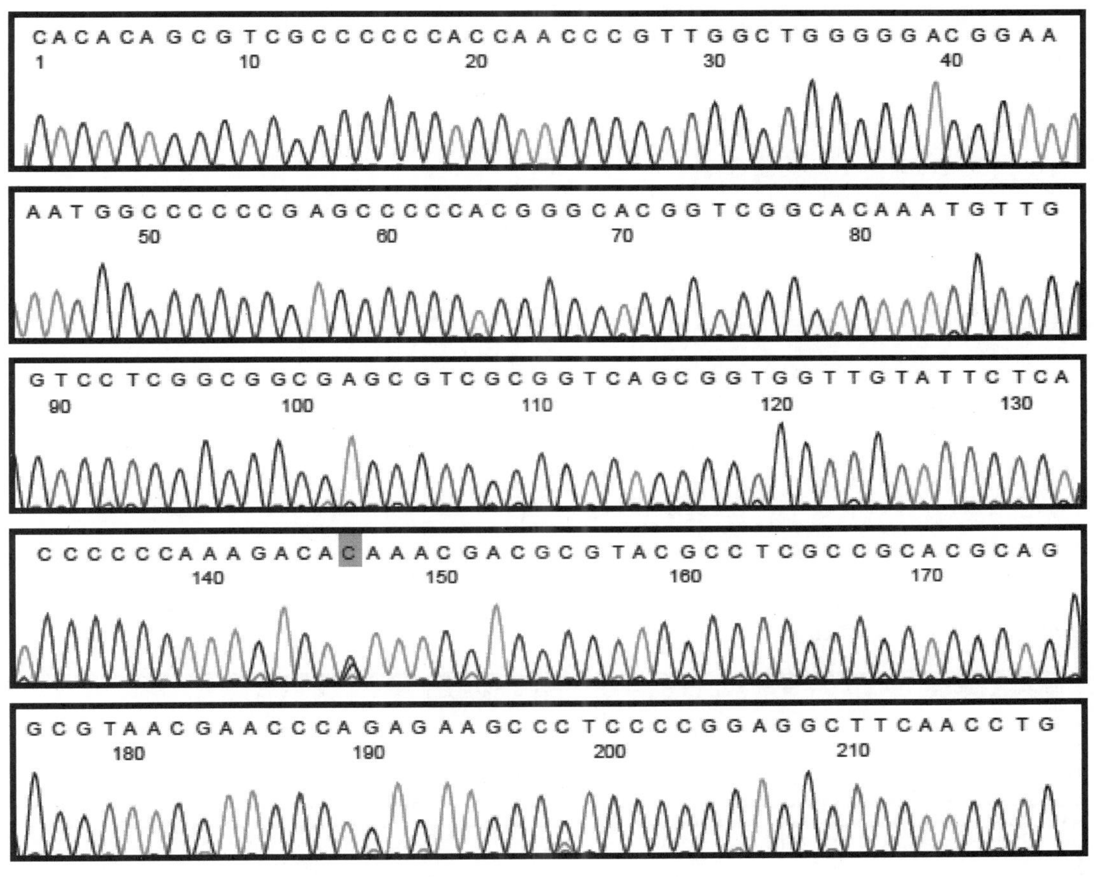

【ITS2 条形码序列】

1-50	CACACAGCGTCGCCCCCCACCAACCCGTTGGCTGGGGGACGGAAAATGGC
51-100	CCCCCGAGCCCCCACGGGCACGGTCGGCACAAATGTTGGTCCTCGGCGGC
101-150	GAGCGTCGCGGTCAGCGGTGGTTGTATTCTCACCCCCCAAAGACACAAAC
151-200	GACGCGTACGCCTCGCCGCACGCAGGCGTAACGAACCCAGAGAAGCCCTC
201-218	CCCGGAGGCTTCAACCTG

【ITS2 序列二级结构】

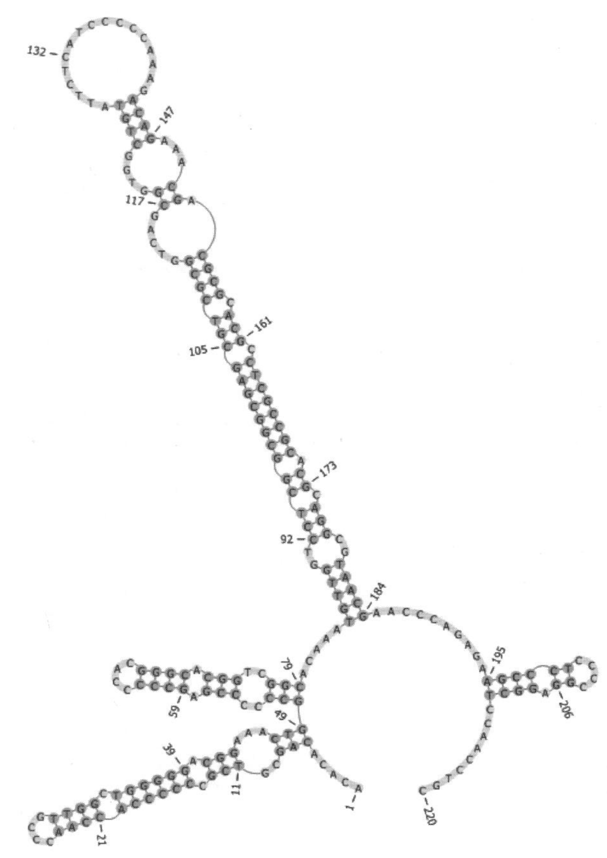

【*psbA* - *TrnH* 序列峰图】 长度:415 bp;GC 含量:38.0%。

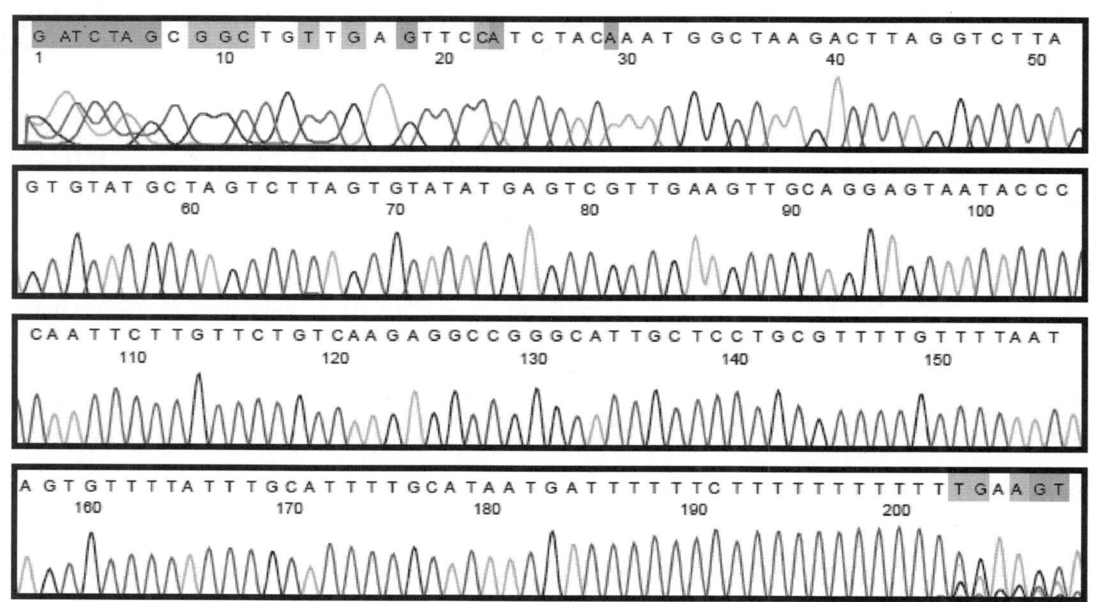

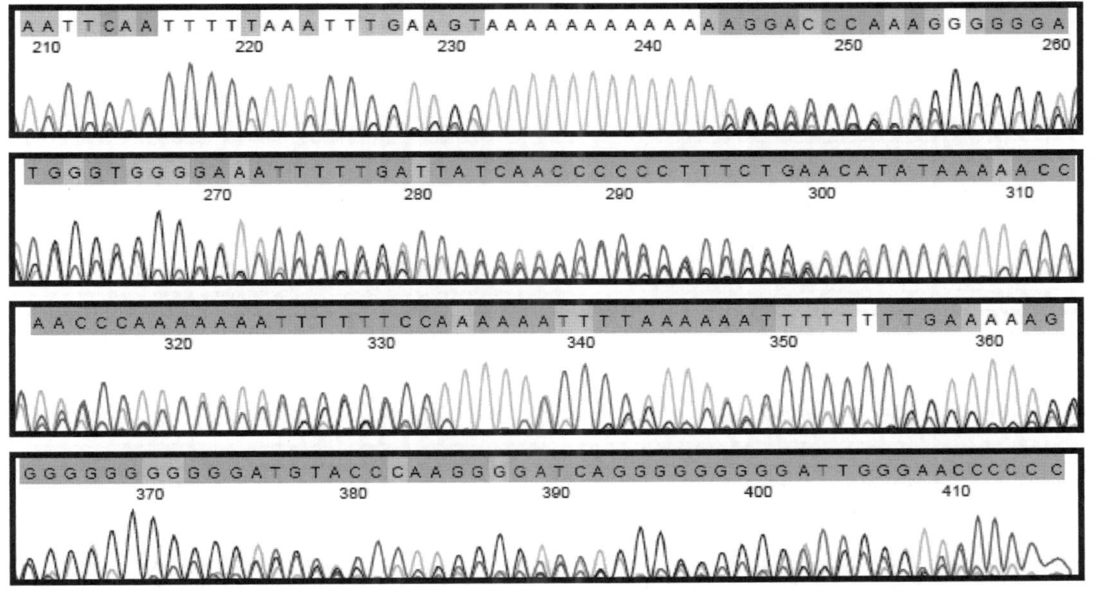

【*psbA - TrnH* 条形码序列】

1 - 50 GATCTAGCGGCTGTTGAGTTCCATCTACAAATGGCTAAGACTTAGGTCTT

51 - 100 AGTGTATGCTAGTCTTAGTGTATATGAGTCGTTGAAGTTGCAGGAGTAAT

101 - 150 ACCCCAATTCTTGTTCTGTCAAGAGGCCGGGCATTGCTCCTGCGTTTTGT

151 - 200 TTTAATAGTGTTTTATTTGCATTTTGCATAATGATTTTTTCTTTTTTTTT

201 - 250 TTTGAAGTAATTCAATTTTTAAATTTGAAGTAAAAAAAAAAAAAGGACCC

251 - 300 AAAGGGGGGATGGGTGGGGAAATTTTTGATTATCAACCCCCCTTTCTGAA

301 - 350 CATATAAAAACCAACCCAAAAAAATTTTTTCCAAAAAATTTTAAAAAATT

351 - 400 TTTTTTGAAAAAGGGGGGGGGGGGATGTACCCAAGGGGATCAGGGGGGGG

401 - 415 GATTGGGAACCCCCC

【*rbcL* 序列峰图】 长度:503 bp;GC 含量:42.5%。

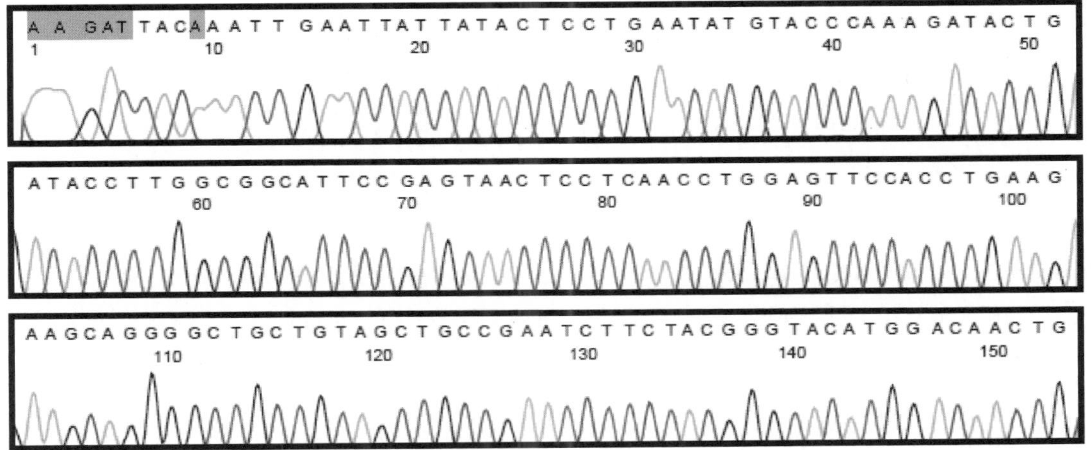

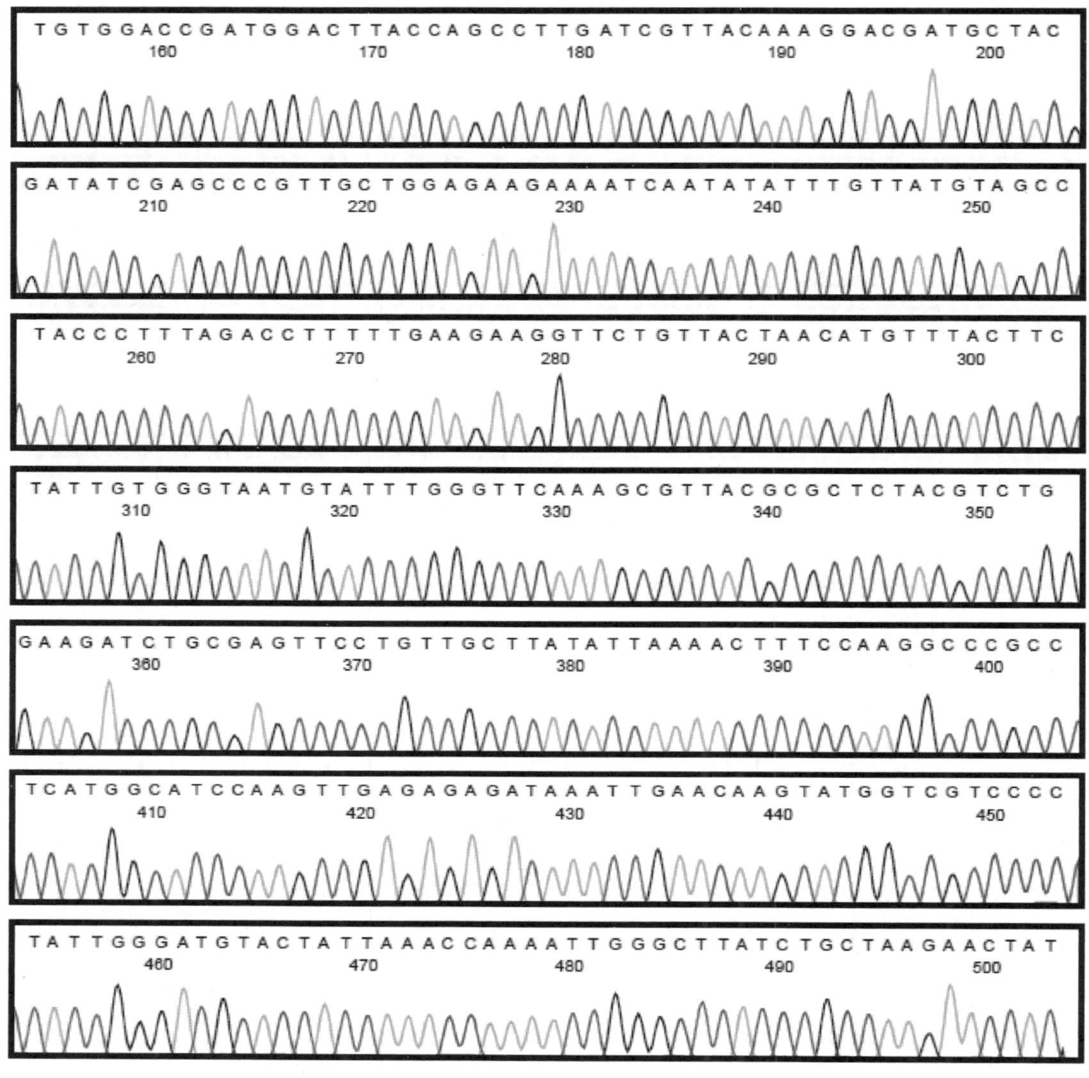

【*rbcL* 条形码序列】

1－50　AAGATTACAAATTGAATTATTATACTCCTGAATATGTACCCAAAGATACT
51－100　GATACCTTGGCGGCATTCCGAGTAACTCCTCAACCTGGAGTTCCACCTGA
101－150　AGAAGCAGGGGCTGCTGTAGCTGCCGAATCTTCTACGGGTACATGGACAA
151－200　CTGTGTGGACCGATGGACTTACCAGCCTTGATCGTTACAAAGGACGATGC
201－250　TACGATATCGAGCCCGTTGCTGGAGAAGAAAATCAATATATTTGTTATGT
251－300　AGCCTACCCTTTAGACCTTTTTGAAGAAGGTTCTGTTACTAACATGTTTA
301－350　CTTCTATTGTGGGTAATGTATTTGGGTTCAAAGCGTTACGCGCTCTACGT
351－400　CTGGAAGATCTGCGAGTTCCTGTTGCTTATATTAAAACTTTCCAAGGCCC
401－450　GCCTCATGGCATCCAAGTTGAGAGAGATAAATTGAACAAGTATGGTCGTC
451－503　CCCTATTGGGATGTACTATTAAACCAAAATTGGGCTTATCTGCTAAGAACTAT

山沉香

本品为木犀科植物羽叶丁香 *Syringa pinnatifolia* Hemsl. 削去外皮的干燥枝。

【材料来源】 羽叶丁香新鲜叶片采自内蒙古通辽市丰田镇内蒙古民族大学农业科技园区。经度：122°07′64″，纬度：43°63′77″，海拔：192 m，鉴定人：奥·乌力吉。

【ITS2 序列峰图】 长度：222 bp；GC 含量：54.5%。

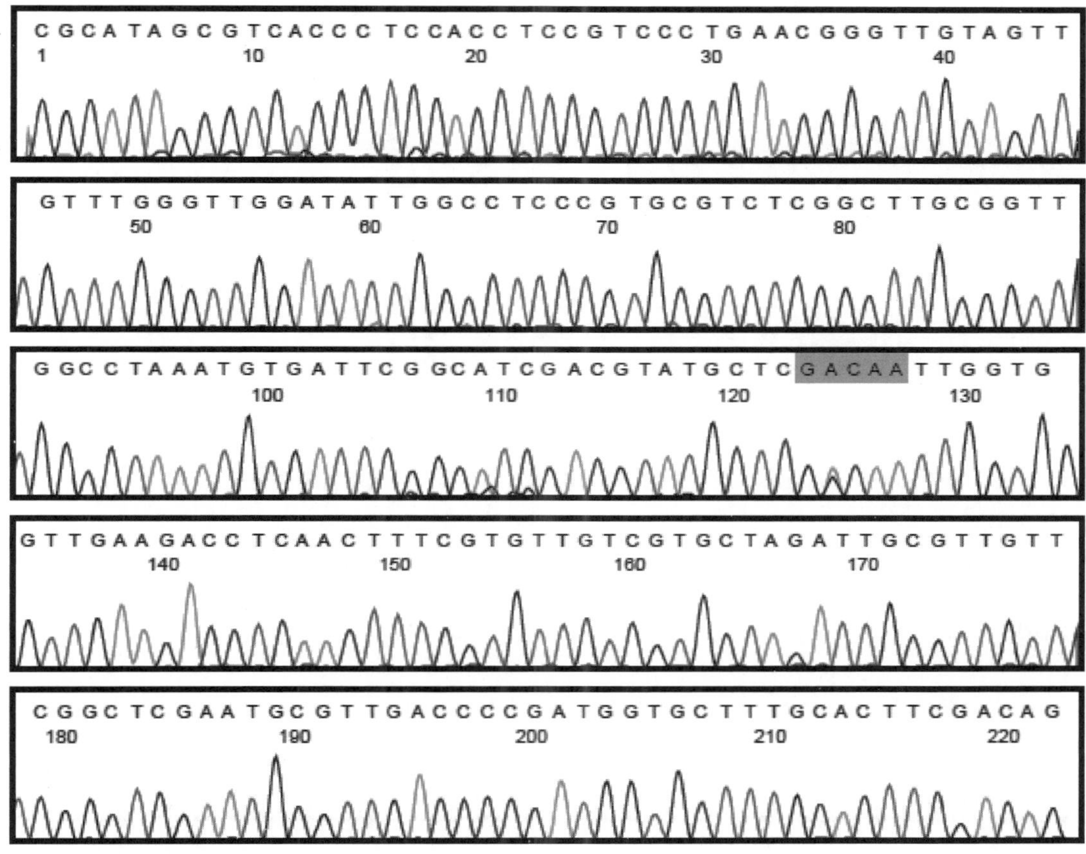

【ITS2 条形码序列】

1－50　　CGCATAGCGTCACCCTCCACCTCCGTCCCTGAACGGGTTGTAGTTGTTTG

51－100　　GGTTGGATATTGGCCTCCCGTGCGTCTCGGCTTGCGGTTGGCCTAAATGT

101－150　　GATTCGGCATCGACGTATGCTCGACAATTGGTGGTTGAAGACCTCAACTT

151－200　　TCGTGTTGTCGTGCTAGATTGCGTTGTTCGGCTCGAATGCGTTGACCCCG

201－222　　ATGGTGCTTTGCACTTCGACAG

【ITS2 序列二级结构】

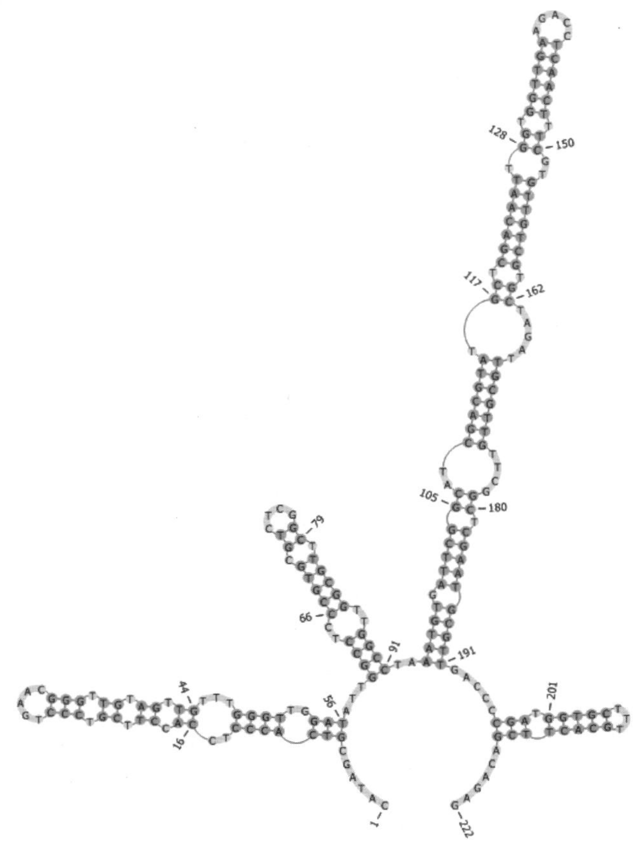

【*psbA*－*TrnH* 序列峰图】 长度：516 bp；GC 含量：27.1%。

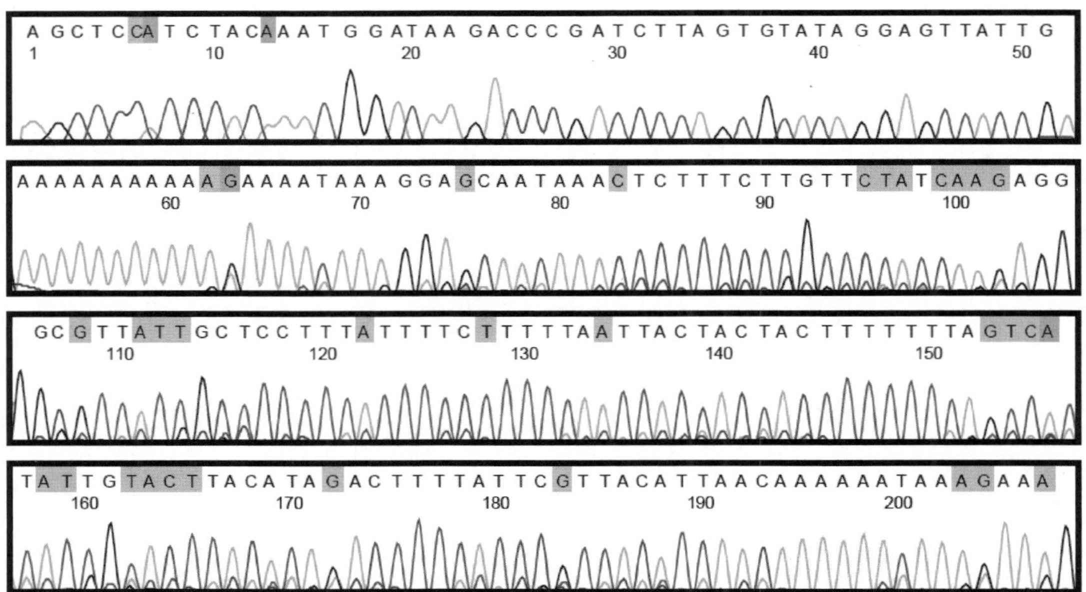

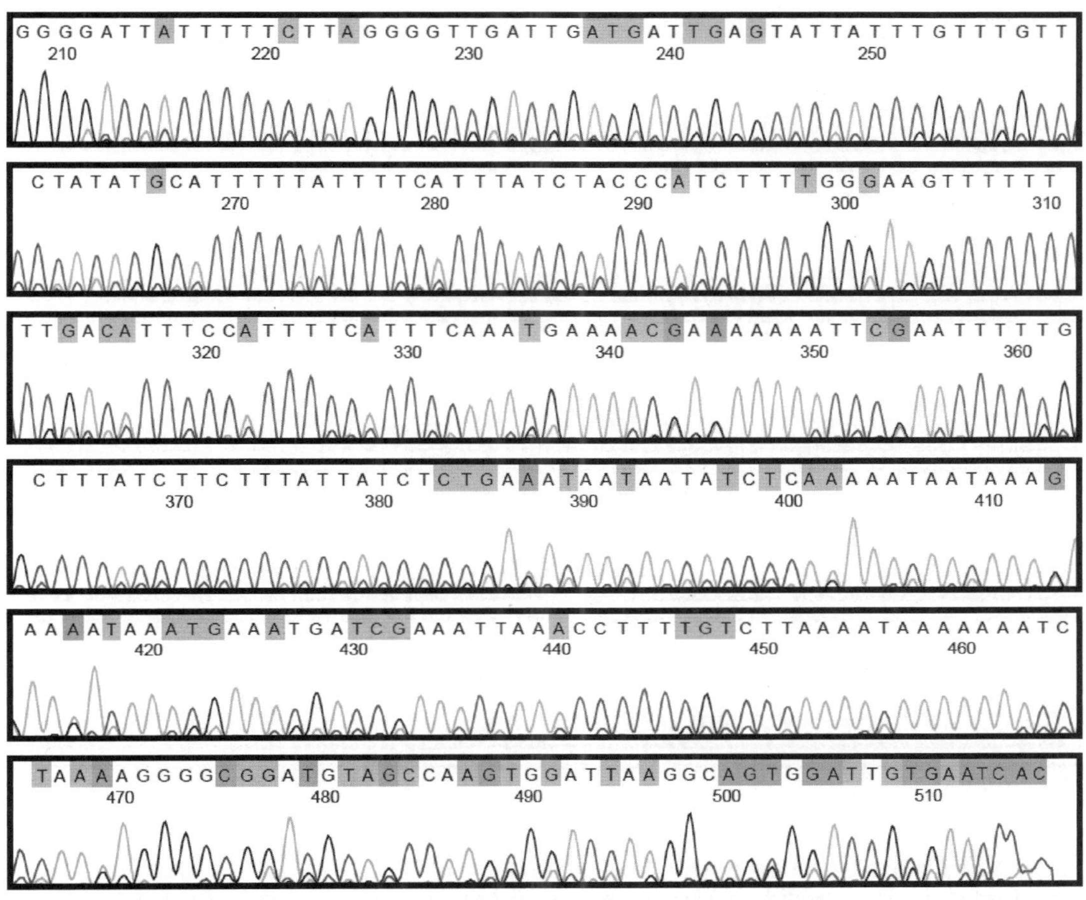

【*psbA* - *TrnH* 条形码序列】

1 - 50　AGCTCCATCTACAAATGGATAAGACCCGATCTTAGTGTATAGGAGTTATT

51 - 100　GAAAAAAAAAAGAAAATAAAGGAGCAATAAACTCTTTCTTGTTCTATCA

101 - 150　AGAGGGCGTTATTGCTCCTTTATTTTCTTTTAATTACTACTACTTTTTT

151 - 200　TAGTCATATTGTACTTACATAGACTTTTATTCGTTACATTAACAAAAAAT

201 - 250　AAAGAAAGGGGATTATTTTTCTTAGGGGTTGATTGATGATTGAGTATTAT

251 - 300　TTGTTTGTTCTATATGCATTTTTATTTTCATTTATCTACCCATCTTTTGG

301 - 350　GAAGTTTTTTTTGACATTTCCATTTTCATTTCAAATGAAAACGAAAAAAA

351 - 400　TTCGAATTTTTGCTTTATCTTCTTTATTATCTCTGAAATAATAATATCTC

401 - 450　AAAAATAATAAAGAAAATAAATGAAATGATCGAAATTAAACCTTTTGTCT

451 - 500　TAAAATAAAAAAATCTAAAAGGGGCGGATGTAGCCAAGTGGATTAAGGCA

501 - 516　GTGGATTGTGAATCAC

【*rbcL* 序列峰图】　长度：503 bp；GC 含量：43.5%。

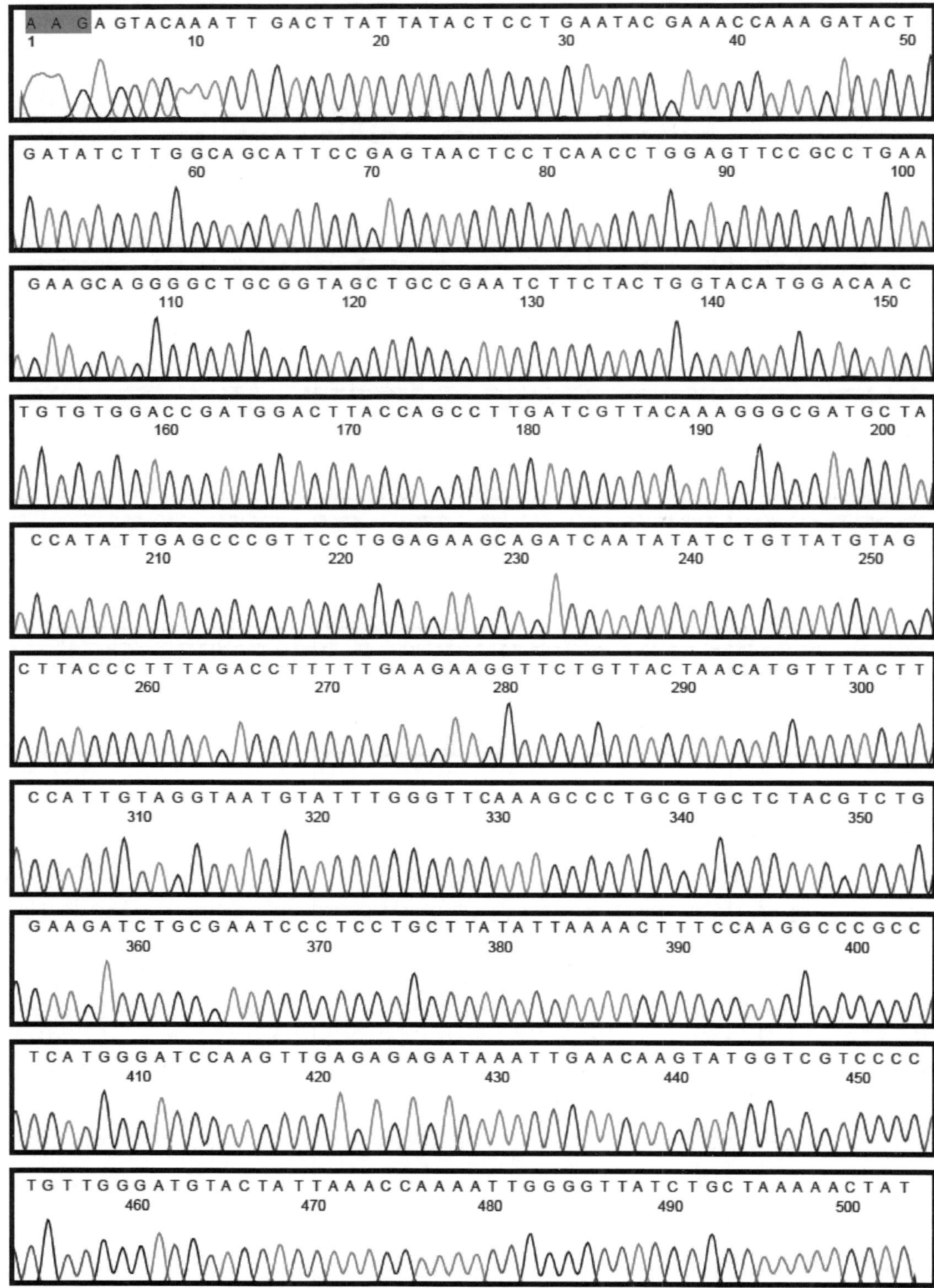
AAGAGTACAAATTGACTTATTATACTCCTGAATACGAAACCAAAGATACT
1 10 20 30 40 50
GATATCTTGGCAGCATTCCGAGTAACTCCTCAACCTGGAGTTCCGCCTGAA
60 70 80 90 100
GAAGCAGGGGCTGCGGTAGCTGCCGAATCTTCTACTGGTACATGGACAAC
110 120 130 140 150
TGTGTGGACCGATGGACTTACCAGCCTTGATCGTTACAAAGGGCGATGCTA
160 170 180 190 200
CCATATTGAGCCCGTTCCTGGAGAAGCAGATCAATATATCTGTTATGTAG
210 220 230 240 250
CTTACCCTTTAGACCTTTTTGAAGAAGGTTCTGTTACTAACATGTTTACTT
260 270 280 290 300
CCATTGTAGGTAATGTATTTGGGTTCAAAGCCCTGCGTGCTCTACGTCTG
310 320 330 340 350
GAAGATCTGCGAATCCCTCCTGCTTATATTAAAACTTTCCAAGGCCCGCC
360 370 380 390 400
TCATGGGATCCAAGTTGAGAGAGATAAATTGAACAAGTATGGTCGTCCCC
410 420 430 440 450
TGTTGGGATGTACTATTAAACCAAAATTGGGGTTATCTGCTAAAAACTAT
460 470 480 490 500

【*rbcL* 条形码序列】

1 - 50　AAGAGTACAAATTGACTTATTATACTCCTGAATACGAAACCAAAGATACT

51 - 100　GATATCTTGGCAGCATTCCGAGTAACTCCTCAACCTGGAGTTCCGCCTGA

101 - 150　AGAAGCAGGGGCTGCGGTAGCTGCCGAATCTTCTACTGGTACATGGACAA

151 - 200　CTGTGTGGACCGATGGACTTACCAGCCTTGATCGTTACAAAGGGCGATGC

201 - 250　TACCATATTGAGCCCGTTCCTGGAGAAGCAGATCAATATATCTGTTATGT

251 - 300　AGCTTACCCTTTAGACCTTTTTGAAGAAGGTTCTGTTACTAACATGTTTA

301 - 350　CTTCCATTGTAGGTAATGTATTTGGGTTCAAAGCCCTGCGTGCTCTACGT

351 - 400　CTGGAAGATCTGCGAATCCCTCCTGCTTATATTAAAACTTTCCAAGGCCC

401 - 450　GCCTCATGGGATCCAAGTTGAGAGAGATAAATTGAACAAGTATGGTCGTC

451 - 503　CCCTGTTGGGATGTACTATTAAACCAAAATTGGGGTTATCTGCTAAAAACTAT

【*matK* 序列峰图】 长度:787 bp;GC 含量:34.0%。

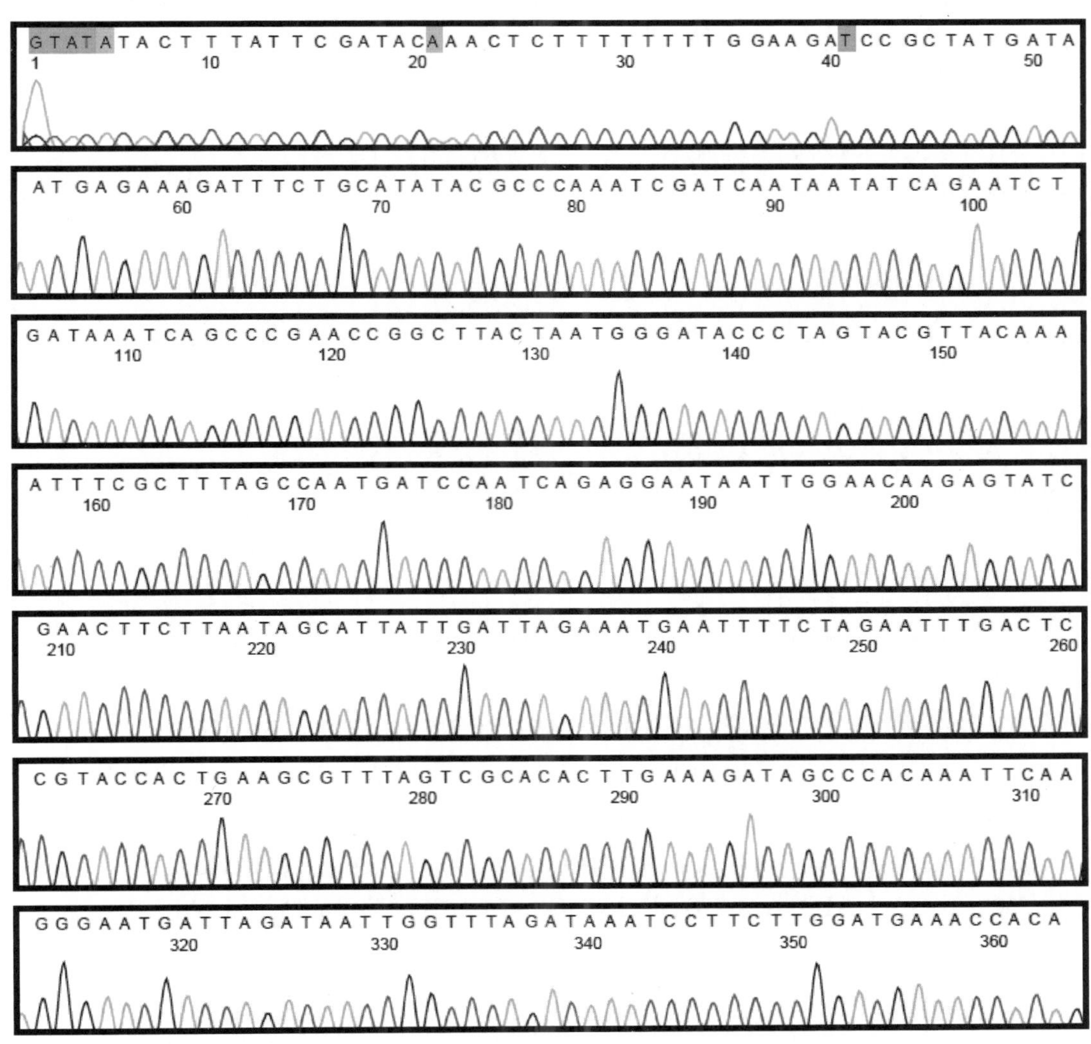

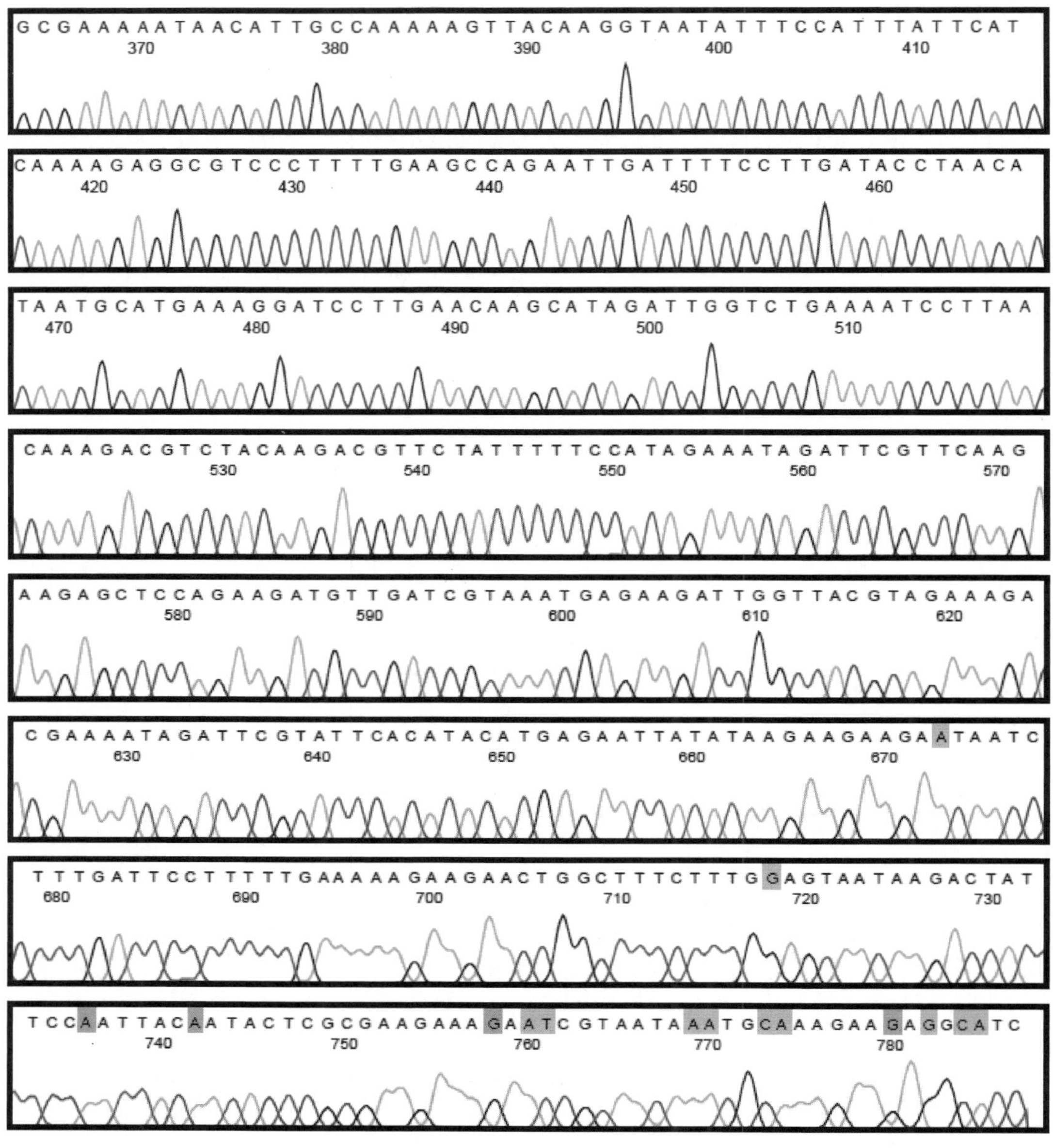

【*matK* 条形码序列】

1－50　GTATATACTTTATTCGATACAAACTCTTTTTTTTGGAAGATCCGCTATGA
51－100　TAATGAGAAAGATTTCTGCATATACGCCCAAATCGATCAATAATATCAGA
101－150　ATCTGATAAATCAGCCCGAACCGGCTTACTAATGGGATACCCTAGTACGT
151－200　TACAAAATTTCGCTTTAGCCAATGATCCAATCAGAGGAATAATTGGAACA
201－250　AGAGTATCGAACTTCTTAATAGCATTATTGATTAGAAATGAATTTTCTAG
251－300　AATTTGACTCCGTACCACTGAAGCGTTTAGTCGCACACTTGAAAGATAGC
301－350　CCACAAATTCAAGGGAATGATTAGATAATTGGTTTAGATAAATCCTTCTT
351－400　GGATGAAACCACAGCGAAAAATAACATTGCCAAAAAGTTACAAGGTAATA

401 - 450 TTTCCATTTATTCATCAAAAGAGGCGTCCCTTTTGAAGCCAGAATTGATT
451 - 500 TTCCTTGATACCTAACATAATGCATGAAAGGATCCTTGAACAAGCATAGA
501 - 550 TTGGTCTGAAAATCCTTAACAAAGACGTCTACAAGACGTTCTATTTTTCC
551 - 600 ATAGAAATAGATTCGTTCAAGAAGAGCTCCAGAAGATGTTGATCGTAAAT
601 - 650 GAGAAGATTGGTTACGTAGAAAGACGAAAATAGATTCGTATTCACATACA
651 - 700 TGAGAATTATATAAGAAGAAGAATAATCTTTGATTCCTTTTTGAAAAAGA
701 - 750 AGAACTGGCTTTCTTTGGAGTAATAAGACTATTCCAATTACAATACTCGC
751 - 787 GAAGAAAGAATCGTAATAAATGCAAAGAAGAGGCATC

山银花

本品为忍冬科植物灰毡毛忍冬 *Lonicara macranthoides* Hand. -Mazz 的花蕾或带初开的花。

【材料来源】 灰毡毛忍冬新鲜叶片采自湖南省桂东县羊社村坛前组。

经度:109°39′19″,纬度:20°15′31″,海拔:1 500 m,鉴定人:刘塔斯。

【*psbA* - *TrnH* 序列峰图】 长度:238 bp;GC 含量:32.4%。

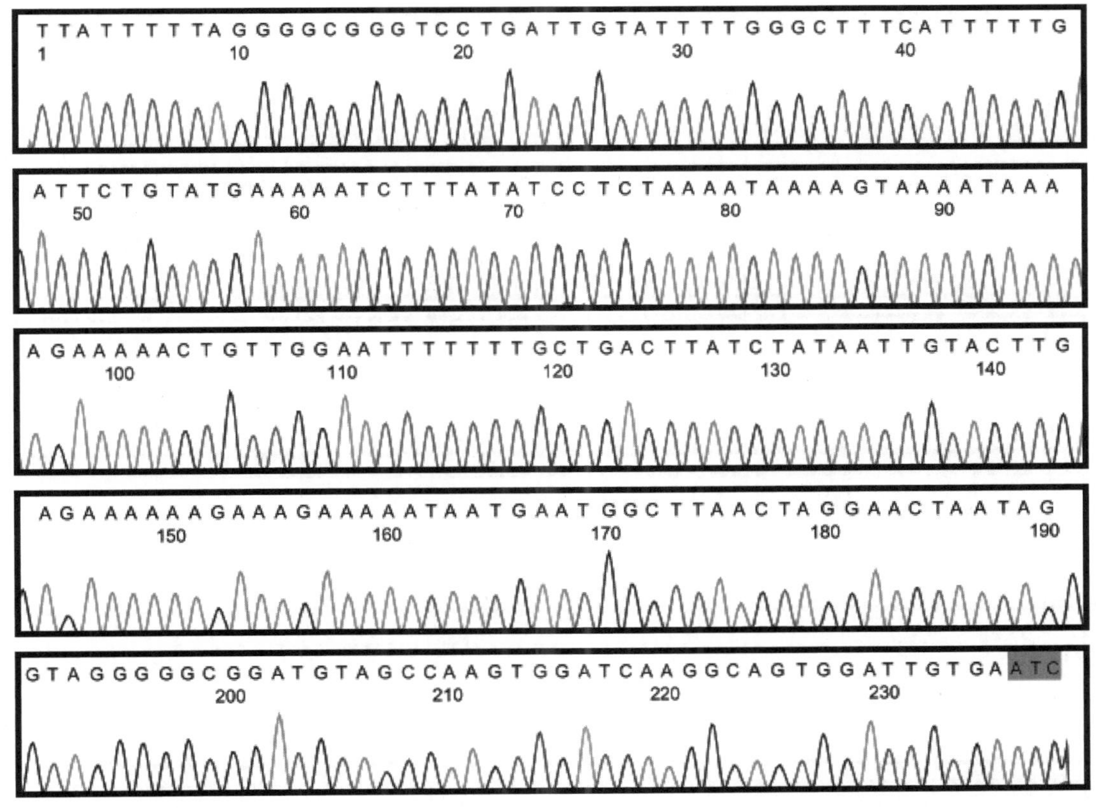

【*psbA* - *TrnH* 条形码序列】

1 - 50 TTATTTTTAGGGGCGGGTCCTGATTGTATTTTGGGCTTTCATTTTTGATT
51 - 100 CTGTATGAAAAATCTTTATATCCTCTAAAATAAAAGTAAAATAAAAGAAA

101 - 150 AACTGTTGGAATTTTTTTGCTGACTTATCTATAATTGTACTTGAAAAA

151 - 200 AGAAAGAAAAAATAATGAATGGCTTAACTAGGAACTAATAGGTAGGGGGCG

201 - 238 GATGTAGCCAAGTGGATCAAGGCAGTGGATTGTGAATC

【*rbcL* 序列峰图】 长度:541 bp;GC 含量:45.5%。

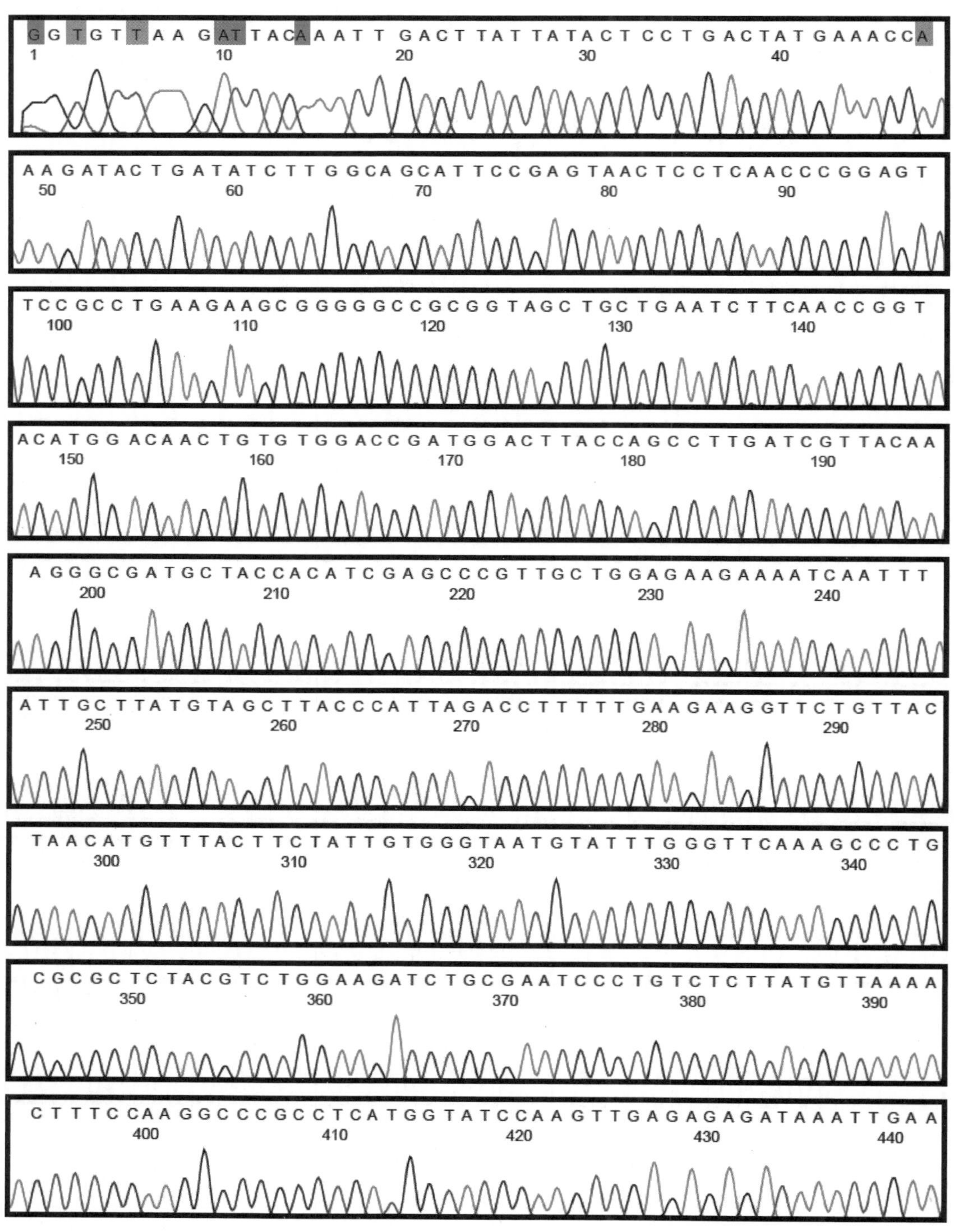

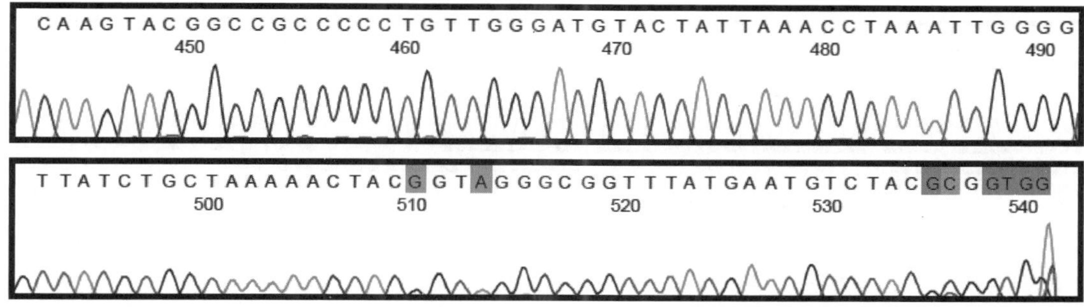

【*rbcL* 条形码序列】

1 - 50	GGTGTTAAGATTACAAATTGACTTATTATACTCCTGACTATGAAACCAAA
51 - 100	GATACTGATATCTTGGCAGCATTCCGAGTAACTCCTCAACCCGGAGTTCC
101 - 150	GCCTGAAGAAGCGGGGGCCGCGGTAGCTGCTGAATCTTCAACCGGTACAT
151 - 200	GGACAACTGTGTGGACCGATGGACTTACCAGCCTTGATCGTTACAAAGGG
201 - 250	CGATGCTACCACATCGAGCCCGTTGCTGGAGAAGAAAATCAATTTATTGC
251 - 300	TTATGTAGCTTACCCATTAGACCTTTTTGAAGAAGGTTCTGTTACTAACA
301 - 350	TGTTTACTTCTATTGTGGGTAATGTATTTGGGTTCAAAGCCCTGCGCGCT
351 - 400	CTACGTCTGGAAGATCTGCGAATCCCTGTCTCTTATGTTAAAACTTTCCA
401 - 450	AGGCCCGCCTCATGGTATCCAAGTTGAGAGAGATAAATTGAACAAGTACG
451 - 500	GCCGCCCCCTGTTGGGATGTACTATTAAACCTAAATTGGGGTTATCTGCT
501 - 541	AAAAACTACGGTAGGGCGGTTTATGAATGTCTACGCGGTGG

川鄂乌头

本品为毛茛科植物川鄂乌头 *Aconitum henryi* Pritz. 的干燥块根。

【材料来源】 川鄂乌头新鲜叶片采自湖北省神农架世界地质公园。

经度:110°26′30″,纬度:31°26′12″,海拔:1 050 m,鉴定人:纪少波。

【ITS 序列峰图】 长度:629 bp;GC 含量:44.5%。

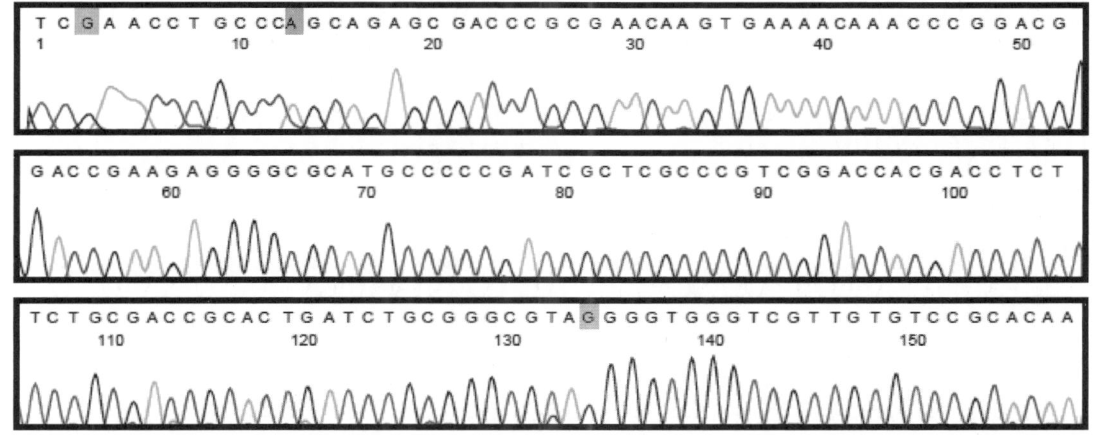

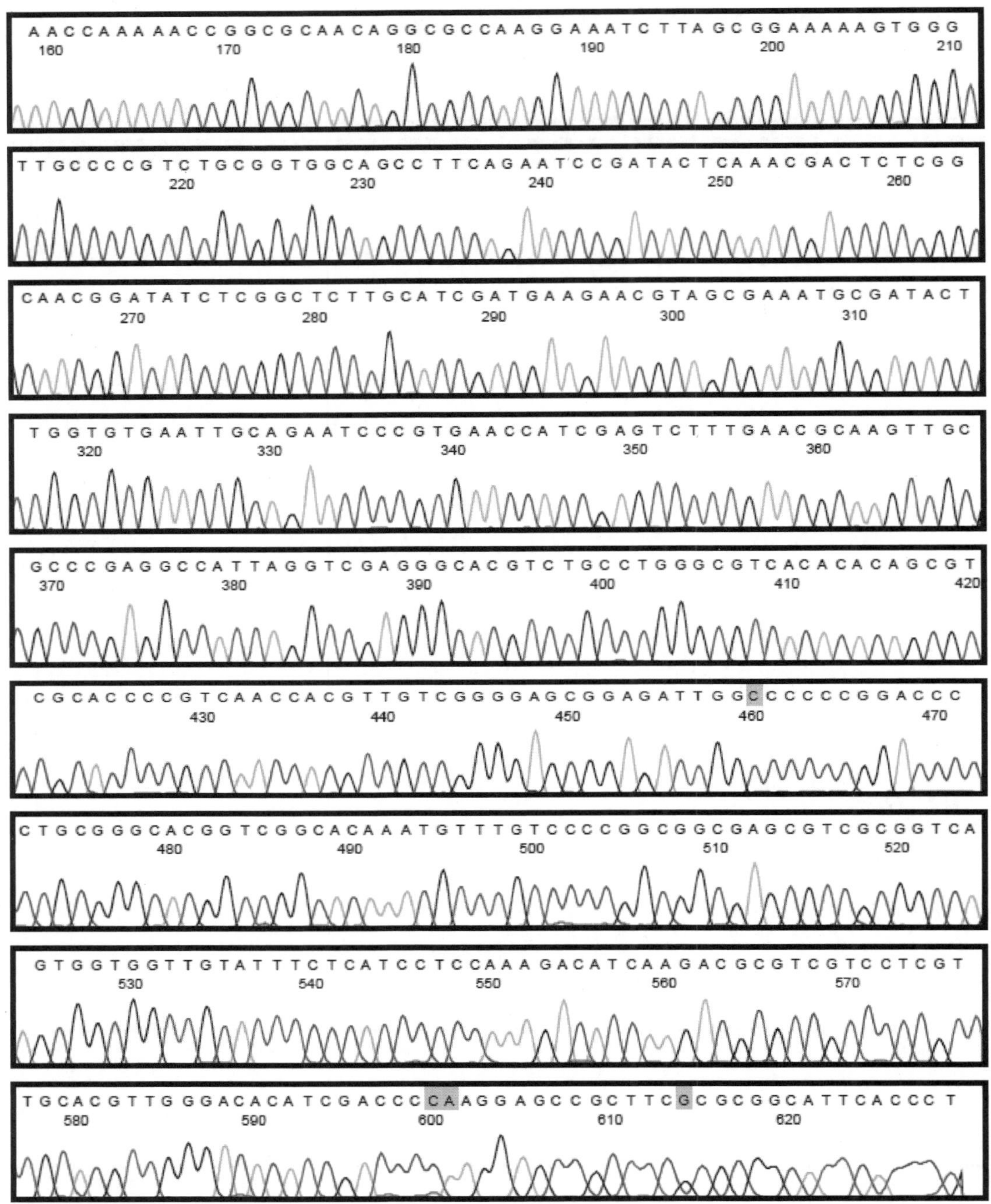

【ITS 序列峰图】

1－50　　TCGAACCTGCCCAGCAGAGCGACCCGCGAACAAGTGAAAACAAACCCGGA

51－100　　CGGACCGAAGAGGGGCGCATGCCCCCGATCGCTCGCCCGTCGGACCACGA

101－150　　CCTCTTCTGCGACCGCACTGATCTGCGGGCGTAGGGGTGGGTCGTTGTGT

151－200　　CCGCACAAAACCAAAAACCGGCGCAACAGGCGCCAAGGAAATCTTAGCGG

201 - 250 AAAAAGTGGGTTGCCCCGTCTGCGGTGGCAGCCTTCAGAATCCGATACTC
251 - 300 AAACGACTCTCGGCAACGGATATCTCGGCTCTTGCATCGATGAAGAACGT
301 - 350 AGCGAAATGCGATACTTGGTGTGAATTGCAGAATCCCGTGAACCATCGAG
351 - 400 TCTTTGAACGCAAGTTGCGCCCGAGGCCATTAGGTCGAGGGCACGTCTGC
401 - 450 CTGGGCGTCACACACAGCGTCGCACCCCGTCAACCACGTTGTCGGGGAGC
451 - 500 GGAGATTGGCCCCCCGGACCCCTGCGGGCACGGTCGGCACAAATGTTTGT
501 - 550 CCCCGGCGGCGAGCGTCGCGGTCAGTGGTGGTTGTATTTCTCATCCTCCA
551 - 600 AAGACATCAAGACGCGTCGTCCTCGTTGCACGTTGGGACACATCGACCCC
601 - 629 AAGGAGCCGCTTCGCGCGGCATTCACCCT

【ITS2 条形码序列】 长度:220 bp;GC 含量:64.1%。

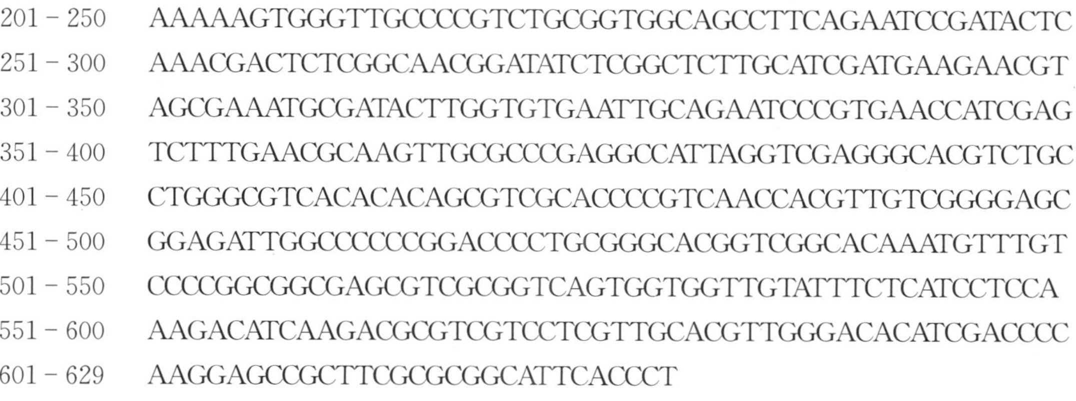

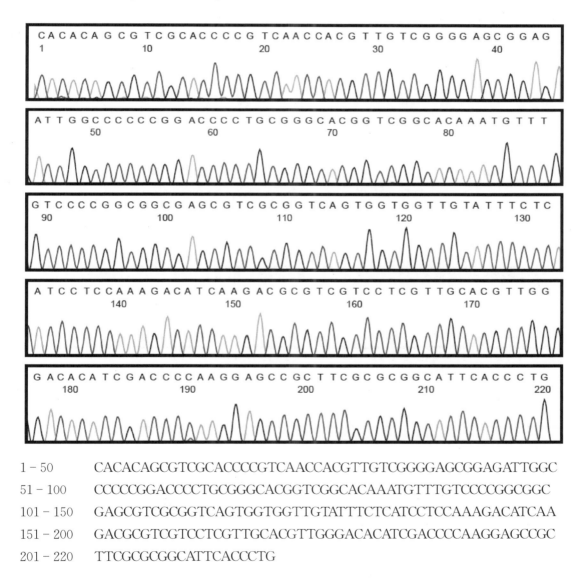

1 - 50 CACACAGCGTCGCACCCCGTCAACCACGTTGTCGGGGAGCGGAGATTGGC
51 - 100 CCCCCGGACCCCTGCGGGCACGGTCGGCACAAATGTTTGTCCCCGGCGGC
101 - 150 GAGCGTCGCGGTCAGTGGTGGTTGTATTTCTCATCCTCCAAAGACATCAA
151 - 200 GACGCGTCGTCCTCGTTGCACGTTGGGACACATCGACCCCAAGGAGCCGC
201 - 220 TTCGCGCGGCATTCACCCTG

【ITS2 序列二级结构】

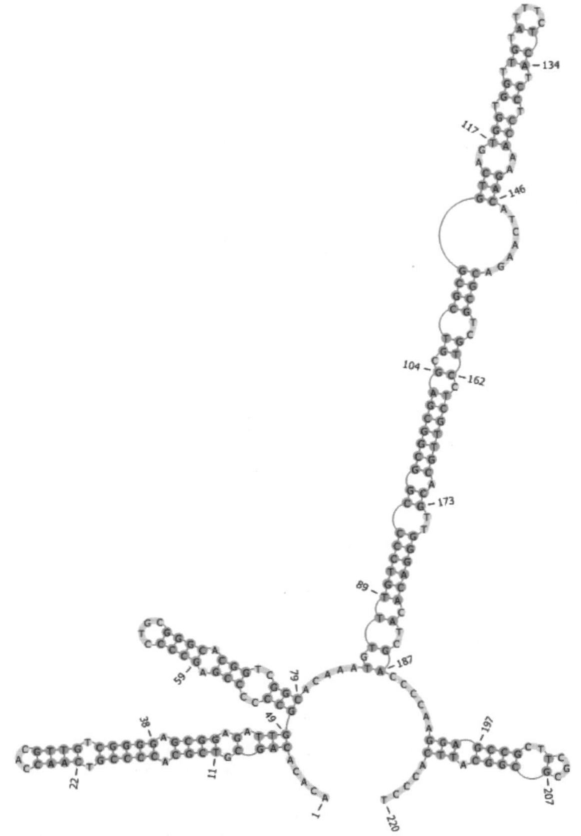

【*psbA* - *TrnH* 序列峰图】 长度：290 bp；GC 含量：34.8%。

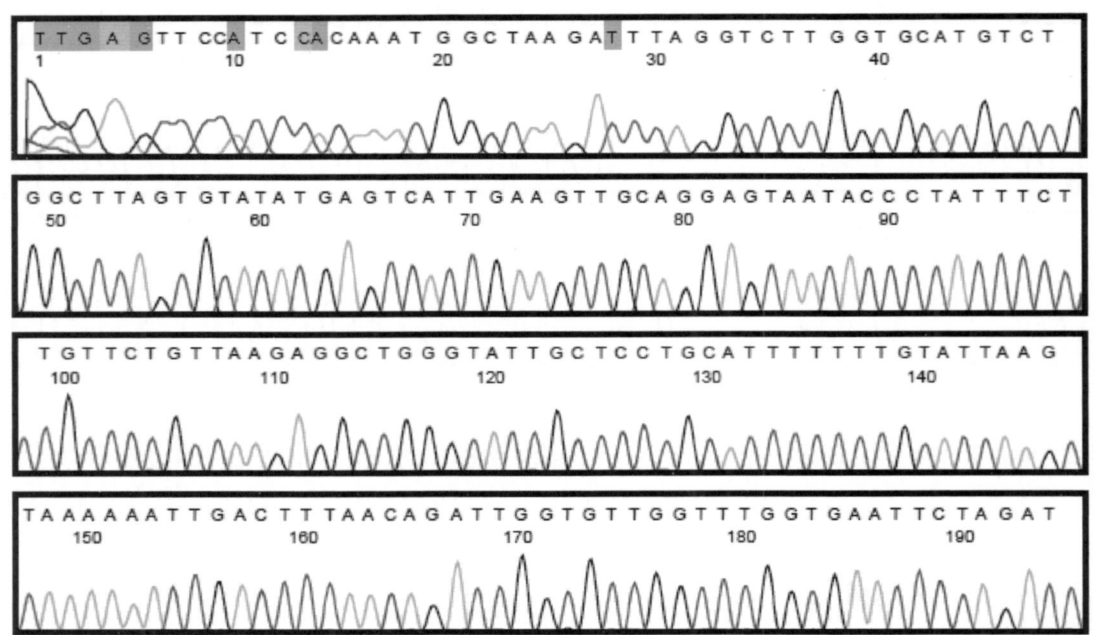

TATTAGACTATTATGATTATATGATTATGTTCCTCAAAAATTTTTTTTT
200 210 220 230 240
ATTTGATAAAGCAGAGGGGCGGATGTAGCCAAGTGGATTAAGGCAGT
250 260 270 280 290

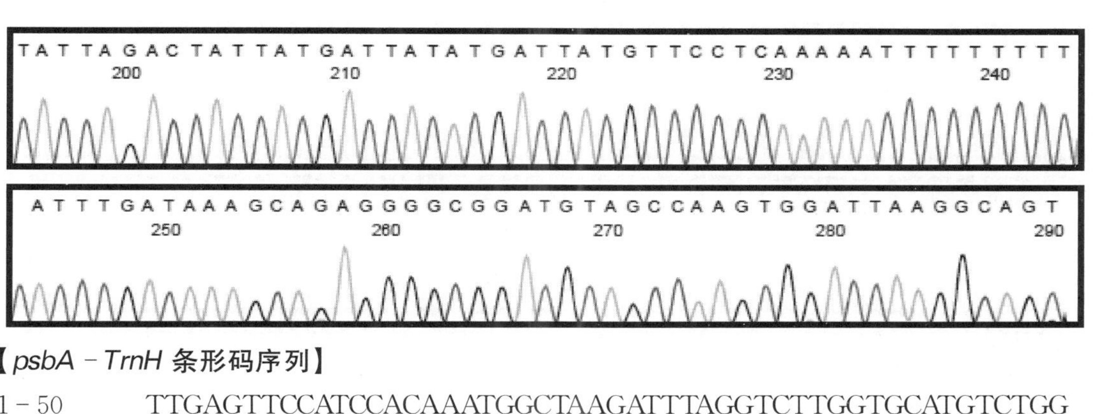

【*psbA - TrnH* 条形码序列】

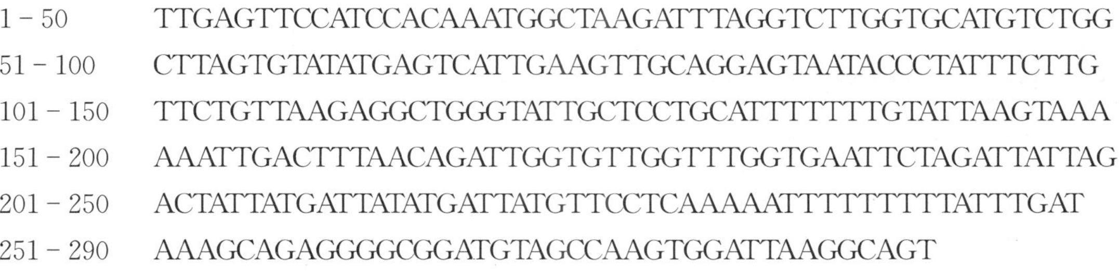

1 - 50　TTGAGTTCCATCCACAAATGGCTAAGATTTAGGTCTTGGTGCATGTCTGG

51 - 100　CTTAGTGTATATGAGTCATTGAAGTTGCAGGAGTAATACCCTATTTCTTG

101 - 150　TTCTGTTAAGAGGCTGGGTATTGCTCCTGCATTTTTTTGTATTAAGTAAA

151 - 200　AAATTGACTTTAACAGATTGGTGTTGGTTTGGTGAATTCTAGATTATTAG

201 - 250　ACTATTATGATTATATGATTATGTTCCTCAAAAATTTTTTTTTATTTGAT

251 - 290　AAAGCAGAGGGGCGGATGTAGCCAAGTGGATTAAGGCAGT

【*rbcL* 序列峰图】 长度：501 bp；GC 含量：42.8%。

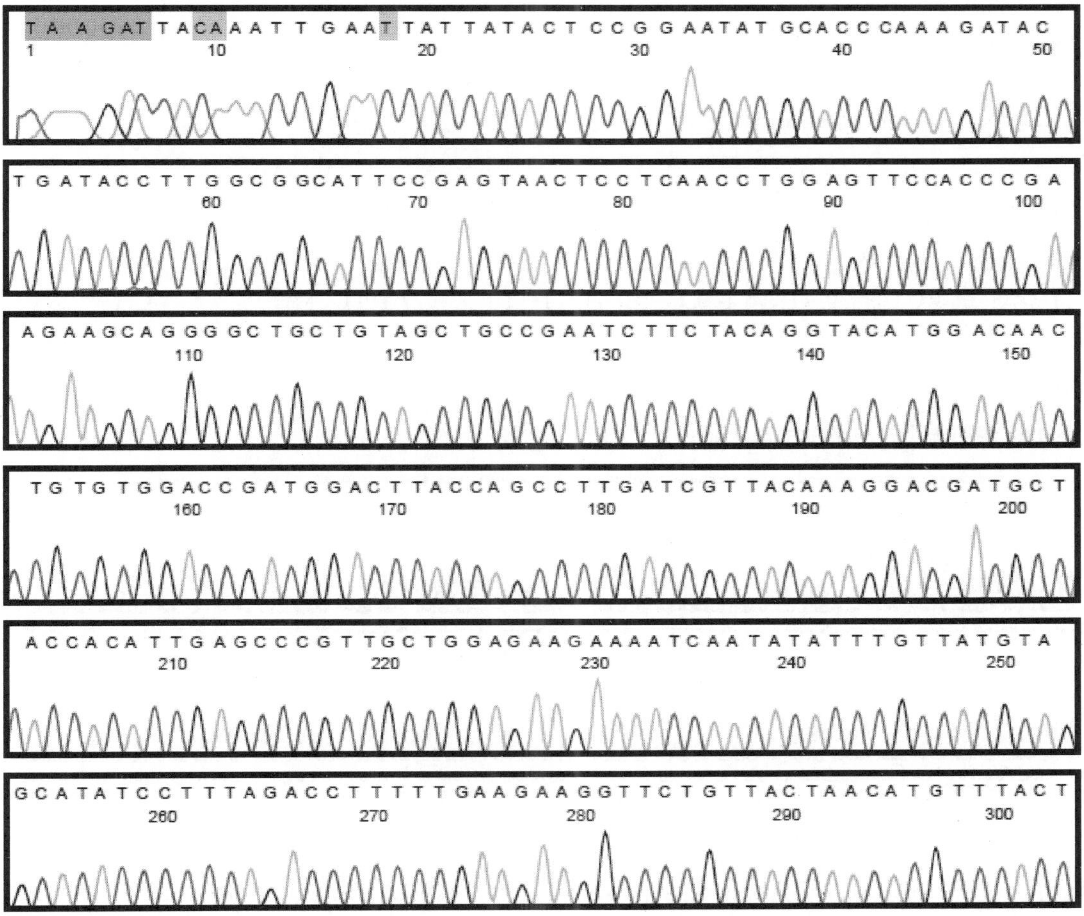

TAAGATTACAAATTGAATTATTATACTCCGGAATATGCACCCAAAGATAC
1 10 20 30 40 50
TGATACCTTGGCGGCATTCCGAGTAACTCCTCAACCTGGAGTTCCACCCGA
60 70 80 90 100
AGAAGCAGGGGCTGCTGTAGCTGCCGAATCTTCTACAGGTACATGGACAAC
110 120 130 140 150
TGTGTGGACCGATGGACTTACCAGCCTTGATCGTTACAAAGGACGATGCT
160 170 180 190 200
ACCACATTGAGCCCGTTGCTGGAGAAGAAAATCAATATATTTGTTATGTA
210 220 230 240 250
GCATATCCTTTAGACCTTTTTGAAGAAGGTTCTGTTACTAACATGTTTACT
260 270 280 290 300

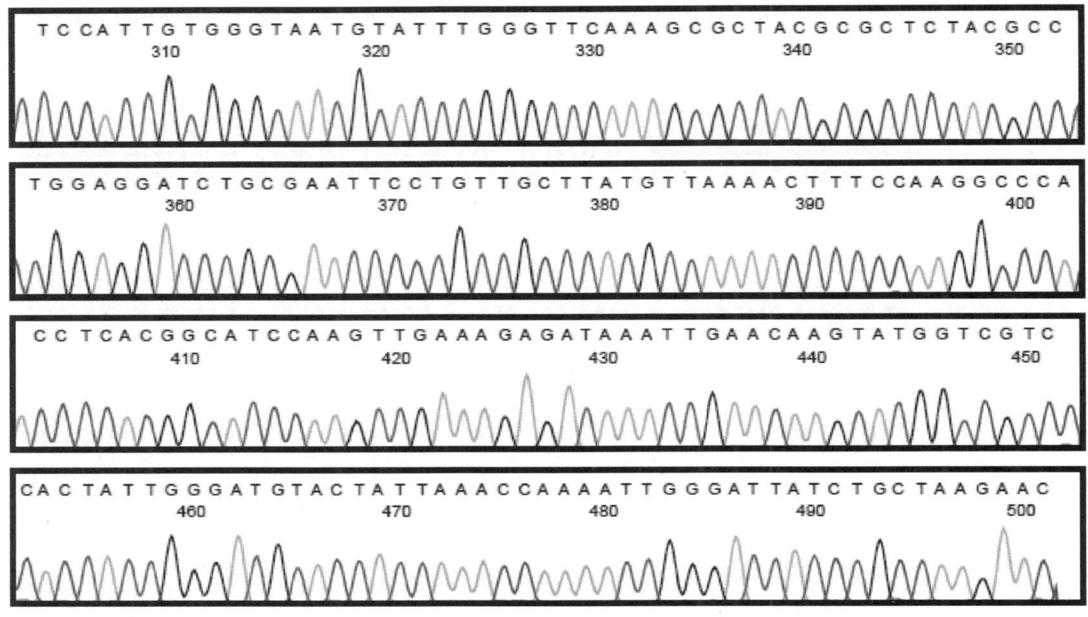

【*rbcL* 条形码序列】

1－50　TAAGATTACAAATTGAATTATTATACTCCGGAATATGCACCCAAAGATAC
51－100　TGATACCTTGGCGGCATTCCGAGTAACTCCTCAACCTGGAGTTCCACCCG
101－150　AAGAAGCAGGGGCTGCTGTAGCTGCCGAATCTTCTACAGGTACATGGACA
151－200　ACTGTGTGGACCGATGGACTTACCAGCCTTGATCGTTACAAAGGACGATG
201－250　CTACCACATTGAGCCCGTTGCTGGAGAAGAAAATCAATATATTTGTTATG
251－300　TAGCATATCCTTTAGACCTTTTTGAAGAAGGTTCTGTTACTAACATGTTT
301－350　ACTTCCATTGTGGGTAATGTATTTGGGTTCAAAGCGCTACGCGCTCTACG
351－400　CCTGGAGGATCTGCGAATTCCTGTTGCTTATGTTAAAACTTTCCAAGGCC
401－450　CACCTCACGGCATCCAAGTTGAAAGAGATAAATTGAACAAGTATGGTCGT
451－501　CCACTATTGGGATGTACTATTAAACCAAAATTGGGATTATCTGCTAAGAAC

【*matK* 序列峰图】　长度：739 bp；GC含量：30.8%。

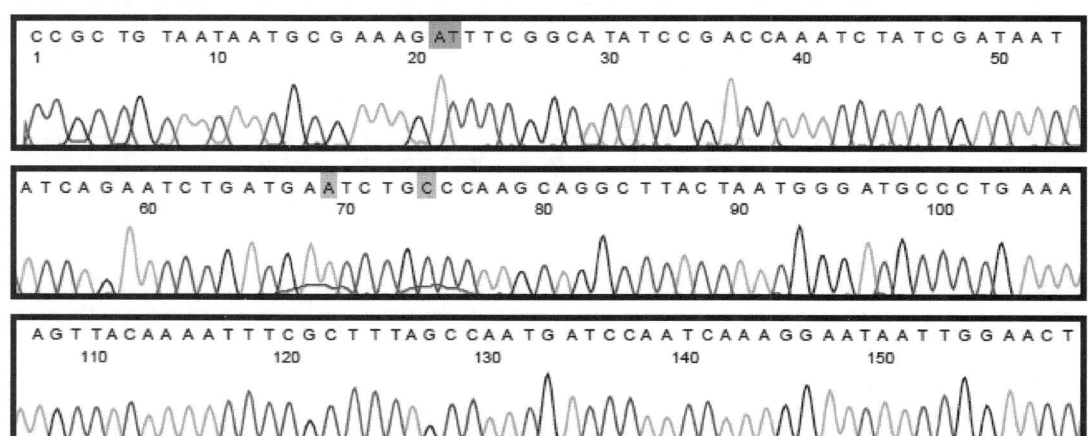

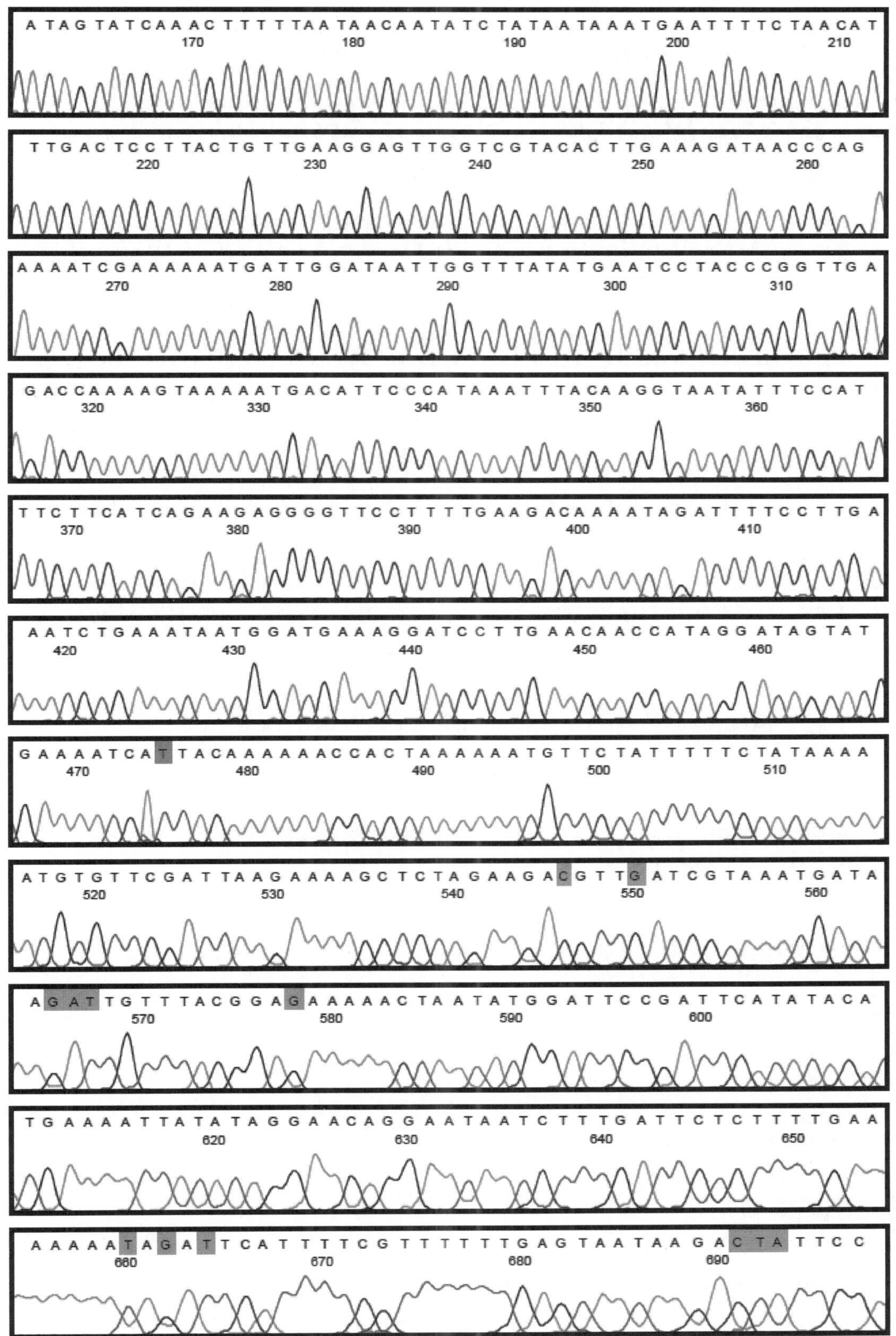
ATAGTATCAAACTTTTTAATAACAATATCTATAATAAATGAATTTTCTAACAT
170 180 190 200 210
TTGACTCCTTACTGTTGAAGGAGTTGGTCGTACACTTGAAAGATAACCCAG
220 230 240 250 260
AAAATCGAAAAAATGATTGGATAATTGGTTTATATGAATCCTACCCGGTTGA
270 280 290 300 310
GACCAAAAGTAAAAATGACATTCCCATAAATTTACAAGGTAATATTTCCAT
320 330 340 350 360
TTCTTCATCAGAAGAGGGGTTCCTTTTGAAGACAAAATAGATTTTCCTTGA
370 380 390 400 410
AATCTGAAATAATGGATGAAAGGATCCTTGAACAACCATAGGATAGTAT
420 430 440 450 460
GAAAATCATTACAAAAAACCACTAAAAAATGTTCTATTTTTCTATAAAA
470 480 490 500 510
ATGTGTTCGATTAAGAAAAGCTCTAGAAGACGTTGATCGTAAATGATA
520 530 540 550 560
AGATTGTTTACGGAGAAAAACTAATATGGATTCCGATTCATATACA
570 580 590 600
TGAAAATTATATAGGAACAGGAATAATCTTTGATTCTCTTTTGAA
620 630 640 650
AAAAATAGATTCATTTTCGTTTTTTGAGTAATAAGACTATTCC
660 670 680 690

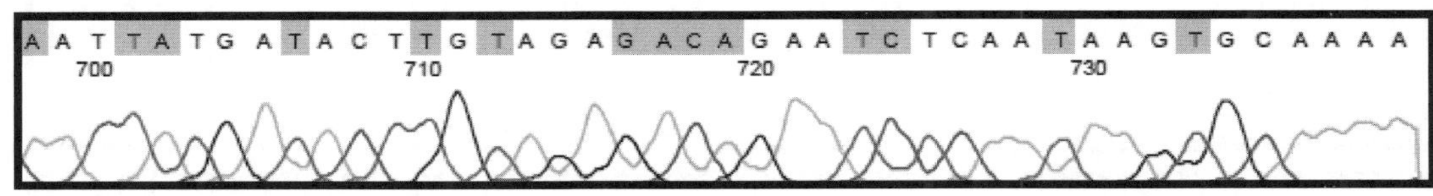

【*matK* 条形码序列】

1 - 50　CCGCTGTAATAATGCGAAAGATTTCGGCATATCCGACCAAATCTATCGAT
51 - 100　AATATCAGAATCTGATGAATCTGCCCAAGCAGGCTTACTAATGGGATGCC
101 - 150　CTGAAAAGTTACAAAATTTCGCTTTAGCCAATGATCCAATCAAAGGAATA
151 - 200　ATTGGAACTATAGTATCAAACTTTTTAATAACAATATCTATAATAAATGA
201 - 250　ATTTTCTAACATTTGACTCCTTACTGTTGAAGGAGTTGGTCGTACACTTG
251 - 300　AAAGATAACCCAGAAAATCGAAAAAATGATTGGATAATTGGTTTATATGA
301 - 350　ATCCTACCCGGTTGAGACCAAAAGTAAAAATGACATTCCCATAAATTTAC
351 - 400　AAGGTAATATTTCCATTTCTTCATCAGAAGAGGGGTTCCTTTTGAAGACA
401 - 450　AAATAGATTTTCCTTGAAATCTGAAATAATGGATGAAAGGATCCTTGAAC
451 - 500　AACCATAGGATAGTATGAAAATCATTACAAAAAACCACTAAAAAATGTTC
501 - 550　TATTTTTCTATAAAAATGTGTTCGATTAAGAAAAGCTCTAGAAGACGTTG
551 - 600　ATCGTAAATGATAAGATTGTTTACGGAGAAAAACTAATATGGATTCCGAT
601 - 650　TCATATACATGAAAATTATATAGGAACAGGAATAATCTTTGATTCTCTTT
651 - 700　TGAAAAAAATAGATTCATTTTCGTTTTTTGAGTAATAAGACTATTCCAAT
701 - 739　TATGATACTTGTAGAGACAGAATCTCAATAAGTGCAAAA

川乌

本品为毛茛科植物乌头 *Aconitum carmichaelii* Debx. 的干燥母根。

【材料来源】 乌头新鲜叶片采自四川省江油市太平镇。

经度:102°55′07″,纬度:31°10′12″,海拔:1 905 m,鉴定人:康廷国。

【ITS2 序列峰图】 长度:220 bp;GC 含量:64.6%。

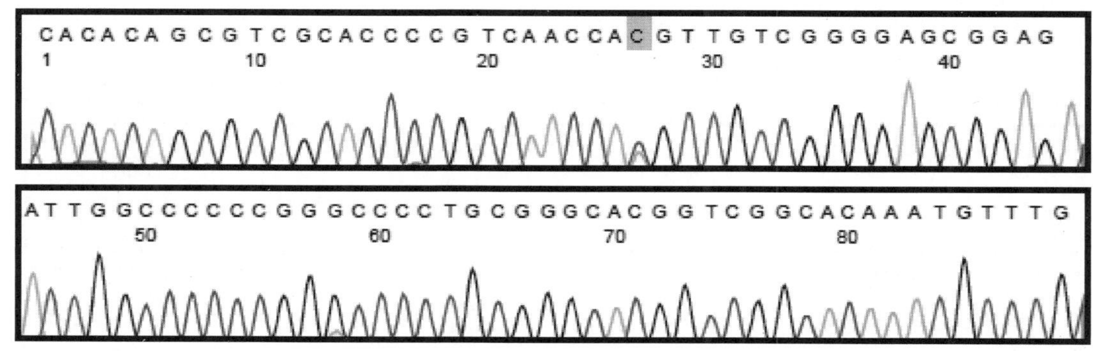

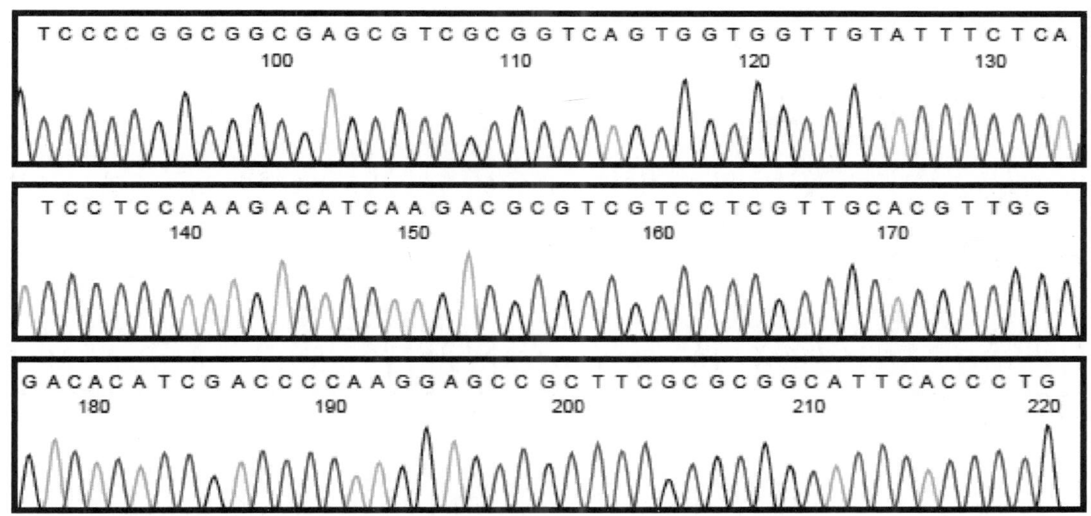

【ITS2 条形码序列】

1－50 CACACAGCGTCGCACCCCGTCAACCACGTTGTCGGGGAGCGGAGATTGGC

51－100 CCCCCGGGCCCCTGCGGGCACGGTCGGCACAAATGTTTGTCCCCGGCGGC

101－150 GAGCGTCGCGGTCAGTGGTGGTTGTATTTCTCATCCTCCAAAGACATCAA

151－200 GACGCGTCGTCCTCGTTGCACGTTGGGACACATCGACCCCAAGGAGCCGC

201－220 TTCGCGCGGCATTCACCCTG

【ITS2 序列二级结构】

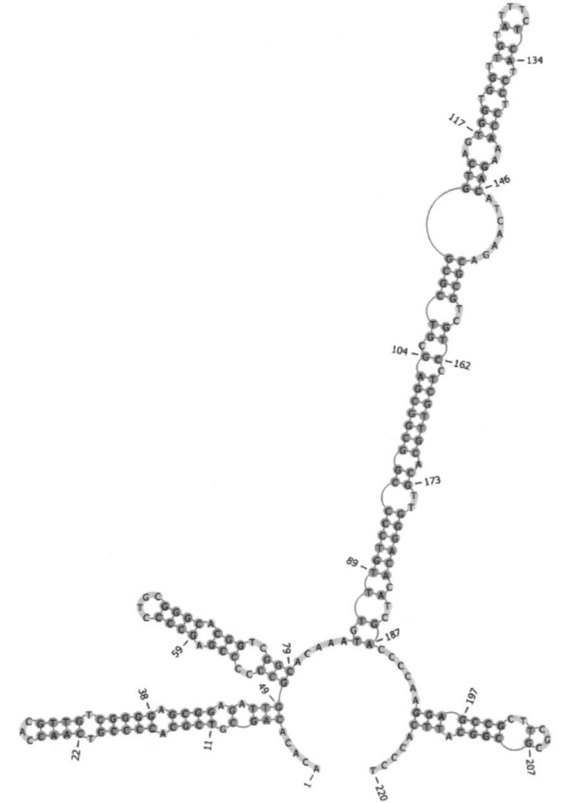

【*psbA* - *TrnH* 序列峰图】 长度:289 bp;GC 含量:35.2%。

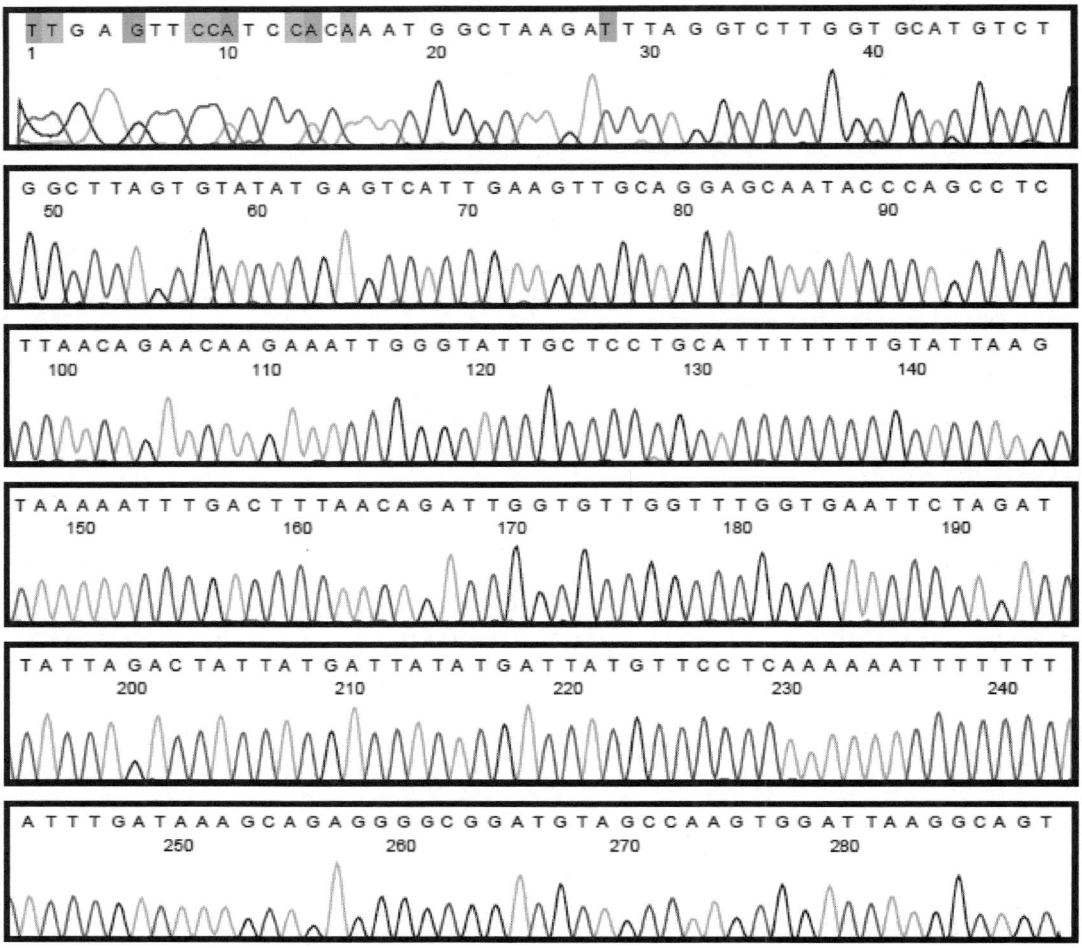

【*psbA* - *TrnH* 条形码序列】

1 - 50 TTGAGTTCCATCCACAAATGGCTAAGATTTAGGTCTTGGTGCATGTCTGG
51 - 100 CTTAGTGTATATGAGTCATTGAAGTTGCAGGAGCAATACCCAGCCTCTTA
101 - 150 ACAGAACAAGAAATTGGGTATTGCTCCTGCATTTTTTTGTATTAAGTAAA
151 - 200 AATTTGACTTTAACAGATTGGTGTTGGTTTGGTGAATTCTAGATTATTAG
201 - 250 ACTATTATGATTATATGATTATGTTCCTCAAAAAATTTTTTTATTTGATA
251 - 289 AAGCAGAGGGGCGGATGTAGCCAAGTGGATTAAGGCAGT

【*rbcL* 序列峰图】 长度:480 bp;GC 含量:44.6%。

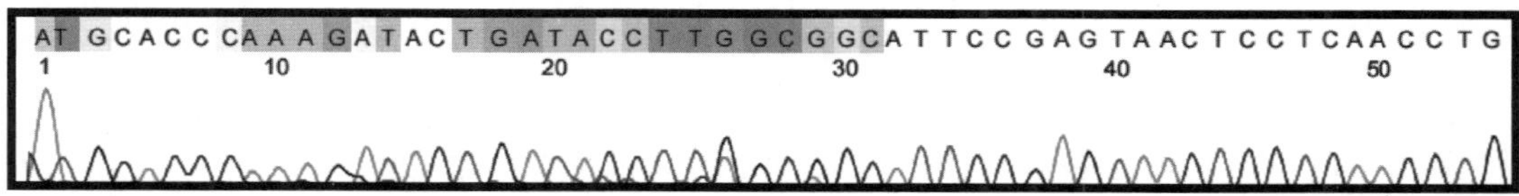

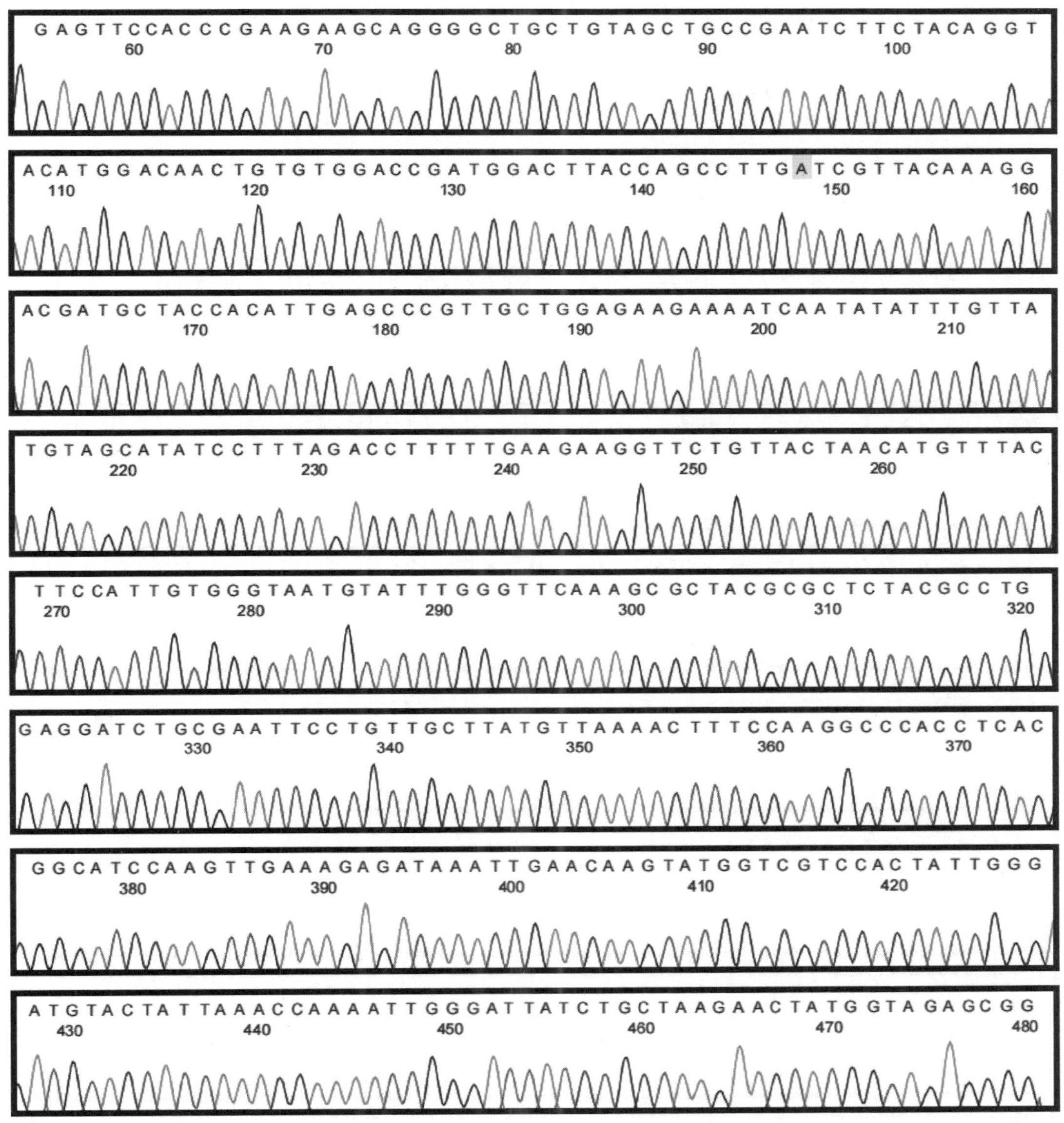

【*rbcL* 条形码序列】

1－50　ATGCACCCAAAGATACTGATACCTTGGCGGCATTCCGAGTAACTCCTCAA

51－100　CCTGGAGTTCCACCCGAAGAAGCAGGGGCTGCTGTAGCTGCCGAATCTTC

101－150　TACAGGTACATGGACAACTGTGTGGACCGATGGACTTACCAGCCTTGATC

151－200　GTTACAAAGGACGATGCTACCACATTGAGCCCGTTGCTGGAGAAGAAAAT

201－250　CAATATATTTGTTATGTAGCATATCCTTTAGACCTTTTTGAAGAAGGTTC

251－300　TGTTACTAACATGTTTACTTCCATTGTGGGTAATGTATTTGGGTTCAAAG

301－350　CGCTACGCGCTCTACGCCTGGAGGATCTGCGAATTCCTGTTGCTTATGTT

351－400　AAAACTTTCCAAGGCCCACCTCACGGCATCCAAGTTGAAAGAGATAAATT

401－450　GAACAAGTATGGTCGTCCACTATTGGGATGTACTATTAAACCAAAATTGG
451－480　GATTATCTGCTAAGAACTATGGTAGAGCGG

广枣

本品为漆树科植物南酸枣 *Choerospondias axillaris*（Roxb.）B. L. Butt & A. W. Hill 的干燥成熟果实。

【材料来源】 南酸枣新鲜叶片采自广西壮族自治区南宁市广西药用植物园。经度：108°22′9″，纬度：22°51′38″，海拔：88 m，鉴定人：陈林。

【*psbA*－*TrnH* 序列峰图】 长度：743 bp；GC 含量：23.2%。

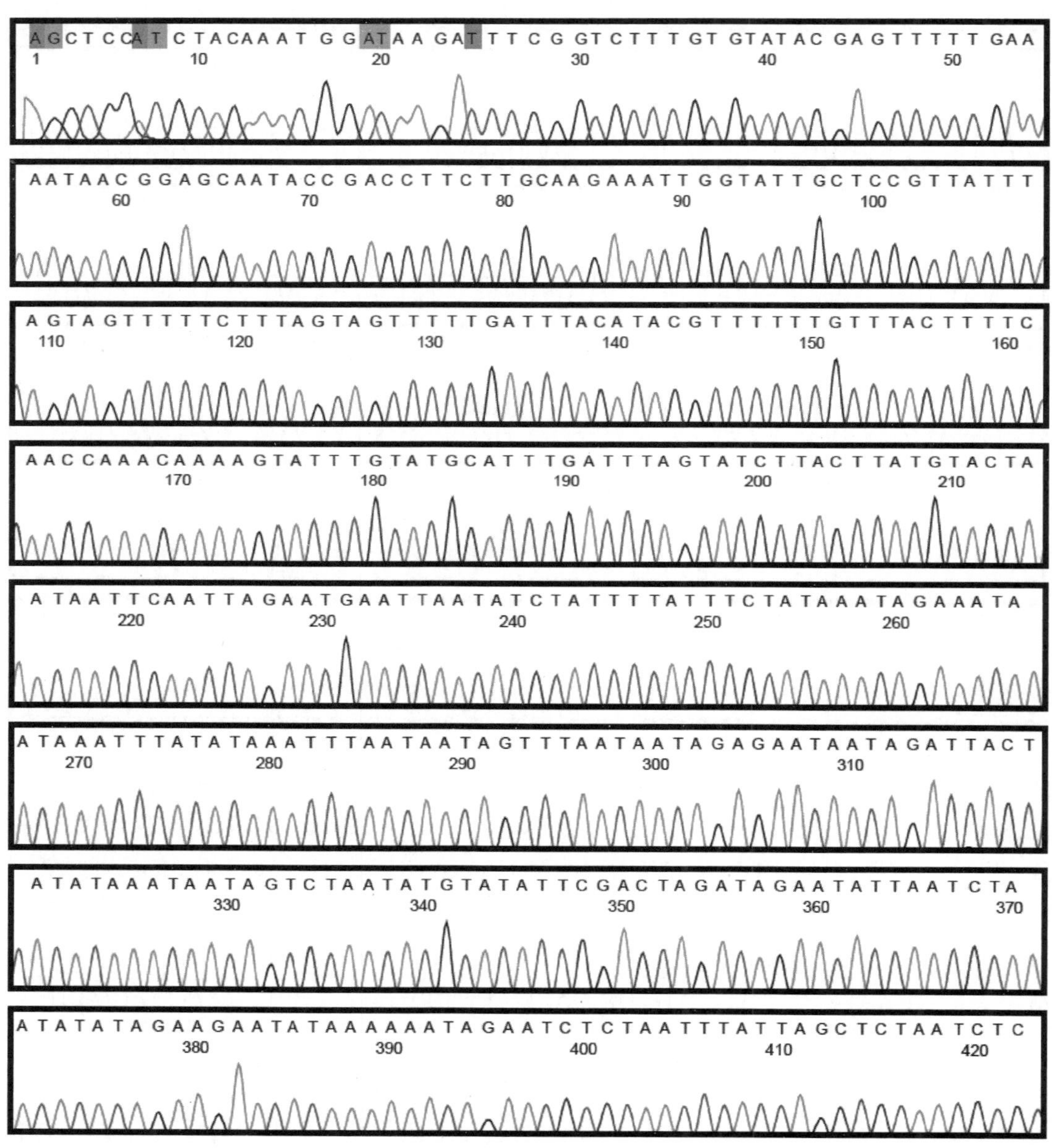

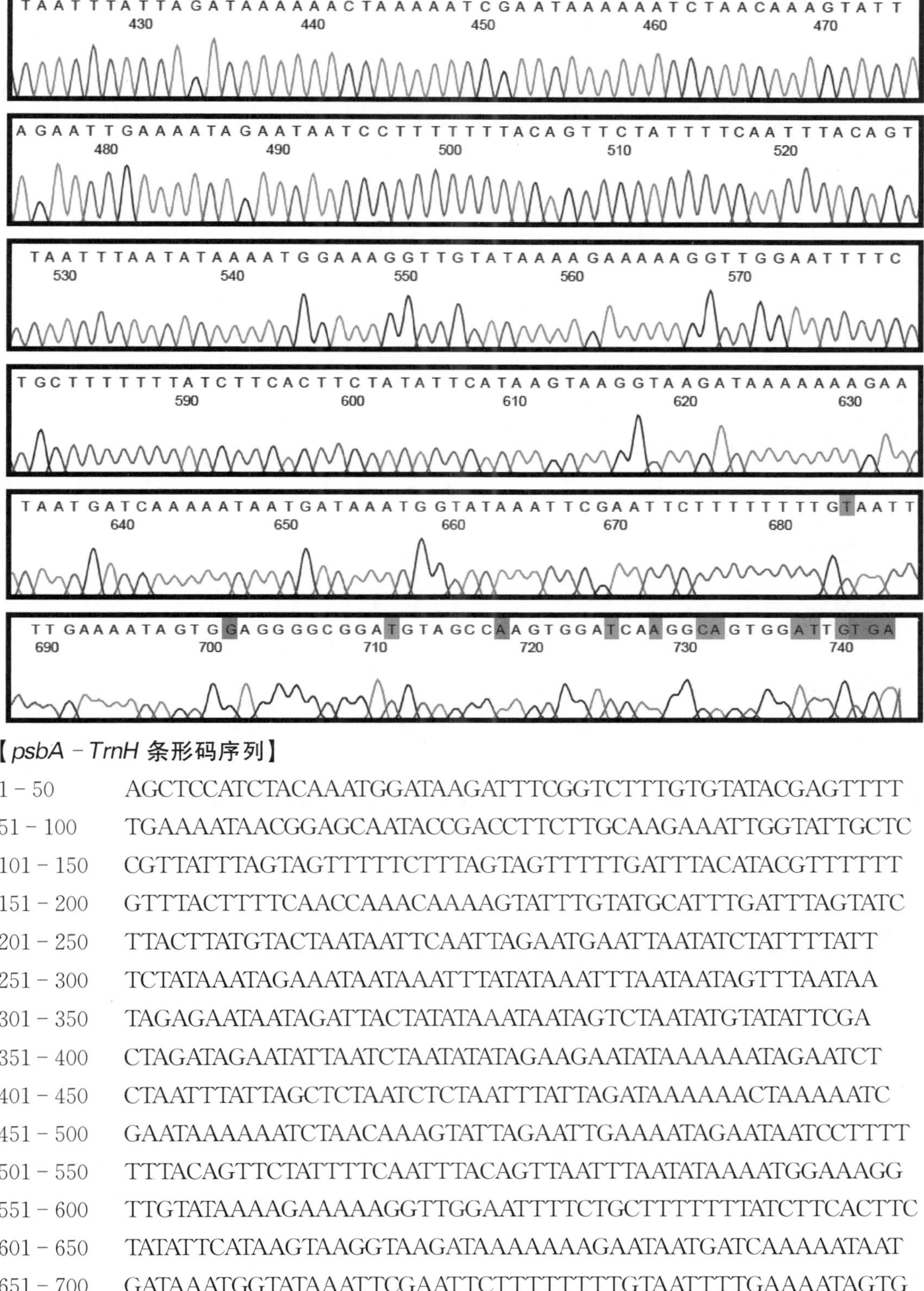

【*psbA* - *TrnH* 条形码序列】

1 - 50　AGCTCCATCTACAAATGGATAAGATTTCGGTCTTTGTGTATACGAGTTTT

51 - 100　TGAAAATAACGGAGCAATACCGACCTTCTTGCAAGAAATTGGTATTGCTC

101 - 150　CGTTATTTAGTAGTTTTTCTTTAGTAGTTTTTGATTTACATACGTTTTTT

151 - 200　GTTTACTTTTCAACCAAACAAAAGTATTTGTATGCATTTGATTTAGTATC

201 - 250　TTACTTATGTACTAATAATTCAATTAGAATGAATTAATATCTATTTTATT

251 - 300　TCTATAAATAGAAATAATAAATTTATATAAATTTAATAATAGTTTAATAA

301 - 350　TAGAGAATAATAGATTACTATATAAATAATAGTCTAATATGTATATTCGA

351 - 400　CTAGATAGAATATTAATCTAATATATAGAAGAATATAAAAAATAGAATCT

401 - 450　CTAATTTATTAGCTCTAATCTCTAATTTATTAGATAAAAAACTAAAAATC

451 - 500　GAATAAAAAATCTAACAAAGTATTAGAATTGAAAATAGAATAATCCTTTT

501 - 550　TTTACAGTTCTATTTTCAATTTACAGTTAATTTAATATAAAATGGAAAGG

551 - 600　TTGTATAAAAGAAAAAGGTTGGAATTTTCTGCTTTTTTTATCTTCACTTC

601 - 650　TATATTCATAAGTAAGGTAAGATAAAAAAAGAATAATGATCAAAAATAAT

651 - 700　GATAAATGGTATAAATTCGAATTCTTTTTTTTGTAATTTTGAAAATAGTG

701 - 743　GAGGGGCGGATGTAGCCAAGTGGATCAAGGCAGTGGATTGTGA

【*rbcL* 序列峰图】 长度:551 bp;GC 含量:45.0%。

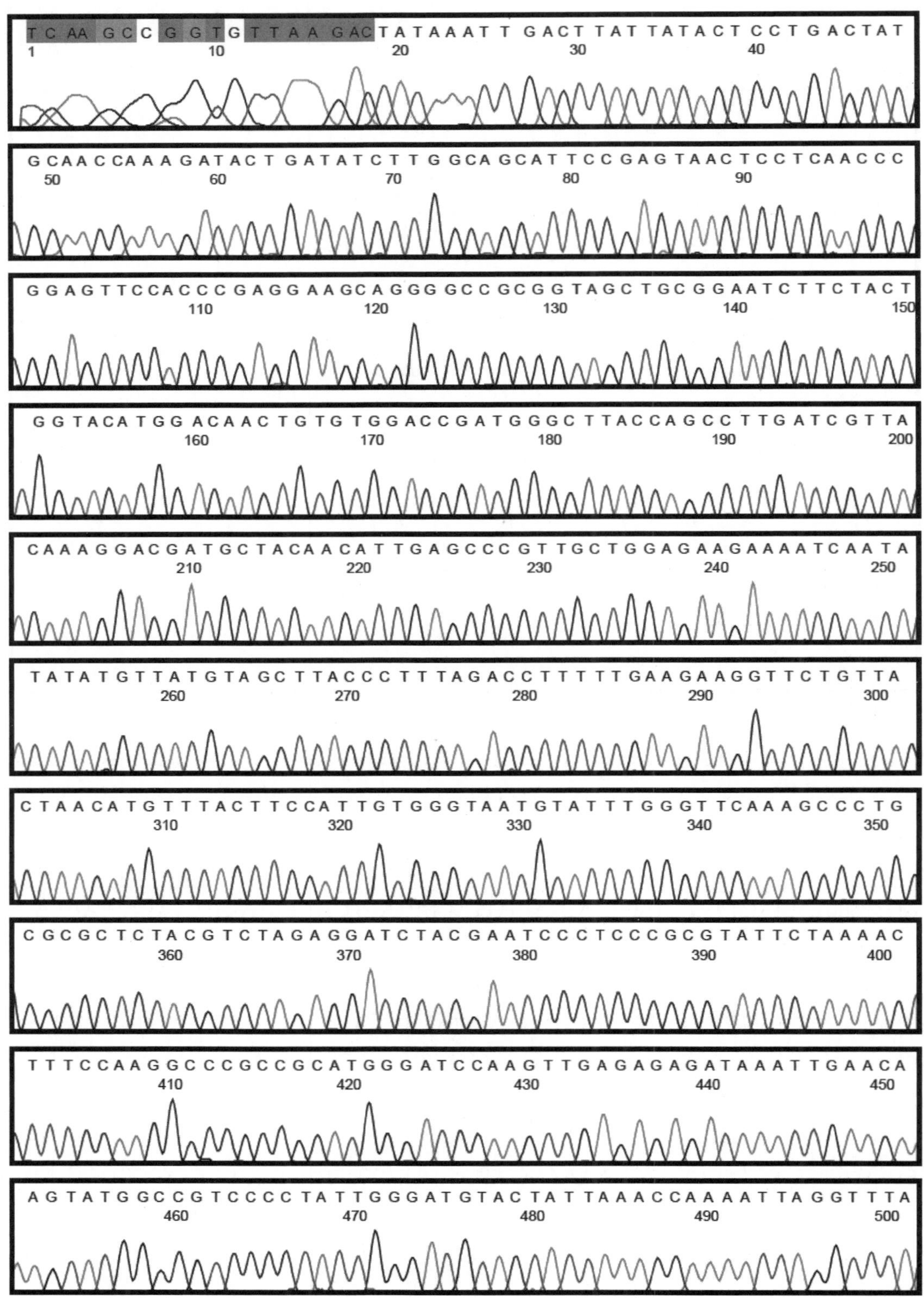

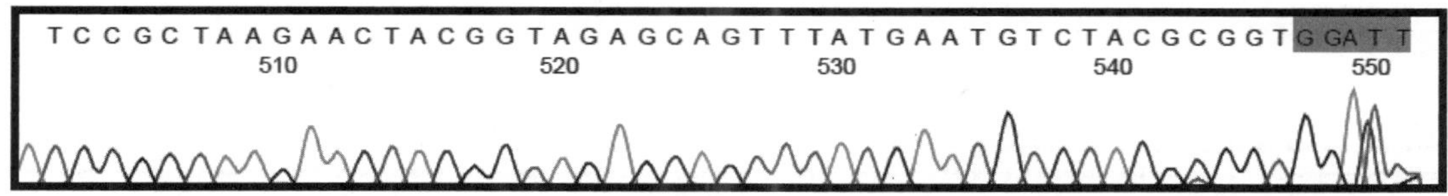

【*rbcL* 条形码序列】

1－50　TCAAGCCGGTGTTAAGACTATAAATTGACTTATTATACTCCTGACTATGC

51－100　AACCAAAGATACTGATATCTTGGCAGCATTCCGAGTAACTCCTCAACCCG

101－150　GAGTTCCACCCGAGGAAGCAGGGGCCGCGGTAGCTGCGGAATCTTCTACT

151－200　GGTACATGGACAACTGTGTGGACCGATGGGCTTACCAGCCTTGATCGTTA

201－250　CAAAGGACGATGCTACAACATTGAGCCCGTTGCTGGAGAAGAAAATCAAT

251－300　ATATATGTTATGTAGCTTACCCTTTAGACCTTTTTGAAGAAGGTTCTGTT

301－350　ACTAACATGTTTACTTCCATTGTGGGTAATGTATTTGGGTTCAAAGCCCT

351－400　GCGCGCTCTACGTCTAGAGGATCTACGAATCCCTCCCGCGTATTCTAAAA

401－450　CTTTCCAAGGCCCGCCGCATGGGATCCAAGTTGAGAGAGATAAATTGAAC

451－500　AAGTATGGCCGTCCCCTATTGGGATGTACTATTAAACCAAAATTAGGTTT

501－551　ATCCGCTAAGAACTACGGTAGAGCAGTTTATGAATGTCTACGCGGTGGATT

【*matK* 序列峰图】　长度：692 bp；GC 含量：36.9％。

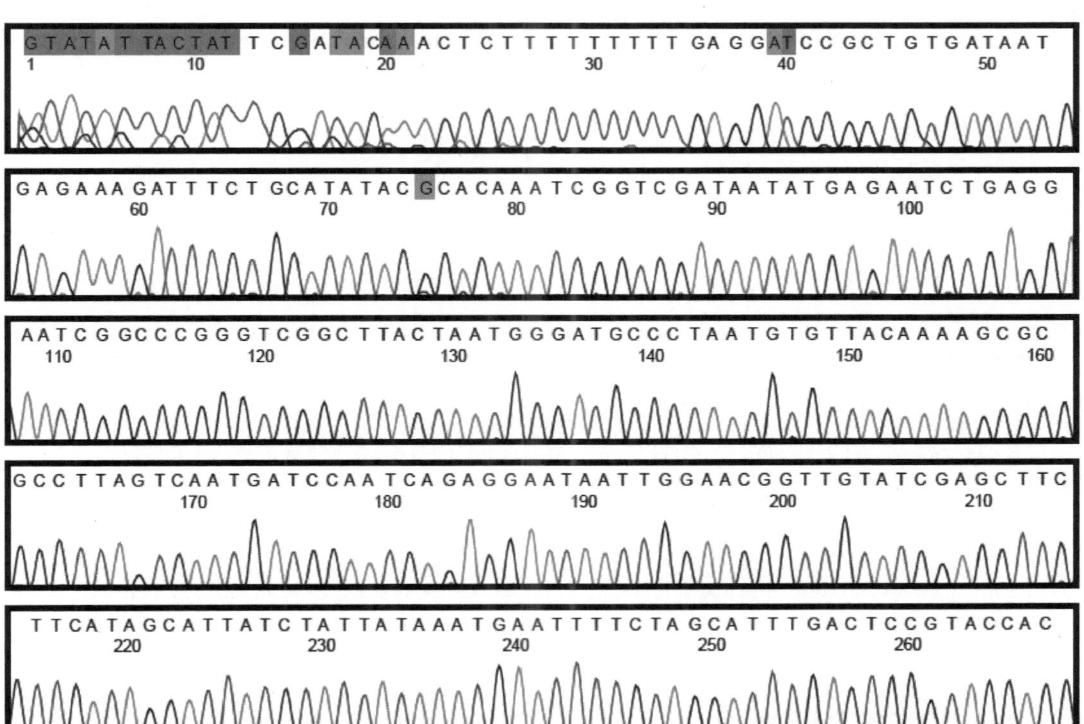

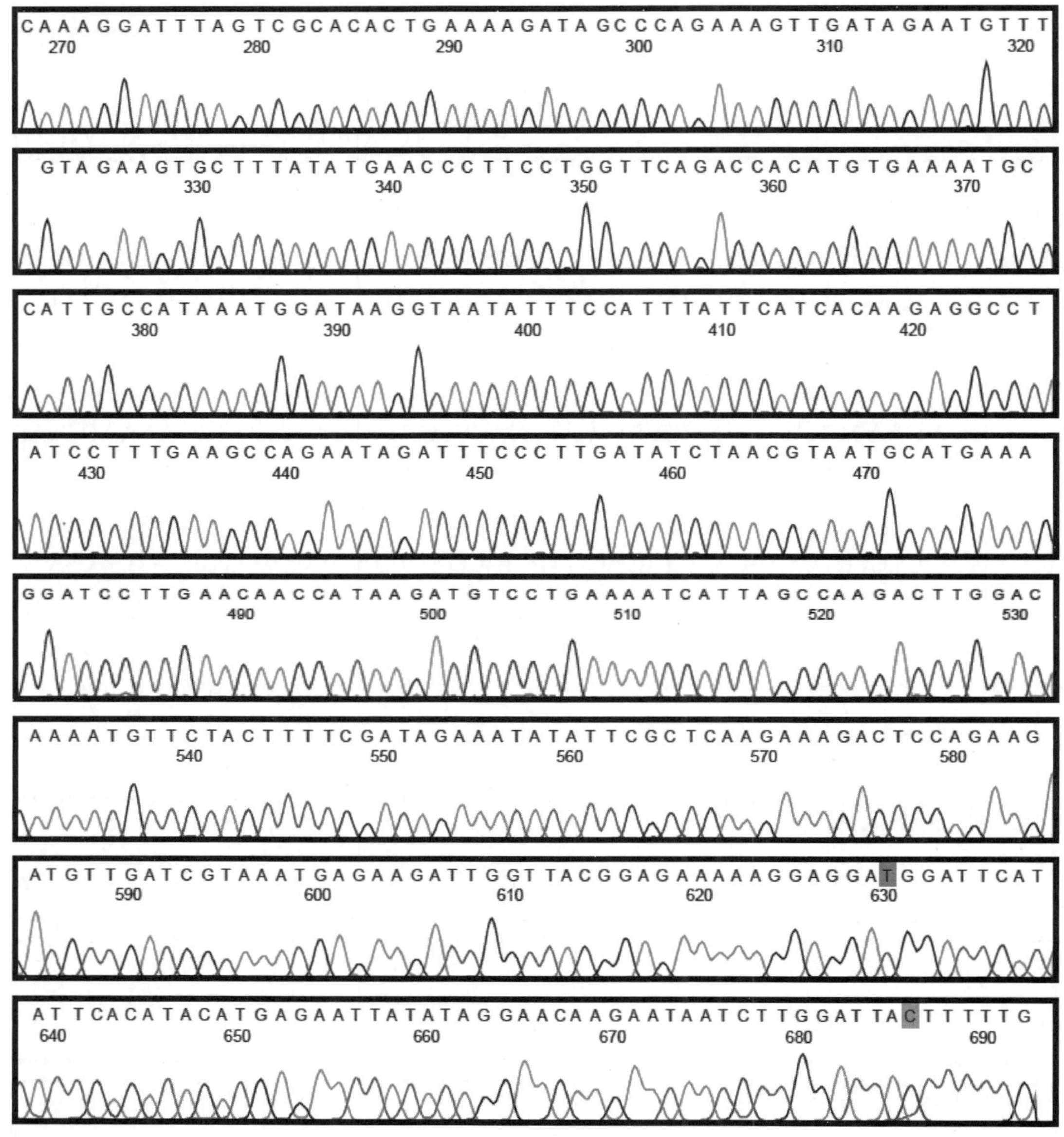

【*matK* 条形码序列】

1－50　GTATATTACTATTCGATACAAACTCTTTTTTTTTGAGGATCCGCTGTGAT

51－100　AATGAGAAAGATTTCTGCATATACGCACAAATCGGTCGATAATATGAGAA

101－150　TCTGAGGAATCGGCCCGGGTCGGCTTACTAATGGGATGCCCTAATGTGTT

151－200　ACAAAAGCGCGCCTTAGTCAATGATCCAATCAGAGGAATAATTGGAACGG

201－250　TTGTATCGAGCTTCTTCATAGCATTATCTATTATAAATGAATTTTCTAGC

251－300　ATTTGACTCCGTACCACCAAAGGATTTAGTCGCACACTGAAAAGATAGCC

301－350　CAGAAAGTTGATAGAATGTTTGTAGAAGTGCTTTATATGAACCCTTCCTG

351－400　GTTCAGACCACATGTGAAAATGCCATTGCCATAAATGGATAAGGTAATAT

401 - 450　TTCCATTTATTCATCACAAGAGGCCTATCCTTTGAAGCCAGAATAGATTT
451 - 500　CCCTTGATATCTAACGTAATGCATGAAAGGATCCTTGAACAACCATAAGA
501 - 550　TGTCCTGAAAATCATTAGCCAAGACTTGGACAAAATGTTCTACTTTTCGA
551 - 600　TAGAAATATATTCGCTCAAGAAAGACTCCAGAAGATGTTGATCGTAAATG
601 - 650　AGAAGATTGGTTACGGAGAAAAAGGAGGATGGATTCATATTCACATACAT
651 - 692　GAGAATTATATAGGAACAAGAATAATCTTGGATTACTTTTTG

女萎

本品为毛茛科植物女萎 *Clematis apiifolia* DC. 的干燥根、藤茎或全草。

【材料来源】 女萎新鲜叶片采自安徽省黄山世界地质公园。

经度：118°8′47″，纬度：30°04′46″，海拔：580 m，鉴定人：杨青山。

【ITS2 序列峰图】 长度：219 bp；GC 含量：67.1%。

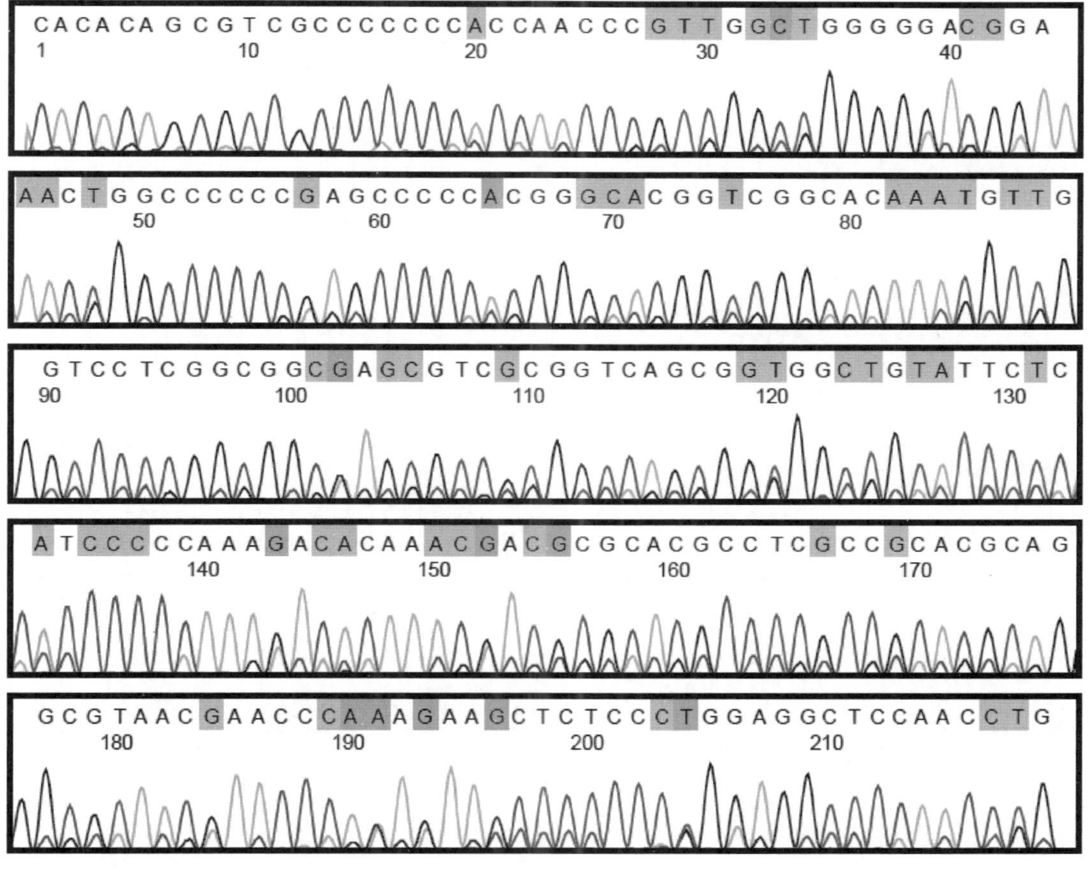

【ITS2 条形码序列】

1 - 50　CACACAGCGTCGCCCCCCCACCAACCCGTTGGCTGGGGGACGGAAACTGG
51 - 100　CCCCCCGAGCCCCCACGGGCACGGTCGGCACAAATGTTGGTCCTCGGCGG
101 - 150　CGAGCGTCGCGGTCAGCGGTGGCTGTATTCTCATCCCCCAAAGACACAAA

151 - 200　CGACGCGCACGCCTCGCCGCACGCAGGCGTAACGAACCCAAAGAAGCTCT
201 - 219　CCCTGGAGGCTCCAACCTG

【ITS2 序列二级结构】

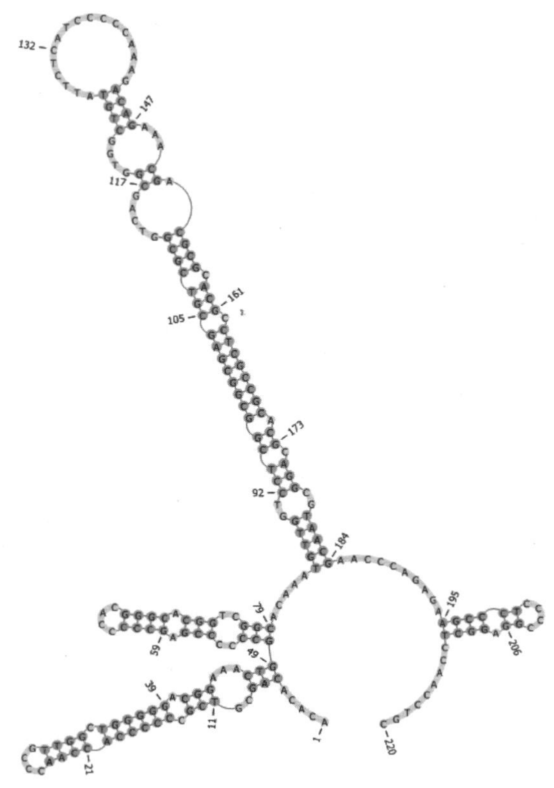

【*psbA* - *TrnH* 序列峰图】 长度:553 bp;GC 含量:42.8%。

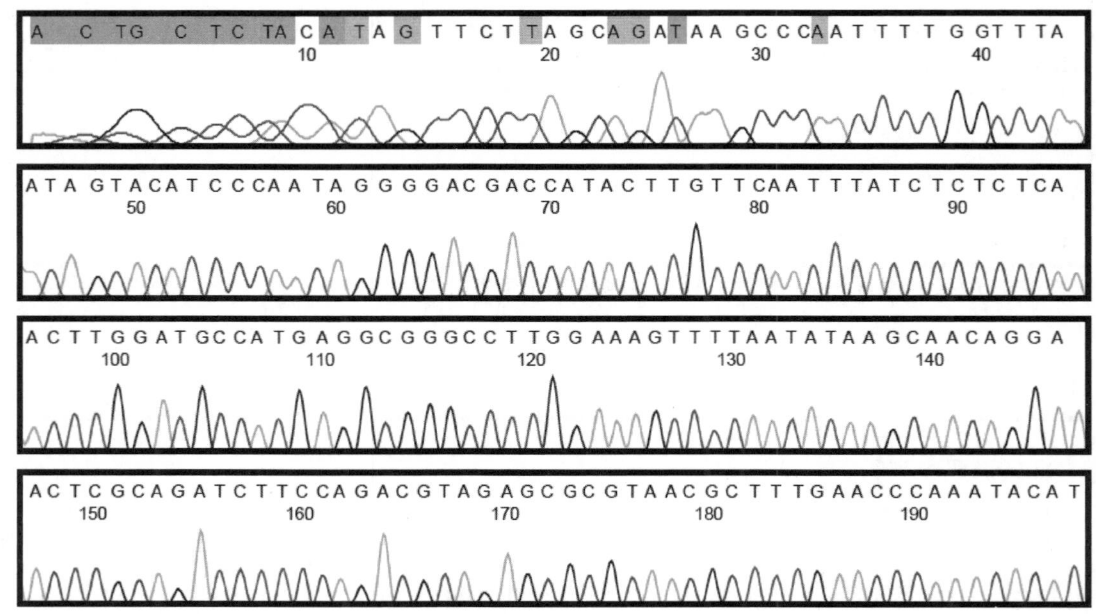

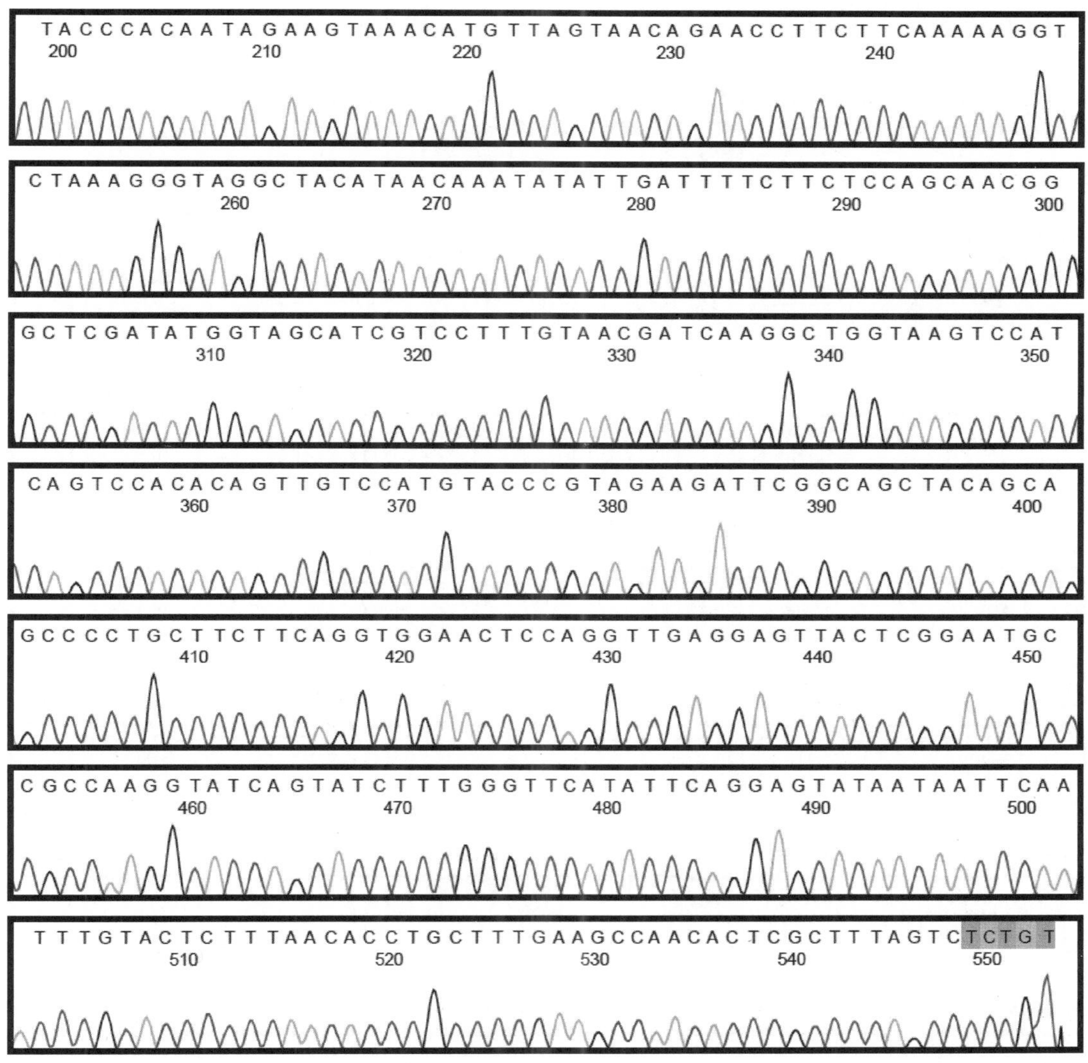

【*psbA - TrnH* 条形码序列】

1 - 50 ACTGCTCTACATAGTTCTTAGCAGATAAGCCCAATTTTGGTTTAATAGTA

51 - 100 CATCCCAATAGGGGACGACCATACTTGTTCAATTTATCTCTCTCAACTTG

101 - 150 GATGCCATGAGGCGGGCCTTGGAAAGTTTTAATATAAGCAACAGGAACTC

151 - 200 GCAGATCTTCCAGACGTAGAGCGCGTAACGCTTTGAACCCAAATACATTA

201 - 250 CCCACAATAGAAGTAAACATGTTAGTAACAGAACCTTCTTCAAAAAGGTC

251 - 300 TAAAGGGTAGGCTACATAACAAATATATTGATTTTCTTCTCCAGCAACGG

301 - 350 GCTCGATATGGTAGCATCGTCCTTTGTAACGATCAAGGCTGGTAAGTCCA

351 - 400 TCAGTCCACACAGTTGTCCATGTACCCGTAGAAGATTCGGCAGCTACAGC

401 - 450 AGCCCCTGCTTCTTCAGGTGGAACTCCAGGTTGAGGAGTTACTCGGAATG

451 - 500 CCGCCAAGGTATCAGTATCTTTGGGTTCATATTCAGGAGTATAATAATTC

501－553　AATTTGTACTCTTTAACACCTGCTTTGAAGCCAACACTCGCTTTAGTCTCTGT

【*rbcL* 序列峰图】　长度：395 bp；GC 含量：37.2%。

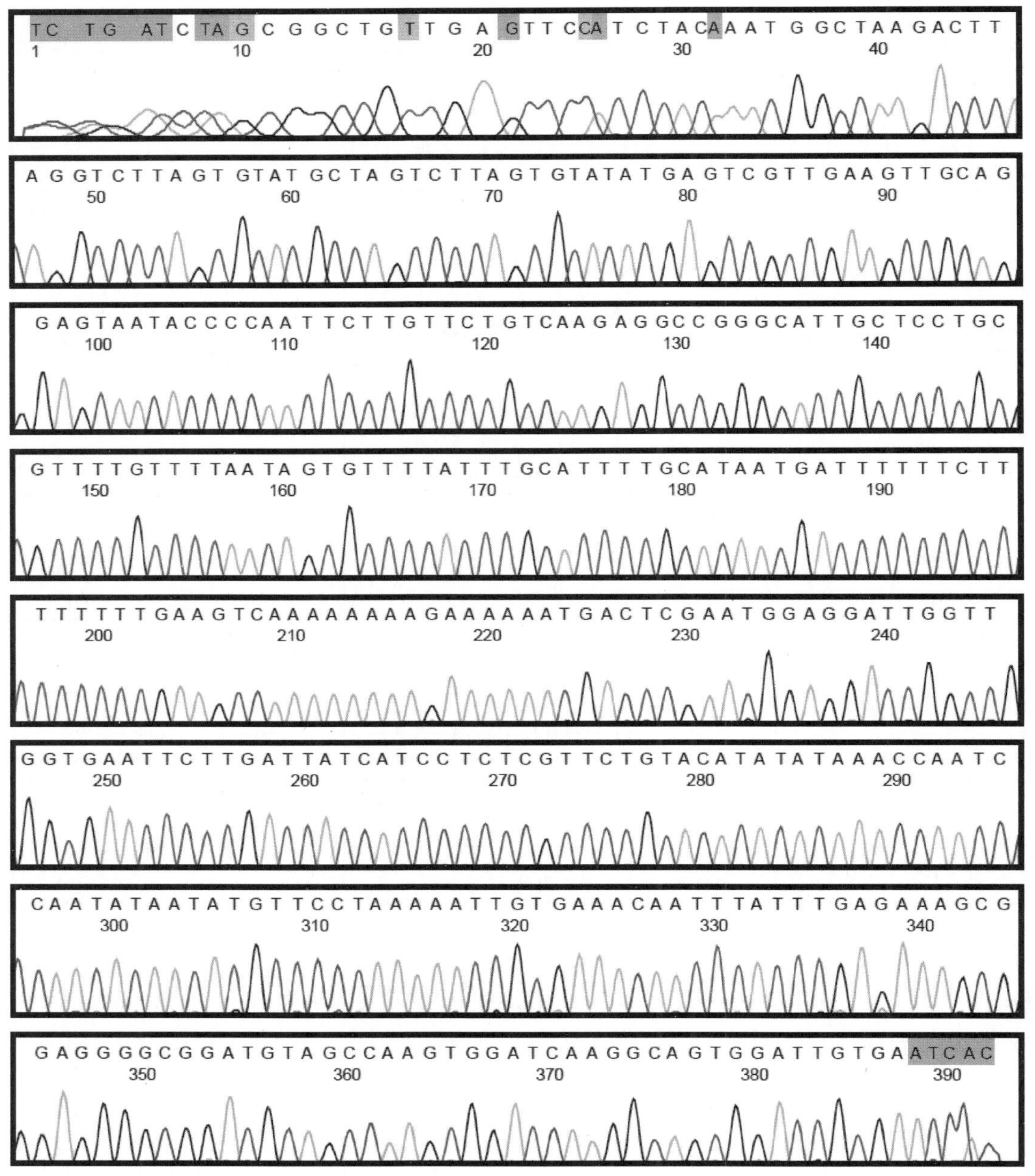

【*rbcL* 条形码序列】

1－50　TCTGATCTAGCGGCTGTTGAGTTCCATCTACAAATGGCTAAGACTTAGGT

51－100　CTTAGTGTATGCTAGTCTTAGTGTATATGAGTCGTTGAAGTTGCAGGAGT

101－150　AATACCCCAATTCTTGTTCTGTCAAGAGGCCGGGCATTGCTCCTGCGTTT

151－200　TGTTTTAATAGTGTTTTATTTGCATTTTGCATAATGATTTTTTCTTTTTT

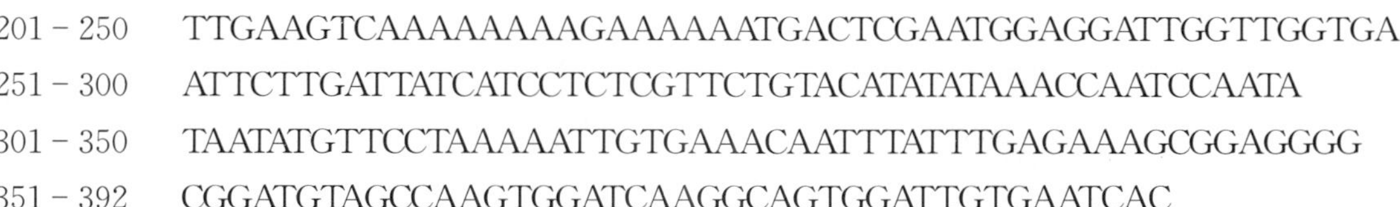

201 - 250　TTGAAGTCAAAAAAAAGAAAAAATGACTCGAATGGAGGATTGGTTGGTGA

251 - 300　ATTCTTGATTATCATCCTCTCGTTCTGTACATATATAAACCAATCCAATA

301 - 350　TAATATGTTCCTAAAAATTGTGAAACAATTTATTTGAGAAAGCGGAGGGG

351 - 392　CGGATGTAGCCAAGTGGATCAAGGCAGTGGATTGTGAATCAC

【*matK* 序列峰图】 长度:787 bp;GC 含量:30.7%。

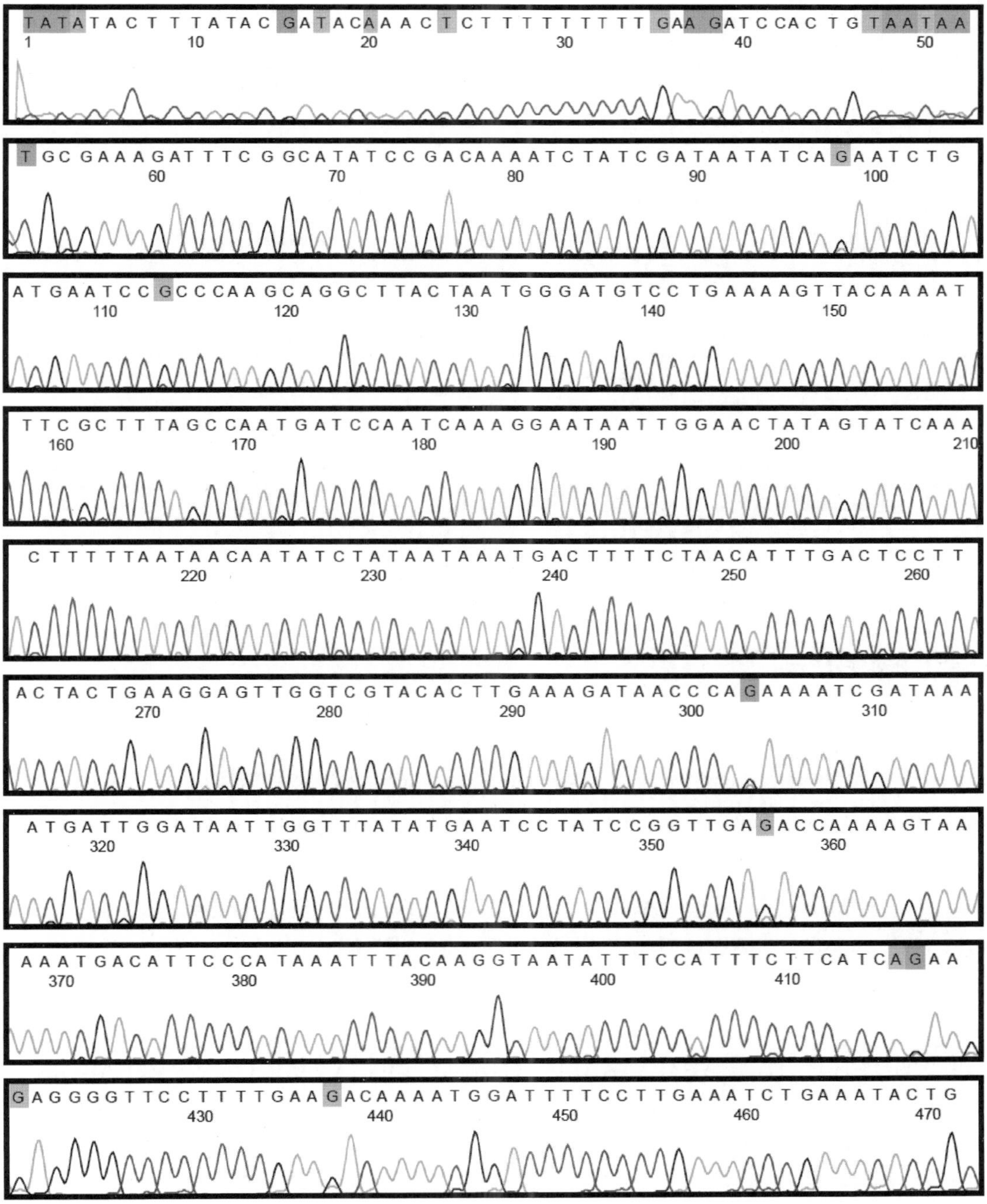

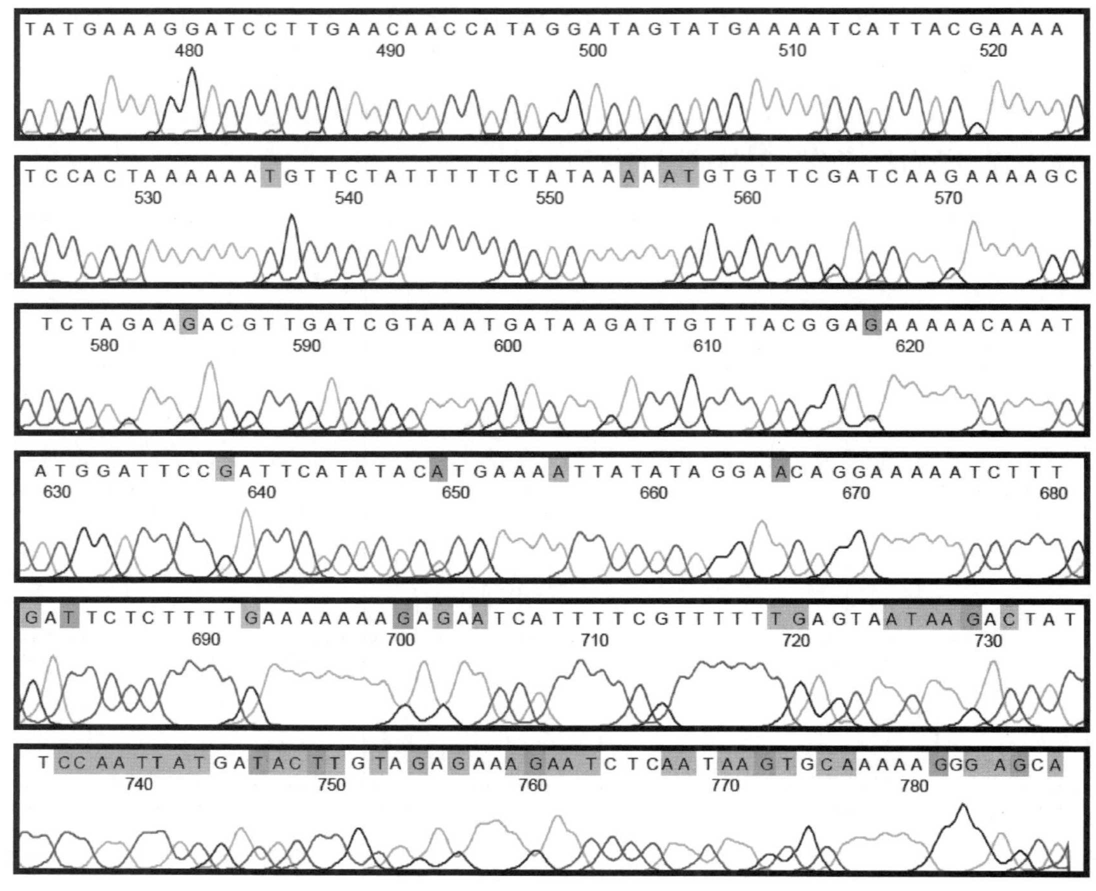

【*matK* 条形码序列】

1－50　TATATACTTTATACGATACAAACTCTTTTTTTTTGAAGATCCACTGTAAT

51－100　AATGCGAAAGATTTCGGCATATCCGACAAAATCTATCGATAATATCAGAA

101－150　TCTGATGAATCCGCCCAAGCAGGCTTACTAATGGGATGTCCTGAAAAGTT

151－200　ACAAAATTTCGCTTTAGCCAATGATCCAATCAAAGGAATAATTGGAACTA

201－250　TAGTATCAAACTTTTTAATAACAATATCTATAATAAATGACTTTTCTAAC

251－300　ATTTGACTCCTTACTACTGAAGGAGTTGGTCGTACACTTGAAAGATAACC

301－350　CAGAAAATCGATAAAATGATTGGATAATTGGTTTATATGAATCCTATCCG

351－400　GTTGAGACCAAAAGTAAAAATGACATTCCCATAAATTTACAAGGTAATAT

401－450　TTCCATTTCTTCATCAGAAGAGGGGTTCCTTTTGAAGACAAAATGGATTT

451－500　TCCTTGAAATCTGAAATACTGTATGAAAGGATCCTTGAACAACCATAGGA

501－550　TAGTATGAAAATCATTACGAAAATCCACTAAAAAATGTTCTATTTTTCTA

551－600　TAAAAATGTGTTCGATCAAGAAAAGCTCTAGAAGACGTTGATCGTAAATG

601－650 ATAAGATTGTTTACGGAGAAAAACAAATATGGATTCCGATTCATATACAT
651－700 GAAAATTATATAGGAACAGGAAAAATCTTTGATTCTCTTTTGAAAAAAAG
701－750 AGAATCATTTTCGTTTTTTGAGTAATAAGACTATTCCAATTATGATACTT
751－787 GTAGAGAAAGAATCTCAATAAGTGCAAAAAGGGAGCA

牛膝

本品为苋科植物牛膝 *Yranthes bidentata* Blume 的干燥根。

【材料来源】 牛膝新鲜叶片采自内蒙古自治区通辽市奈曼旗沙日浩来镇中药材种植基地。经度：120°45′31″，纬度：42°34′39″，海拔：440 m，鉴定人：包书茵。

【ITS2 序列峰图】 长度：199 bp；GC 含量：57.7%。

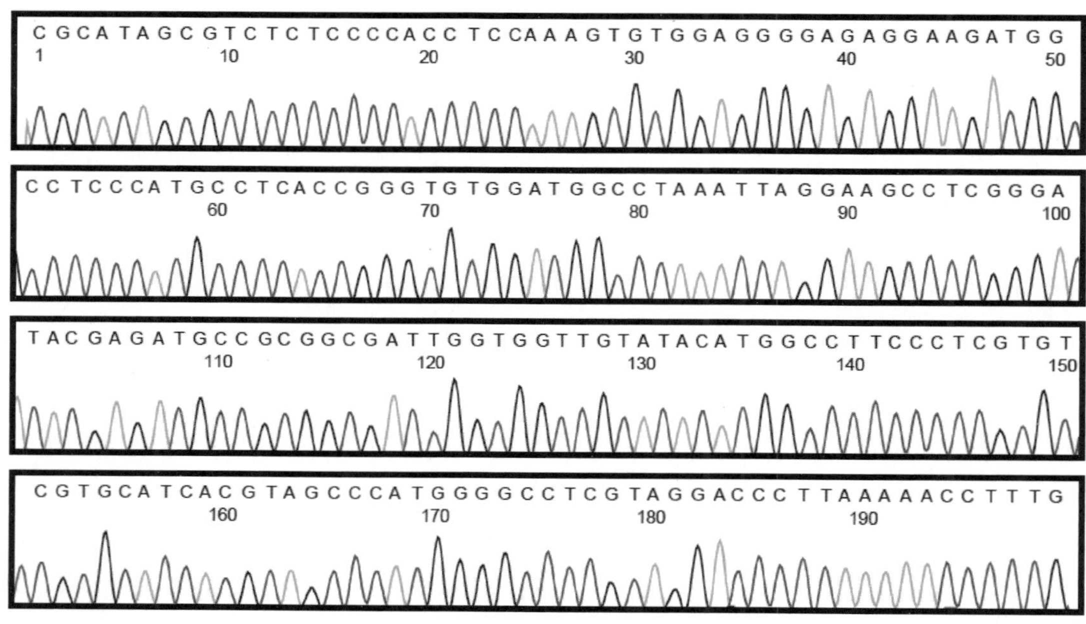

【ITS2 条形码序列】

1－50　CGCATAGCGTCTCTCCCCACCTCCAAAGTGTGGAGGGGAGAGGAAGATGG

51－100　CCTCCCATGCCTCACCGGGTGTGGATGGCCTAAATTAGGAAGCCTCGGGA

101－150　TACGAGATGCCGCGGCGATTGGTGGTTGTATACATGGCCTTCCCTCGTGT

151－199　CGTGCATCACGTAGCCCATGGGGCCTCGTAGGACCCTTAAAAACCTTTG

【ITS2 序列二级结构】

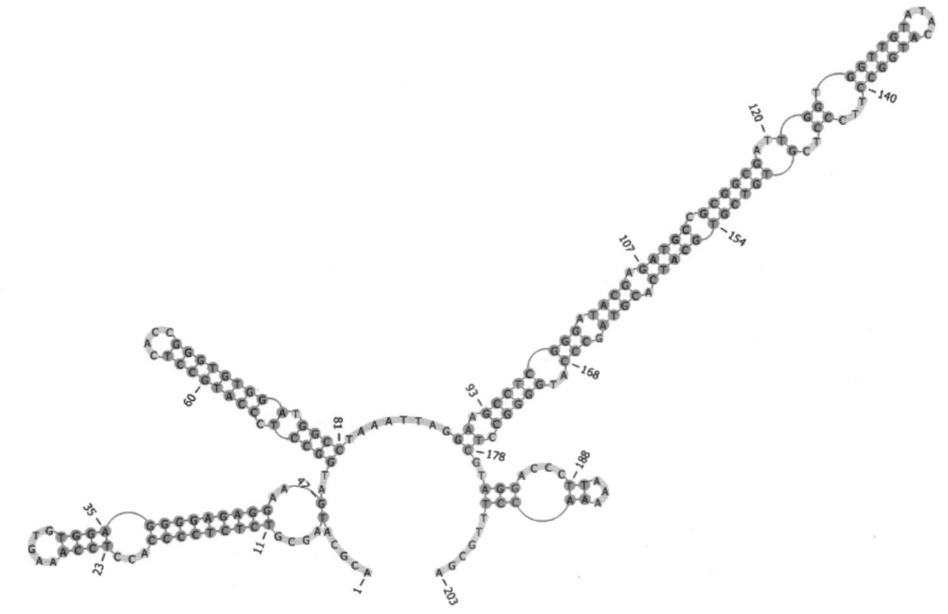

【*rbcL* 序列峰图】 长度:503 bp;GC 含量:43.1%。

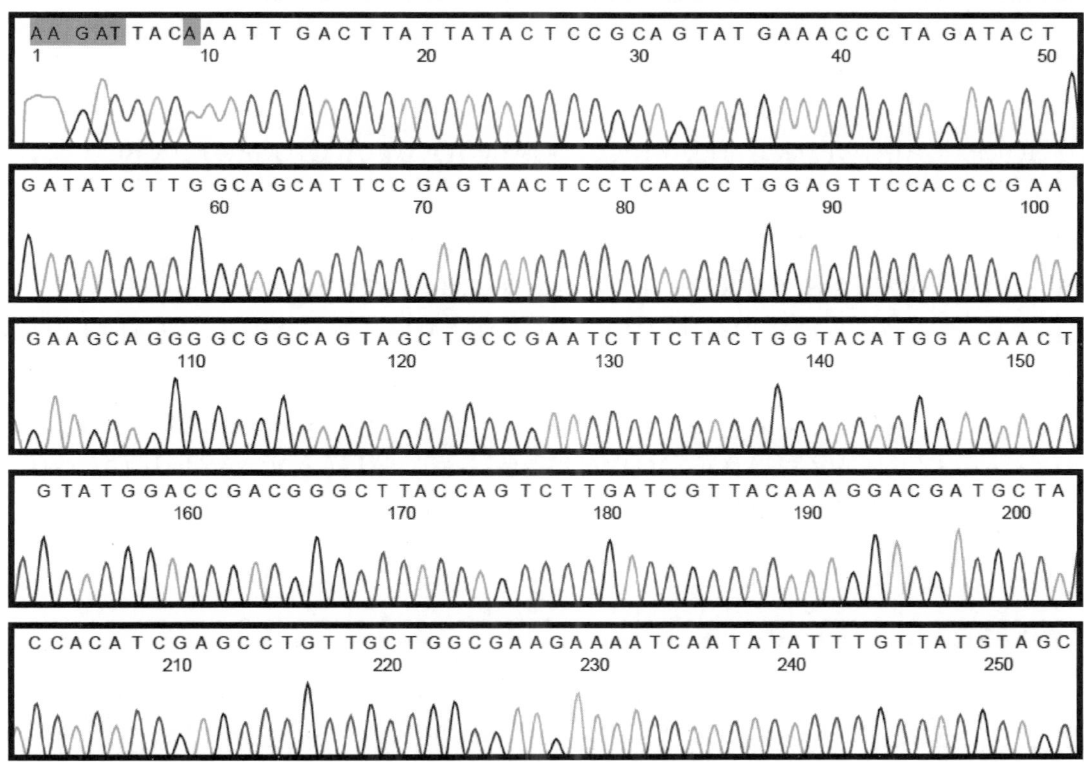

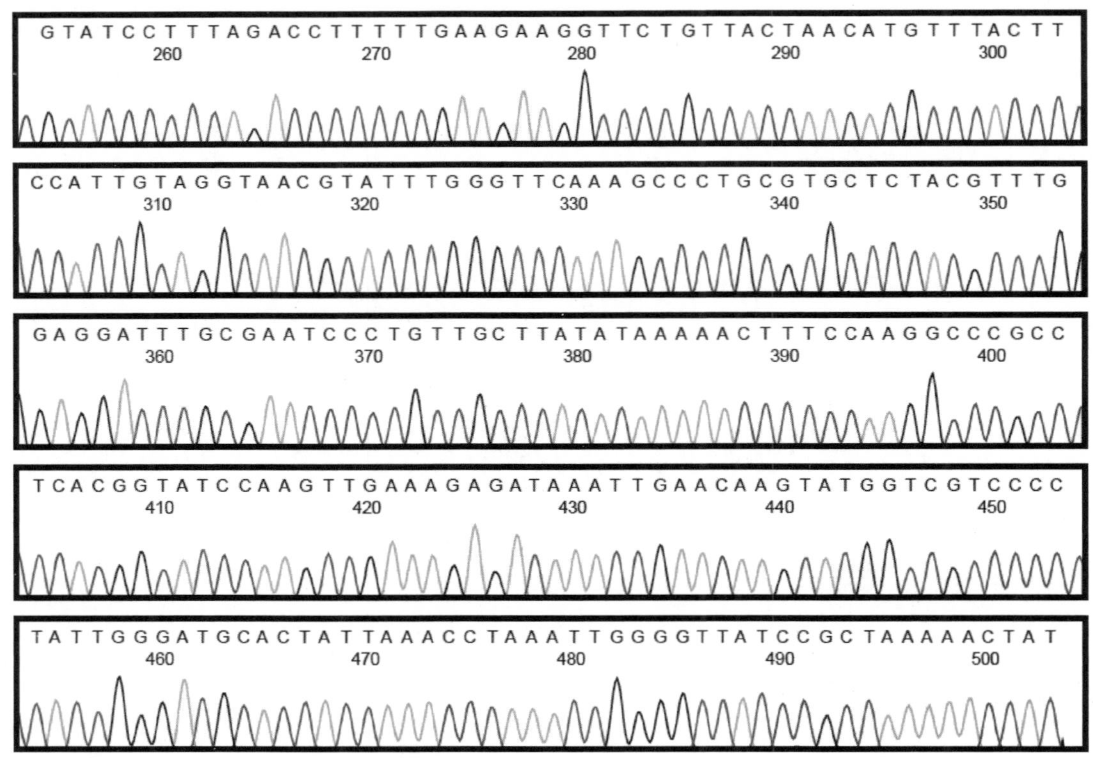

【*rbcL* 条形码序列】

1－50　AAGATTACAAATTGACTTATTATACTCCGCAGTATGAAACCCTAGATACT
51－100　GATATCTTGGCAGCATTCCGAGTAACTCCTCAACCTGGAGTTCCACCCGA
101－150　AGAAGCAGGGGCGGCAGTAGCTGCCGAATCTTCTACTGGTACATGGACAA
151－200　CTGTATGGACCGACGGGCTTACCAGTCTTGATCGTTACAAAGGACGATGC
201－250　TACCACATCGAGCCTGTTGCTGGCGAAGAAAATCAATATATTTGTTATGT
251－300　AGCGTATCCTTTAGACCTTTTTGAAGAAGGTTCTGTTACTAACATGTTTA
301－350　CTTCCATTGTAGGTAACGTATTTGGGTTCAAAGCCCTGCGTGCTCTACGT
351－400　TTGGAGGATTTGCGAATCCCTGTTGCTTATATAAAAACTTTCCAAGGCCC
401－450　GCCTCACGGTATCCAAGTTGAAAGAGATAAATTGAACAAGTATGGTCGTC
451－503　CCCTATTGGGATGCACTATTAAACCTAAATTGGGGTTATCCGCTAAAAACTAT

【*matK* 序列峰图】 长度：780 bp；GC 含量：31.6%。

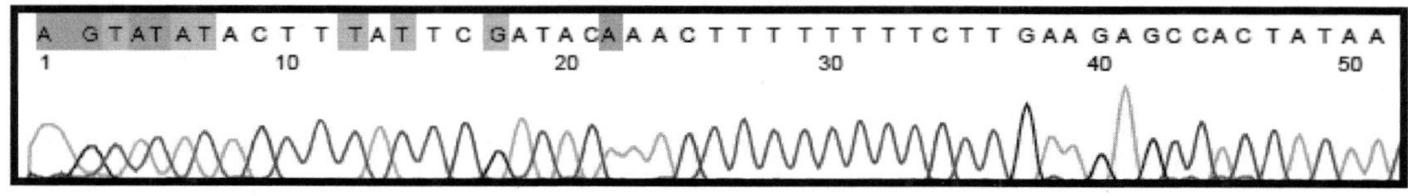

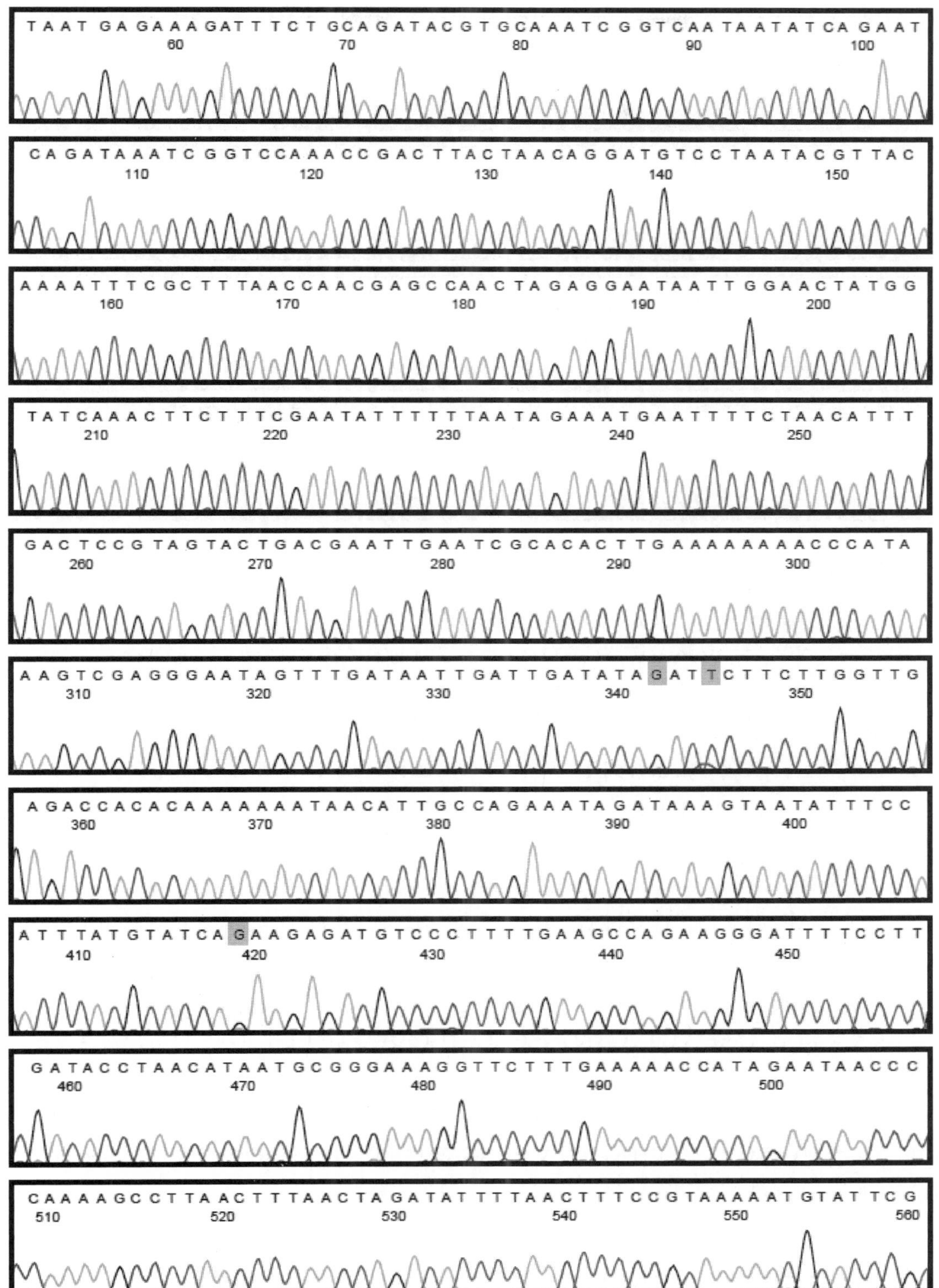
TAATGAGAAAGATTTCTGCAGATACGTGCAAATCGGTCAATAATATCAGAAT
60 70 80 90 100
CAGATAAATCGGTCCAAACCGACTTACTAACAGGATGTCCTAATACGTTAC
110 120 130 140 150
AAAATTTCGCTTTAACCAACGAGCCAACTAGAGGAATAATTGGAACTATGG
160 170 180 190 200
TATCAAACTTCTTTCGAATATTTTTTAATAGAAATGAATTTTCTAACATTT
210 220 230 240 250
GACTCCGTAGTACTGACGAATTGAATCGCACACTTGAAAAAAACCCATA
260 270 280 290 300
AAGTCGAGGGAATAGTTTGATAATTGATTGATATAGATTCTTCTTGGTTG
310 320 330 340 350
AGACCACACAAAAAAATAACATTGCCAGAAATAGATAAAGTAATATTTCC
360 370 380 390 400
ATTTATGTATCAGAAGAGATGTCCCTTTTGAAGCCAGAAGGGATTTTCCTT
410 420 430 440 450
GATACCTAACATAATGCGGGAAAGGTTCTTTGAAAAACCATAGAATAACCC
460 470 480 490 500
CAAAAGCCTTAACTTTAACTAGATATTTTAACTTTCCGTAAAATGTATTCG
510 520 530 540 550 560

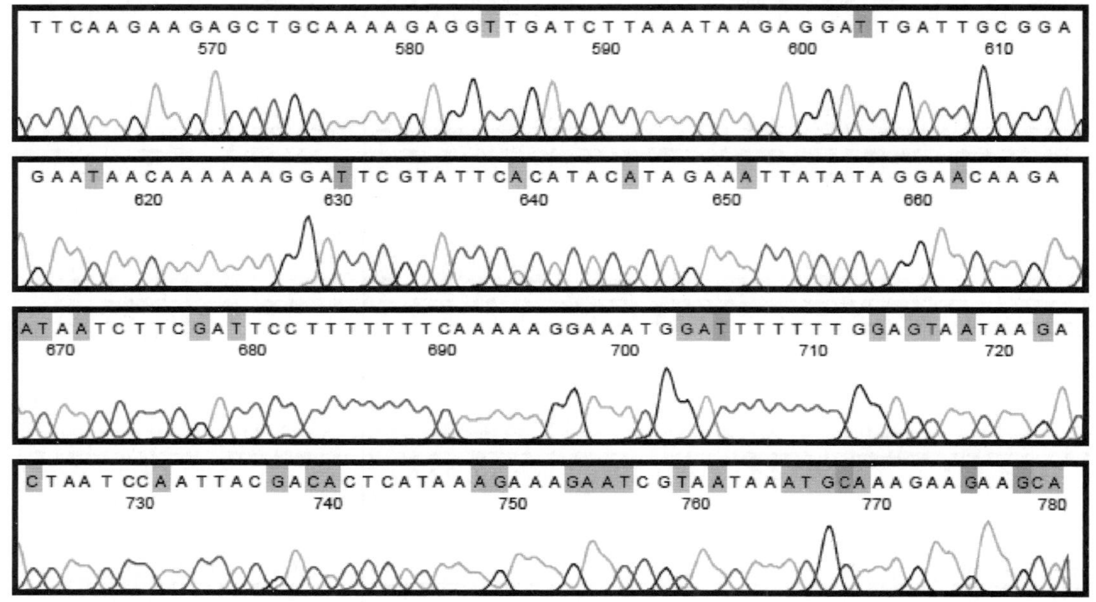

【*matK* 条形码序列】

1－50　AGTATATACTTTATTCGATACAAACTTTTTTTTCTTGAAGAGCCACTATA

51－100　ATAATGAGAAAGATTTCTGCAGATACGTGCAAATCGGTCAATAATATCAG

101－150　AATCAGATAAATCGGTCCAAACCGACTTACTAACAGGATGTCCTAATACG

151－200　TTACAAAATTTCGCTTTAACCAACGAGCCAACTAGAGGAATAATTGGAAC

201－250　TATGGTATCAAACTTCTTTCGAATATTTTTTAATAGAAATGAATTTTCTA

251－300　ACATTTGACTCCGTAGTACTGACGAATTGAATCGCACACTTGAAAAAAAA

301－350　CCCATAAAGTCGAGGGAATAGTTTGATAATTGATTGATATAGATTCTTCT

351－400　TGGTTGAGACCACACAAAAAAATAACATTGCCAGAAATAGATAAAGTAAT

401－450　ATTTCCATTTATGTATCAGAAGAGATGTCCCTTTTGAAGCCAGAAGGGAT

451－500　TTTCCTTGATACCTAACATAATGCGGGAAAGGTTCTTTGAAAAACCATAG

501－550　AATAACCCCAAAAGCCTTAACTTTAACTAGATATTTTAACTTTCCGTAAA

551－600　AATGTATTCGTTCAAGAAGAGCTGCAAAAGAGGTTGATCTTAAATAAGAG

601－650　GATTGATTGCGGAGAATAACAAAAAAGGATTCGTATTCACATACATAGAA

651－700　ATTATATAGGAACAAGAATAATCTTCGATTCCTTTTTTTCAAAAAGGAAA

701－750　TGGATTTTTTTGGAGTAATAAGACTAATCCAATTACGACACTCATAAAGA

751－780　AAGAATCGTAATAAATGCAAAGAAGAAGCA

毛蕊铁线莲

本品为毛茛科植物毛蕊铁线莲 *Clematis lasiandra* Maxim. 的干燥藤茎或全草。

【材料来源】 毛蕊铁线莲新鲜叶片采自湖北省神农架国家森林公园。

经度：110°25′37″，纬度：31°40′38″，海拔：1 530 m，鉴定人：杨青山。

【ITS2 序列峰图】 长度：218 bp；GC 含量：63.7%。

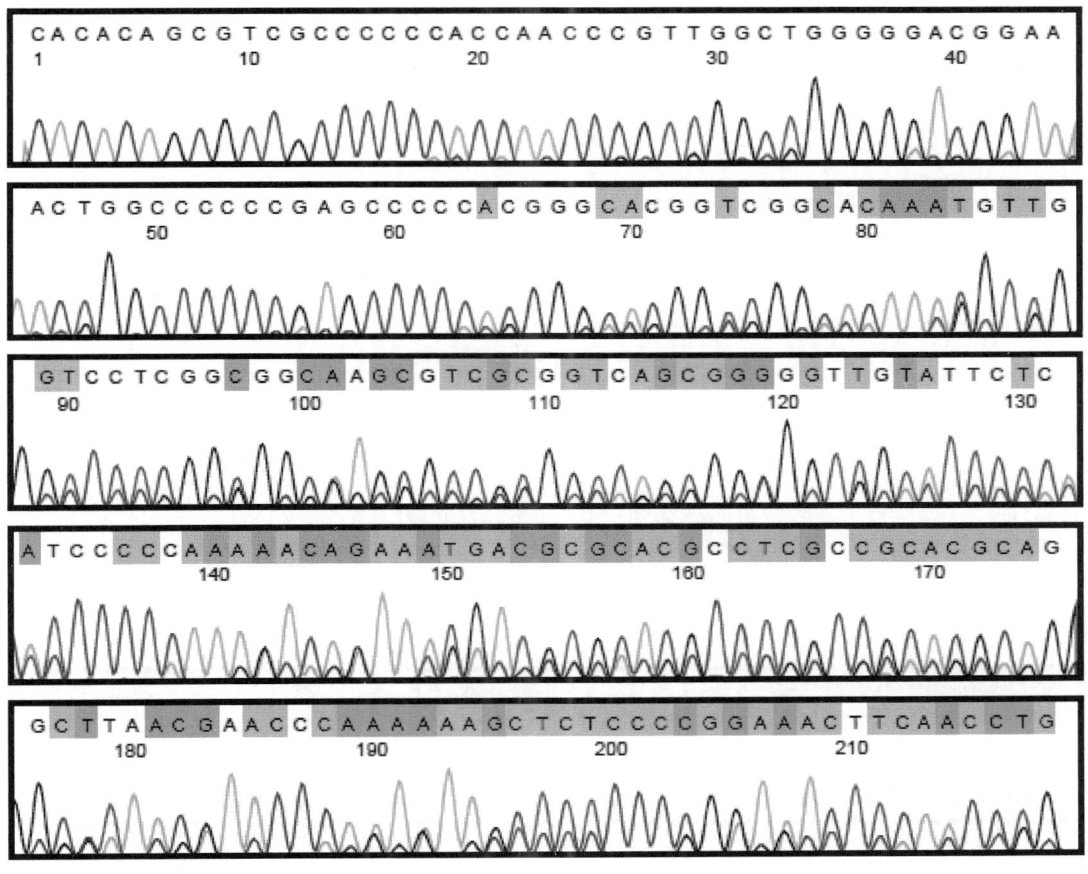

【ITS2 条形码序列】

1－50　CACACAGCGTCGCCCCCACCAACCCGTTGGCTGGGGACGGAAACTGGC

51－100　CCCCCGAGCCCCCACGGGCACGGTCGGCACAAATGTTGGTCCTCGGCGGC

101－150　AAGCGTCGCGGTCAGCGGGGGTTGTATTCTCATCCCCCAAAAACAGAAAT

151－200　GACGCGCACGCCTCGCCGCACGCAGGCTTAACGAACCCAAAAAAGCTCTC

201－218　CCCGGAAACTTCAACCTG

【ITS2 序列二级结构】

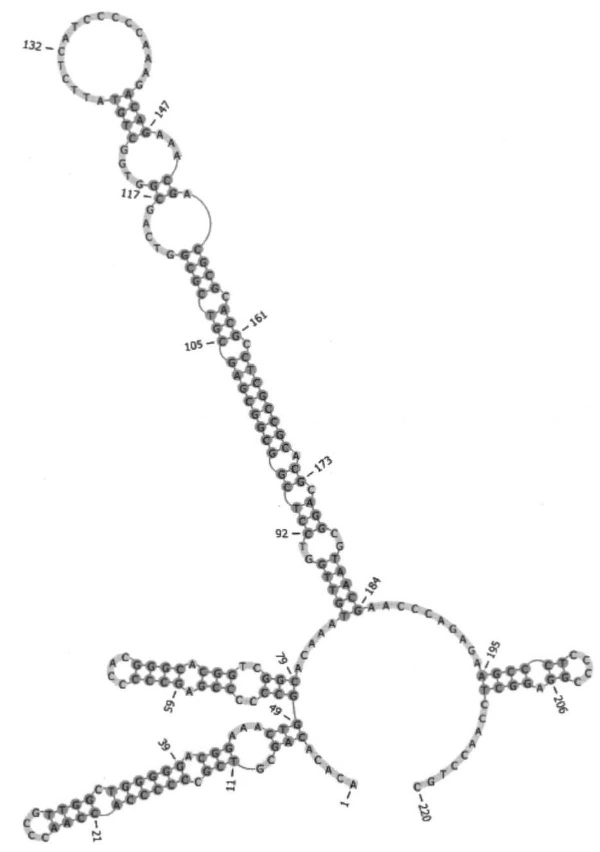

【*psbA - TrnH* 序列峰图】 长度：552 bp；GC 含量：43.2%。

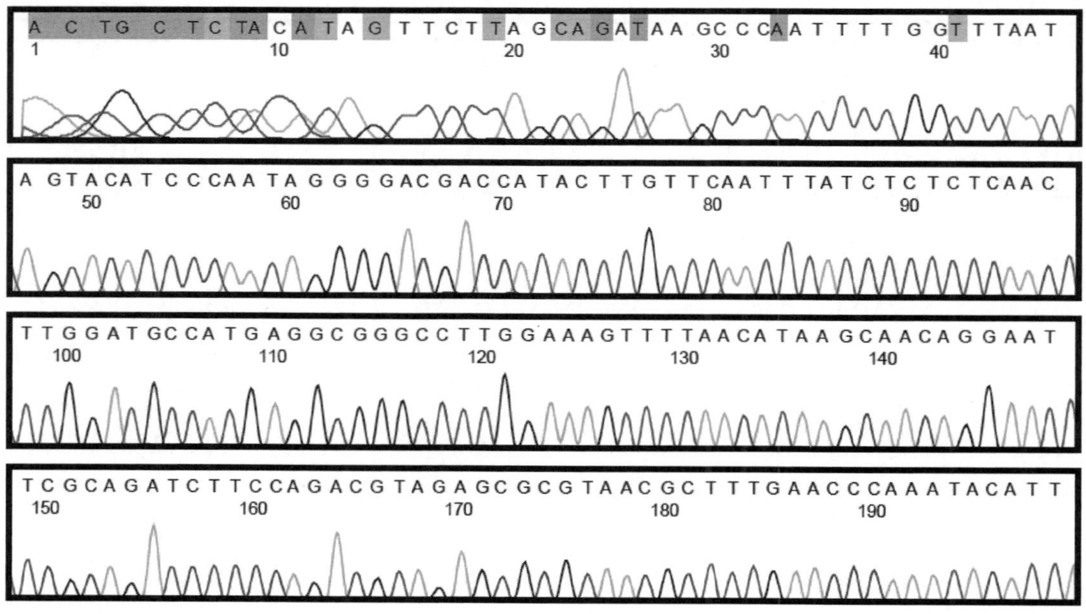

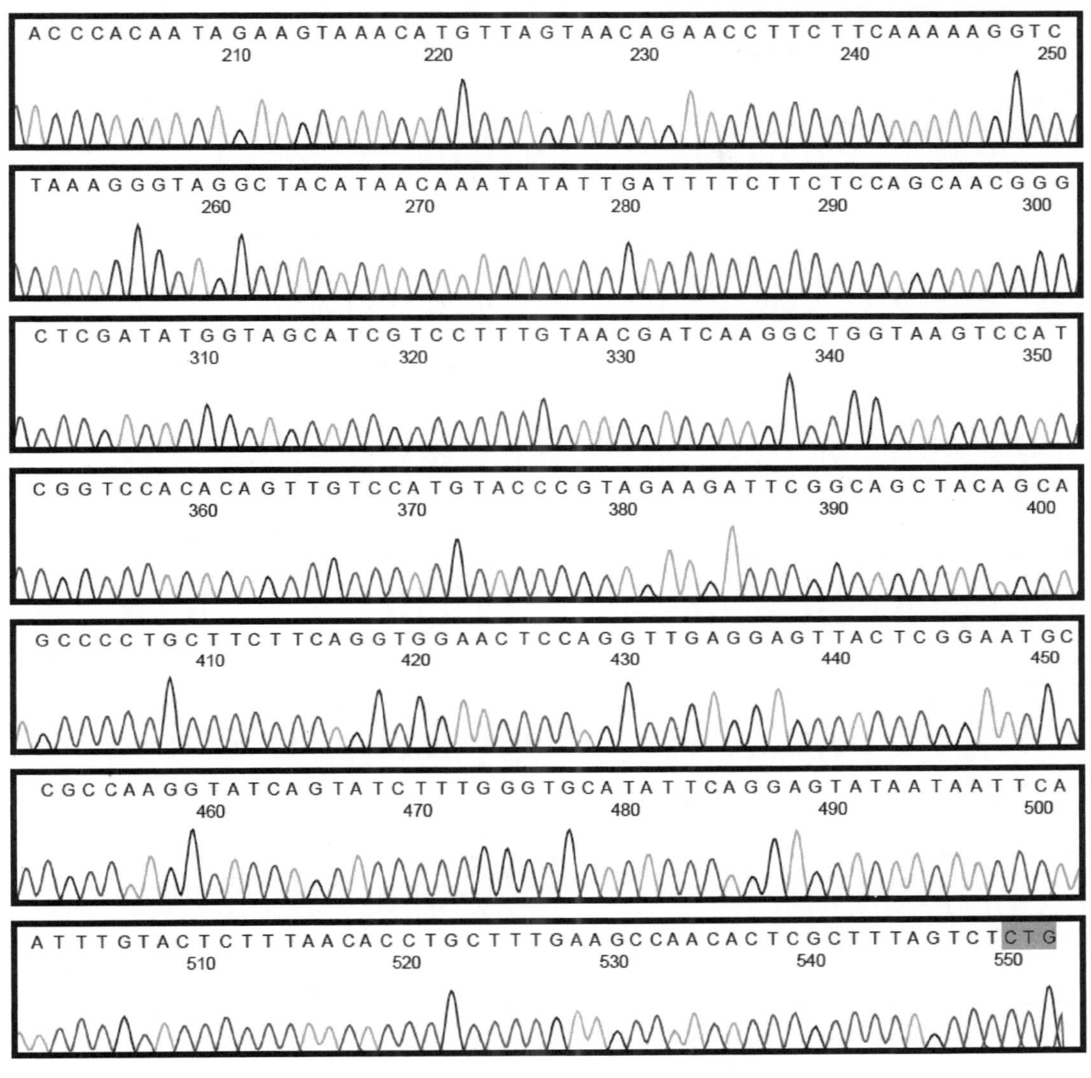

【*psbA* - *TrnH* 条形码序列】

1 - 50　ACTGCTCTACATAGTTCTTAGCAGATAAGCCCAATTTTGGTTTAATAGTA
51 - 100　CATCCCAATAGGGGACGACCATACTTGTTCAATTTATCTCTCTCAACTTG
101 - 150　GATGCCATGAGGCGGGCCTTGGAAAGTTTTAACATAAGCAACAGGAATTC
151 - 200　GCAGATCTTCCAGACGTAGAGCGCGTAACGCTTTGAACCCAAATACATTA
201 - 250　CCCACAATAGAAGTAAACATGTTAGTAACAGAACCTTCTTCAAAAAGGTC
251 - 300　TAAAGGGTAGGCTACATAACAAATATATTGATTTTCTTCTCCAGCAACGG
301 - 350　GCTCGATATGGTAGCATCGTCCTTTGTAACGATCAAGGCTGGTAAGTCCA
351 - 400　TCGGTCCACACAGTTGTCCATGTACCCGTAGAAGATTCGGCAGCTACAGC
401 - 450　AGCCCCTGCTTCTTCAGGTGGAACTCCAGGTTGAGGAGTTACTCGGAATG
451 - 500　CCGCCAAGGTATCAGTATCTTTGGGTGCATATTCAGGAGTATAATAATTC

501 - 552　AATTTGTACTCTTTAACACCTGCTTTGAAGCCAACACTCGCTTTAGTCTCTG

【*rbcL* 序列峰图】 长度：554 bp；GC 含量：43.1%。

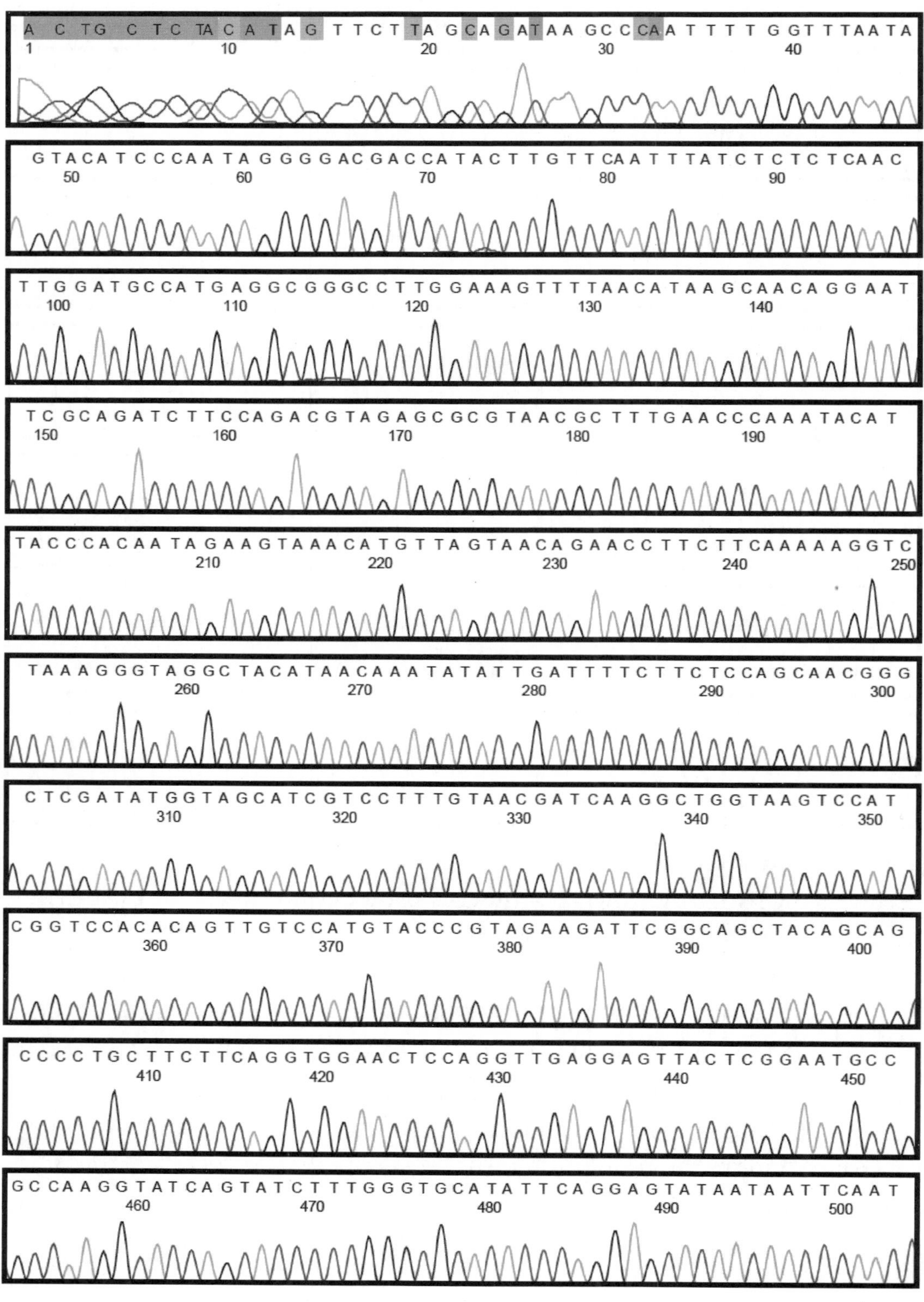

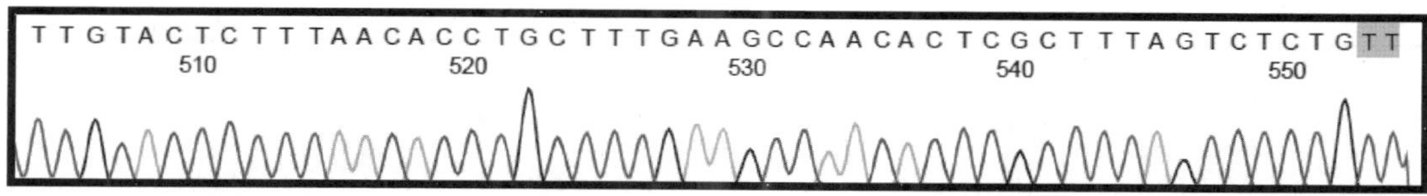

【*rbcL* 条形码序列】

1 - 50　ACTGCTCTACATAGTTCTTAGCAGATAAGCCCAATTTTGGTTTAATAGTA
51 - 100　CATCCCAATAGGGGACGACCATACTTGTTCAATTTATCTCTCTCAACTTG
101 - 150　GATGCCATGAGGCGGGCCTTGGAAAGTTTTAACATAAGCAACAGGAATTC
151 - 200　GCAGATCTTCCAGACGTAGAGCGCGTAACGCTTTGAACCCAAATACATTA
201 - 250　CCCACAATAGAAGTAAACATGTTAGTAACAGAACCTTCTTCAAAAAGGTC
251 - 300　TAAAGGGTAGGCTACATAACAAATATATTGATTTTCTTCTCCAGCAACGG
301 - 350　GCTCGATATGGTAGCATCGTCCTTTGTAACGATCAAGGCTGGTAAGTCCA
351 - 400　TCGGTCCACACAGTTGTCCATGTACCCGTAGAAGATTCGGCAGCTACAGC
401 - 450　AGCCCCTGCTTCTTCAGGTGGAACTCCAGGTTGAGGAGTTACTCGGAATG
451 - 500　CCGCCAAGGTATCAGTATCTTTGGGTGCATATTCAGGAGTATAATAATTC
501 - 554　AATTTGTACTCTTTAACACCTGCTTTGAAGCCAACACTCGCTTTAGTCTCTGTT

【*matK* 序列峰图】 长度：734 bp；GC 含量：30.7%。

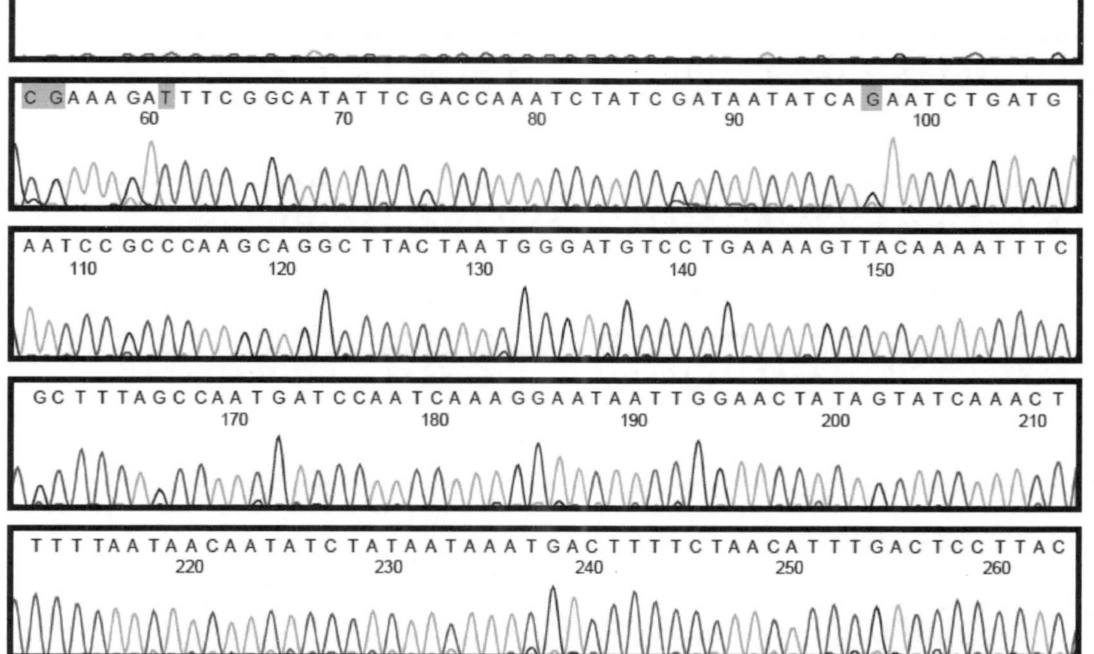

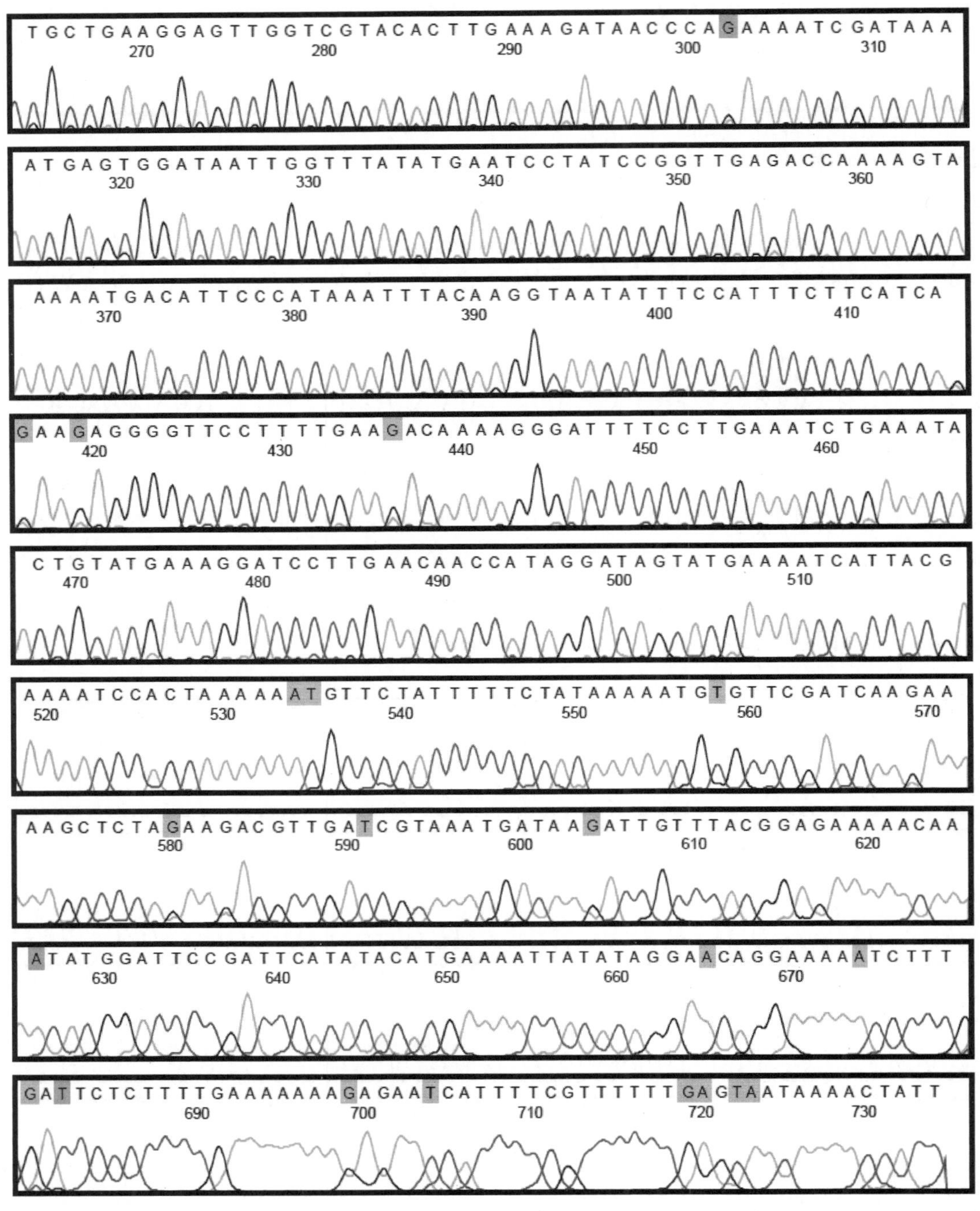

【*matK* 条形码序列】

1－50　ATATACTTTATACGATACAAACTCTTTTTTTTTGAAGATCCACTGTAATA

51－100　ATGCGAAAGATTTCGGCATATTCGACCAAATCTATCGATAATATCAGAAT

101－150　CTGATGAATCCGCCCAAGCAGGCTTACTAATGGGATGTCCTGAAAAGTTA

151 - 200	CAAAATTTCGCTTTAGCCAATGATCCAATCAAAGGAATAATTGGAACTAT
201 - 250	AGTATCAAACTTTTTAATAACAATATCTATAATAAATGACTTTTCTAACA
251 - 300	TTTGACTCCTTACTGCTGAAGGAGTTGGTCGTACACTTGAAAGATAACCC
301 - 350	AGAAAATCGATAAAATGAGTGGATAATTGGTTTATATGAATCCTATCCGG
351 - 400	TTGAGACCAAAAGTAAAAATGACATTCCCATAAATTTACAAGGTAATATT
401 - 450	TCCATTTCTTCATCAGAAGAGGGGTTCCTTTTGAAGACAAAAGGGATTTT
451 - 500	CCTTGAAATCTGAAATACTGTATGAAAGGATCCTTGAACAACCATAGGAT
501 - 550	AGTATGAAAATCATTACGAAAATCCACTAAAAAATGTTCTATTTTTCTAT
551 - 600	AAAAATGTGTTCGATCAAGAAAAGCTCTAGAAGACGTTGATCGTAAATGA
601 - 650	TAAGATTGTTTACGGAGAAAAACAAATATGGATTCCGATTCATATACATG
651 - 700	AAAATTATATAGGAACAGGAAAAATCTTTGATTCTCTTTTGAAAAAAAGA
701 - 734	GAATCATTTTCGTTTTTTGAGTAATAAAACTATT

毛连菜

本品为菊科植物日本毛连菜 *Picris japonica* Thunb. 的干燥地上部分。

【材料来源】 日本毛连菜新鲜叶片采自内蒙古自治区特金罕山国家级自然保护区。经度：119°48′34″，纬度：45°09′12″，海拔：920 m，鉴定人：包书茵。

【ITS2 序列峰图】 长度：223 bp；GC 含量：54.3%。

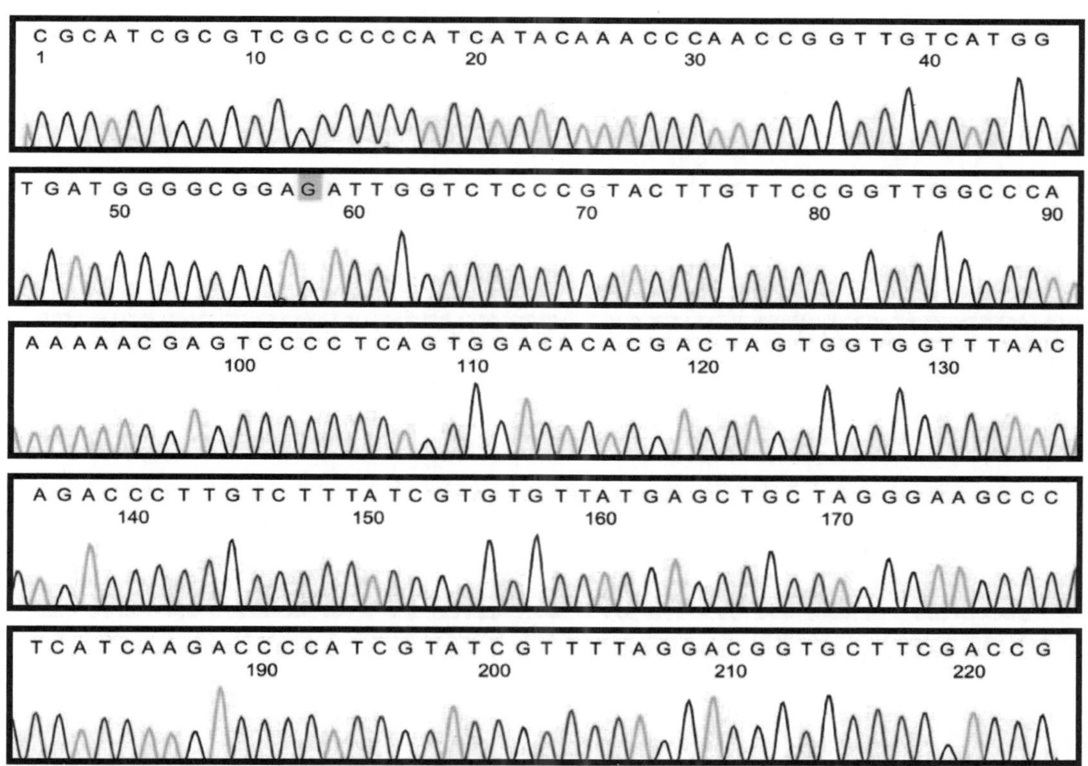

【ITS2 条形码序列】

1 - 50	CGCATCGCGTCGCCCCCATCATACAAACCCAACCGGTTGTCATGGTGATG
51 - 100	GGGCGGAGATTGGTCTCCCGTACTTGTTCCGGTTGGCCCAAAAAACGAGT
101 - 150	CCCCTCAGTGGACACACGACTAGTGGTGGTTTAACAGACCCTTGTCTTTA
151 - 200	TCGTGTGTTATGAGCTGCTAGGGAAGCCCTCATCAAGACCCCATCGTATC
201 - 223	GTTTTAGGACGGTGCTTCGACCG

【ITS2 序列二级结构】

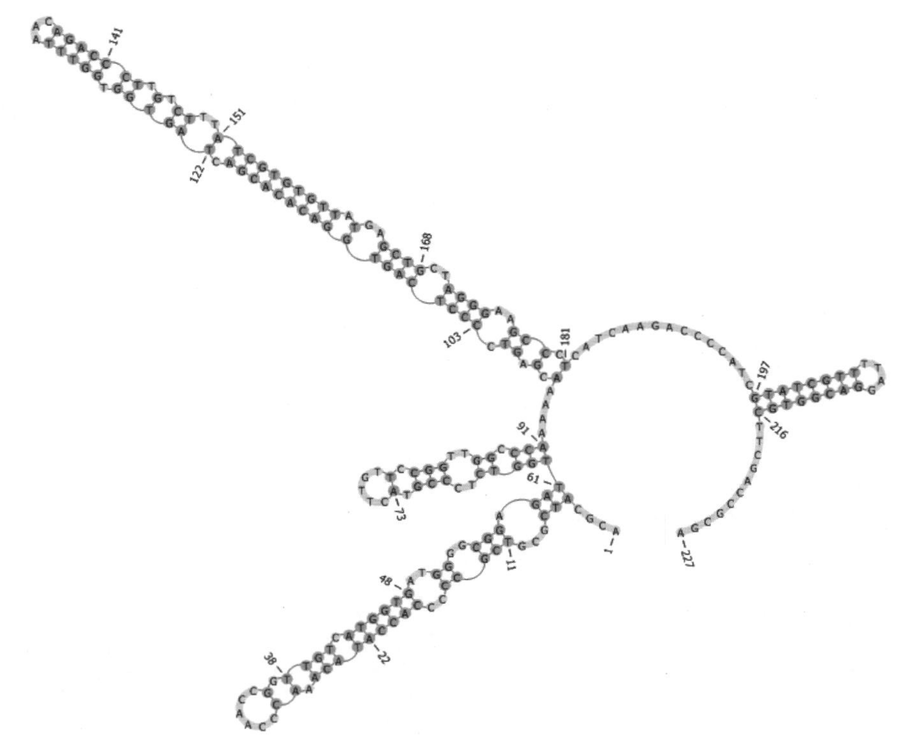

【*psbA* - *TrnH* 序列峰图】 长度：288 bp；GC 含量：29.5%。

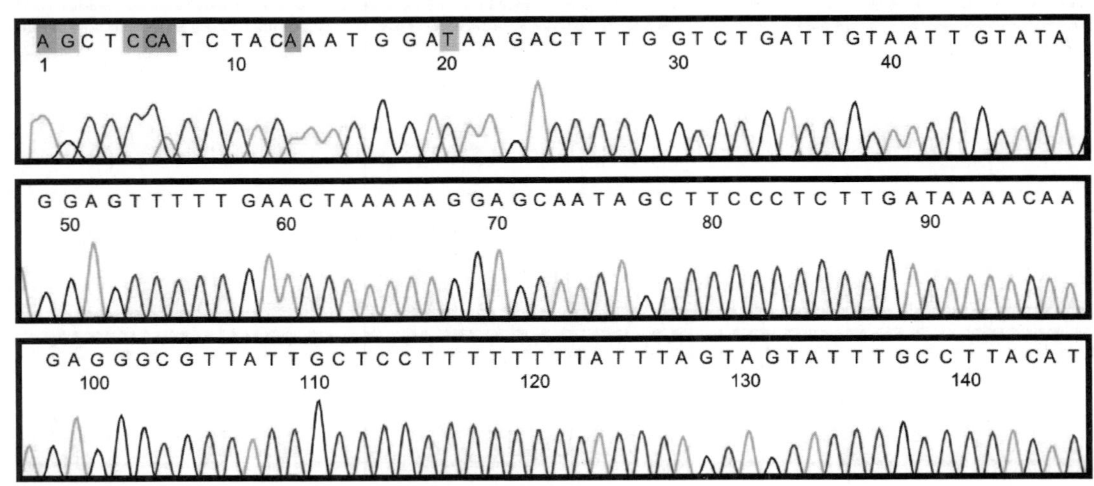

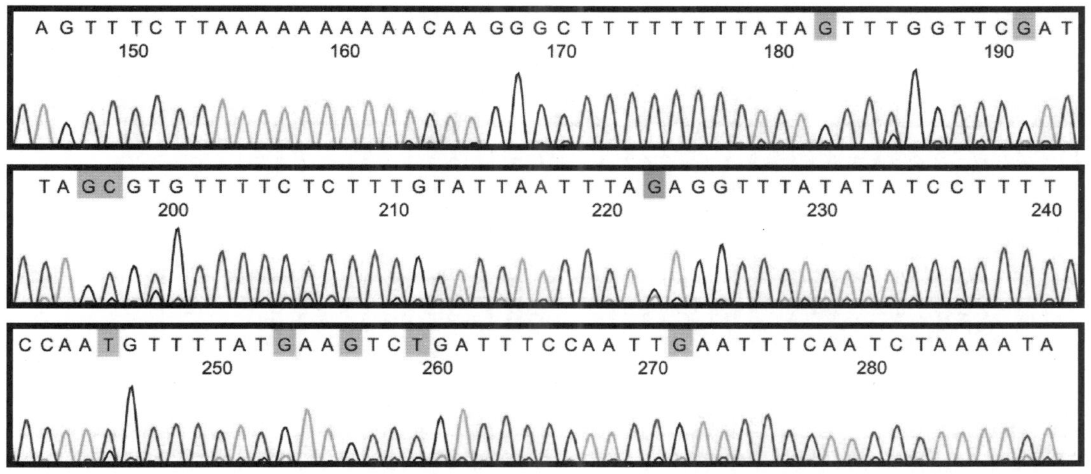

【*psbA* - *TrnH* 条形码序列】

1 - 50　AGCTCCATCTACAAATGGATAAGACTTTGGTCTGATTGTAATTGTATAGG

51 - 100　AGTTTTTGAACTAAAAAGGAGCAATAGCTTCCCTCTTGATAAAACAAGAG

101 - 150　GGCGTTATTGCTCCTTTTTTTTATTTAGTAGTATTTGCCTTACATAGTTT

151 - 200　CTTAAAAAAAAAACAAGGGCTTTTTTTTATAGTTTGGTTCGATTAGCGTG

201 - 250　TTTTCTCTTTGTATTAATTTAGAGGTTTATATATCCTTTTCCAATGTTTT

251 - 288　ATGAAGTCTGATTTCCAATTGAATTTCAATCTAAAATA

【*rbcL* 序列峰图】　长度:538 bp;GC 含量:42.9%。

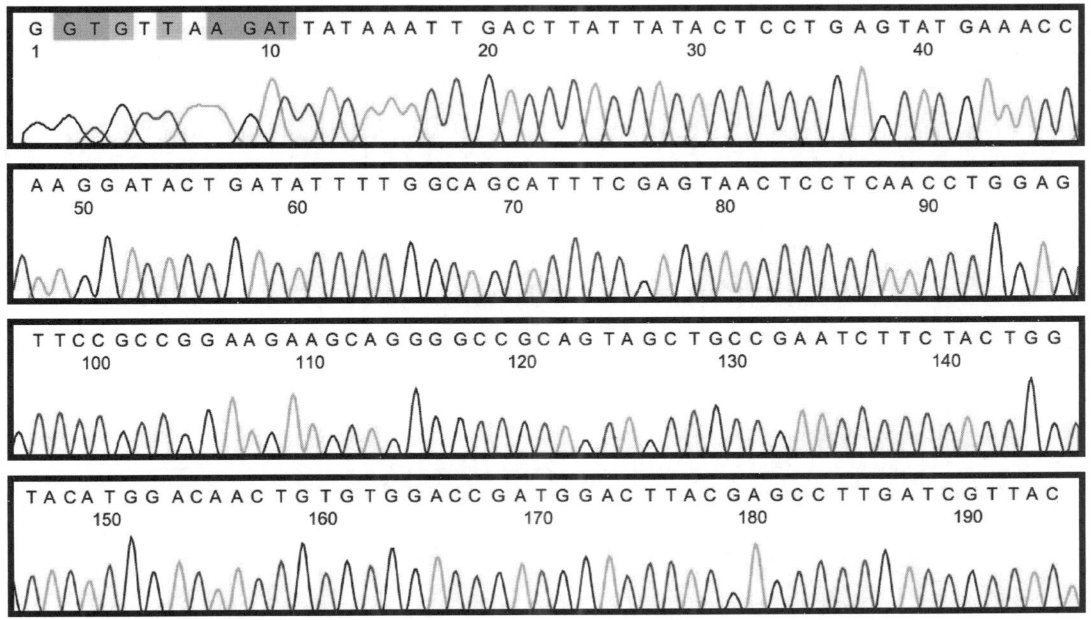

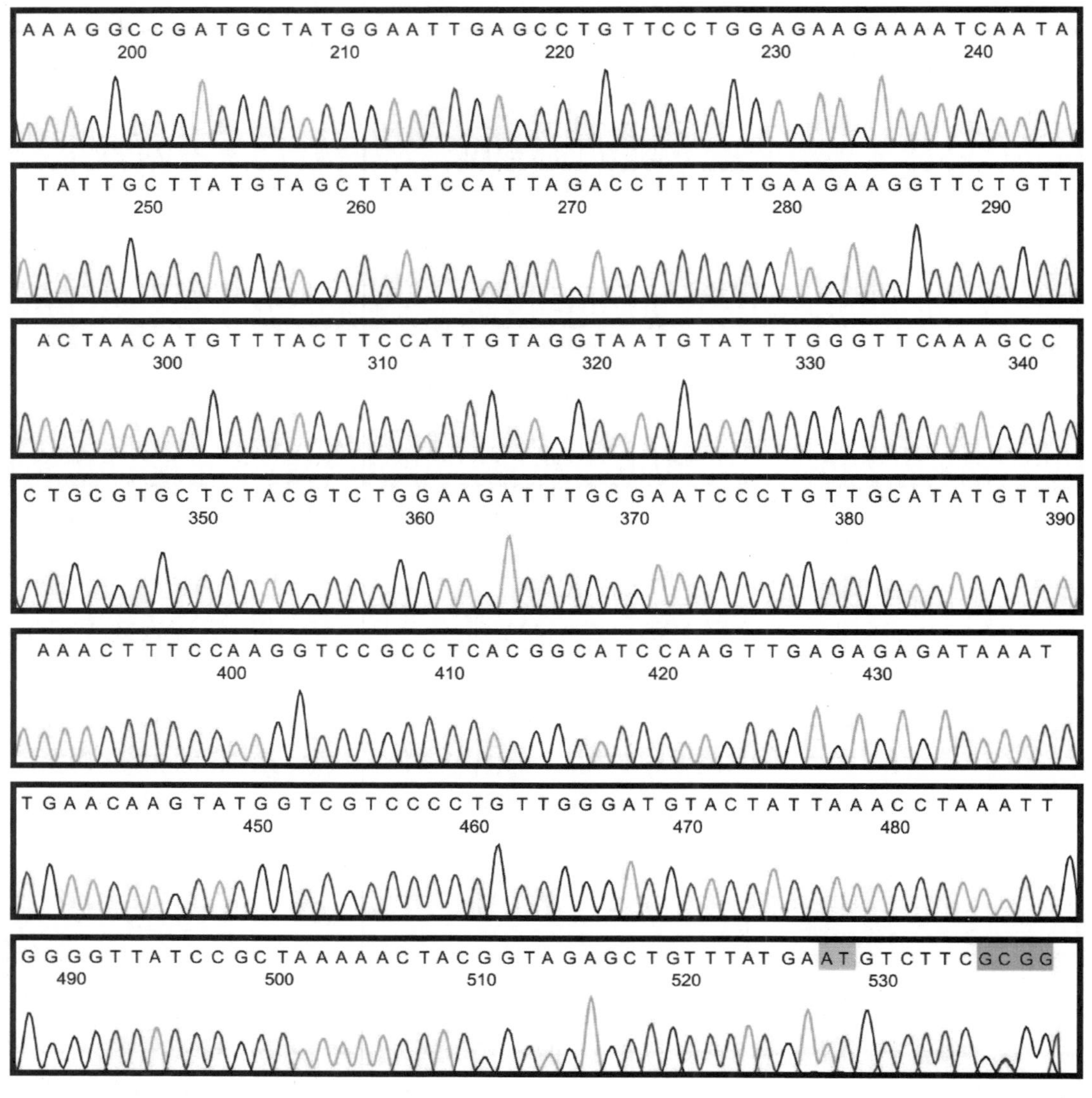

【*rbcL* 条形码序列】

1 - 50 GGTGTTAAGATTATAAATTGACTTATTATACTCCTGAGTATGAAACCAAG

51 - 100 GATACTGATATTTTGGCAGCATTTCGAGTAACTCCTCAACCTGGAGTTCC

101 - 150 GCCGGAAGAAGCAGGGGCCGCAGTAGCTGCCGAATCTTCTACTGGTACAT

151 - 200 GGACAACTGTGTGGACCGATGGACTTACGAGCCTTGATCGTTACAAAGGC

201 - 250 CGATGCTATGGAATTGAGCCTGTTCCTGGAGAAGAAAATCAATATATTGC

251 - 300 TTATGTAGCTTATCCATTAGACCTTTTTGAAGAAGGTTCTGTTACTAACA

301 - 350 TGTTTACTTCCATTGTAGGTAATGTATTTGGGTTCAAAGCCCTGCGTGCT

351 - 400 CTACGTCTGGAAGATTTGCGAATCCCTGTTGCATATGTTAAAACTTTCCA

401 - 450 AGGTCCGCCTCACGGCATCCAAGTTGAGAGAGATAAATTGAACAAGTATG

451 - 500 GTCGTCCCCTGTTGGGATGTACTATTAAACCTAAATTGGGGTTATCCGCT

501 - 538　　AAAAACTACGGTAGAGCTGTTTATGAATGTCTTCGCGG

【*matK* 序列峰图】 长度：812 bp；GC 含量：34.7%。

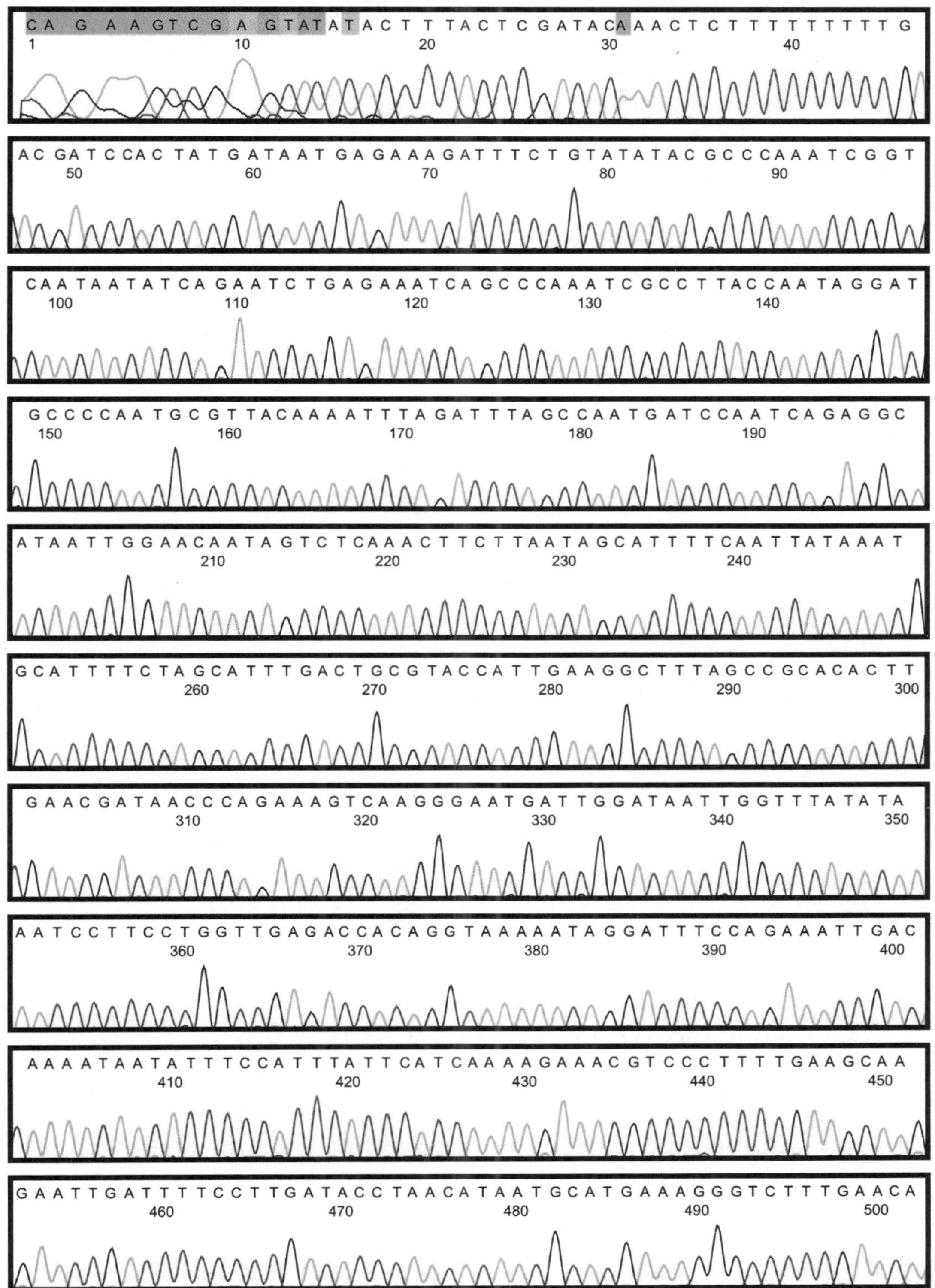

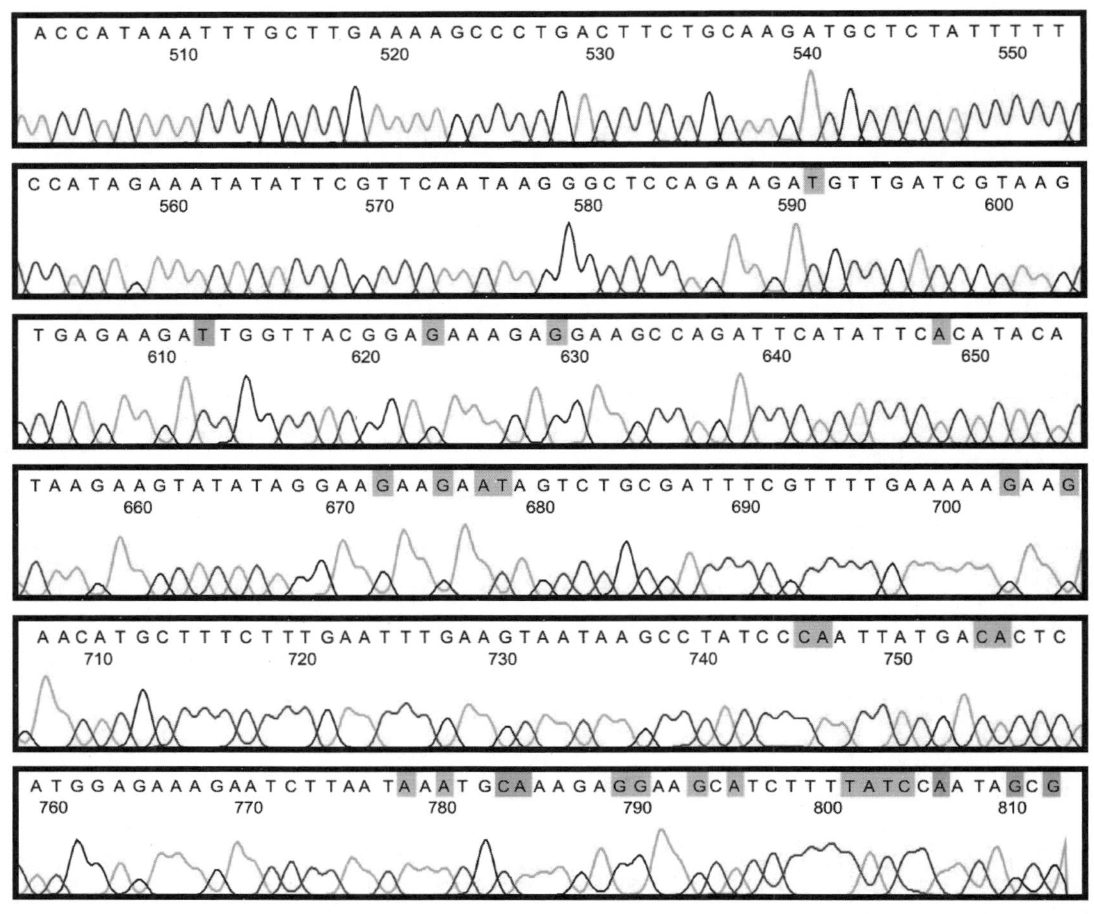

【*matK* 条形码序列】

1－50　CAGAAGTCGAGTATATACTTTACTCGATACAAACTCTTTTTTTTGACGA

51－100　TCCACTATGATAATGAGAAAGATTTCTGTATATACGCCCAAATCGGTCAA

101－150　TAATATCAGAATCTGAGAAATCAGCCCAAATCGCCTTACCAATAGGATGC

151－200　CCCAATGCGTTACAAAATTTAGATTTAGCCAATGATCCAATCAGAGGCAT

201－250　AATTGGAACAATAGTCTCAAACTTCTTAATAGCATTTTCAATTATAAATG

251－300　CATTTTCTAGCATTTGACTGCGTACCATTGAAGGCTTTAGCCGCACACTT

301－350　GAACGATAACCCAGAAAGTCAAGGGAATGATTGGATAATTGGTTTATATA

351－400　AATCCTTCCTGGTTGAGACCACAGGTAAAAATAGGATTTCCAGAAATTGA

401－450　CAAAATAATATTTCCATTTATTCATCAAAAGAAACGTCCCTTTTGAAGCA

451－500　AGAATTGATTTTCCTTGATACCTAACATAATGCATGAAAGGGTCTTTGAA

501－550　CAACCATAAATTTGCTTGAAAAGCCCTGACTTCTGCAAGATGCTCTATTT

551－600　TTCCATAGAAATATATTCGTTCAATAAGGGCTCCAGAAGATGTTGATCGT

601－650　AAGTGAGAAGATTGGTTACGGAGAAAGAGGAAGCCAGATTCATATTCACA

651 - 700　TACATAAGAAGTATATAGGAAGAAGAATAGTCTGCGATTTCGTTTTGAAA
701 - 750　AAGAAGAACATGCTTTCTTTGAATTTGAAGTAATAAGCCTATCCCAATTA
751 - 800　TGACACTCATGGAGAAAGAATCTTAATAAATGCAAAGAGGAAGCATCTTT
801 - 812　TATCCAATAGCG

毛果兴安虫实

本品为藜科植物毛果兴安虫实 *Corispermum chinganicum* var. *stellipile* Tsien et C. G. Ma 的干燥全草。

【材料来源】 毛果兴安虫实新鲜叶片采自内蒙古自治区通辽市科左后旗朝鲁吐镇白兴吐嘎查。

经度:121°19′14″,纬度:43°02′5″,海拔:260 nm,鉴定人:包书茵。

【*rbcL* 序列峰图】 长度:510 bp;GC 含量:42.3%。

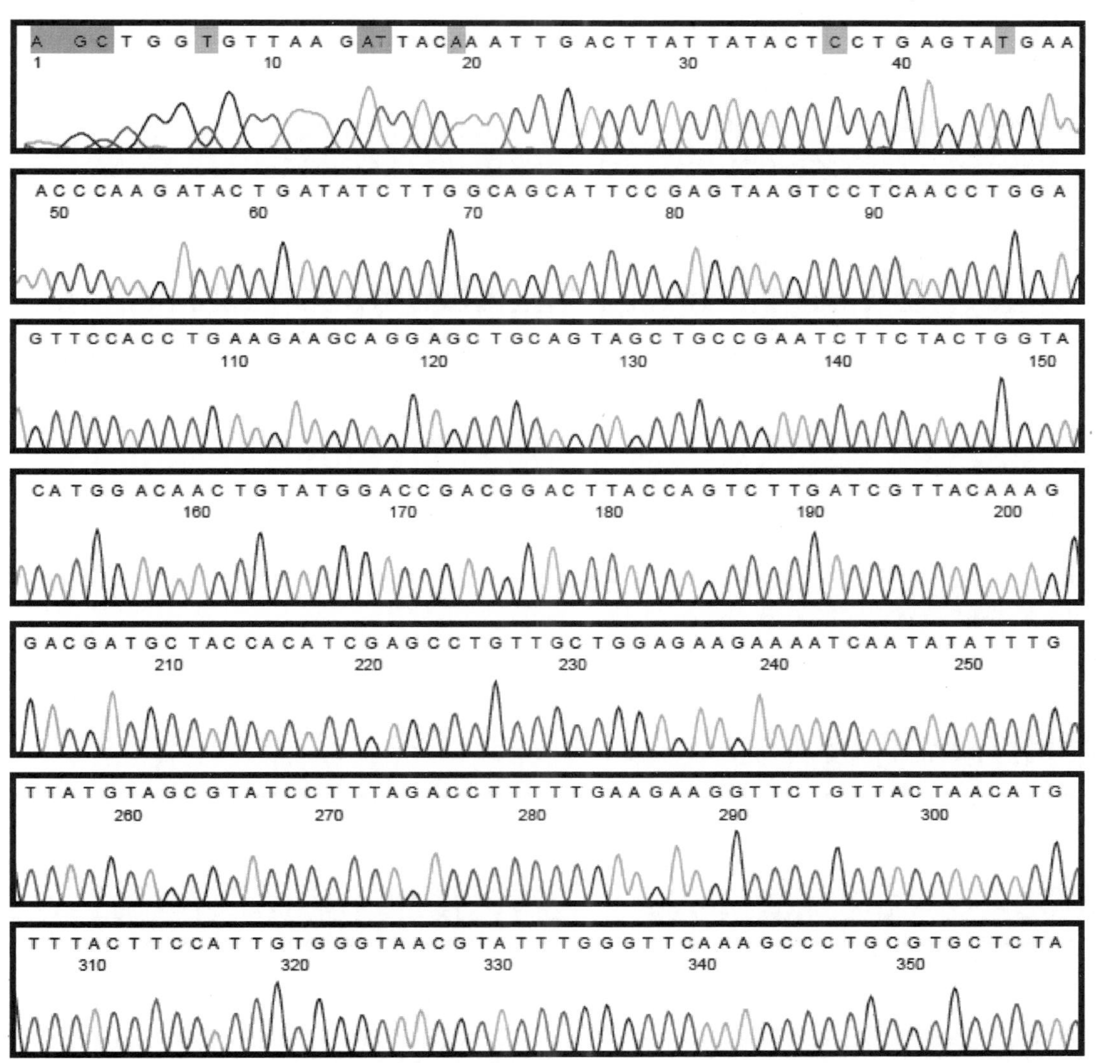

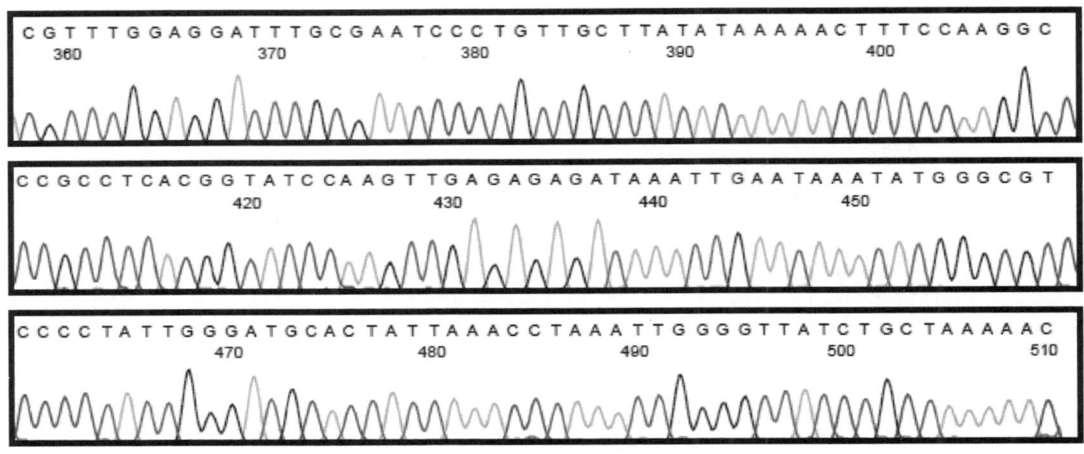

【*rbcL* 条形码序列】

1－50　AGCTGGTGTTAAGATTACAAATTGACTTATTATACTCCTGAGTATGAAAC

51－100　CCAAGATACTGATATCTTGGCAGCATTCCGAGTAAGTCCTCAACCTGGAG

101－150　TTCCACCTGAAGAAGCAGGAGCTGCAGTAGCTGCCGAATCTTCTACTGGT

151－200　ACATGGACAACTGTATGGACCGACGGACTTACCAGTCTTGATCGTTACAA

201－250　AGGACGATGCTACCACATCGAGCCTGTTGCTGGAGAAGAAAATCAATATA

251－300　TTTGTTATGTAGCGTATCCTTTAGACCTTTTTGAAGAAGGTTCTGTTACT

301－350　AACATGTTTACTTCCATTGTGGGTAACGTATTTGGGTTCAAAGCCCTGCG

351－400　TGCTCTACGTTTGGAGGATTTGCGAATCCCTGTTGCTTATATAAAAACTT

401－450　TCCAAGGCCCGCCTCACGGTATCCAAGTTGAGAGAGATAAATTGAATAAA

451－500　TATGGGCGTCCCCTATTGGGATGCACTATTAAACCTAAATTGGGGTTATC

501－510　TGCTAAAAAC

毛叶乌头

本品为毛茛科植物毛叶乌头 *Aconitum carmichaelii* var. *pubescens* W. T. Wang et Hsiao 的干燥块根。

【材料来源】 毛叶乌头新鲜叶片采自陕西省宝鸡市太白县。
经度：107°17′06″，纬度：34°03′40″，海拔：1 810 m，鉴定人：胡本祥。

【ITS 序列峰图】 长度：630 bp；GC 含量：60.6%。

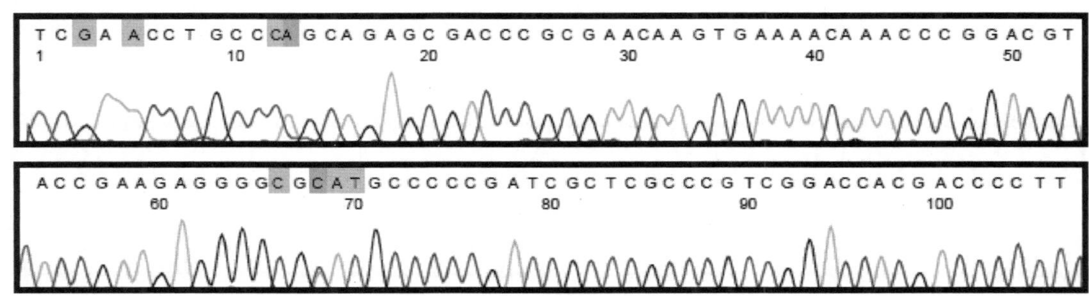

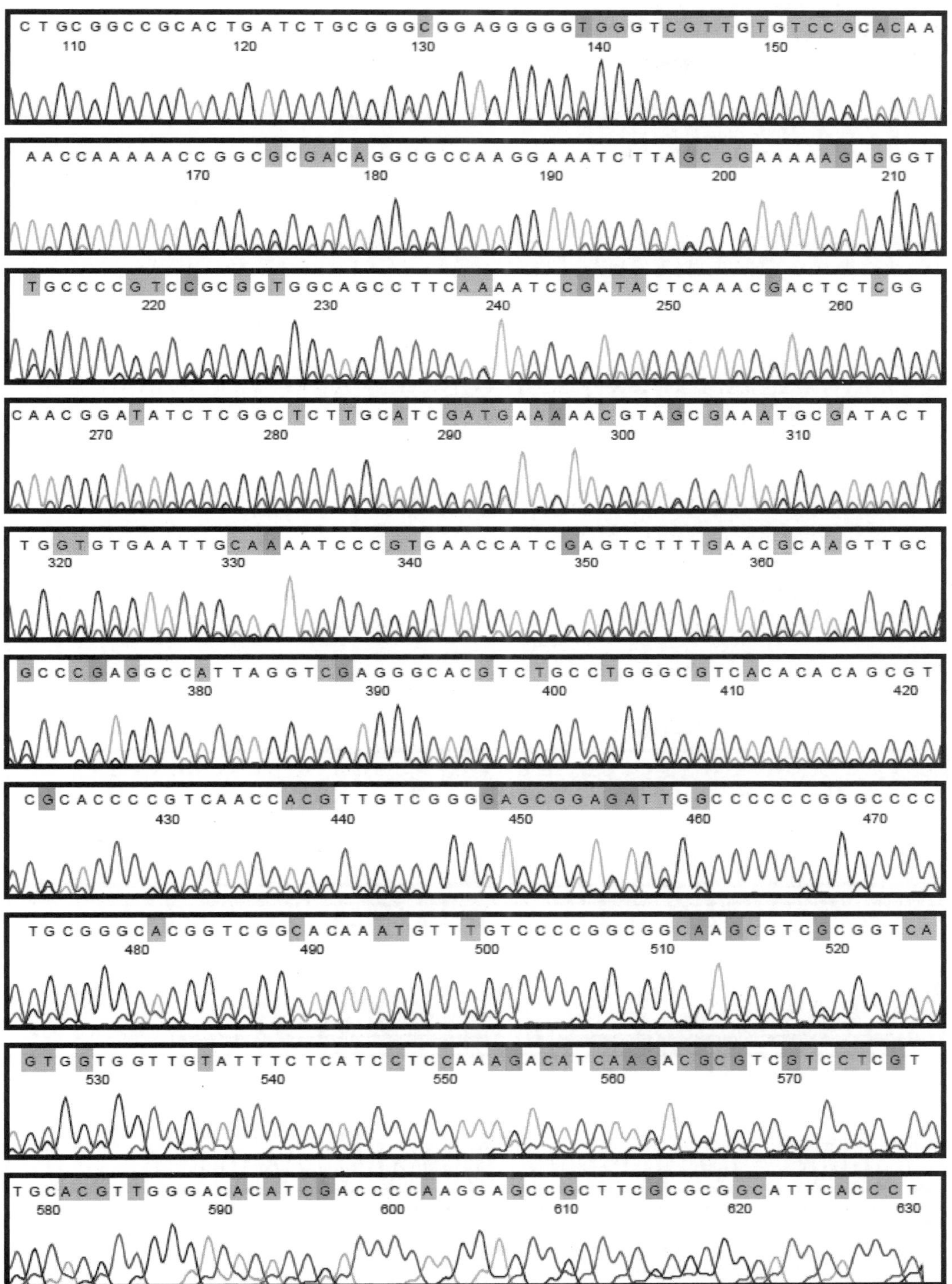

【ITS 条形码序列】

1 - 50　TCGAACCTGCCCAGCAGAGCGACCCGCGAACAAGTGAAAACAAACCCGGA
51 - 100　CGTACCGAAGAGGGGCGCATGCCCCCGATCGCTCGCCCGTCGGACCACGA
101 - 150　CCCCTTCTGCGGCCGCACTGATCTGCGGGCGGAGGGGGTGGGTCGTTGTG
151 - 200　TCCGCACAAAACCAAAAACCGGCGCGACAGGCGCCAAGGAAATCTTAGCG
201 - 250　GAAAAAGAGGGTTGCCCCGTCCGCGGTGGCAGCCTTCAAAATCCGATACT
251 - 300　CAAACGACTCTCGGCAACGGATATCTCGGCTCTTGCATCGATGAAAAACG
301 - 350　TAGCGAAATGCGATACTTGGTGTGAATTGCAAAATCCCGTGAACCATCGA
351 - 400　GTCTTTGAACGCAAGTTGCGCCCGAGGCCATTAGGTCGAGGGCACGTCTG
401 - 450　CCTGGGCGTCACACACAGCGTCGCACCCCGTCAACCACGTTGTCGGGGAG
451 - 500　CGGAGATTGGCCCCCCGGGCCCCTGCGGGCACGGTCGGCACAAATGTTTG
501 - 550　TCCCCGGCGGCAAGCGTCGCGGTCAGTGGTGGTTGTATTTCTCATCCTCC
551 - 600　AAAGACATCAAGACGCGTCGTCCTCGTTGCACGTTGGGACACATCGACCC
601 - 630　CAAGGAGCCGCTTCGCGCGGCATTCACCCT

【ITS2 序列峰图】　长度:220 bp;GC 含量:64.6%。

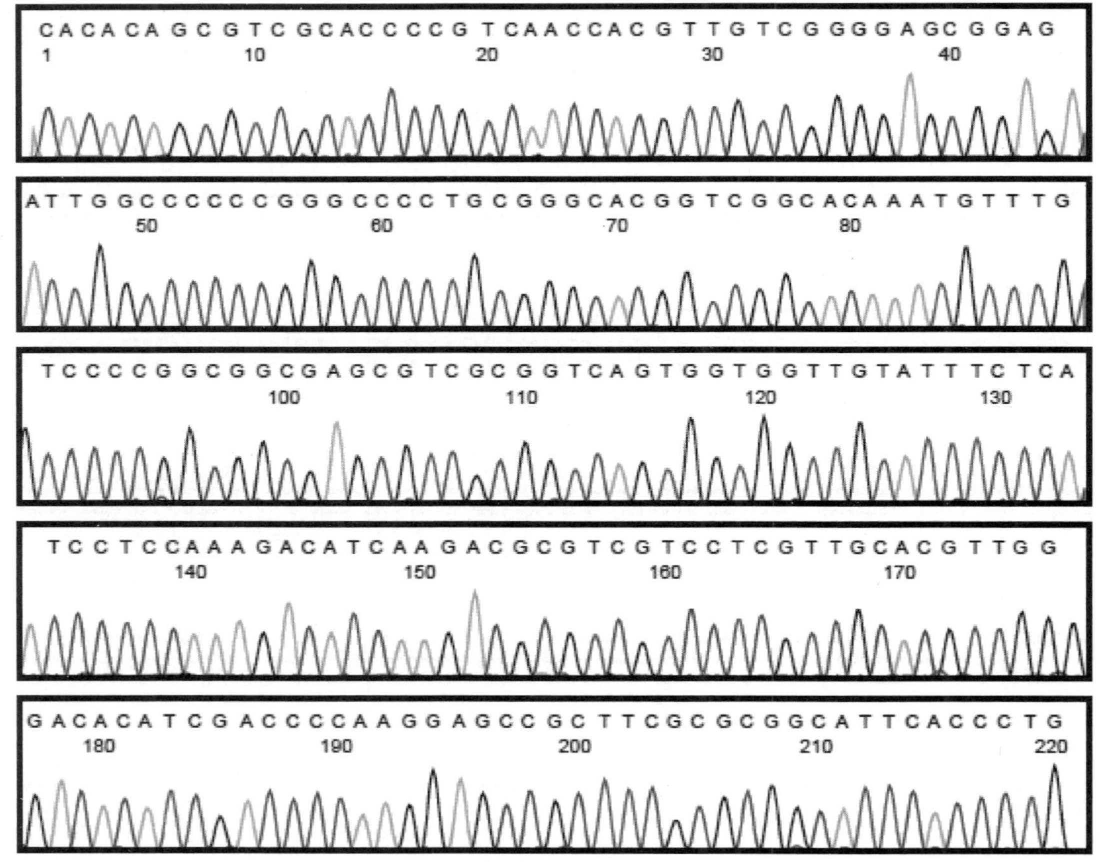

【ITS2 条形码序列】

1－50　CACACAGCGTCGCACCCCGTCAACCACGTTGTCGGGGAGCGGAGATTGGC

51－100　CCCCCGGGCCCCTGCGGGCACGGTCGGCACAAATGTTTGTCCCCGGCGGC

101－150　GAGCGTCGCGGTCAGTGGTGGTTGTATTTCTCATCCTCCAAAGACATCAA

151－200　GACGCGTCGTCCTCGTTGCACGTTGGGACACATCGACCCCAAGGAGCCGC

201－220　TTCGCGCGGCATTCACCCTG

【ITS2 序列二级结构】

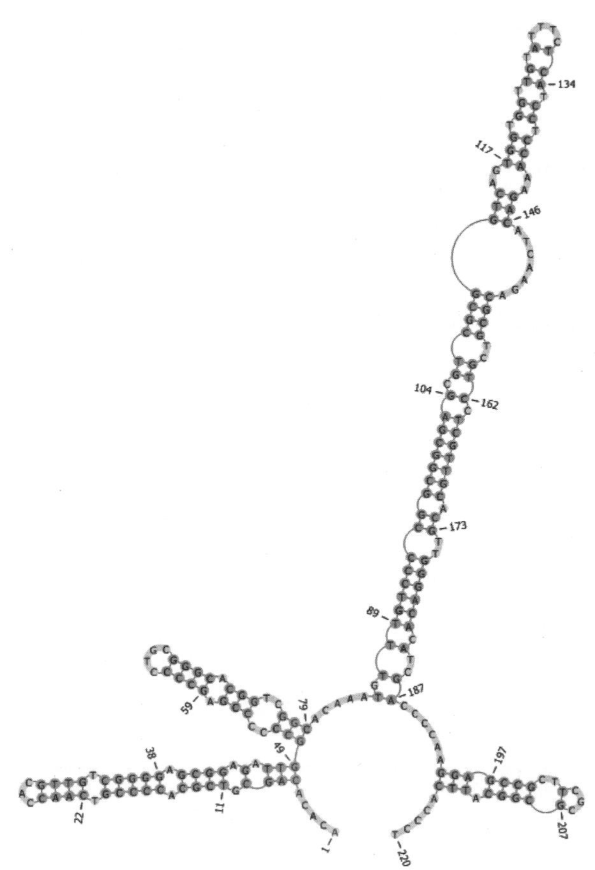

【*psbA*－*TrnH* 序列峰图】 长度：289 bp；GC 含量：52.0%。

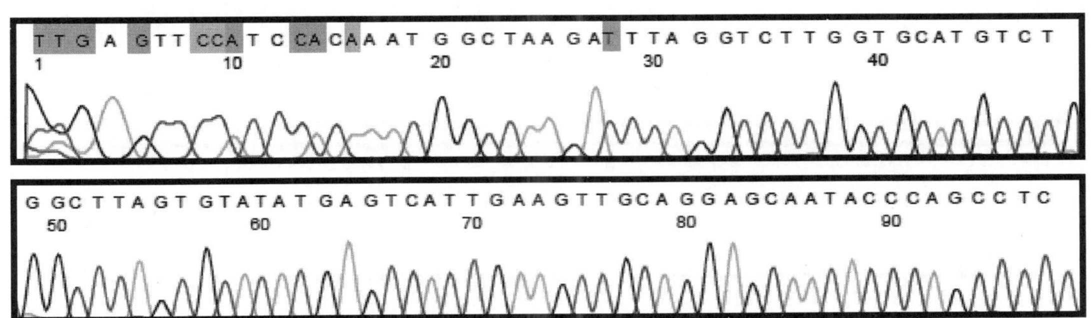

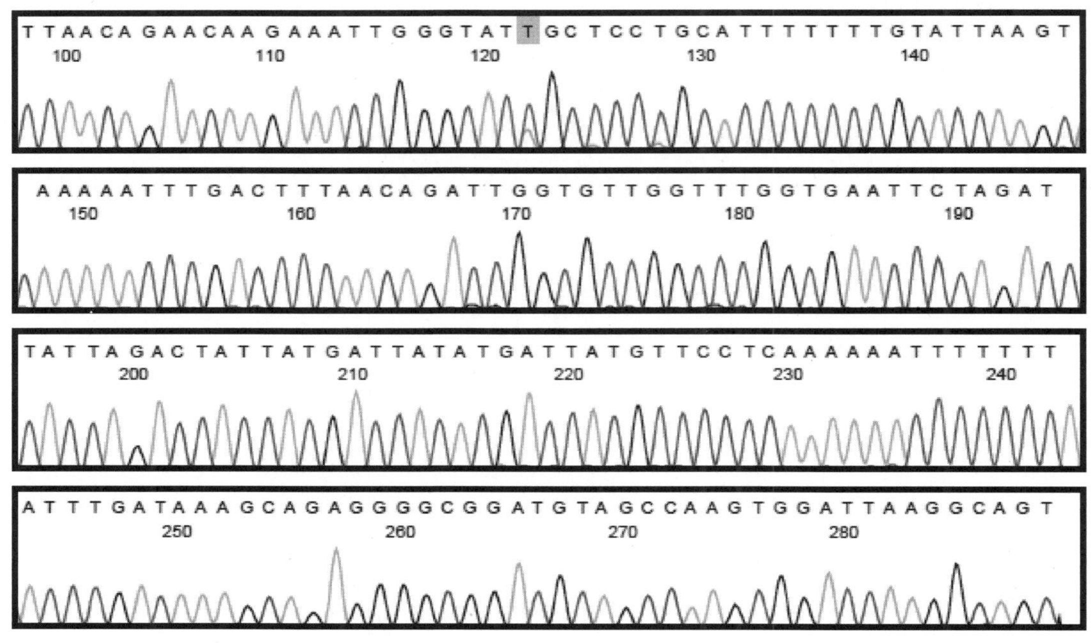

【*psbA - TrnH* 条形码序列】

1 - 50　　TTGAGTTCCATCCACAAATGGCTAAGATTTAGGTCTTGGTGCATGTCTGG

51 - 100　　CTTAGTGTATATGAGTCATTGAAGTTGCAGGAGCAATACCCAGCCTCTTA

101 - 150　　ACAGAACAAGAAATTGGGTATTGCTCCTGCATTTTTTTGTATTAAGTAAA

151 - 200　　AATTTGACTTTAACAGATTGGTGTTGGTTTGGTGAATTCTAGATTATTAG

201 - 250　　ACTATTATGATTATATGATTATGTTCCTCAAAAAATTTTTTTATTTGATA

251 - 289　　AAGCAGAGGGGCGGATGTAGCCAAGTGGATTAAGGCAGT

【*rbcL* 序列峰图】 长度:502 bp;GC 含量:42.8%。

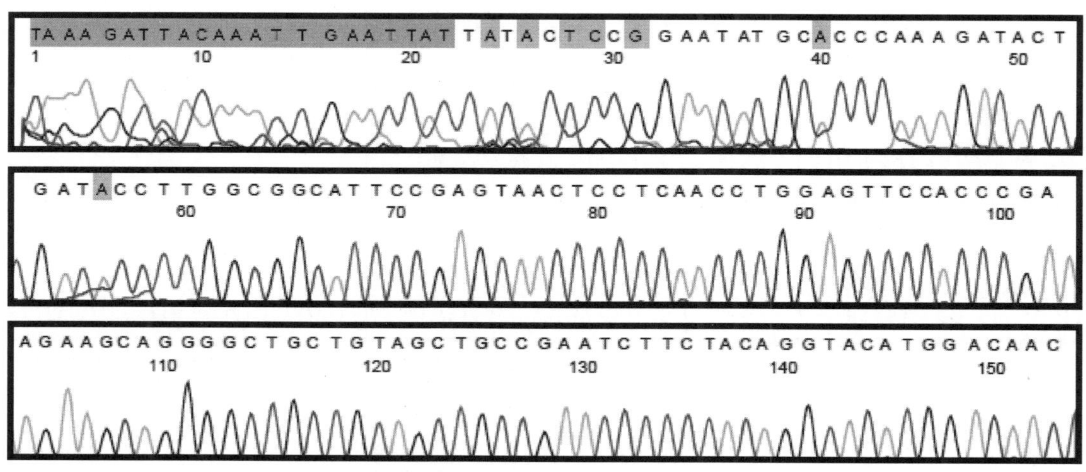

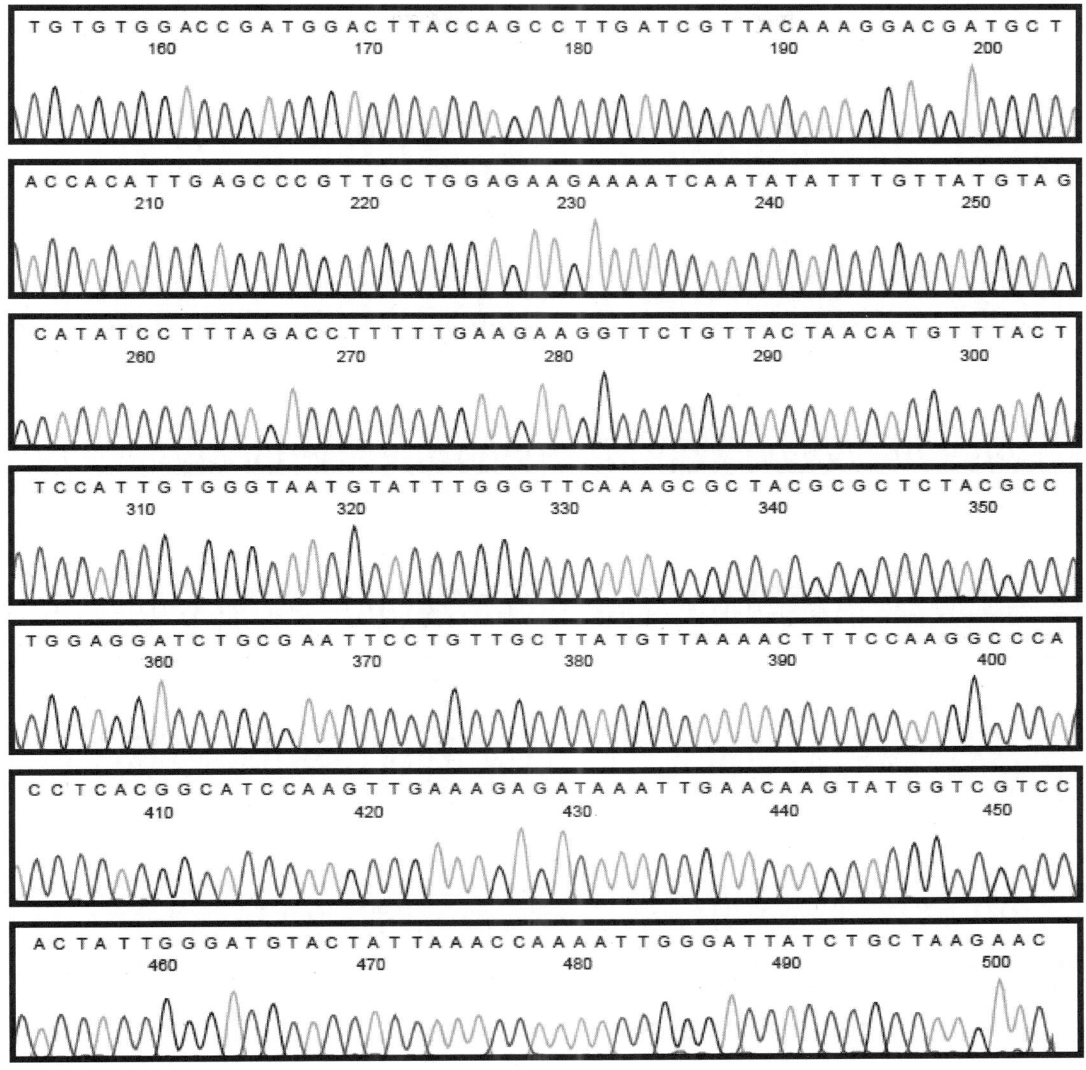

【*rbcL* 条形码序列】

1－50　TAAAGATTACAAATTGAATTATTATACTCCGGAATATGCACCCAAAGATA

51－100　CTGATACCTTGGCGGCATTCCGAGTAACTCCTCAACCTGGAGTTCCACCC

101－150　GAAGAAGCAGGGGCTGCTGTAGCTGCCGAATCTTCTACAGGTACATGGAC

151－200　AACTGTGTGGACCGATGGACTTACCAGCCTTGATCGTTACAAAGGACGAT

201－250　GCTACCACATTGAGCCCGTTGCTGGAGAAGAAAATCAATATATTTGTTAT

251－300　GTAGCATATCCTTTAGACCTTTTTGAAGAAGGTTCTGTTACTAACATGTT

301－350　TACTTCCATTGTGGGTAATGTATTTGGGTTCAAAGCGCTACGCGCTCTAC

351－400　GCCTGGAGGATCTGCGAATTCCTGTTGCTTATGTTAAAACTTTCCAAGGC

401－450　CCACCTCACGGCATCCAAGTTGAAAGAGATAAATTGAACAAGTATGGTCG

451 - 502　TCCACTATTGGGATGTACTATTAAACCAAAATTGGGATTATCTGCTAAGAAC

丹参

本品为唇形科植物丹参 *Salvia miltiorrhiza* Bunge. 的干燥根及根茎。

【材料来源】 丹参新鲜叶片采自内蒙古通辽市奈曼旗沙日浩来镇药材种植基地。经度:122°45′31″,纬度:42°34′39″,海拔:440 m,鉴定人:奥·乌力吉。

【ITS2 序列峰图】 长度:228 bp;GC 含量:67.1%。

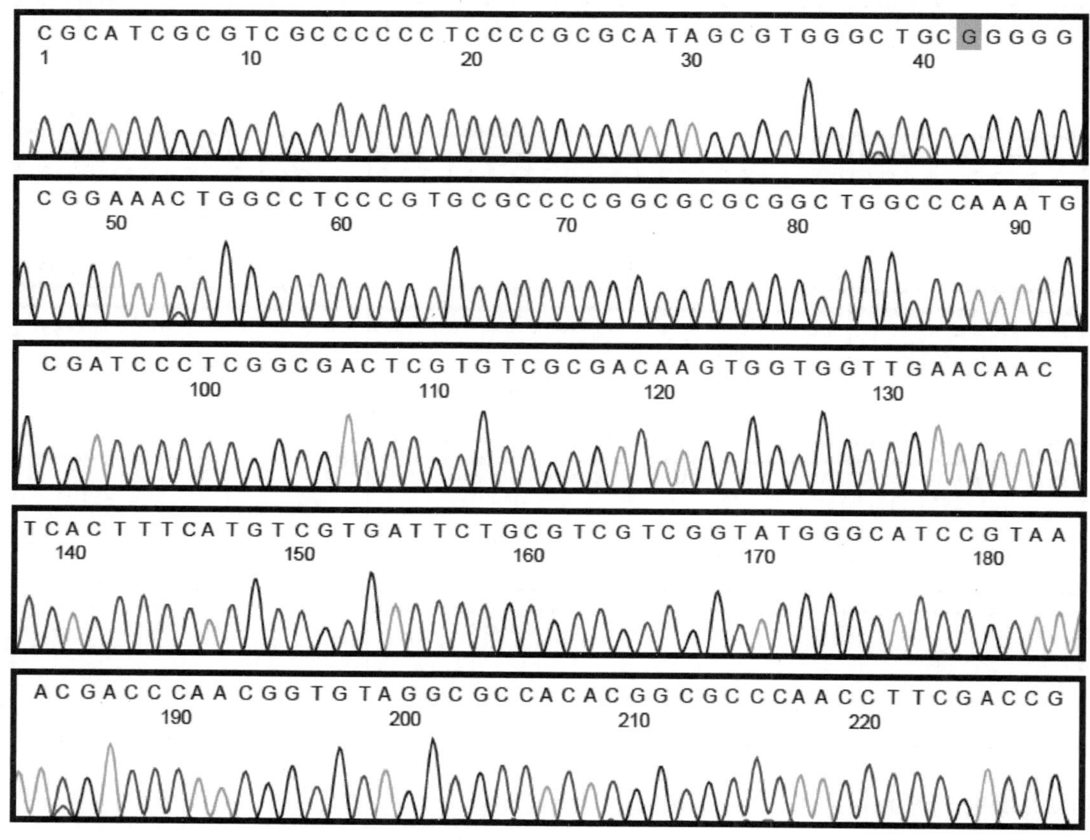

【ITS2 条形码序列】

1 - 50　CGCATCGCGTCGCCCCCCTCCCCGCGCATAGCGTGGGCTGCGGGGGCGGA

51 - 100　AACTGGCCTCCCGTGCGCCCCGGCGCGCGGCTGGCCCAAATGCGATCCCT

101 - 150　CGGCGACTCGTGTCGCGACAAGTGGTGGTTGAACAACTCACTTTCATGTC

151 - 200　GTGATTCTGCGTCGTCGGTATGGGCATCCGTAAACGACCCAACGGTGTAG

201 - 228　GCGCCACACGGCGCCCAACCTTCGACCG

【ITS2 序列二级结构】

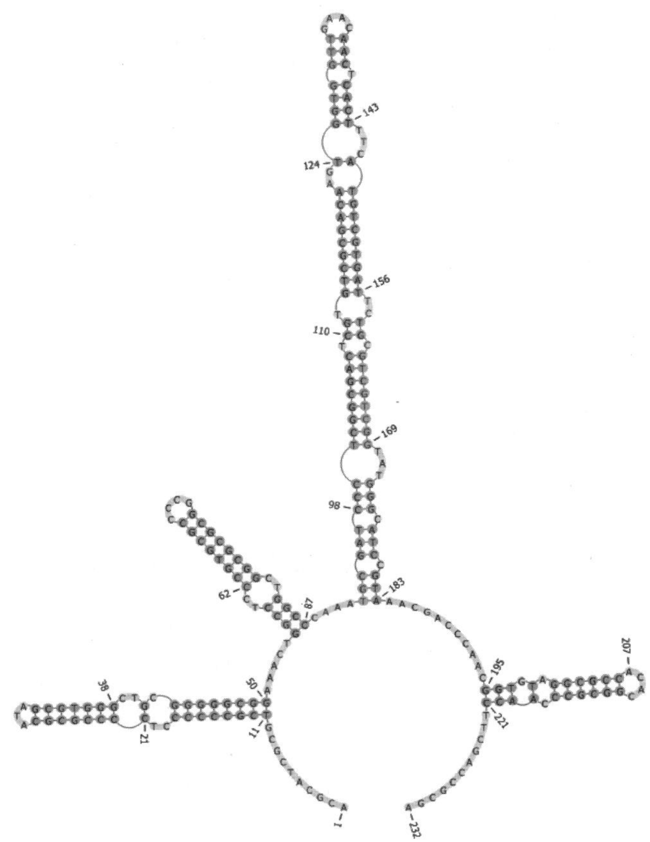

【*psbA* - *TrnH* 序列峰图】 长度:391 bp;GC 含量:28.9%。

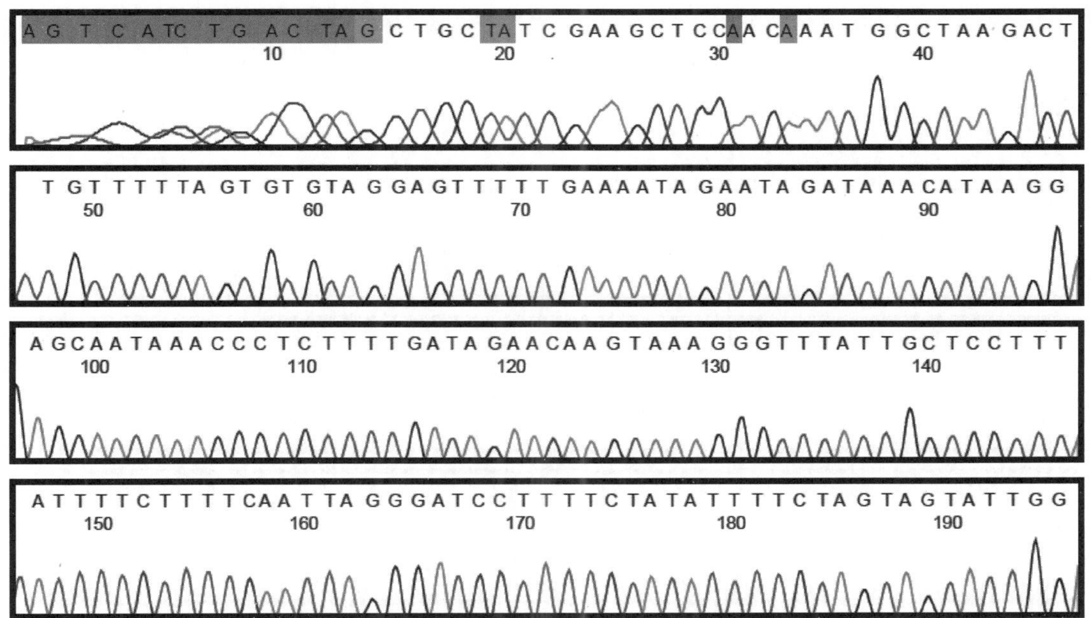

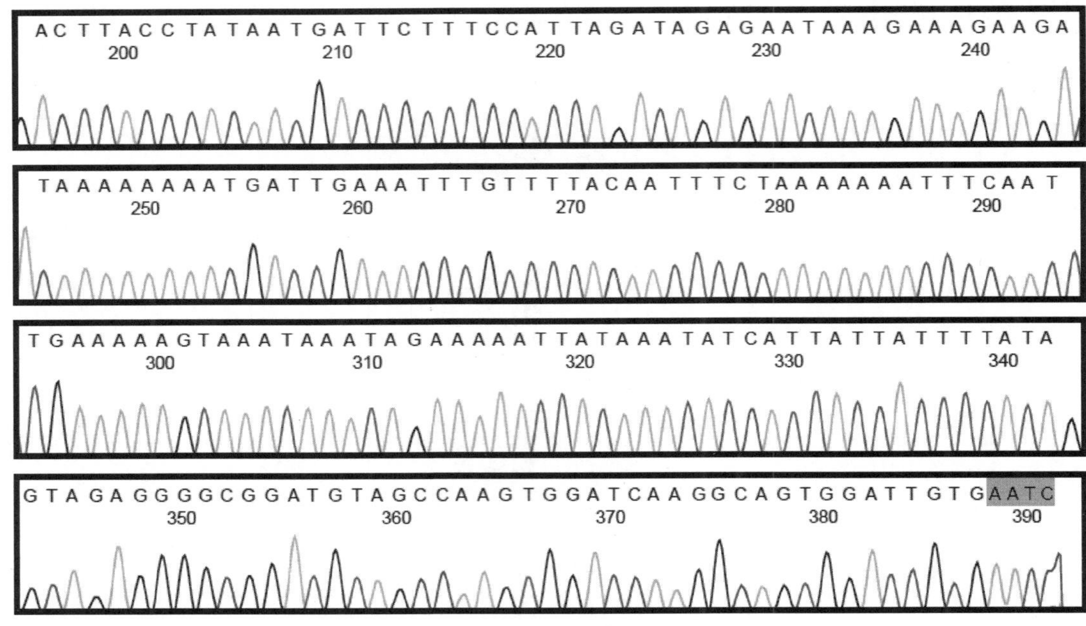

【*psbA* - *TrnH* 条形码序列】

1 - 50 AGTCATCTGACTAGCTGCTATCGAAGCTCCAACAAATGGCTAAGACTTGT
51 - 100 TTTTAGTGTGTAGGAGTTTTTGAAAATAGAATAGATAAACATAAGGAGCA
101 - 150 ATAAACCCTCTTTTGATAGAACAAGTAAAGGGTTTATTGCTCCTTTATTT
151 - 200 TCTTTTCAATTAGGGATCCTTTTCTATATTTTCTAGTAGTATTGGACTTA
201 - 250 CCTATAATGATTCTTTCCATTAGATAGAGAATAAAGAAAGAAGATAAAAA
251 - 300 AAATGATTGAAATTTGTTTTACAATTTCTAAAAAAATTTCAATTGAAAAA
301 - 350 GTAAATAAATAGAAAAATTATAAATATCATTATTATTTTATAGTAGAGGG
351 - 391 GCGGATGTAGCCAAGTGGATCAAGGCAGTGGATTGTGAATC

【*rbcL* 序列峰图】 长度:503 bp;GC 含量:42.9%。

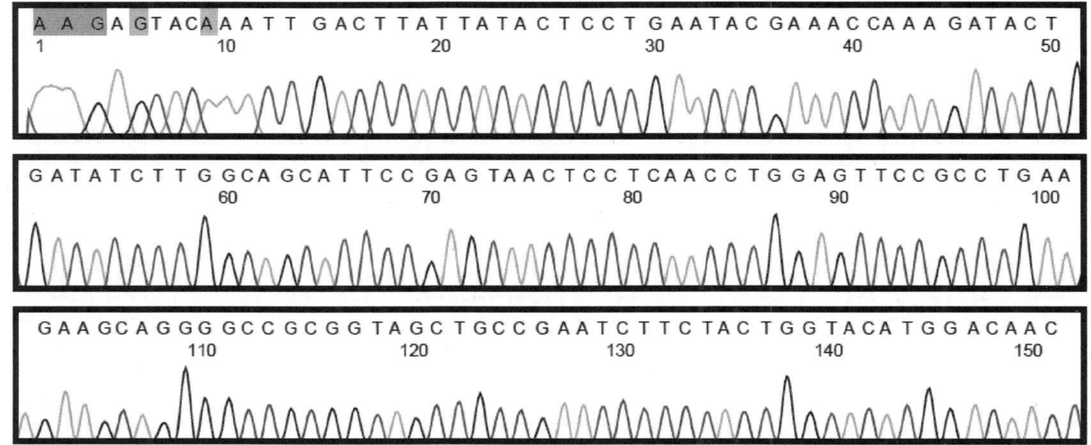

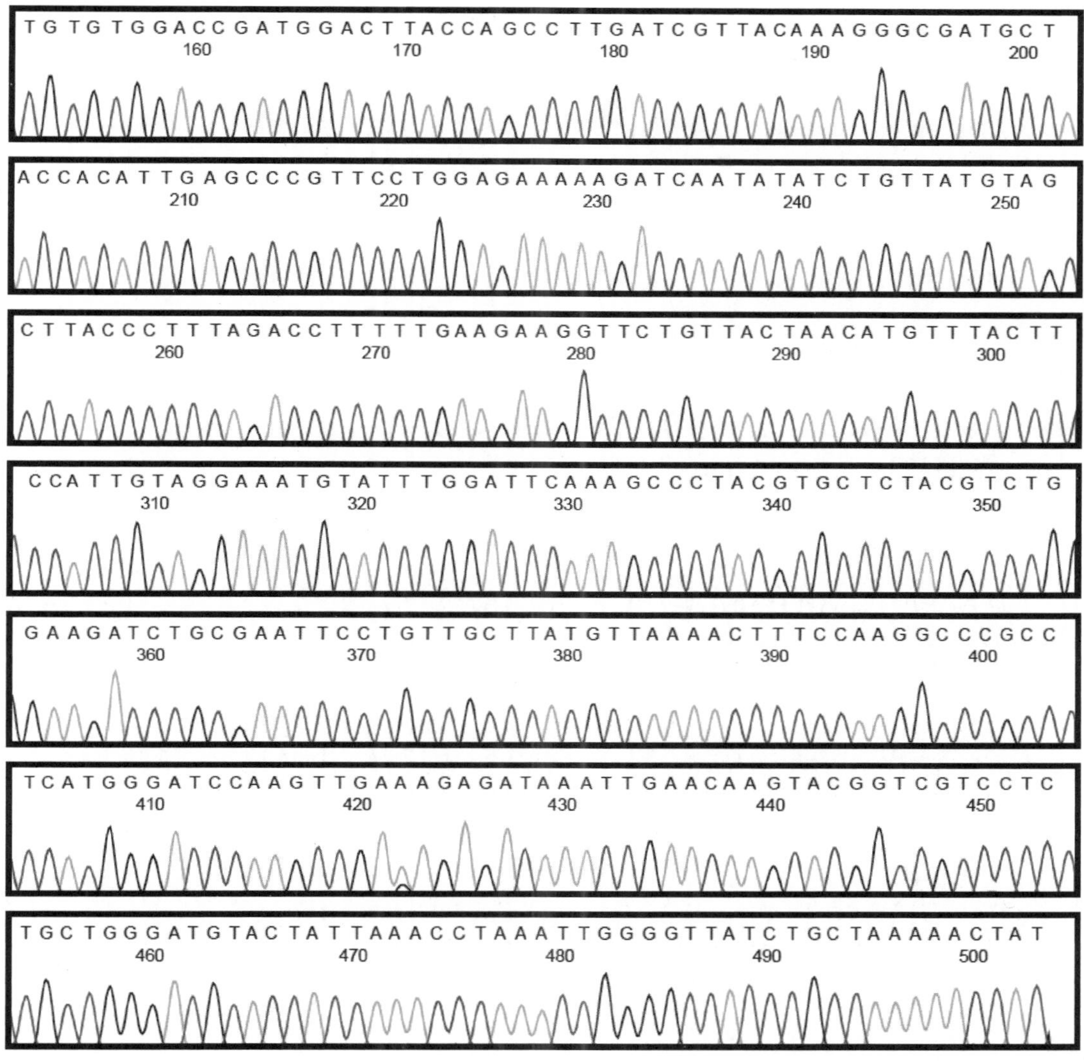

【*rbcL* 条形码序列】

1 - 50	AAGAGTACAAATTGACTTATTATACTCCTGAATACGAAACCAAAGATACT
51 - 100	GATATCTTGGCAGCATTCCGAGTAACTCCTCAACCTGGAGTTCCGCCTGA
101 - 150	AGAAGCAGGGGCCGCGGTAGCTGCCGAATCTTCTACTGGTACATGGACAA
151 - 200	CTGTGTGGACCGATGGACTTACCAGCCTTGATCGTTACAAAGGGCGATGC
201 - 250	TACCACATTGAGCCCGTTCCTGGAGAAAAAGATCAATATATCTGTTATGT
251 - 300	AGCTTACCCTTTAGACCTTTTTGAAGAAGGTTCTGTTACTAACATGTTTA
301 - 350	CTTCCATTGTAGGAAATGTATTTGGATTCAAAGCCCTACGTGCTCTACGT
351 - 400	CTGGAAGATCTGCGAATTCCTGTTGCTTATGTTAAAACTTTCCAAGGCCC
401 - 450	GCCTCATGGGATCCAAGTTGAAAGAGATAAATTGAACAAGTACGGTCGTC
451 - 503	CTCTGCTGGGATGTACTATTAAACCTAAATTGGGGTTATCTGCTAAAAACTAT

玉簪花

本品为百合科植物玉簪 *Hosta plantaginea*（Laim.）Ascheers. 的干燥花。

【材料来源】 玉簪新鲜叶片采自天津市南开区南开大学校园。

经度：117°15′04″，纬度：39°13′57″，海拔：5 m，鉴定人：包桂花。

【*rbcL* 序列峰图】 长度：503 bp；GC 含量：42.7%。

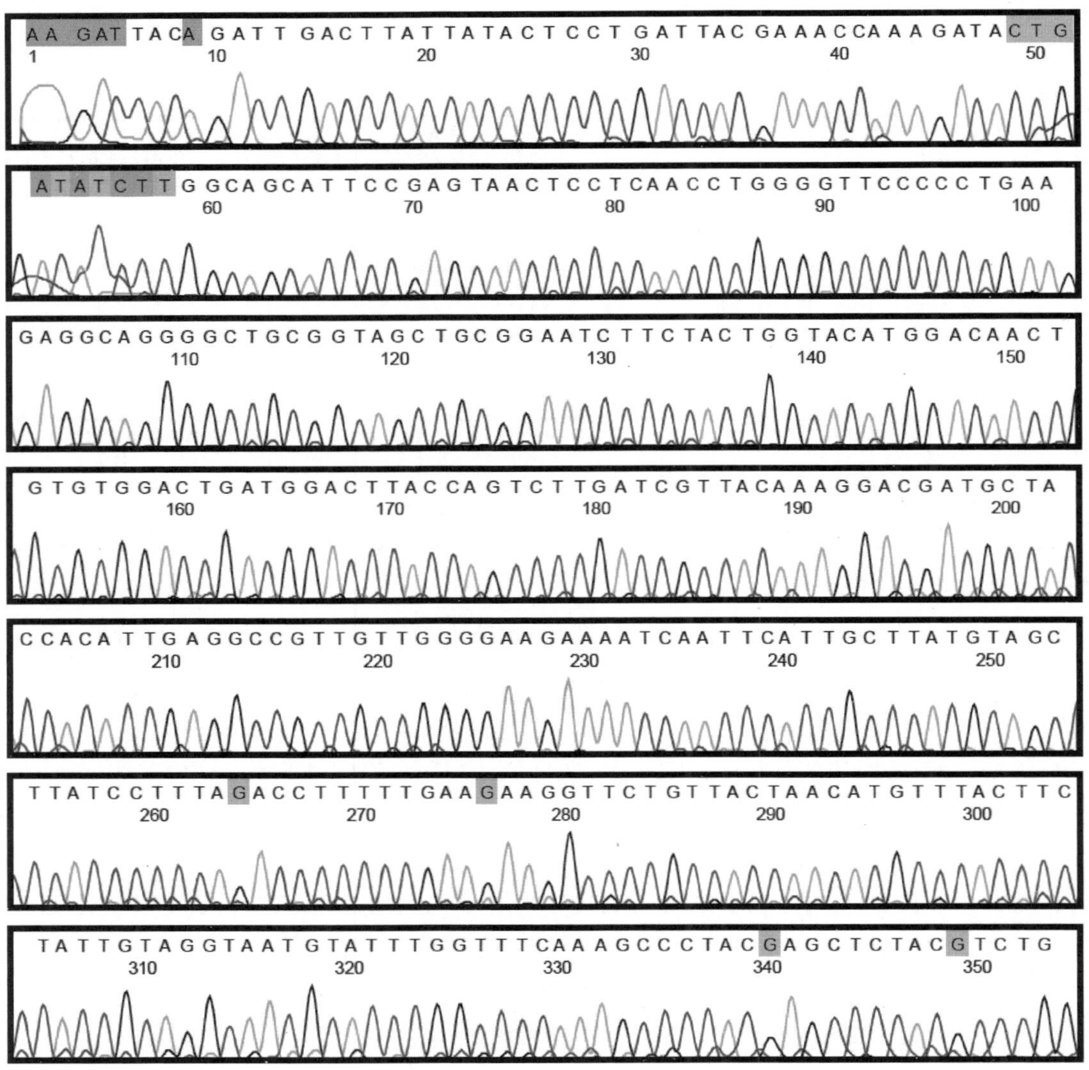

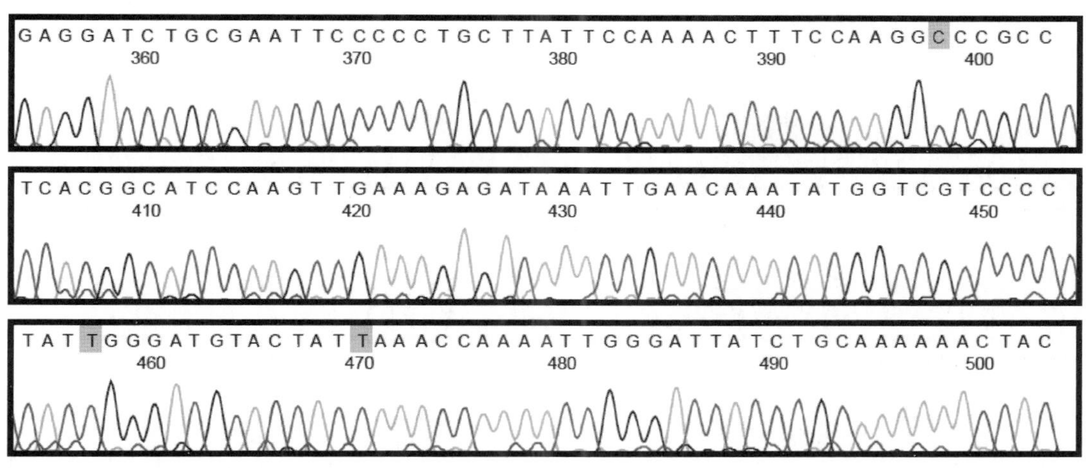

【*rbcL* 条形码序列】

1－50　AAGATTACAGATTGACTTATTATACTCCTGATTACGAAACCAAAGATACT
51－100　GATATCTTGGCAGCATTCCGAGTAACTCCTCAACCTGGGGTTCCCCCTGA
101－150　AGAGGCAGGGGCTGCGGTAGCTGCGGAATCTTCTACTGGTACATGGACAA
151－200　CTGTGTGGACTGATGGACTTACCAGTCTTGATCGTTACAAAGGACGATGC
201－250　TACCACATTGAGGCCGTTGTTGGGGAAGAAAATCAATTCATTGCTTATGT
251－300　AGCTTATCCTTTAGACCTTTTTGAAGAAGGTTCTGTTACTAACATGTTTA
301－350　CTTCTATTGTAGGTAATGTATTTGGTTTCAAAGCCCTACGAGCTCTACGT
351－400　CTGGAGGATCTGCGAATTCCCCCTGCTTATTCCAAAACTTTCCAAGGCCC
401－450　GCCTCACGGCATCCAAGTTGAAAGAGATAAATTGAACAAATATGGTCGTC
451－503　CCCTATTGGGATGTACTATTAAACCAAAATTGGGATTATCTGCAAAAAACTAC

【*matK* 序列峰图】　长度：767 bp；GC 含量：30.2%。

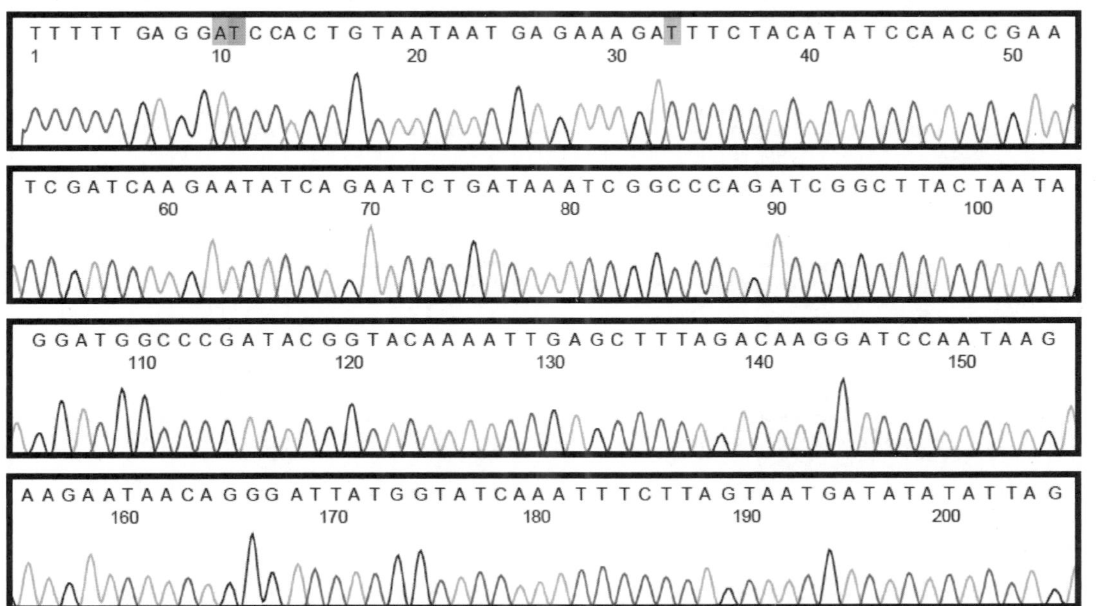

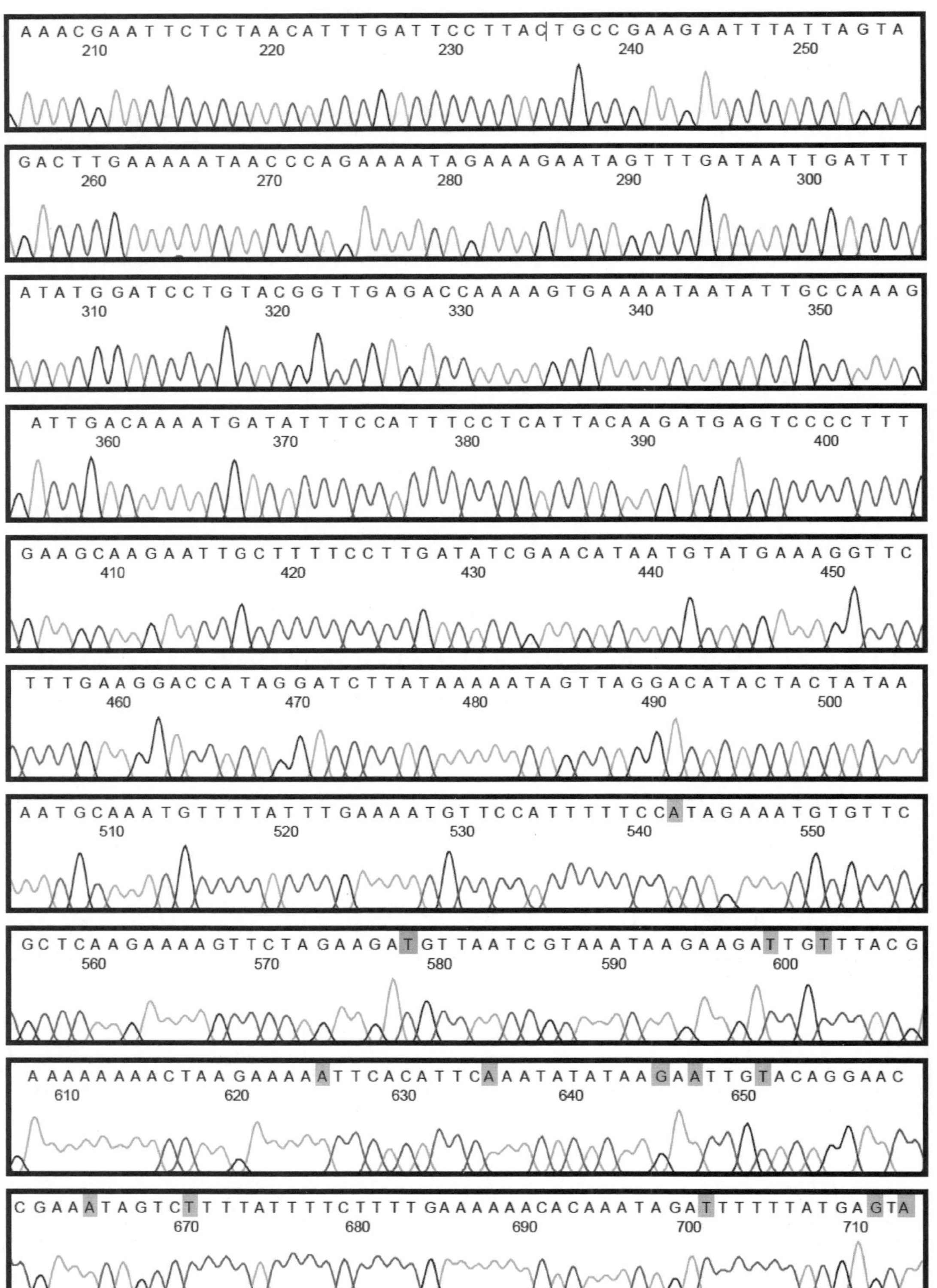
AAACGAATTCTCTAACATTTGATTCCTTACTGCCGAAGAATTTATTAGTA
210 220 230 240 250
GACTTGAAAAATAACCCAGAAAATAGAAAGAATAGTTTGATAATTGATTT
260 270 280 290 300
ATATGGATCCTGTACGGTTGAGACCAAAAGTGAAAATAATATTGCCAAAG
310 320 330 340 350
ATTGACAAAATGATATTTCCATTTCCTCATTACAAGATGAGTCCCCTTT
360 370 380 390 400
GAAGCAAGAATTGCTTTTCCTTGATATCGAACATAATGTATGAAAGGTTC
410 420 430 440 450
TTTGAAGGACCATAGGATCTTATAAAAATAGTTAGGACATACTACTATAA
460 470 480 490 500
AATGCAAATGTTTTATTTGAAAATGTTCCATTTTTCCATAGAAATGTGTTC
510 520 530 540 550
GCTCAAGAAAAGTTCTAGAAGATGTTAATCGTAAATAAGAAGATTGTTTACG
560 570 580 590 600
AAAAAAACTAAGAAAAATTCACATTCAAATATATAAGAATTGTACAGGAAC
610 620 630 640 650
CGAAATAGTCTTTTATTTTCTTTTGAAAAAACACAAATAGATTTTTTATGAGTA
670 680 690 700 710

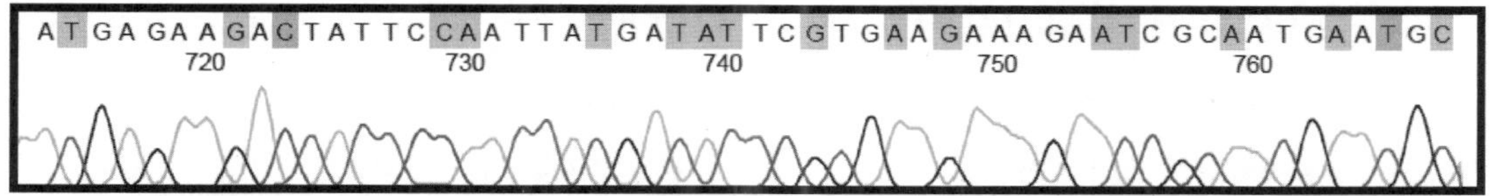

【*matK* 条形码序列】

1 - 50　TTTTTGAGGATCCACTGTAATAATGAGAAAGATTTCTACATATCCAACCG
51 - 100　AATCGATCAAGAATATCAGAATCTGATAAATCGGCCCAGATCGGCTTACT
101 - 150　AATAGGATGGCCCGATACGGTACAAAATTGAGCTTTAGACAAGGATCCAA
151 - 200　TAAGAAGAATAACAGGGATTATGGTATCAAATTTCTTAGTAATGATATAT
201 - 250　ATTAGAAACGAATTCTCTAACATTTGATTCCTTACTGCCGAAGAATTTAT
251 - 300　TAGTAGACTTGAAAAATAACCCAGAAAATAGAAAGAATAGTTTGATAATT
301 - 350　GATTTATATGGATCCTGTACGGTTGAGACCAAAAGTGAAAATAATATTGC
351 - 400　CAAAGATTGACAAAATGATATTTCCATTTCCTCATTACAAGATGAGTCCC
401 - 450　CTTTGAAGCAAGAATTGCTTTTCCTTGATATCGAACATAATGTATGAAAG
451 - 500　GTTCTTTGAAGGACCATAGGATCTTATAAAAATAGTTAGGACATACTACT
501 - 550　ATAAAATGCAAATGTTTTATTTGAAAATGTTCCATTTTTCCATAGAAATG
551 - 600　TGTTCGCTCAAGAAAAGTTCTAGAAGATGTTAATCGTAAATAAGAAGATT
601 - 650　GTTTACGAAAAAAAACTAAGAAAAATTCACATTCAAATATATAAGAATTG
651 - 700　TACAGGAACCGAAATAGTCTTTTATTTTCTTTTGAAAAAACACAAATAGA
701 - 750　TTTTTTATGAGTAATGAGAAGACTATTCCAATTATGATATTCGTGAAGAA
751 - 767　AGAATCGCAATGAATGC

甘草

本品为豆科植物甘草 *Glycyrrhiza uralensis* Fisch. 干燥根及根茎。

【材料来源】 甘草新鲜叶片采自内蒙古通辽市奈曼旗沙日浩来镇药材种植基地。经度:120°45′31″,纬度:42°34′39″,海拔:440 m,鉴定人:包书茵。

【ITS2 序列峰图】 长度:223 bp;GC 含量:53.3%。

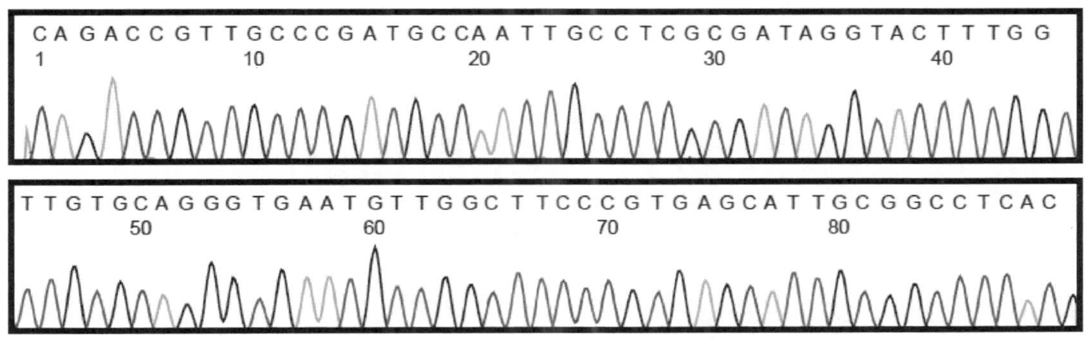

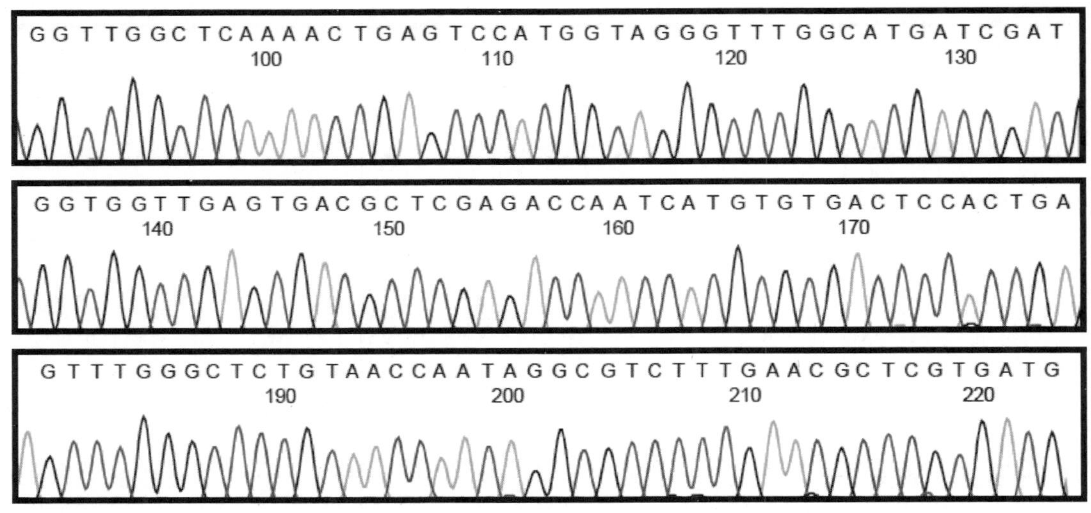

【ITS2 条形码序列】

1－50　CAGACCGTTGCCCGATGCCAATTGCCTCGCGATAGGTACTTTGGTTGTGC

51－100　AGGGTGAATGTTGGCTTCCCGTGAGCATTGCGGCCTCACGGTTGGCTCAA

101－150　AACTGAGTCCATGGTAGGGTTTGGCATGATCGATGGTGGTTGAGTGACGC

151－200　TCGAGACCAATCATGTGTGACTCCACTGAGTTTGGGCTCTGTAACCAATA

201－223　GGCGTCTTTGAACGCTCGTGATG

【ITS2 序列二级结构】

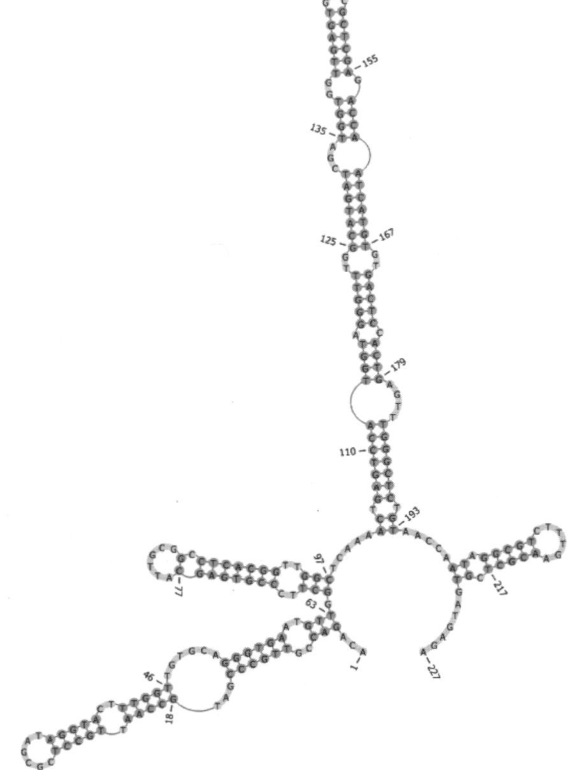

【*psbA - TrnH* 序列峰图】 长度：371 bp；GC 含量：28.5%。

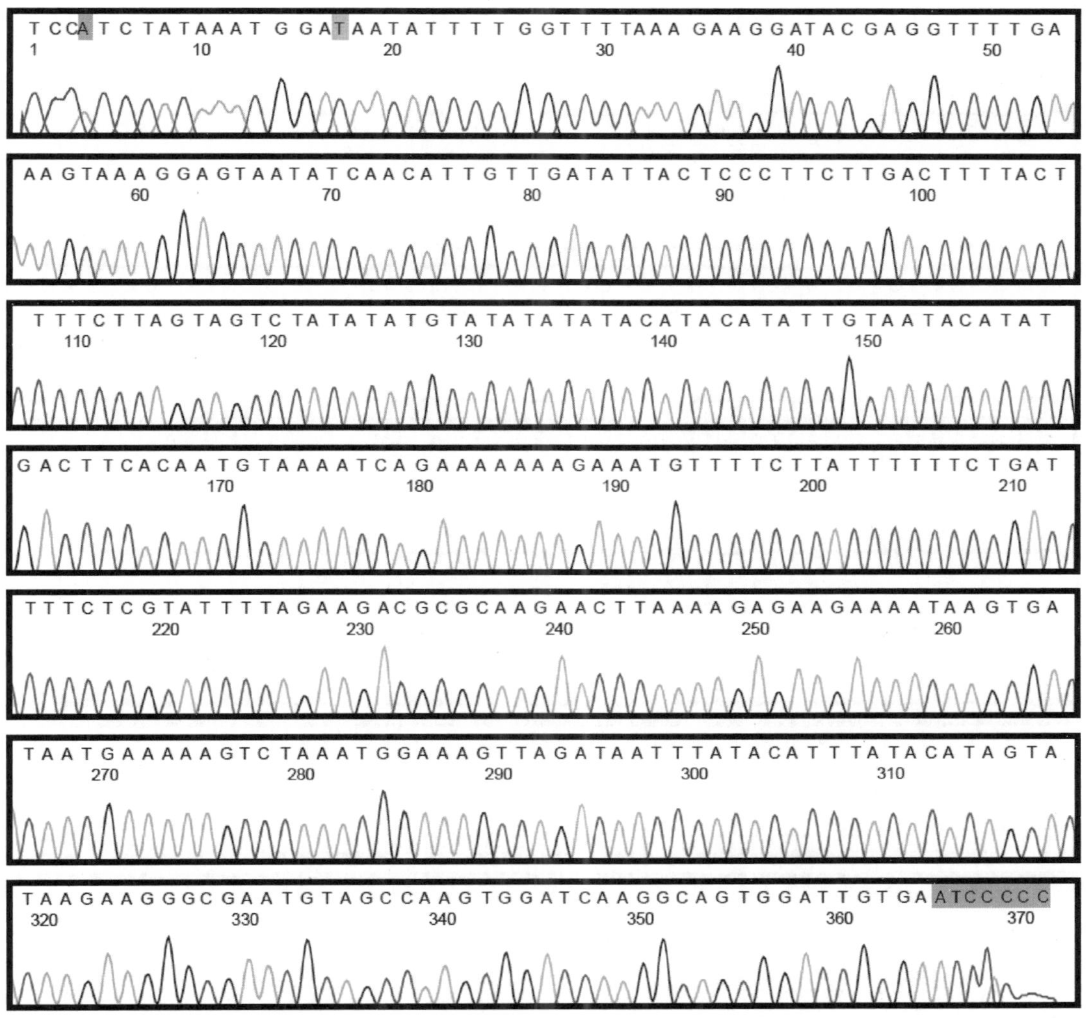

【*psbA - TrnH* 条形码序列】

1 - 50　TCCATCTATAAATGGATAATATTTTGGTTTTAAAGAAGGATACGAGGTTT

51 - 100　TGAAAGTAAAGGAGTAATATCAACATTGTTGATATTACTCCCTTCTTGAC

101 - 150　TTTTACTTTTCTTAGTAGTCTATATATGTATATATATACATACATATTGT

151 - 200　AATACATATGACTTCACAATGTAAAATCAGAAAAAAAGAAATGTTTTCTT

201 - 250　ATTTTTTCTGATTTTCTCGTATTTTAGAAGACGCGCAAGAACTTAAAAGA

251 - 300　GAAGAAAATAAGTGATAATGAAAAAGTCTAAATGGAAAGTTAGATAATTT

301 - 350　ATACATTTATACATAGTATAAGAAGGGCGAATGTAGCCAAGTGGATCAAG

351 - 371　GCAGTGGATTGTGAATCCCCC

【*rbcL* 序列峰图】 长度：499 bp；GC 含量：42.4%。

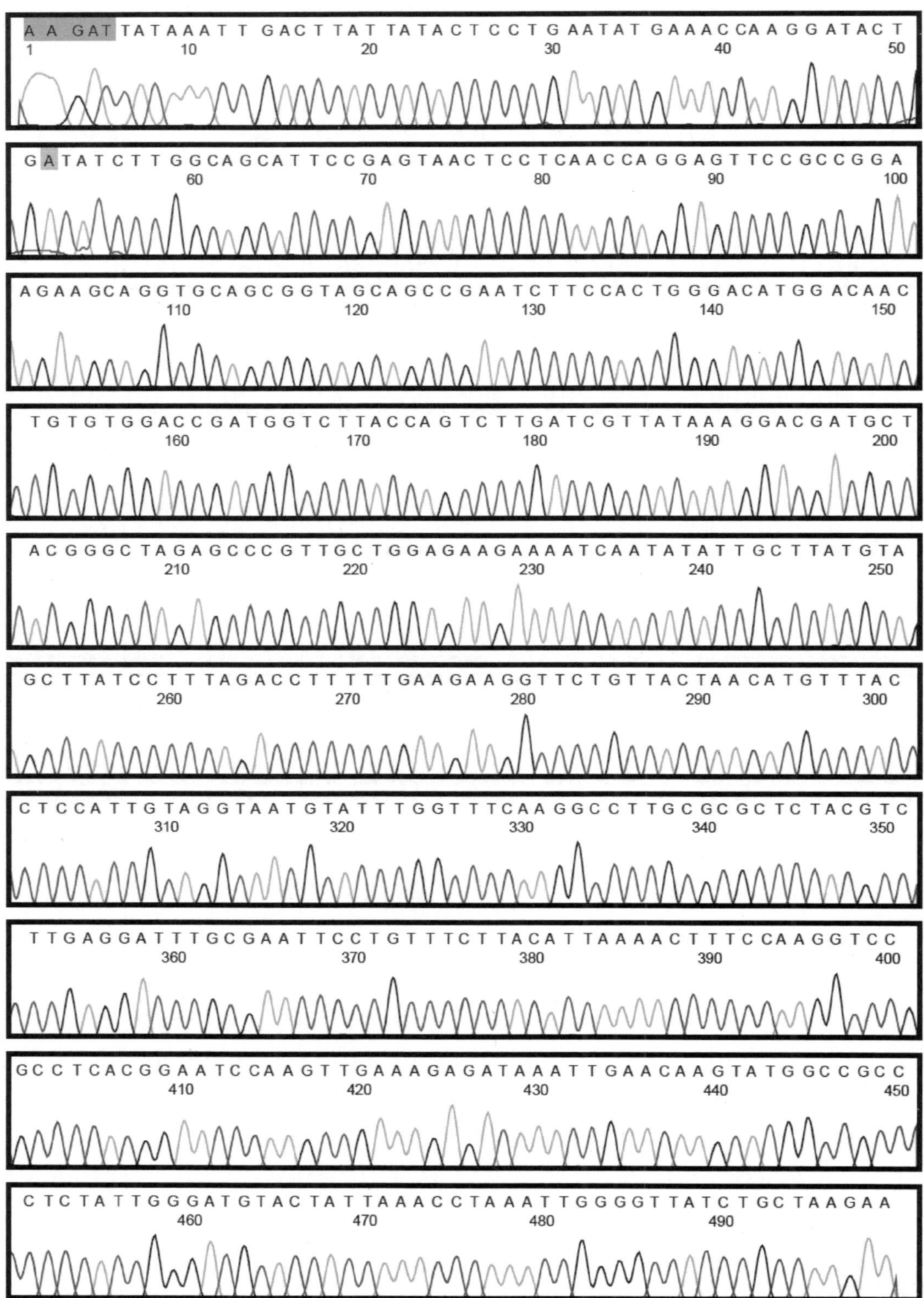

【*rbcL* 条形码序列】

1－50　AAGATTATAAATTGACTTATTATACTCCTGAATATGAAACCAAGGATACT

51－100　GATATCTTGGCAGCATTCCGAGTAACTCCTCAACCAGGAGTTCCGCCGGA

101－150　AGAAGCAGGTGCAGCGGTAGCAGCCGAATCTTCCACTGGGACATGGACAA

151－200　CTGTGTGGACCGATGGTCTTACCAGTCTTGATCGTTATAAAGGACGATGC

201－250　TACGGGCTAGAGCCCGTTGCTGGAGAAGAAAATCAATATATTGCTTATGT

251－300　AGCTTATCCTTTAGACCTTTTTGAAGAAGGTTCTGTTACTAACATGTTTA

301－350　CCTCCATTGTAGGTAATGTATTTGGTTTCAAGGCCTTGCGCGCTCTACGT

351－400　CTTGAGGATTTGCGAATTCCTGTTTCTTACATTAAAACTTTCCAAGGTCC

401－450　GCCTCACGGAATCCAAGTTGAAAGAGATAAATTGAACAAGTATGGCCGCC

451－499　CTCTATTGGGATGTACTATTAAACCTAAATTGGGGTTATCTGCTAAGAA

【*matK* 序列峰图】　长度:797 bp;GC 含量:24.6%。

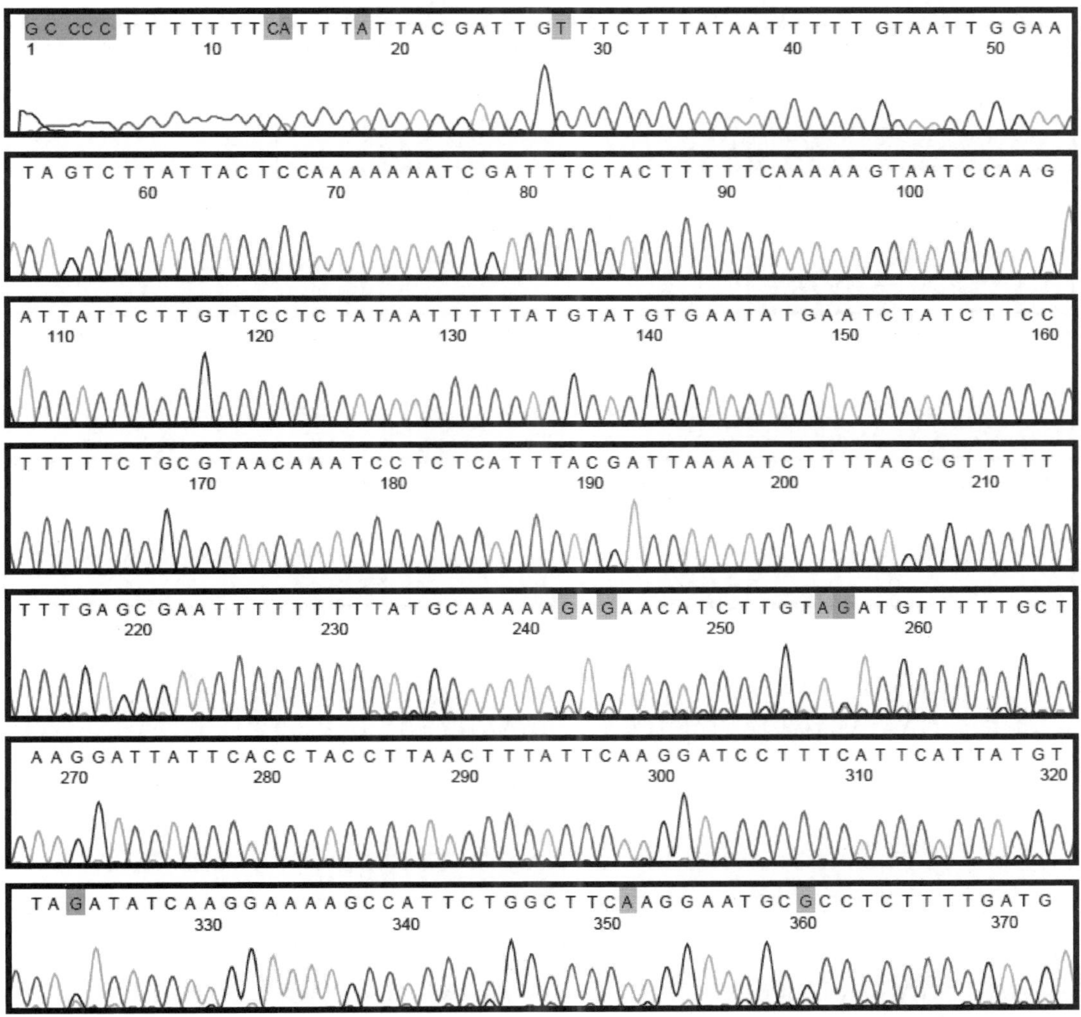

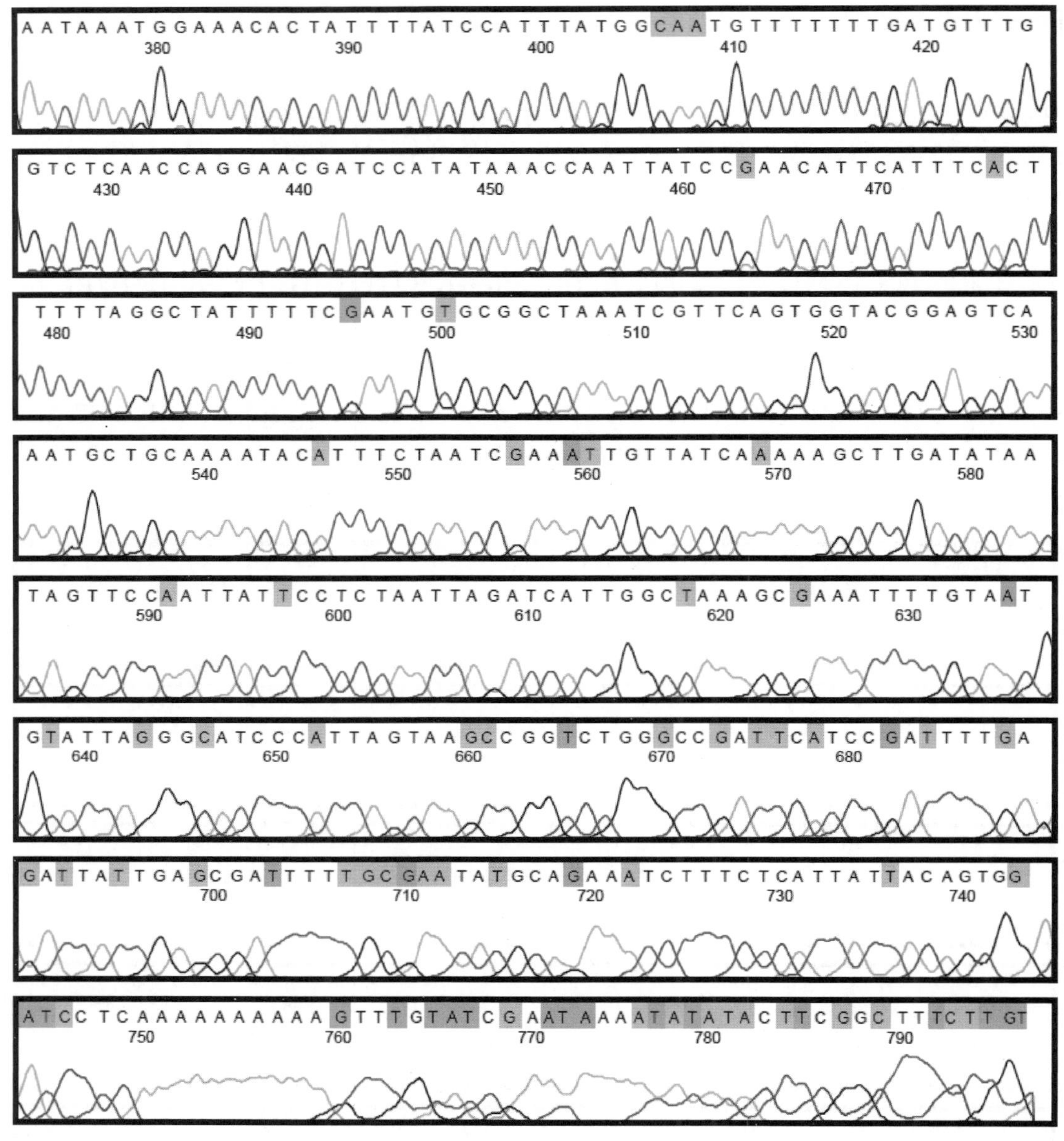

【*matK* 条形码序列】

1－50　GCCCCTTTTTTTCATTTATTACGATTGTTTCTTTATAATTTTTGTAATTG
51－100　GAATAGTCTTATTACTCCAAAAAAATCGATTTCTACTTTTTCAAAAAGTA
101－150　ATCCAAGATTATTCTTGTTCCTCTATAATTTTTATGTATGTGAATATGAA
151－200　TCTATCTTCCTTTTTCTGCGTAACAAATCCTCTCATTTACGATTAAAATC
201－250　TTTTAGCGTTTTTTTTGAGCGAATTTTTTTTTATGCAAAAAGAGAACATC
251－300　TTGTAGATGTTTTTGCTAAGGATTATTCACCTACCTTAACTTTATTCAAG
301－350　GATCCTTTCATTCATTATGTTAGATATCAAGGAAAAGCCATTCTGGCTTC
351－400　AAGGAATGCGCCTCTTTTGATGAATAAATGGAAACACTATTTTATCCATT
401－450　TATGGCAATGTTTTTTTGATGTTTGGTCTCAACCAGGAACGATCCATATA

451－500　AACCAATTATCCGAACATTCATTTCACTTTTTAGGCTATTTTTCGAATGT
501－550　GCGGCTAAATCGTTCAGTGGTACGGAGTCAAATGCTGCAAAATACATTTC
551－600　TAATCGAAATTGTTATCAAAAAGCTTGATATAATAGTTCCAATTATTCCT
601－650　CTAATTAGATCATTGGCTAAAGCGAAATTTTGTAATGTATTAGGGCATCC
651－700　CATTAGTAAGCCGGTCTGGGCCGATTCATCCGATTTTGAGATTATTGAGC
701－750　GATTTTTGCGAATATGCAGAAATCTTTCTCATTATTACAGTGGATCCTCA
751－797　AAAAAAAAAGTTTGTATCGAATAAAATATATACTTCGGCTTTCTTGT

石菖蒲

本品为天南星科植物石菖蒲 *Acorus tatarinoxjuii* Schott 的干燥根茎。

【材料来源】 石菖蒲新鲜叶片采自湖南省桂东县养社村坛前组。
经度:109°40′19″,纬度:20°15′31″,海拔:1 500 m,鉴定人:刘塔斯。

【ITS2 序列峰图】 长度:248 bp;GC 含量:71.0%。

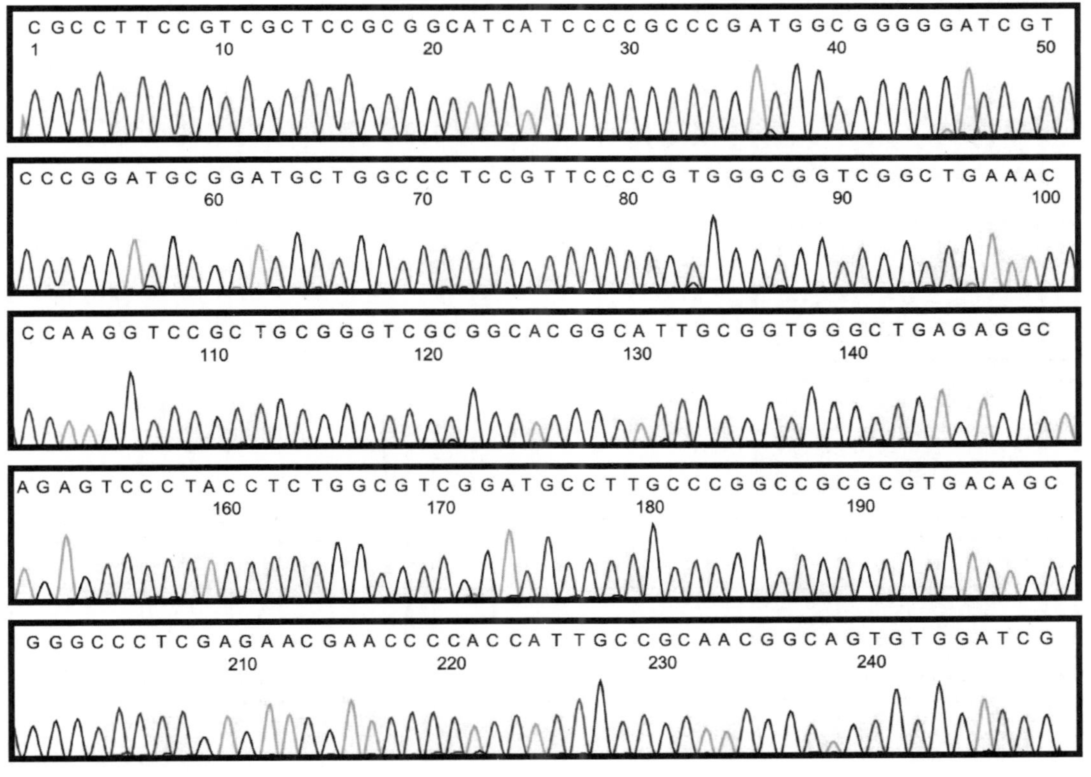

【ITS2 条形码序列】

1－50　CGCCTTCCGTCGCTCCGCGGCATCATCCCCGCCCGATGGCGGGGGATCGT
51－100　CCCGGATGCGGATGCTGGCCCTCCGTTCCCCGTGGGCGGTCGGCTGAAAC
101－150　CCAAGGTCCGCTGCGGGTCGCGGCACGGCATTGCGGTGGGCTGAGAGGCA
151－200　GAGTCCCTACCTCTGGCGTCGGATGCCTTGCCCGGCCGCGCGTGACAGCG

201 - 248　GGCCCTCGAGAACGAACCCCACCATTGCCGCAACGGCAGTGTGGATCG

【ITS2 序列二级结构】

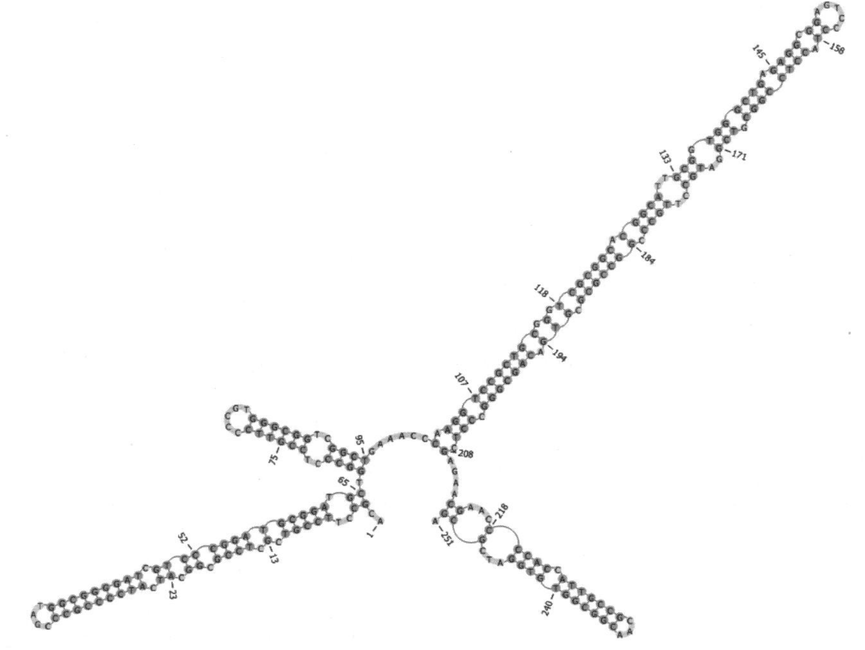

【*psbA* - *TrnH* 序列峰图】　长度：342 bp；GC 含量：30.7%。

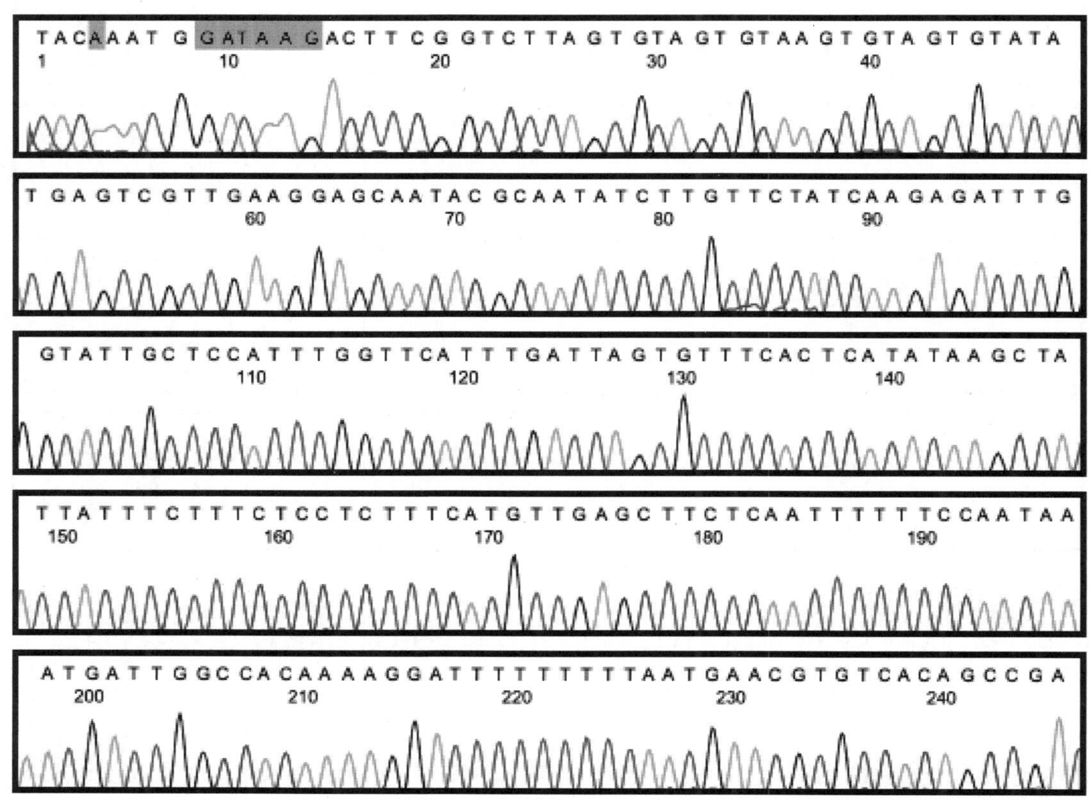

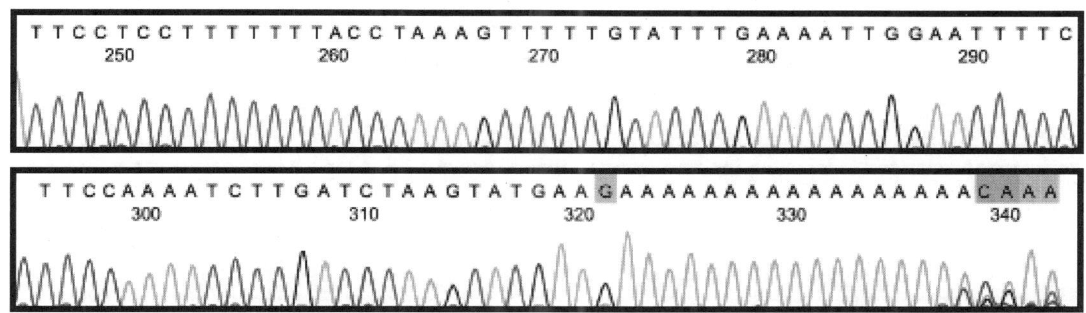

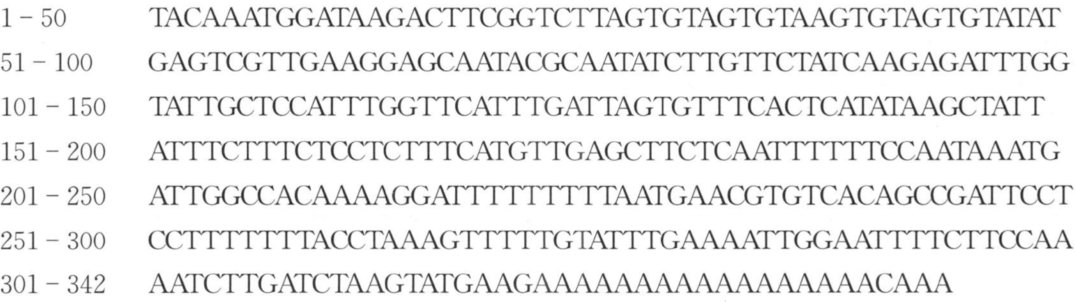

【*psbA*－*TrnH* 条形码序列】

1－50　TACAAATGGATAAGACTTCGGTCTTAGTGTAGTGTAAGTGTAGTGTATAT

51－100　GAGTCGTTGAAGGAGCAATACGCAATATCTTGTTCTATCAAGAGATTTGG

101－150　TATTGCTCCATTTGGTTCATTTGATTAGTGTTTCACTCATATAAGCTATT

151－200　ATTTCTTTCTCCTCTTTCATGTTGAGCTTCTCAATTTTTTCCAATAAATG

201－250　ATTGGCCACAAAAGGATTTTTTTTTAATGAACGTGTCACAGCCGATTCCT

251－300　CCTTTTTTTACCTAAAGTTTTTGTATTTGAAAATTGGAATTTTCTTCCAA

301－342　AATCTTGATCTAAGTATGAAGAAAAAAAAAAAAAAAAAAACAAA

【*rbcL* 序列峰图】 长度:547 bp;GC 含量:44.8%。

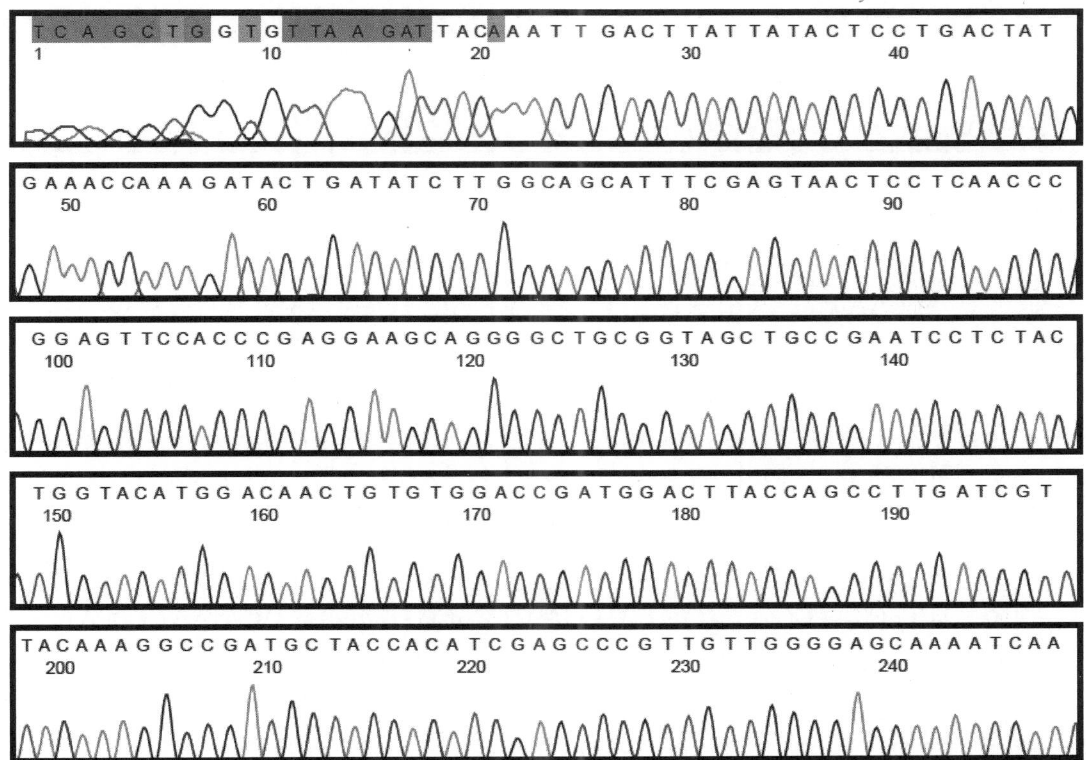

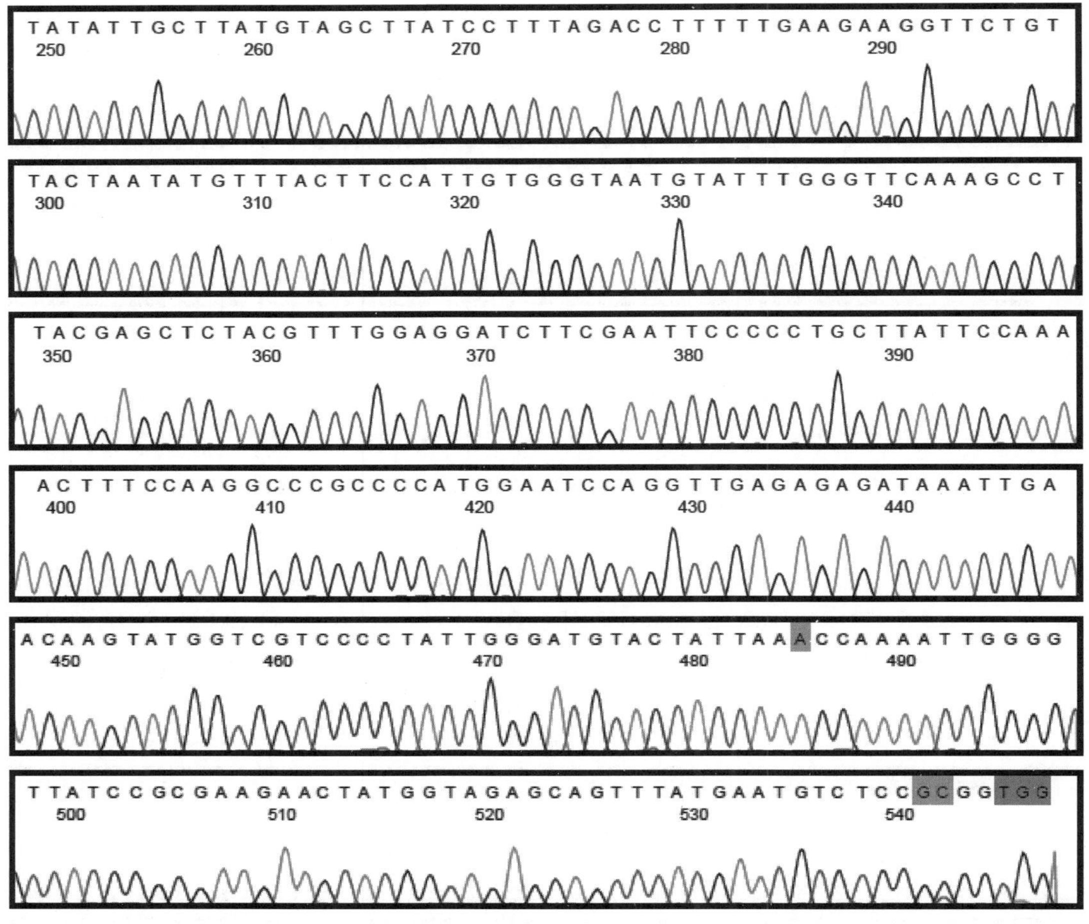

【*rbcL* 条形码序列】

1－50　TCAGCTGGTGTTAAGATTACAAATTGACTTATTATACTCCTGACTATGAA
51－100　ACCAAAGATACTGATATCTTGGCAGCATTTCGAGTAACTCCTCAACCCGG
101－150　AGTTCCACCCGAGGAAGCAGGGGCTGCGGTAGCTGCCGAATCCTCTACTG
151－200　GTACATGGACAACTGTGTGGACCGATGGACTTACCAGCCTTGATCGTTAC
201－250　AAAGGCCGATGCTACCACATCGAGCCCGTTGTTGGGGAGCAAAATCAATA
251－300　TATTGCTTATGTAGCTTATCCTTTAGACCTTTTTGAAGAAGGTTCTGTTA
301－350　CTAATATGTTTACTTCCATTGTGGGTAATGTATTTGGGTTCAAAGCCTTA
351－400　CGAGCTCTACGTTTGGAGGATCTTCGAATTCCCCCTGCTTATTCCAAAAC
401－450　TTTCCAAGGCCCGCCCCATGGAATCCAGGTTGAGAGAGATAAATTGAACA
451－500　AGTATGGTCGTCCCCTATTGGGATGTACTATTAAACCAAAATTGGGGTTA
501－547　TCCGCGAAGAACTATGGTAGAGCAGTTTATGAATGTCTCCGCGGTGG

【*matK* 序列峰图】 长度:811 bp;GC 含量:35.1%。

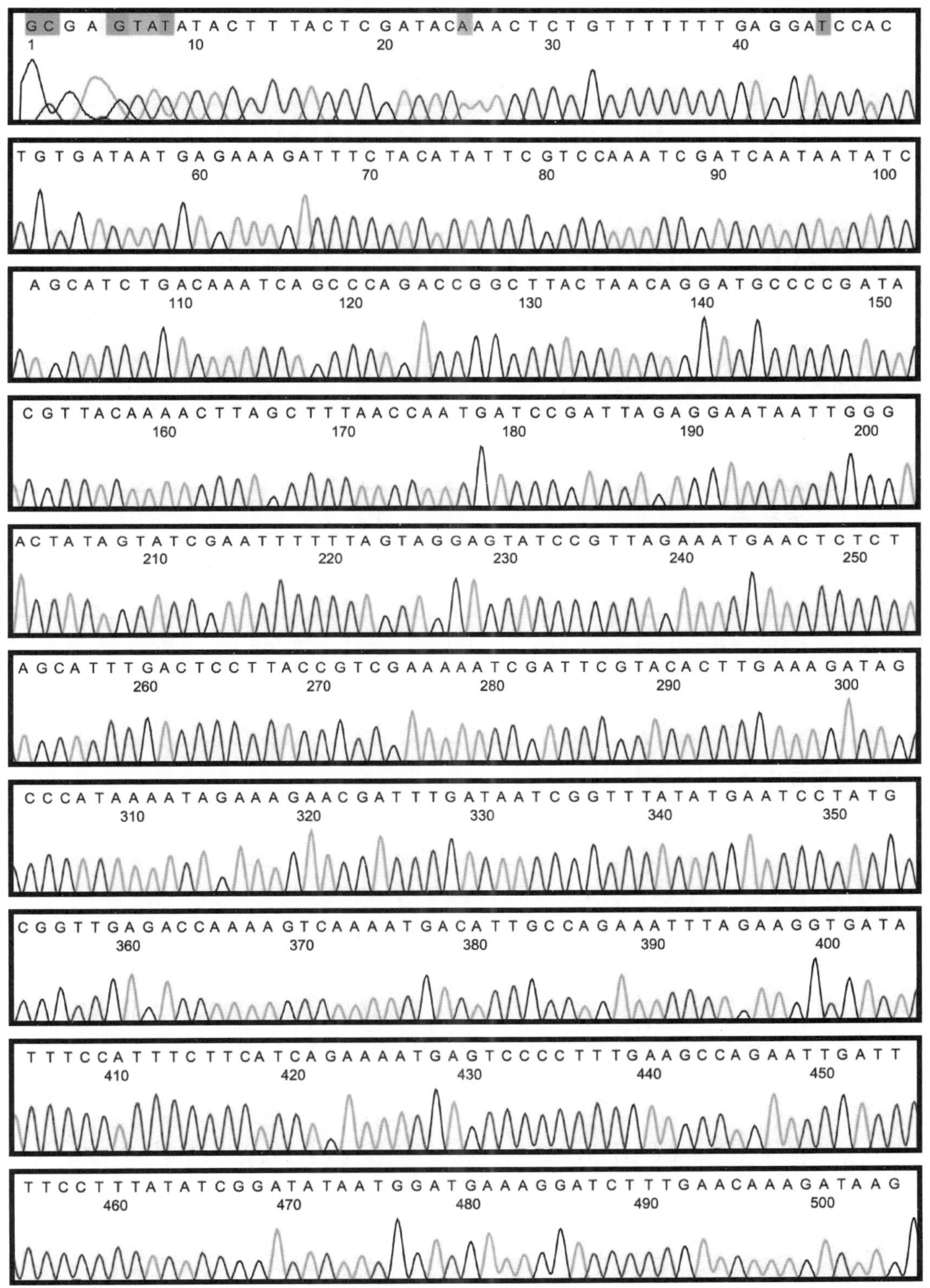
GCGAGTATATACTTTACTCGATACAAACTCTGTTTTTTTGAGGATCCAC
1 10 20 30 40
TGTGATAATGAGAAAGATTTCTACATATTCGTCCAAATCGATCAATAATATC
60 70 80 90 100
AGCATCTGACAAATCAGCCCAGACCGGCTTACTAACAGGATGCCCCGATA
110 120 130 140 150
CGTTACAAAACTTAGCTTTAACCAATGATCCGATTAGAGGAATAATTGGG
160 170 180 190 200
ACTATAGTATCGAATTTTTTAGTAGGAGTATCCGTTAGAAATGAACTCTCT
210 220 230 240 250
AGCATTTGACTCCTTACCGTCGAAAAATCGATTCGTACACTTGAAAGATAG
260 270 280 290 300
CCCATAAAATAGAAAGAACGATTTGATAATCGGTTTATATGAATCCTATG
310 320 330 340 350
CGGTTGAGACCAAAAGTCAAAATGACATTGCCAGAAATTTAGAAGGTGATA
360 370 380 390 400
TTTCCATTTCTTCATCAGAAAATGAGTCCCCTTTGAAGCCAGAATTGATT
410 420 430 440 450
TTCCTTTATATCGGATATAATGGATGAAAGGATCTTTGAACAAAGATAAG
460 470 480 490 500

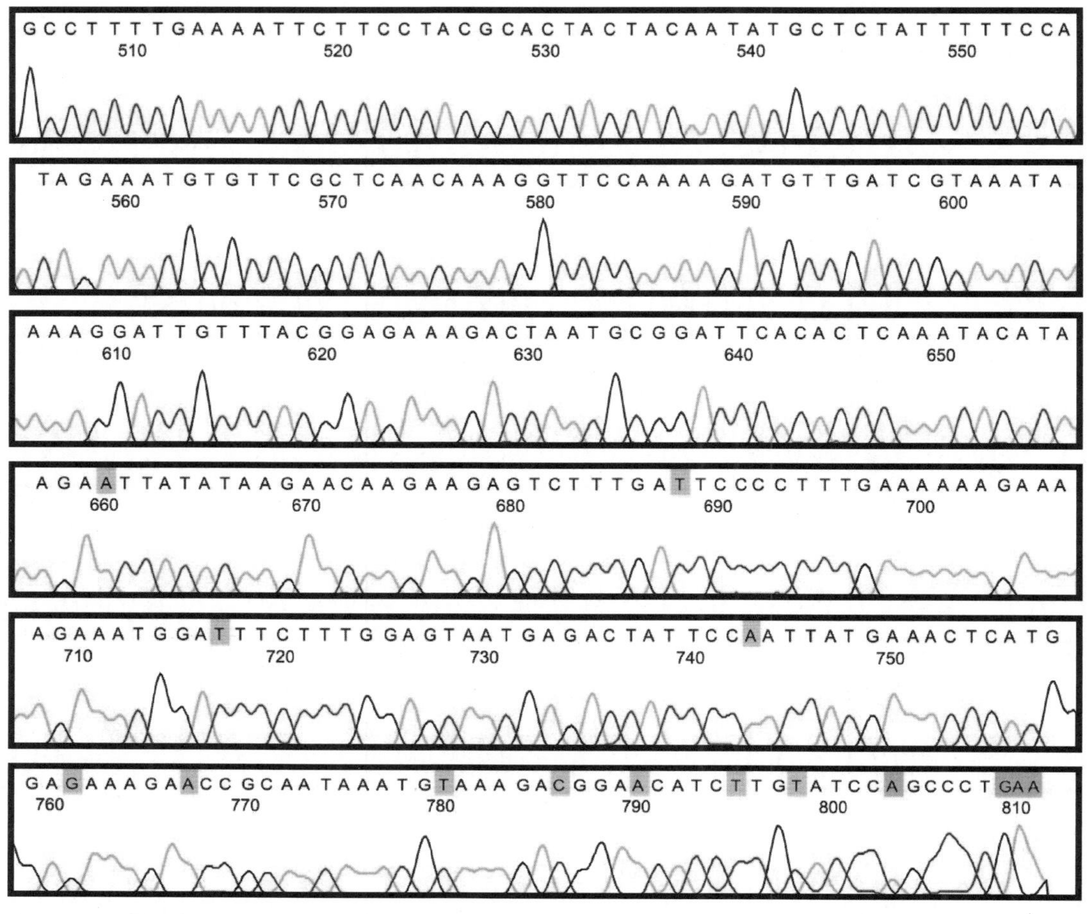

【*matK* 条形码序列】

1－50　GCGAGTATATACTTTACTCGATACAAACTCTGTTTTTTTGAGGATCCACT

51－100　GTGATAATGAGAAAGATTTCTACATATTCGTCCAAATCGATCAATAATAT

101－150　CAGCATCTGACAAATCAGCCCAGACCGGCTTACTAACAGGATGCCCCGAT

151－200　ACGTTACAAAACTTAGCTTTAACCAATGATCCGATTAGAGGAATAATTGG

201－250　GACTATAGTATCGAATTTTTTAGTAGGAGTATCCGTTAGAAATGAACTCT

251－300　CTAGCATTTGACTCCTTACCGTCGAAAAATCGATTCGTACACTTGAAAGA

301－350　TAGCCCATAAAATAGAAAGAACGATTTGATAATCGGTTTATATGAATCCT

351－400　ATGCGGTTGAGACCAAAAGTCAAAATGACATTGCCAGAAATTTAGAAGGT

401－450　GATATTTCCATTTCTTCATCAGAAAATGAGTCCCCTTTGAAGCCAGAATT

451－500　GATTTTCCTTTATATCGGATATAATGGATGAAAGGATCTTTGAACAAAGA

501－550　TAAGGCCTTTTGAAAATTCTTCCTACGCACTACTACAATATGCTCTATTT

551－600　TTCCATAGAAATGTGTTCGCTCAACAAAGGTTCCAAAAGATGTTGATCGT

601－650　AAATAAAAGGATTGTTTACGGAGAAAGACTAATGCGGATTCACACTCAAA

651－700　TACATAAGAATTATATAAGAACAAGAAGAGTCTTTGATTCCCCTTTGAAA

701 - 750　AAAGAAAAGAAATGGATTTCTTTGGAGTAATGAGACTATTCCAATTATGA
751 - 800　AACTCATGGAGAAAGAACCGCAATAAATGTAAAGACGGAACATCTTGTAT
801 - 811　CCAGCCCTGAA

北沙参

本品为伞形科植物珊瑚菜 *Glehnia littoralis* Fr. Schmidtex Miq. 的干燥根。

【材料来源】　珊瑚菜新鲜叶片采自内蒙古通辽市奈曼旗沙日浩来镇药材种植基地。经度：120°45′31″，纬度：42°34′39″，海拔：440 m，鉴定人：包书茵。

【ITS2 序列峰图】　长度：227 bp；GC 含量：58.5%。

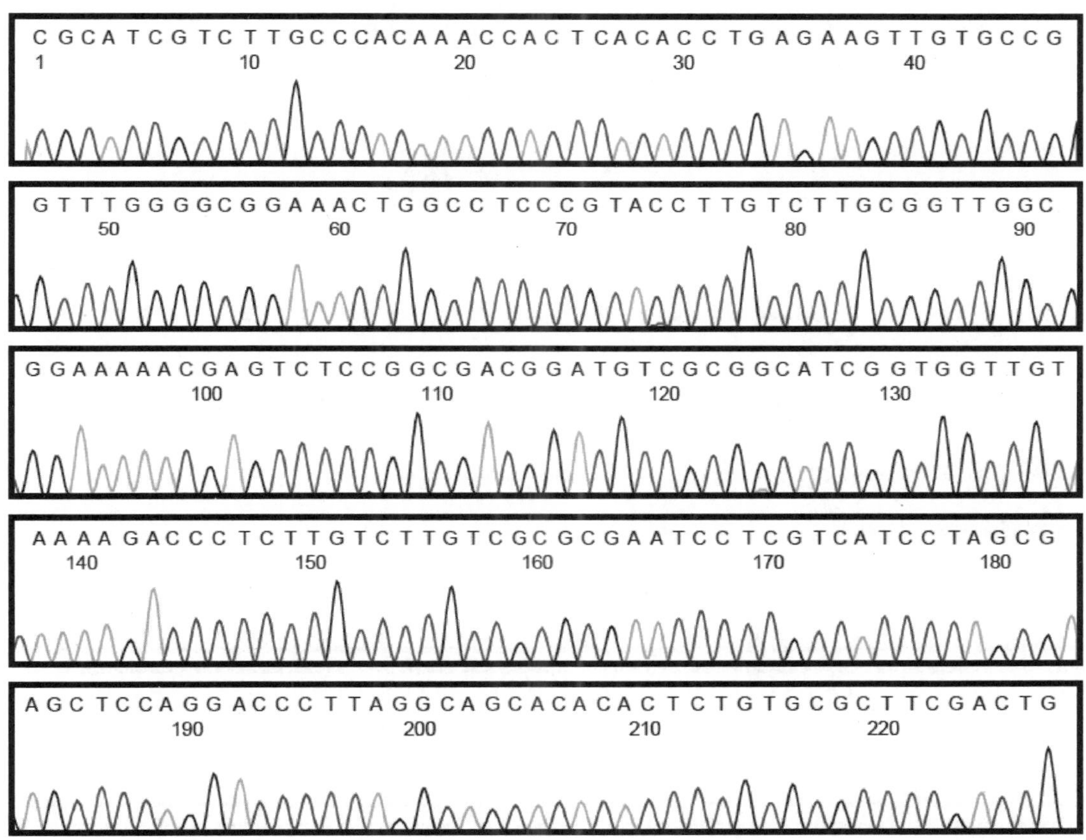

【ITS2 条形码序列】

1 - 50　CGCATCGTCTTGCCCACAAACCACTCACACCTGAGAAGTTGTGCCGGTTT
51 - 100　GGGGCGGAAACTGGCCTCCCGTACCTTGTCTTGCGGTTGGCGGAAAAACG
101 - 150　AGTCTCCGGCGACGGATGTCGCGGCATCGGTGGTTGTAAAAGACCCTCTT
151 - 200　GTCTTGTCGCGCGAATCCTCGTCATCCTAGCGAGCTCCAGGACCCTTAGG
201 - 227　CAGCACACACTCTGTGCGCTTCGACTG

【ITS2 序列二级结构】

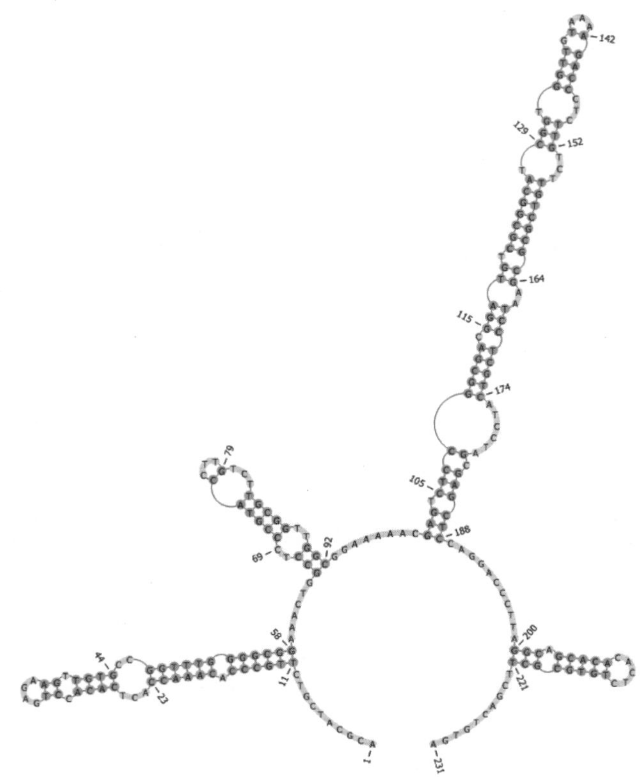

【*psbA* - *TrnH* 序列峰图】 长度:285 bp;GC 含量:32.6%。

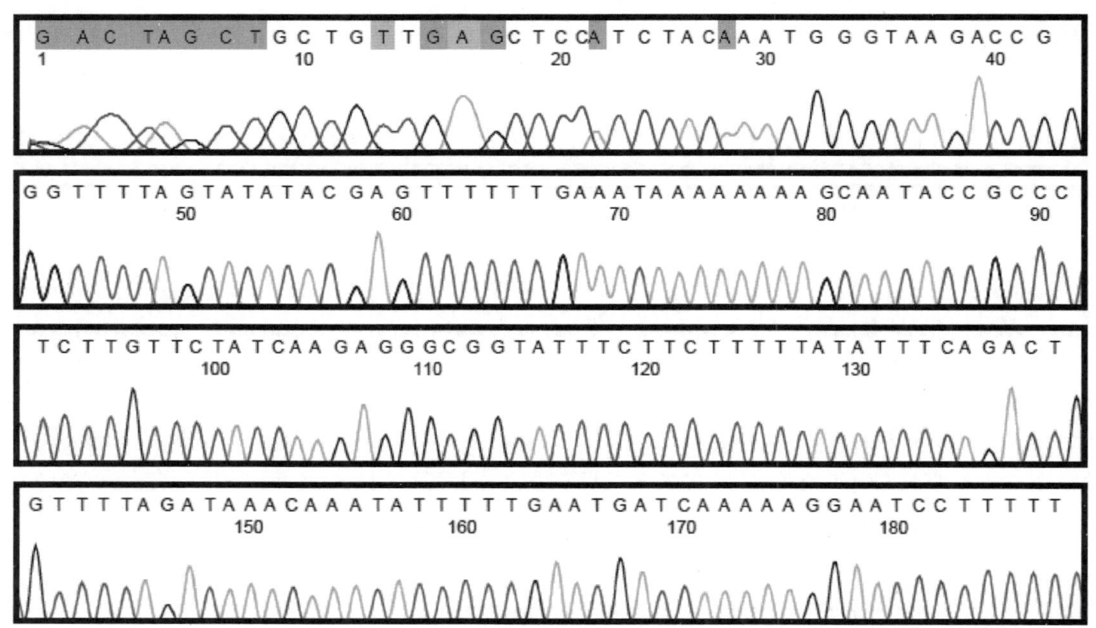

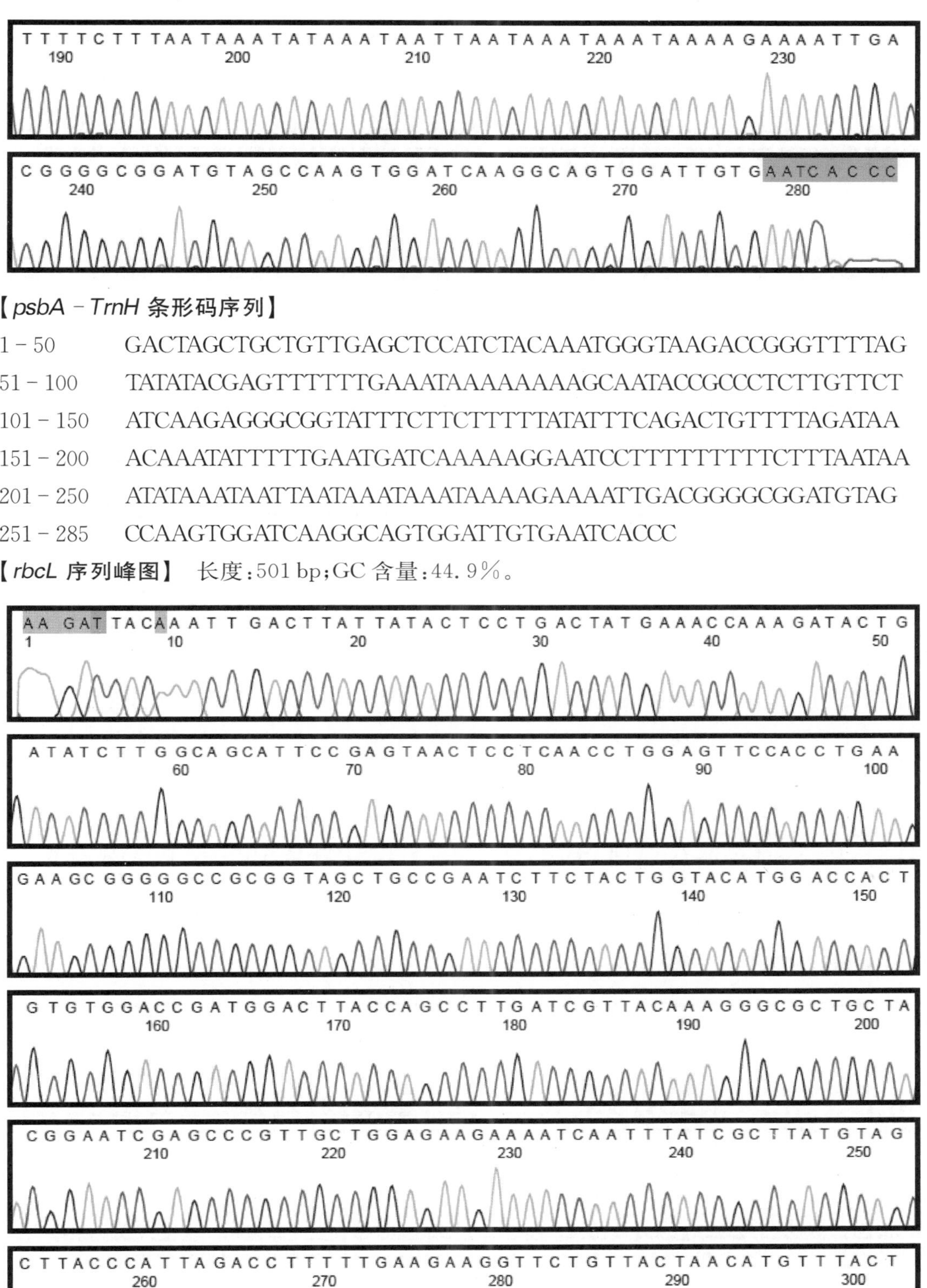

【*psbA* - *TrnH* 条形码序列】

1 - 50　GACTAGCTGCTGTTGAGCTCCATCTACAAATGGGTAAGACCGGGTTTTAG
51 - 100　TATATACGAGTTTTTTGAAATAAAAAAAAGCAATACCGCCCTCTTGTTCT
101 - 150　ATCAAGAGGGCGGTATTTCTTCTTTTTATATTTCAGACTGTTTTAGATAA
151 - 200　ACAAATATTTTTGAATGATCAAAAAGGAATCCTTTTTTTTTCTTTAATAA
201 - 250　ATATAAATAATTAATAAATAAATAAAAGAAAATTGACGGGGCGGATGTAG
251 - 285　CCAAGTGGATCAAGGCAGTGGATTGTGAATCACCC

【*rbcL* 序列峰图】　长度：501 bp；GC 含量：44.9%。

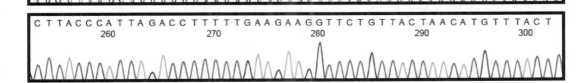

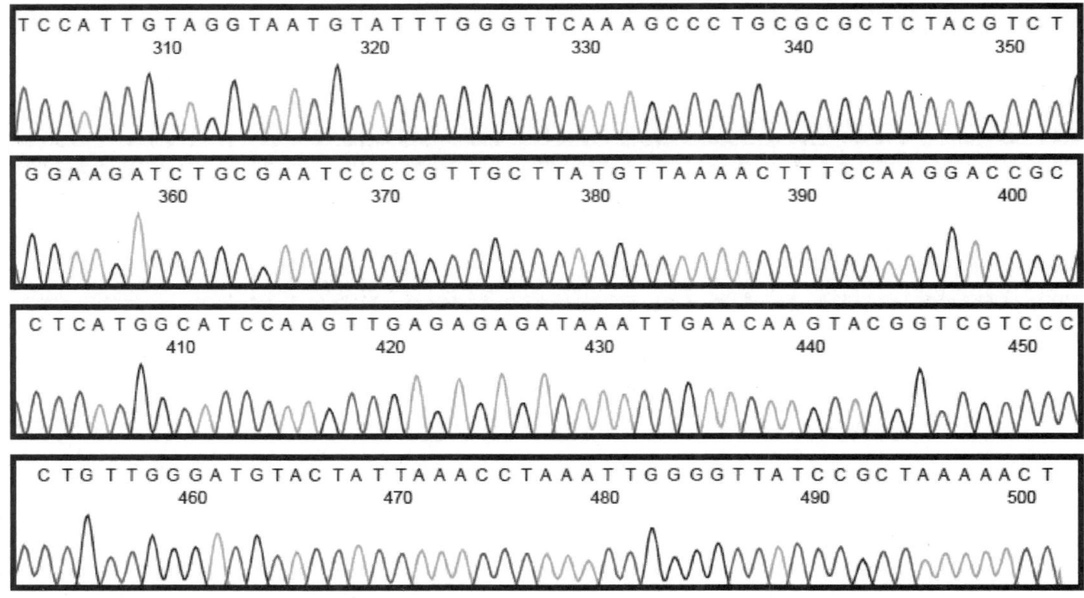

【*rbcL* 条形码序列】

1 - 50 AAGATTACAAATTGACTTATTATACTCCTGACTATGAAACCAAAGATACT
51 - 100 GATATCTTGGCAGCATTCCGAGTAACTCCTCAACCTGGAGTTCCACCTGA
101 - 150 AGAAGCGGGGGCCGCGGTAGCTGCCGAATCTTCTACTGGTACATGGACCA
151 - 200 CTGTGTGGACCGATGGACTTACCAGCCTTGATCGTTACAAAGGGCGCTGC
201 - 250 TACGGAATCGAGCCCGTTGCTGGAGAAGAAAATCAATTTATCGCTTATGT
251 - 300 AGCTTACCCATTAGACCTTTTTGAAGAAGGTTCTGTTACTAACATGTTTA
301 - 350 CTTCCATTGTAGGTAATGTATTTGGGTTCAAAGCCCTGCGCGCTCTACGT
351 - 400 CTGGAAGATCTGCGAATCCCCGTTGCTTATGTTAAAACTTTCCAAGGACC
401 - 450 GCCTCATGGCATCCAAGTTGAGAGAGATAAATTGAACAAGTACGGTCGTC
451 - 501 CCCTGTTGGGATGTACTATTAAACCTAAATTGGGGTTATCCGCTAAAAACT

【*matK* 序列峰图】 长度:784 bp;GC 含量:37.5%。

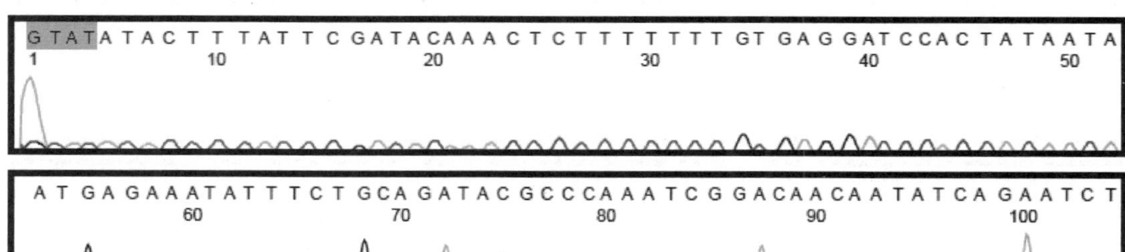

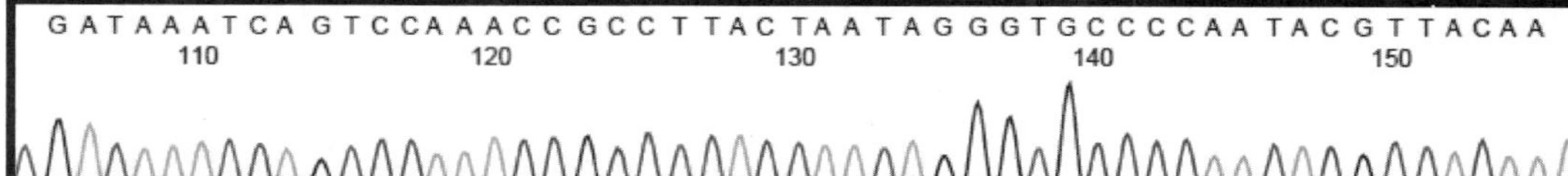

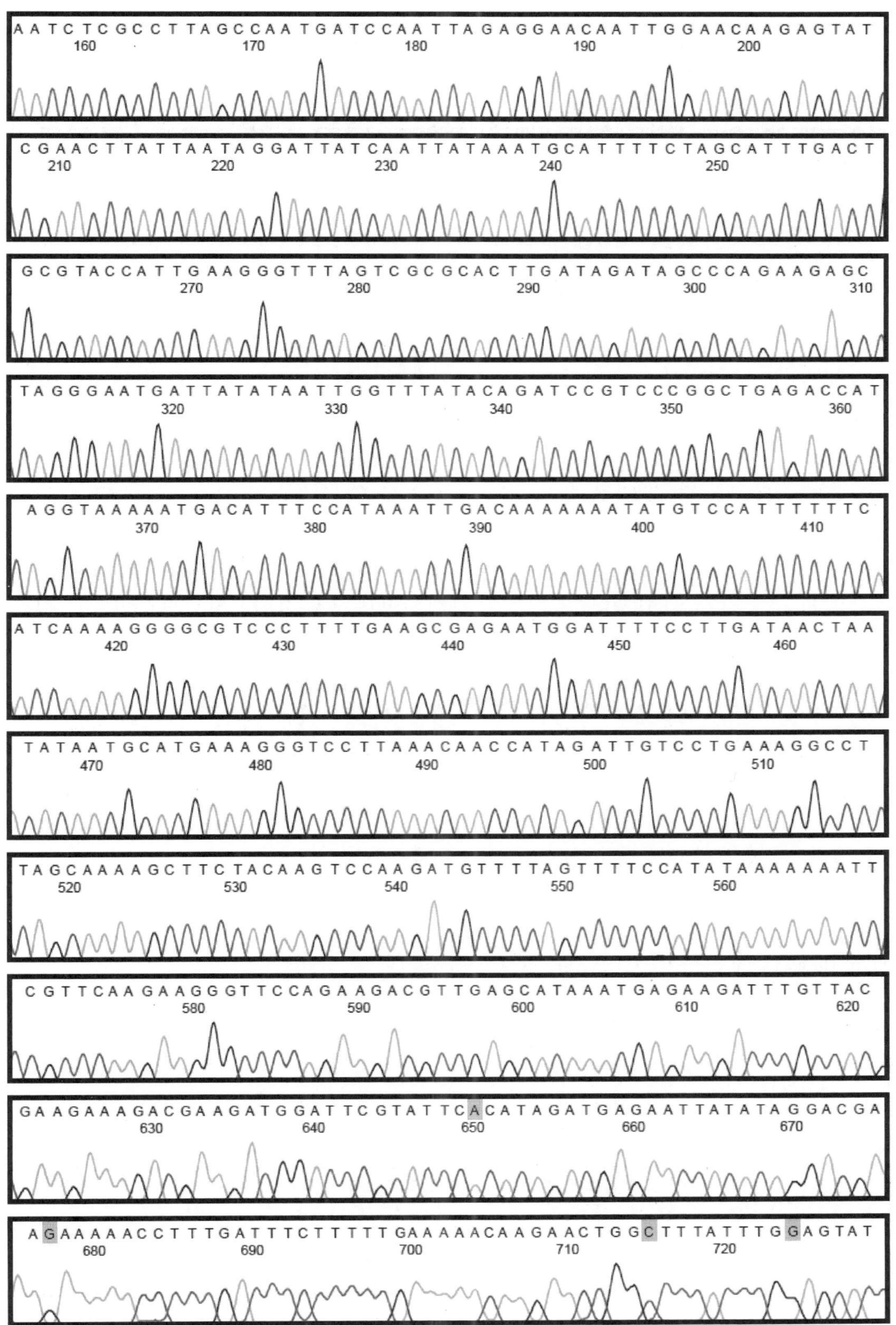

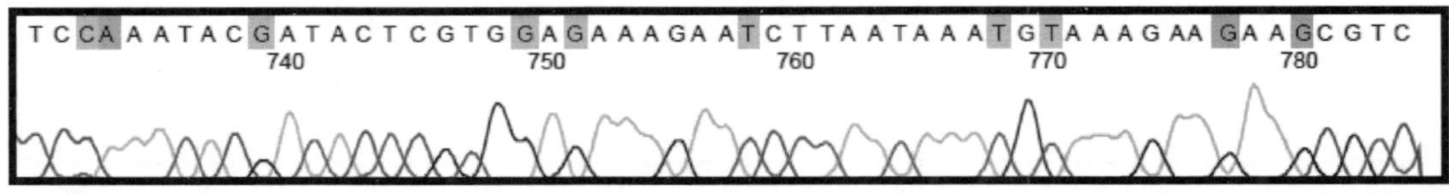

【*matK* 条形码序列】

1 - 50　GTATATACTTTATTCGATACAAACTCTTTTTTTGTGAGGATCCACTATAA
51 - 100　TAATGAGAAATATTTCTGCAGATACGCCCAAATCGGACAACAATATCAGA
101 - 150　ATCTGATAAATCAGTCCAAACCGCCTTACTAATAGGGTGCCCCAATACGT
151 - 200　TACAAAATCTCGCCTTAGCCAATGATCCAATTAGAGGAACAATTGGAACA
201 - 250　AGAGTATCGAACTTATTAATAGGATTATCAATTATAAATGCATTTTCTAG
251 - 300　CATTTGACTGCGTACCATTGAAGGGTTTAGTCGCGCACTTGATAGATAGC
301 - 350　CCAGAAGAGCTAGGGAATGATTATATAATTGGTTTATACAGATCCGTCCC
351 - 400　GGCTGAGACCATAGGTAAAAATGACATTTCCATAAATTGACAAAAAAATA
401 - 450　TGTCCATTTTTTCATCAAAAGGGGCGTCCCTTTTGAAGCGAGAATGGATT
451 - 500　TTCCTTGATAACTAATATAATGCATGAAAGGGTCCTTAAACAACCATAGA
501 - 550　TTGTCCTGAAAGGCCTTAGCAAAAGCTTCTACAAGTCCAAGATGTTTTAG
551 - 600　TTTTCCATATAAAAAAATTCGTTCAAGAAGGGTTCCAGAAGACGTTGAGC
601 - 650　ATAAATGAGAAGATTTGTTACGAAGAAAGACGAAGATGGATTCGTATTCA
651 - 700　CATAGATGAGAATTATATAGGACGAAGAAAAACCTTTGATTTCTTTTTGA
701 - 750　AAAACAAGAACTGGCTTTATTTGGAGTATTCCAAATACGATACTCGTGGA
751 - 784　GAAAGAATCTTAATAAATGTAAAGAAGAAGCGTC

白扁豆

本品为豆科植物扁豆 *Dolichos lablab* L. 的干燥成熟种子。

【材料来源】 扁豆新鲜叶片采自湖南省桂东县羊社村坛前组。

经度：109°39′19″，纬度：20°15′31″，海拔：1 500 m，鉴定人：刘塔斯。

【ITS2 序列峰图】 长度：218 bp；GC 含量：46.8%。

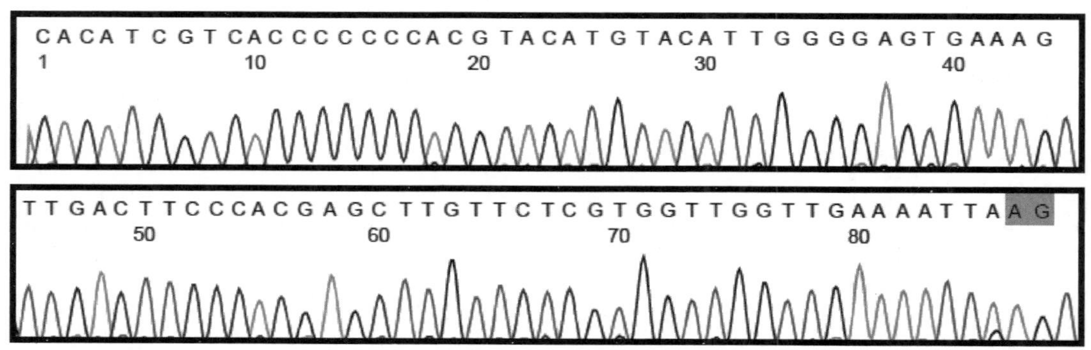

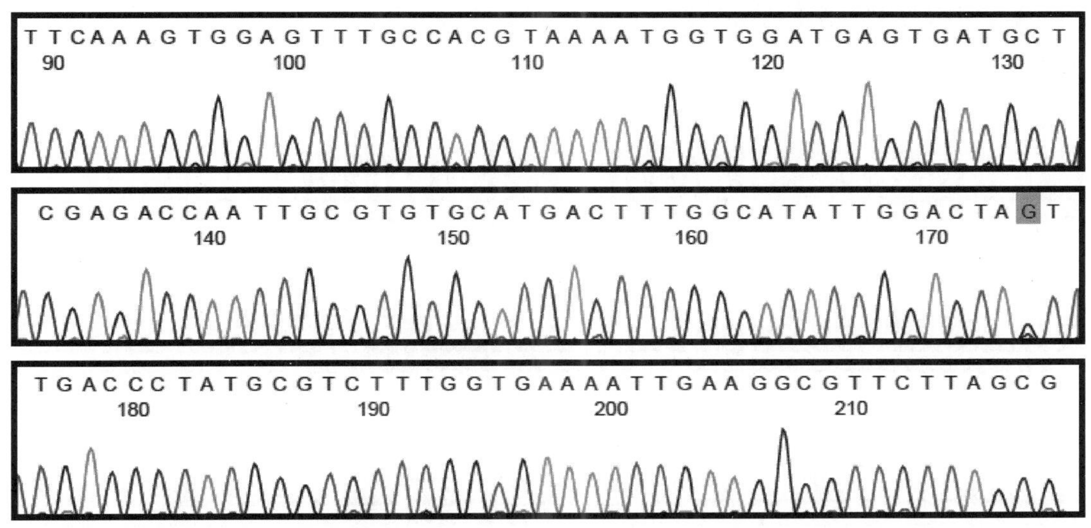

【ITS2 条形码序列】

1－50　　CACATCGTCACCCCCCCACGTACATGTACATTGGGGAGTGAAAGTTGACT

51－100　　TCCCACGAGCTTGTTCTCGTGGTTGGTTGAAAATTAAGTTCAAAGTGGAG

101－150　　TTTGCCACGTAAAATGGTGGATGAGTGATGCTCGAGACCAATTGCGTGTG

151－200　　CATGACTTTGGCATATTGGACTAGTTGACCCTATGCGTCTTTGGTGAAAA

201－218　　TTGAAGGCGTTCTTAGCG

【ITS2 序列二级结构】

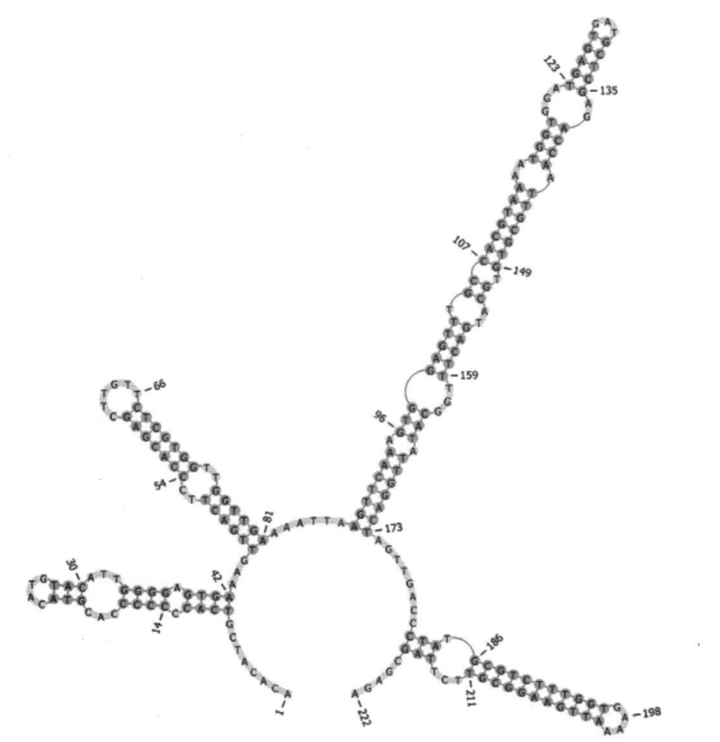

【*psbA* - *TrnH* 序列峰图】 长度:202 bp GC 含量:23.8%。

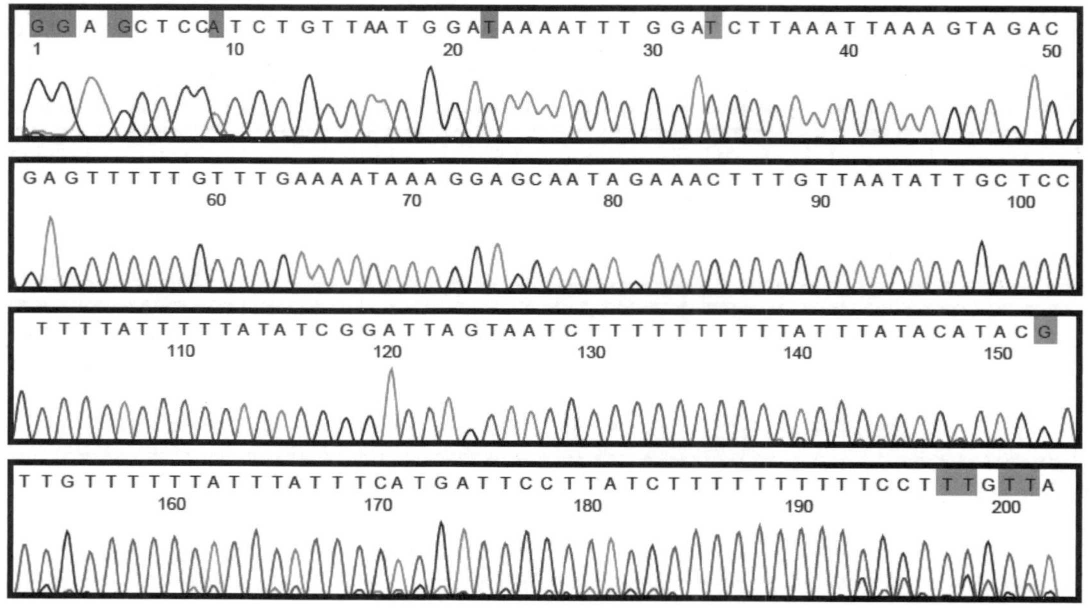

【*psbA* - *TrnH* 条形码序列】

1 - 50　GGAGCTCCATCTGTTAATGGATAAAATTTGGATCTTAAATTAAAGTAGAC

51 - 100　GAGTTTTTGTTTGAAAATAAAGGAGCAATAGAAACTTTGTTAATATTGCT

101 - 150　CCTTTTATTTTTATATCGGATTAGTAATCTTTTTTTTTTATTTATACATA

151 - 202　CGTTGTTTTTTATTTATTTCATGATTCCTTATCTTTTTTTTTTCCTTTGTTA

【*rbcL* 序列峰图】 长度:545 bp;GC 含量:42.9%。

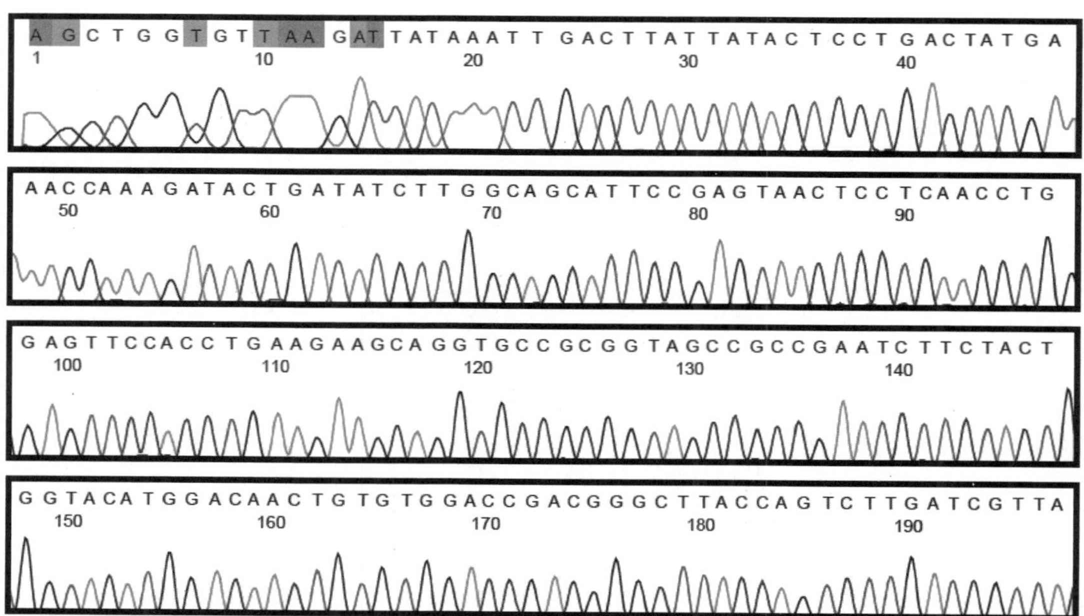

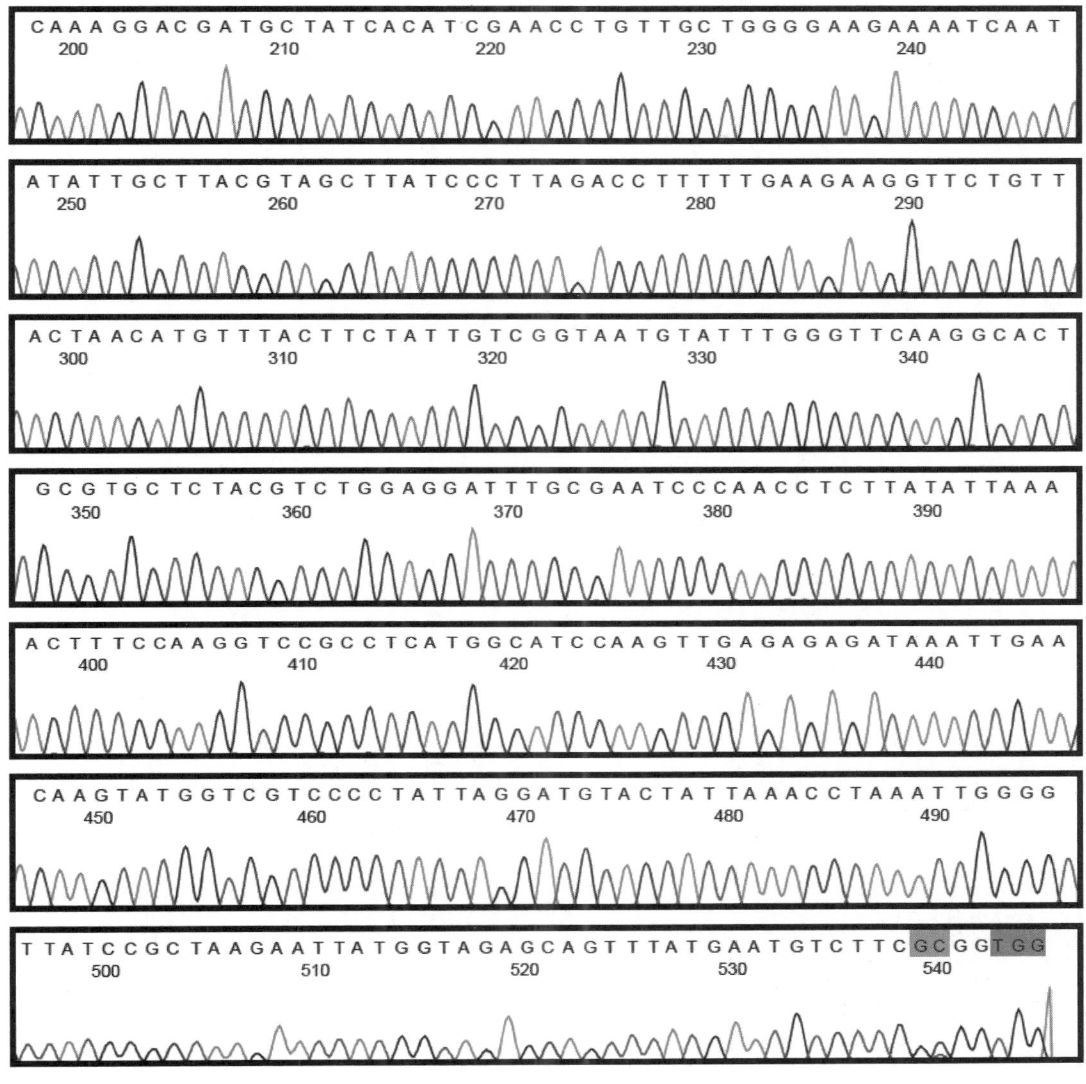

【*rbcL* 条形码序列】

1－50　AGCTGGTGTTAAGATTATAAATTGACTTATTATACTCCTGACTATGAAAC

51－100　CAAAGATACTGATATCTTGGCAGCATTCCGAGTAACTCCTCAACCTGGAG

101－150　TTCCACCTGAAGAAGCAGGTGCCGCGGTAGCCGCCGAATCTTCTACTGGT

151－200　ACATGGACAACTGTGTGGACCGACGGGCTTACCAGTCTTGATCGTTACAA

201－250　AGGACGATGCTATCACATCGAACCTGTTGCTGGGGAAGAAAATCAATATA

251－300　TTGCTTACGTAGCTTATCCCTTAGACCTTTTTGAAGAAGGTTCTGTTACT

301－350　AACATGTTTACTTCTATTGTCGGTAATGTATTTGGGTTCAAGGCACTGCG

351－400　TGCTCTACGTCTGGAGGATTTGCGAATCCCAACCTCTTATATTAAAACTT

401－450　TCCAAGGTCCGCCTCATGGCATCCAAGTTGAGAGAGATAAATTGAACAAG

451－500　TATGGTCGTCCCCTATTAGGATGTACTATTAAACCTAAATTGGGGTTATC

501－545　CGCTAAGAATTATGGTAGAGCAGTTTATGAATGTCTTCGCGGTGG

【*matK* 序列峰图】 长度：678 bp；GC含量：28.6%。

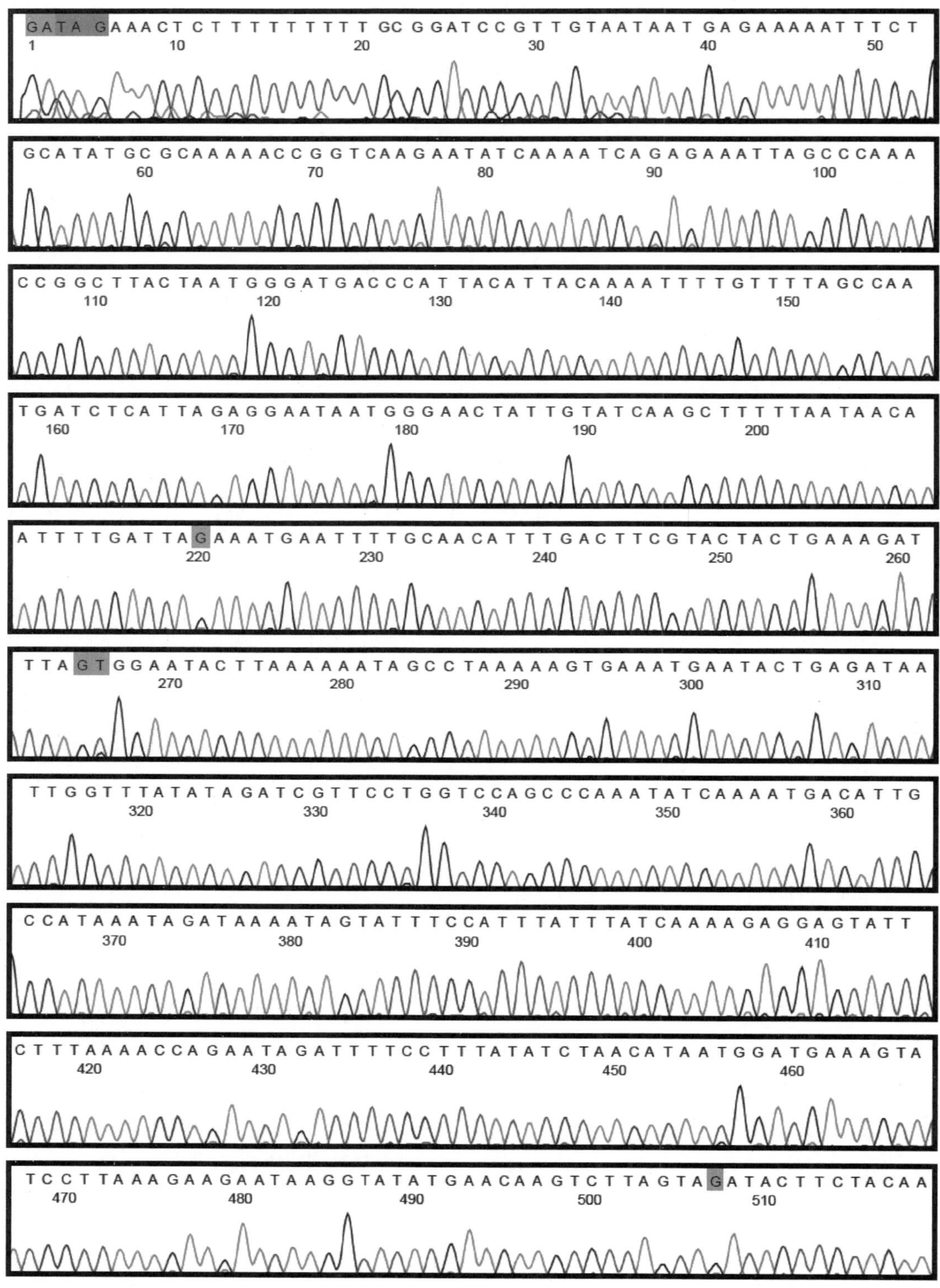

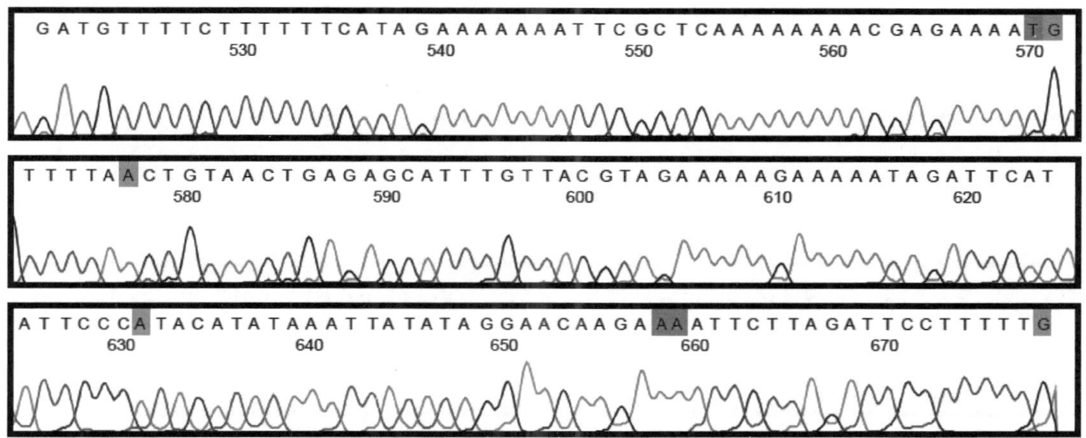

【*matK* 条形码序列】

1 - 50 GATAGAAACTCTTTTTTTTTGCGGATCCGTTGTAATAATGAGAAAAATTT
51 - 100 CTGCATATGCGCAAAAACCGGTCAAGAATATCAAAATCAGAGAAATTAGC
101 - 150 CCAAACCGGCTTACTAATGGGATGACCCATTACATTACAAAATTTTGTTT
151 - 200 TAGCCAATGATCTCATTAGAGGAATAATGGGAACTATTGTATCAAGCTTT
201 - 250 TTAATAACAATTTTGATTAGAAATGAATTTTGCAACATTTGACTTCGTAC
251 - 300 TACTGAAAGATTTAGTGGAATACTTAAAAAATAGCCTAAAAAGTGAAATG
301 - 350 AATACTGAGATAATTGGTTTATATAGATCGTTCCTGGTCCAGCCCAAATA
351 - 400 TCAAAATGACATTGCCATAAATAGATAAAATAGTATTTCCATTTATTTAT
401 - 450 CAAAAGAGGAGTATTCTTTAAAACCAGAATAGATTTTCCTTTATATCTAA
451 - 500 CATAATGGATGAAAGTATCCTTAAAGAAGAATAAGGTATATGAACAAGTC
501 - 550 TTAGTAGATACTTCTACAAGATGTTTTCTTTTTTCATAGAAAAAAATTCG
551 - 600 CTCAAAAAAAACGAGAAAATGTTTTAACTGTAACTGAGAGCATTTGTTAC
601 - 650 GTAGAAAAAGAAAAATAGATTCATATTCCCATACATATAAATTATATAGG
651 - 678 AACAAGAAAATTCTTAGATTCCTTTTTG

瓜叶乌头

本品为毛茛科植物瓜叶乌头 *Aconitum hemsleyanum* Pritz. 的干燥块根。

【材料来源】 瓜叶乌头新鲜叶片采自陕西省宝鸡市太白县。

经度:107°17′06″,纬度:33°99′99″,海拔:1 810 m,鉴定人:胡本祥。

【ITS 序列峰图】 长度:617 bp;GC 含量:60.2%。

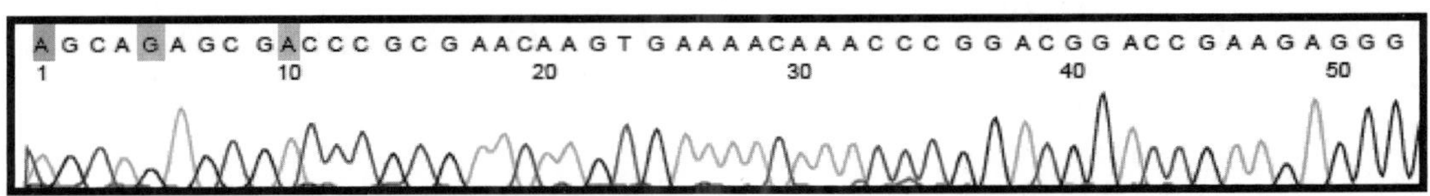

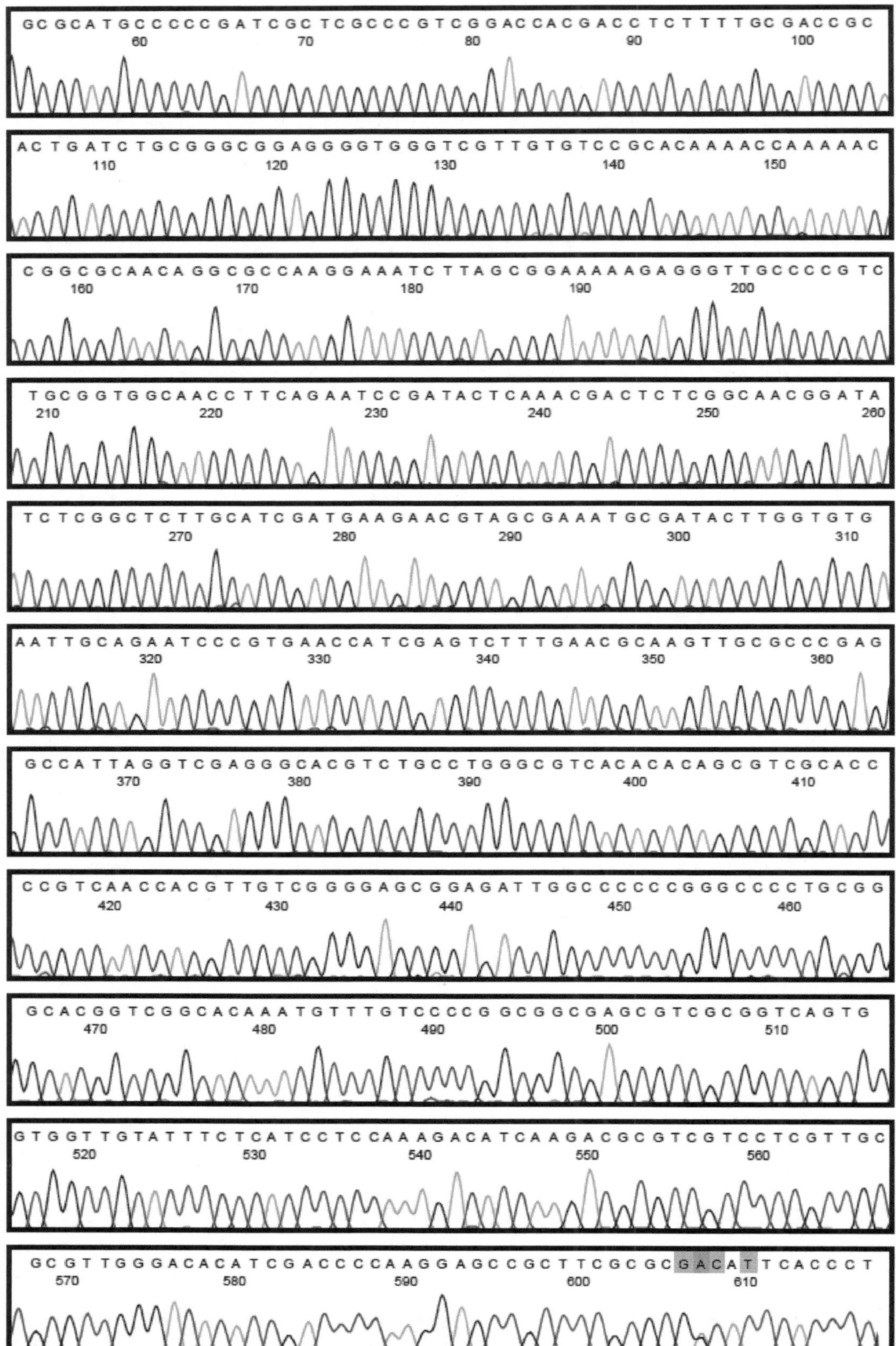

【ITS 条形码序列】

1－50	AGCAGAGCGACCCGCGAACAAGTGAAAACAAACCCGGACGGACCGAAGAG
51－100	GGGCGCATGCCCCCGATCGCTCGCCCGTCGGACCACGACCTCTTTTGCGA
101－150	CCGCACTGATCTGCGGGCGGAGGGGTGGGTCGTTGTGTCCGCACAAAACC
151－200	AAAAACCGGCGCAACAGGCGCCAAGGAAATCTTAGCGGAAAAAGAGGGTT
201－250	GCCCCGTCTGCGGTGGCAACCTTCAGAATCCGATACTCAAACGACTCTCG
251－300	GCAACGGATATCTCGGCTCTTGCATCGATGAAGAACGTAGCGAAATGCGA
301－350	TACTTGGTGTGAATTGCAGAATCCCGTGAACCATCGAGTCTTTGAACGCA
351－400	AGTTGCGCCCGAGGCCATTAGGTCGAGGGCACGTCTGCCTGGGCGTCACA
401－450	CACAGCGTCGCACCCCGTCAACCACGTTGTCGGGGAGCGGAGATTGGCCC
451－500	CCCGGGCCCCTGCGGGCACGGTCGGCACAAATGTTTGTCCCCGGCGGCGA
501－550	GCGTCGCGGTCAGTGGTGGTTGTATTTCTCATCCTCCAAAGACATCAAGA
551－600	CGCGTCGTCCTCGTTGCGCGTTGGGACACATCGACCCCAAGGAGCCGCTT
601－617	CGCGCGACATTCACCCT

【ITS2 序列峰图】 长度：220 bp；GC 含量：64.1％。

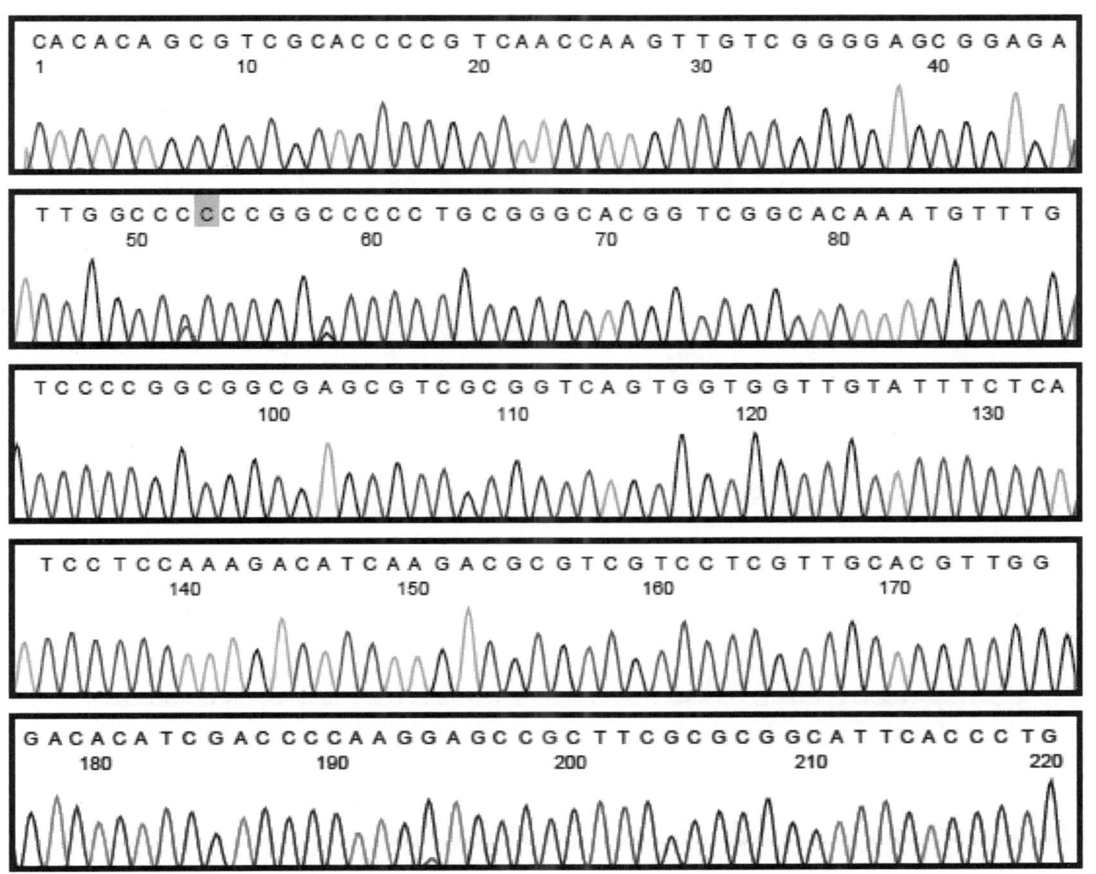

【ITS2 条形码序列】

1 - 50　CACACAGCGTCGCACCCCGTCAACCAAGTTGTCGGGGAGCGGAGATTGGC

51 - 100　CCCCCGGCCCCCTGCGGGCACGGTCGGCACAAATGTTTGTCCCCGGCGGC

101 - 150　GAGCGTCGCGGTCAGTGGTGGTTGTATTTCTCATCCTCCAAAGACATCAA

151 - 200　GACGCGTCGTCCTCGTTGCACGTTGGGACACATCGACCCCAAGGAGCCGC

201 - 220　TTCGCGCGGCATTCACCCTG

【ITS2 序列二级结构】

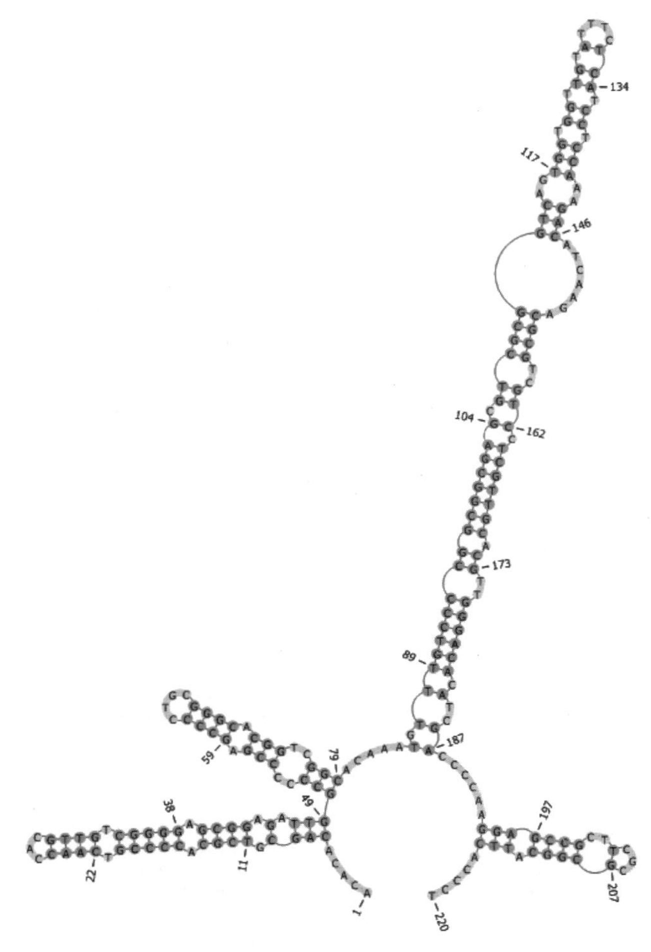

【*psbA - TrnH* 序列峰图】 长度:289 bp;GC 含量:34.9%。

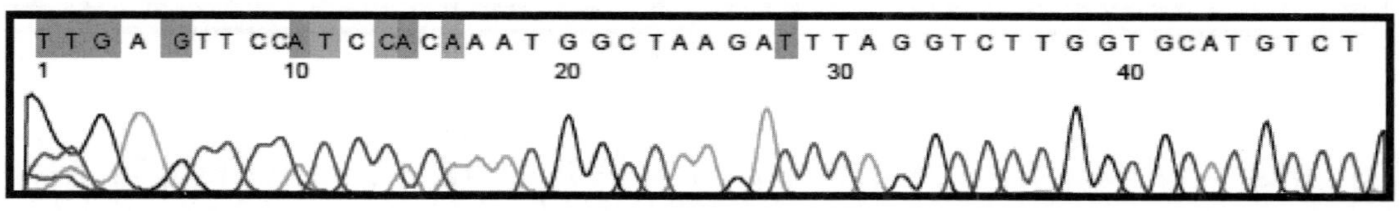

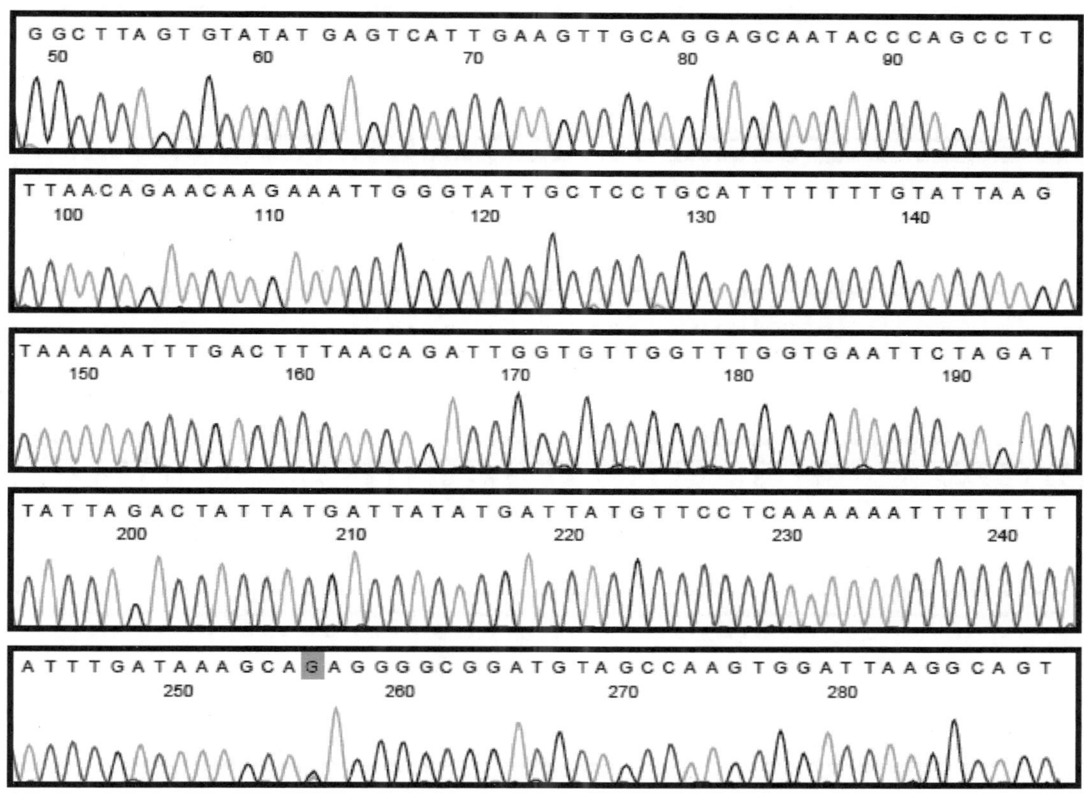

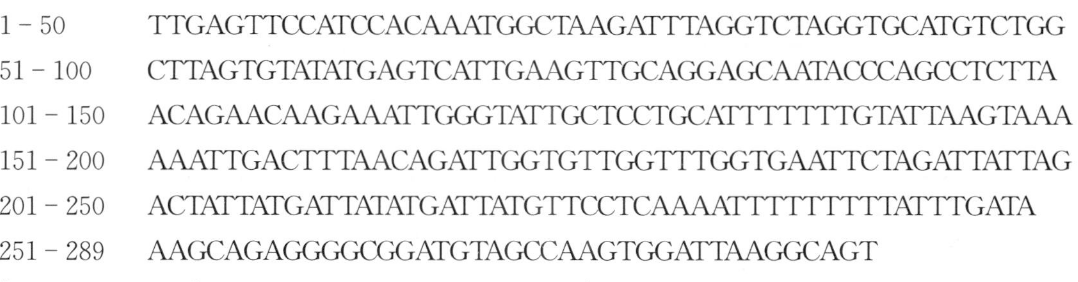

【*psbA* - *TrnH* 条形码序列】

1 - 50　TTGAGTTCCATCCACAAATGGCTAAGATTTAGGTCTAGGTGCATGTCTGG

51 - 100　CTTAGTGTATATGAGTCATTGAAGTTGCAGGAGCAATACCCAGCCTCTTA

101 - 150　ACAGAACAAGAAATTGGGTATTGCTCCTGCATTTTTTTGTATTAAGTAAA

151 - 200　AAATTGACTTTAACAGATTGGTGTTGGTTTGGTGAATTCTAGATTATTAG

201 - 250　ACTATTATGATTATATGATTATGTTCCTCAAAATTTTTTTTTATTTGATA

251 - 289　AAGCAGAGGGGCGGATGTAGCCAAGTGGATTAAGGCAGT

【*rbcL* 序列峰图】 长度:501 bp;GC 含量:42.8%。

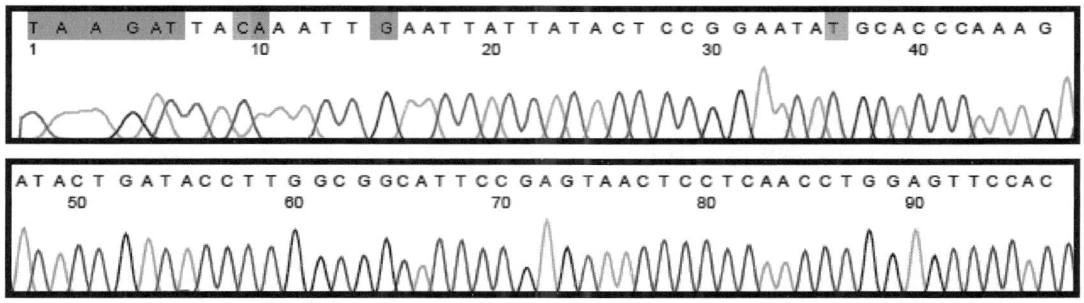

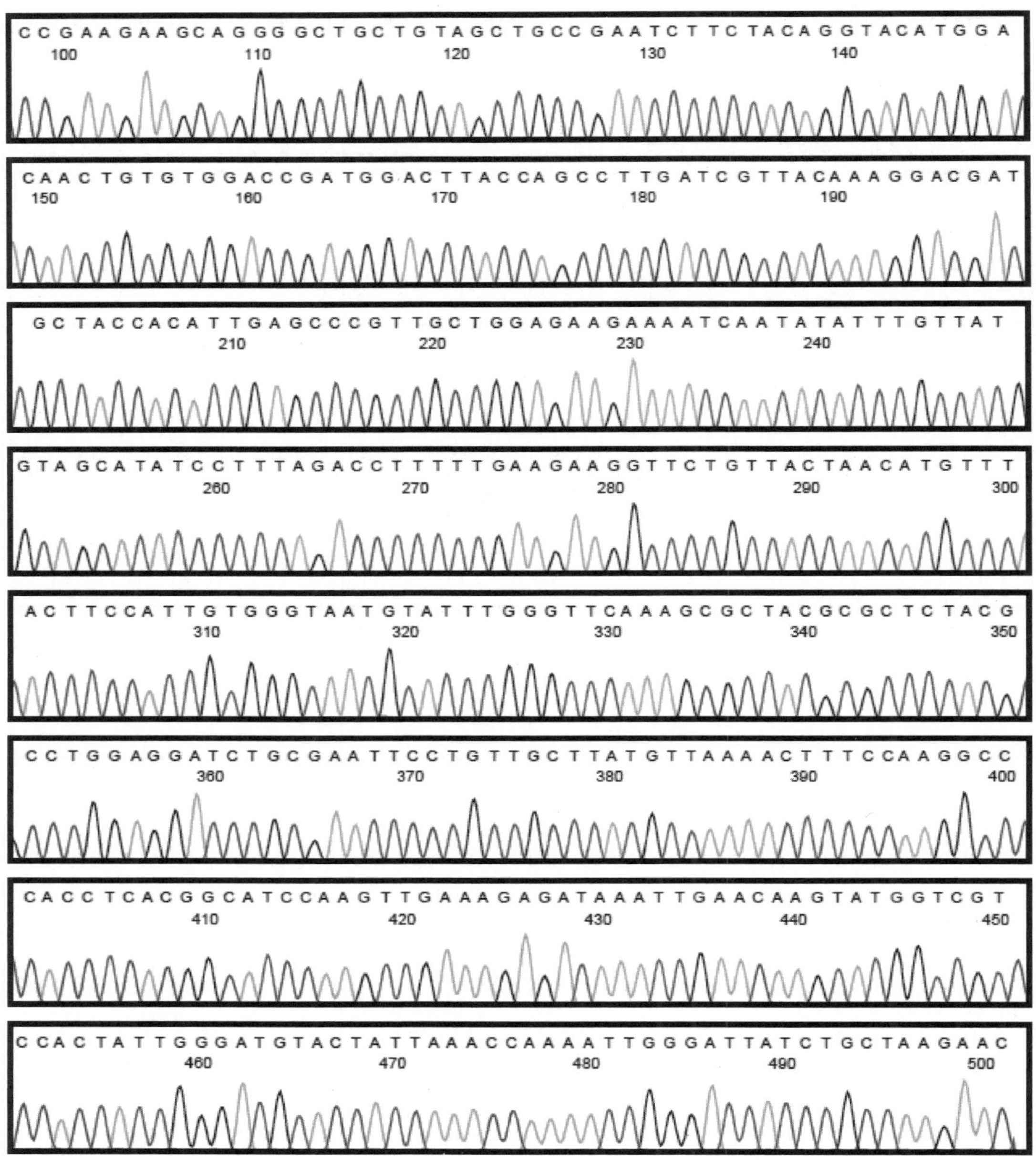

【*rbcL* 条形码序列】

1 - 50	TAAGATTACAAATTGAATTATTATACTCCGGAATATGCACCCAAAGATAC
51 - 100	TGATACCTTGGCGGCATTCCGAGTAACTCCTCAACCTGGAGTTCCACCCG
101 - 150	AAGAAGCAGGGGCTGCTGTAGCTGCCGAATCTTCTACAGGTACATGGACA
151 - 200	ACTGTGTGGACCGATGGACTTACCAGCCTTGATCGTTACAAAGGACGATG
201 - 250	CTACCACATTGAGCCCGTTGCTGGAGAAGA AAATCAATATATTTGTTATG
251 - 300	TAGCATATCCTTTAGACCTTTTTGAAGAAGGTTCTGTTACTAACATGTTT
301 - 350	ACTTCCATTGTGGGTAATGTATTTGGGTTCAAAGCGCTACGCGCTCTACG

351 - 400　CCTGGAGGATCTGCGAATTCCTGTTGCTTATGTTAAAACTTTCCAAGGCC
401 - 450　CACCTCACGGCATCCAAGTTGAAAGAGATAAATTGAACAAGTATGGTCGT
451 - 501　CCACTATTGGGATGTACTATTAAACCAAAATTGGGATTATCTGCTAAGAAC

冬葵果

本品为锦葵科植物冬葵 *Malva verticillata* L. 的干燥成熟果实。

【材料来源】 冬葵新鲜叶片采自甘肃省兰州市城关区。

经度:103°51′15″,纬度:36°03′08″,海拔:1 470 m,鉴定人:包桂花。

【ITS2 序列峰图】 长度:232 bp;GC 含量:67.6%。

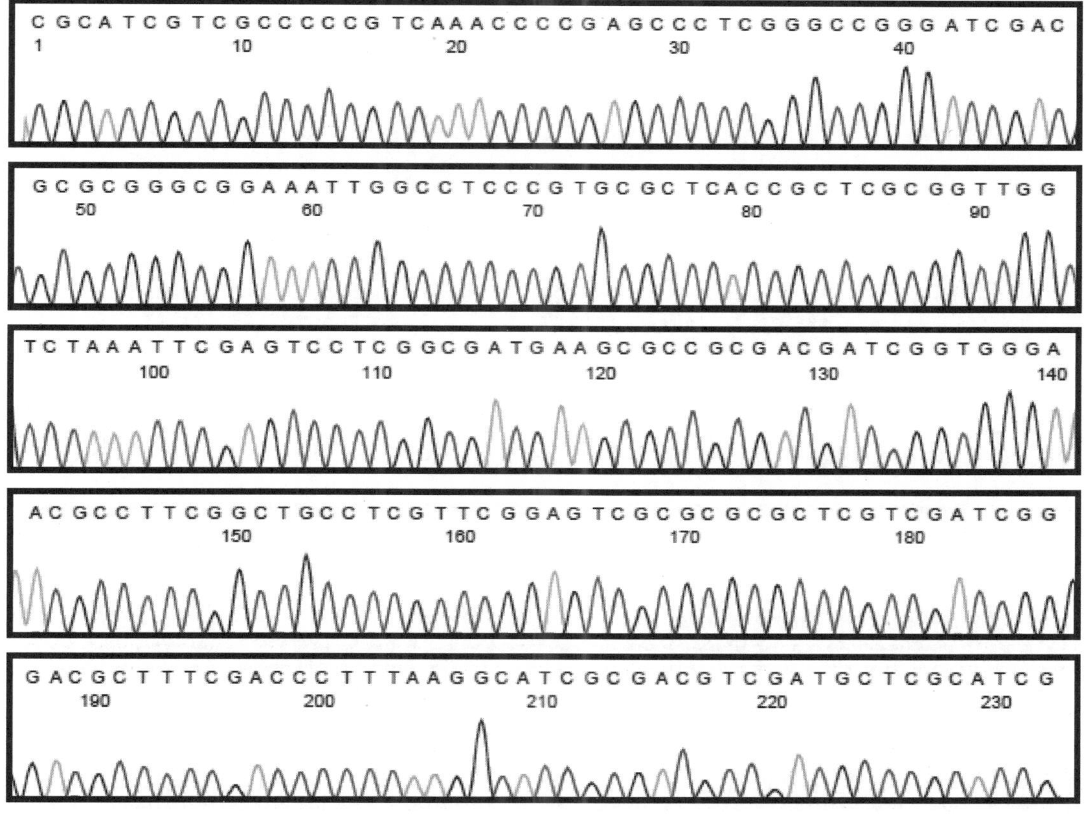

【ITS2 条形码序列】

1 - 50　CGCATCGTCGCCCCCGTCAAACCCCGAGCCCTCGGGCCGGGATCGACGCG
51 - 100　CGGGCGGAAATTGGCCTCCCGTGCGCTCACCGCTCGCGGTTGGTCTAAAT
101 - 150　TCGAGTCCTCGGCGATGAAGCGCCGCGACGATCGGTGGGAACGCCTTCGG
151 - 200　CTGCCTCGTTCGGAGTCGCGCGCGCTCGTCGATCGGGACGCTTTCGACCC
201 - 232　TTTAAGGCATCGCGACGTCGATGCTCGCATCG

【ITS2 序列二级结构】

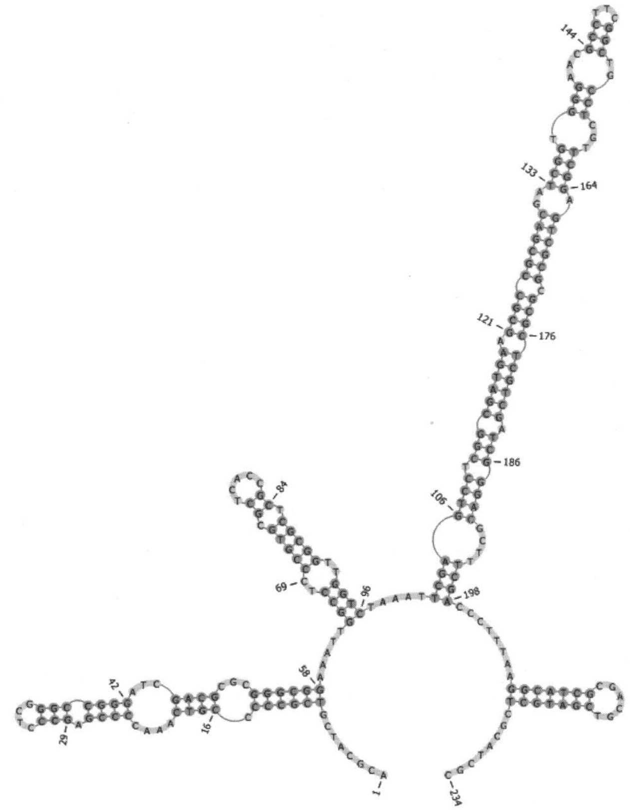

【*psbA* - *TrnH* 序列峰图】 长度:381 bp;GC 含量:21.7%。

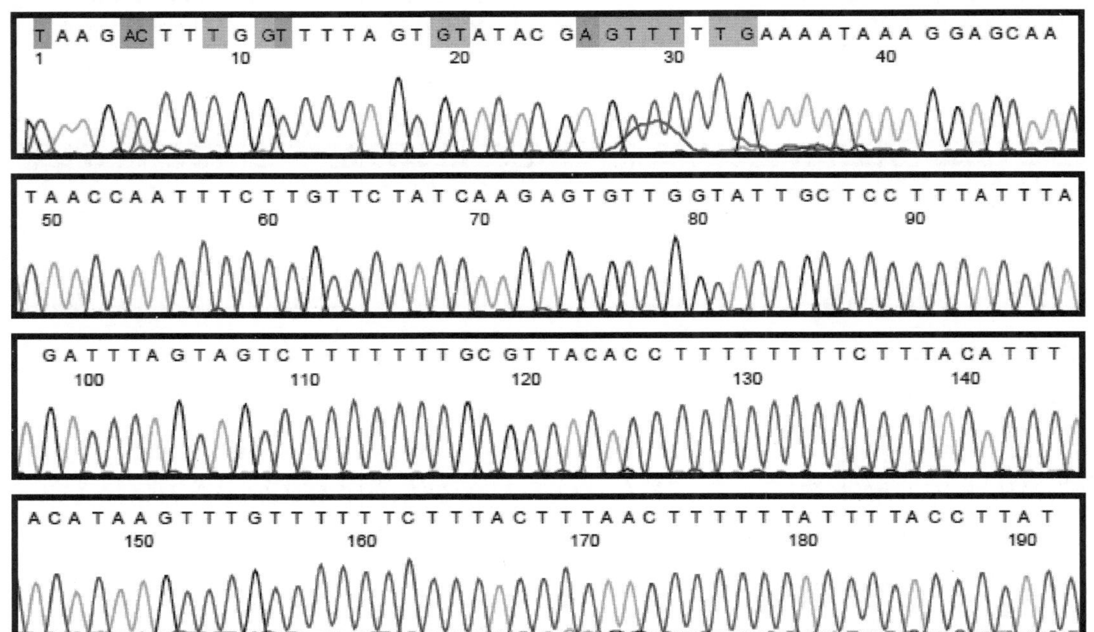

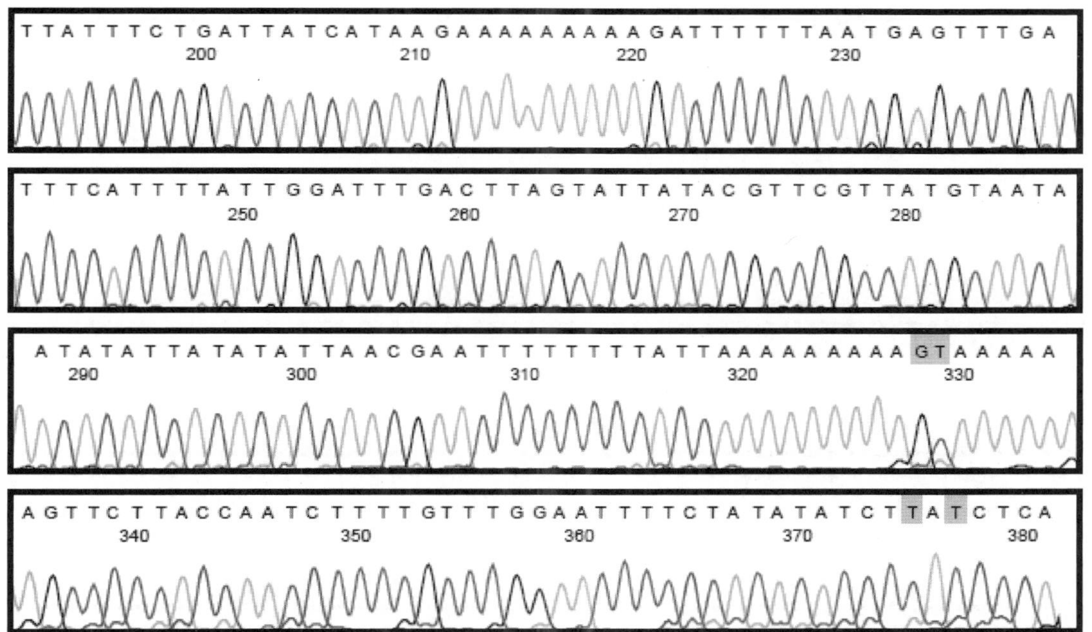

【*psbA* - *TrnH* 条形码序列】

1 - 50　TAAGACTTTGGTTTTAGTGTATACGAGTTTTTGAAAATAAAGGAGCAATA

51 - 100　ACCAATTTCTTGTTCTATCAAGAGTGTTGGTATTGCTCCTTTATTTAGAT

101 - 150　TTAGTAGTCTTTTTTTGCGTTACACCTTTTTTTTCTTTACATTTACATAA

151 - 200　GTTTGTTTTTTCTTTACTTTAACTTTTTTATTTTACCTTATTTATTTCTG

201 - 250　ATTATCATAAGAAAAAAAAAGATTTTTTAATGAGTTTGATTTCATTTTAT

251 - 300　TGGATTTGACTTAGTATTATACGTTCGTTATGTAATAATATATTATATAT

301 - 350　TAACGAATTTTTTTTATTAAAAAAAAAGTAAAAAAGTTCTTACCAATCTT

351 - 381　TTGTTTGGAATTTTCTATATATCTTATCTCA

【*rbcL* 序列峰图】 长度:502 bp;GC 含量:44.6%。

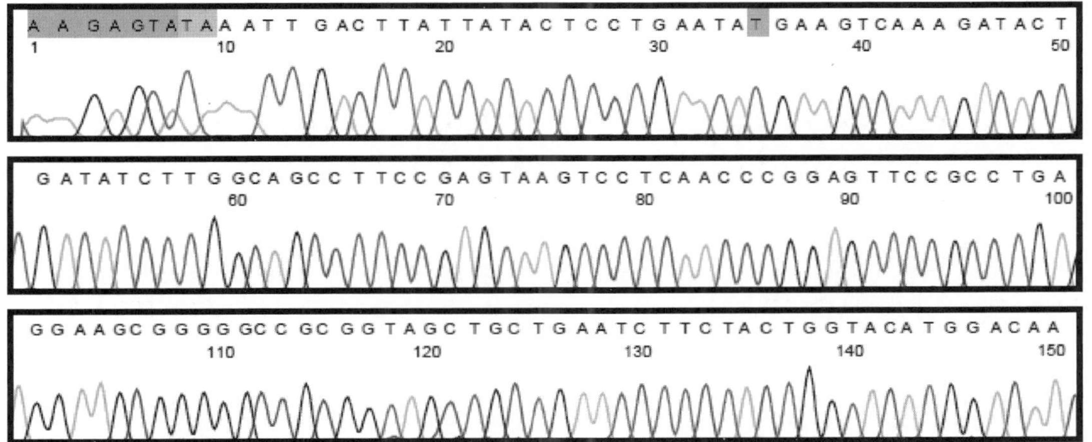

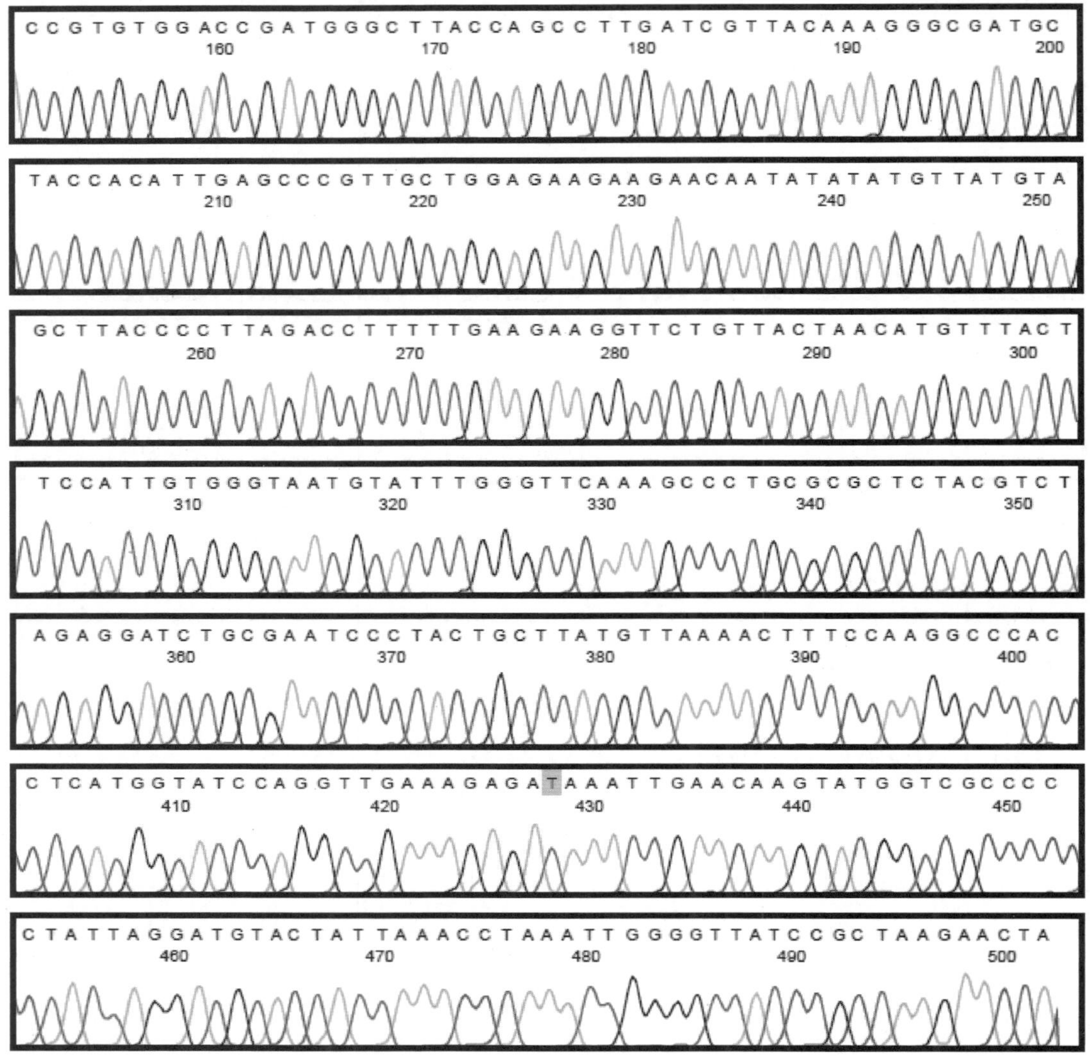

【*rbcL* 条形码序列】

1－50	AAGAGTATAAATTGACTTATTATACTCCTGAATATGAAGTCAAAGATACT
51－100	GATATCTTGGCAGCCTTCCGAGTAAGTCCTCAACCCGGAGTTCCGCCTGA
101－150	GGAAGCGGGGGCCGCGGTAGCTGCTGAATCTTCTACTGGTACATGGACAA
151－200	CCGTGTGGACCGATGGGCTTACCAGCCTTGATCGTTACAAAGGGCGATGC
201－250	TACCACATTGAGCCCGTTGCTGGAGAAGAAGAACAATATATATGTTATGT
251－300	AGCTTACCCCTTAGACCTTTTTGAAGAAGGTTCTGTTACTAACATGTTTA
301－350	CTTCCATTGTGGGTAATGTATTTGGGTTCAAAGCCCTGCGCGCTCTACGT
351－400	CTAGAGGATCTGCGAATCCCTACTGCTTATGTTAAAACTTTCCAAGGCCC
401－450	ACCTCATGGTATCCAGGTTGAAAGAGATAAATTGAACAAGTATGGTCGCC
451－502	CCCTATTAGGATGTACTATTAAACCTAAATTGGGGTTATCCGCTAAGAACTA

【*matK* 序列峰图】 长度：777 bp；GC 含量：33.3%。

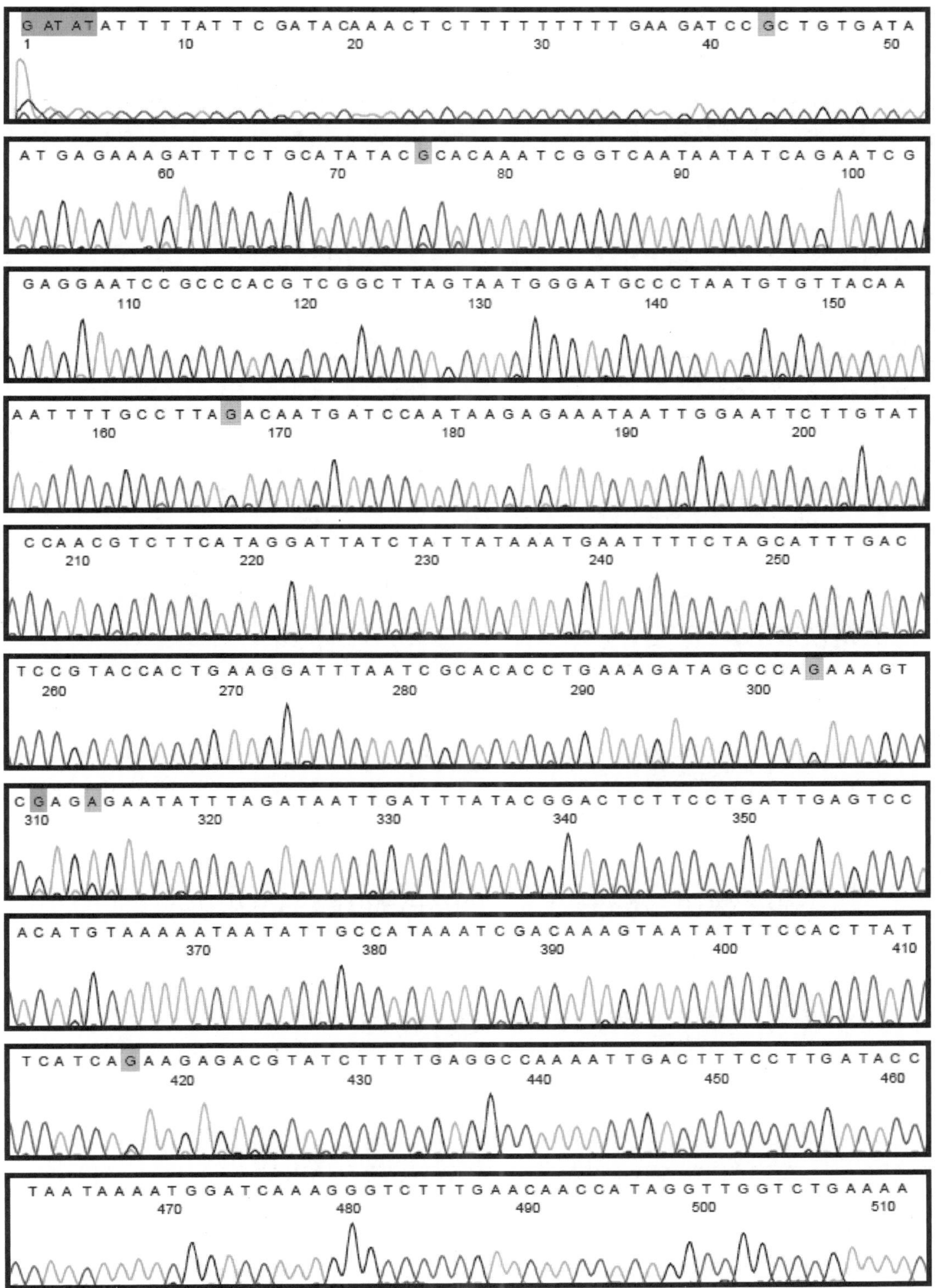

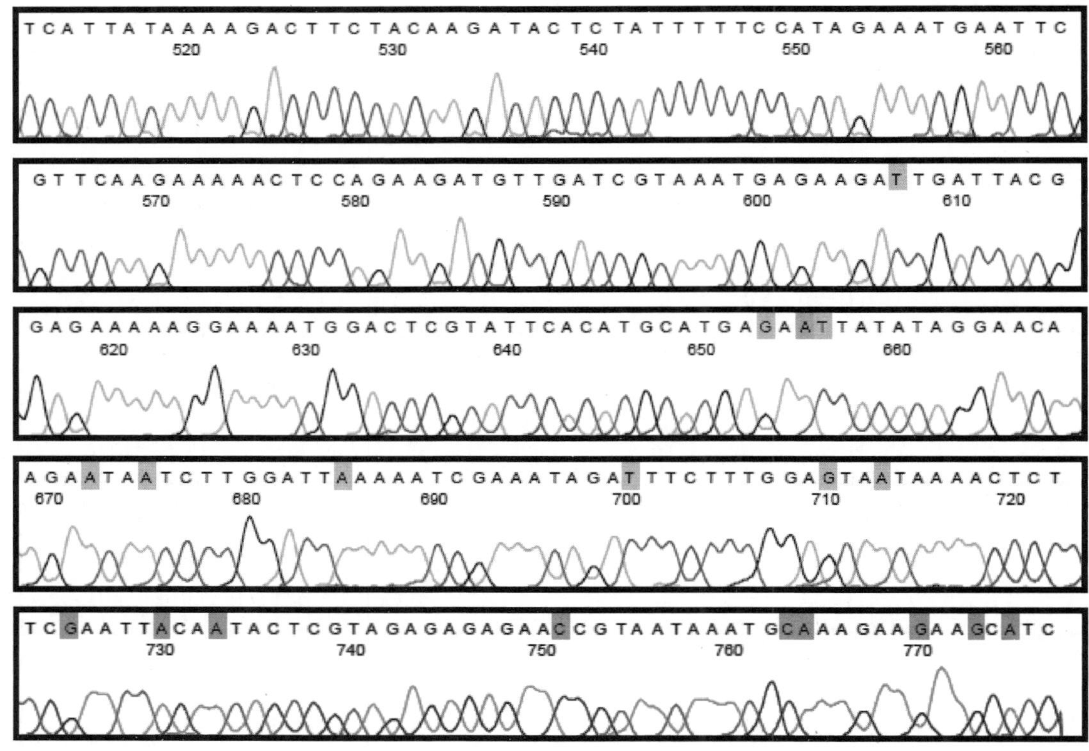

【*matK* 条形码序列】

1－50　GATATATTTTATTCGATACAAACTCTTTTTTTTTGAAGATCCGCTGTGAT
51－100　AATGAGAAAGATTTCTGCATATACGCACAAATCGGTCAATAATATCAGAA
101－150　TCGGAGGAATCCGCCCACGTCGGCTTAGTAATGGGATGCCCTAATGTGTT
151－200　ACAAAATTTGCCTTAGACAATGATCCAATAAGAGAAATAATTGGAATTC
201－250　TTGTATCCAACGTCTTCATAGGATTATCTATTATAAATGAATTTTCTAGC
251－300　ATTTGACTCCGTACCACTGAAGGATTTAATCGCACACCTGAAAGATAGCC
301－350　CAGAAAGTCGAGAGAATATTTAGATAATTGATTTATACGGACTCTTCCTG
351－400　ATTGAGTCCACATGTAAAAATAATATTGCCATAAATCGACAAAGTAATAT
401－450　TTCCACTTATTCATCAGAAGAGACGTATCTTTTGAGGCCAAAATTGACTT
451－500　TCCTTGATACCTAATAAAATGGATCAAAGGGTCTTTGAACAACCATAGGT
501－550　TGGTCTGAAAATCATTATAAAAGACTTCTACAAGATACTCTATTTTTCCA
551－600　TAGAAATGAATTCGTTCAAGAAAAACTCCAGAAGATGTTGATCGTAAATG
601－650　AGAAGATTGATTACGGAGAAAAAGGAAAATGGACTCGTATTCACATGCAT
651－700　GAGAATTATATAGGAACAAGAATAATCTTGGATTAAAAATCGAAATAGAT
701－750　TTCTTTGGAGTAATAAAACTCTTCGAATTACAATACTCGTAGAGAGAGAA
751－777　CCGTAATAAATGCAAAGAAGAAGCATC

半钟铁线莲

本品为毛茛科植物半钟铁线莲 *Clematis ochotensis*（Pall.）Poir. 的干燥根或全草。

【材料来源】 半钟铁线莲新鲜叶片采自安徽省黄山世界地质公园。

经度：118°8′47″，纬度：30°4′6″，海拔：580 m，鉴定人：杨青山。

【ITS2 序列峰图】 长度：218 bp；GC 含量：66.9%。

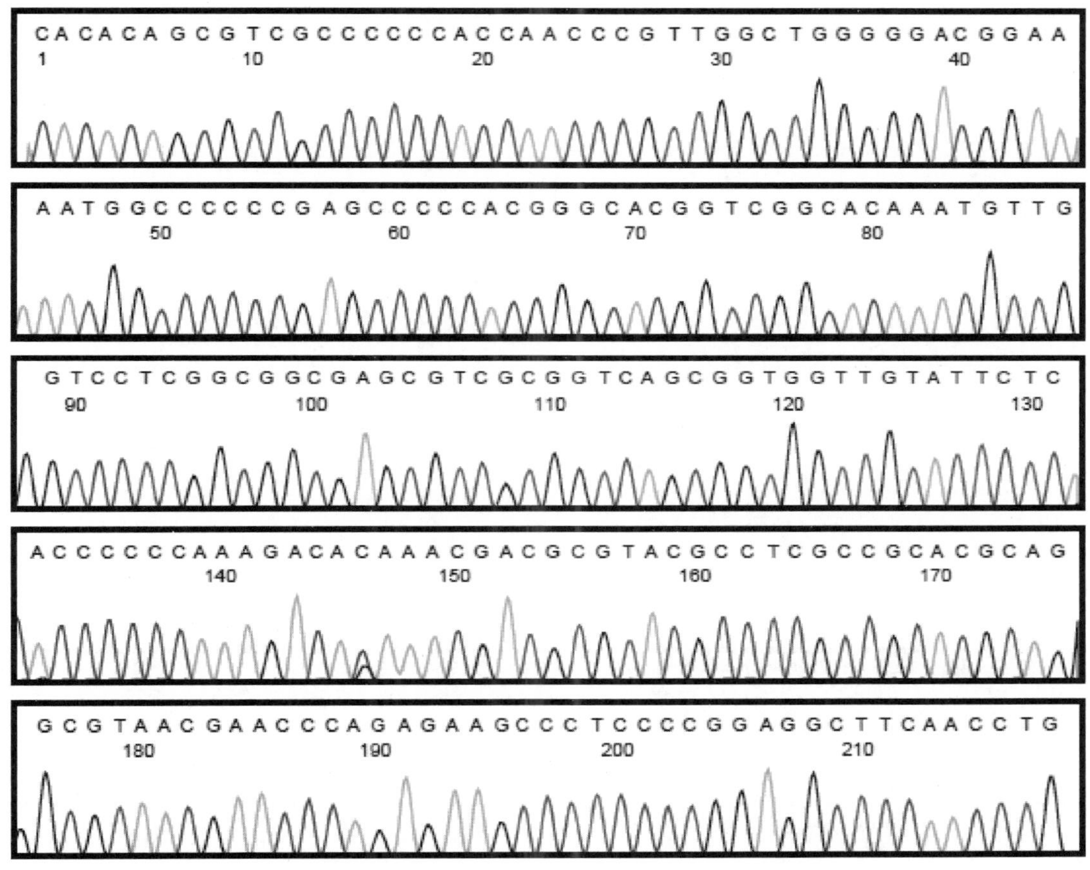

【ITS2 条形码序列】

1－50　　CACACAGCGTCGCCCCCCACCAACCCGTTGGCTGGGGGACGGAAAATGGC

51－100　　CCCCCGAGCCCCCACGGGCACGGTCGGCACAAATGTTGGTCCTCGGCGGC

101－150　　GAGCGTCGCGGTCAGCGGTGGTTGTATTCTCACCCCCCAAAGACACAAAC

151－200　　GACGCGTACGCCTCGCCGCACGCAGGCGTAACGAACCCAGAGAAGCCCTC

201－218　　CCCGGAGGCTTCAACCTG

【ITS2 序列二级结构】

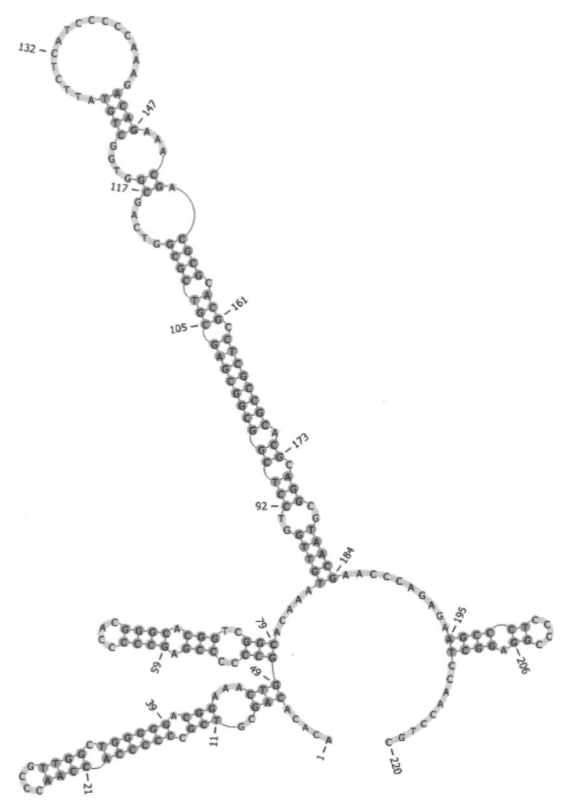

【*psbA* - *TrnH* 序列峰图】 长度:401 bp;GC 含量:36.1%。

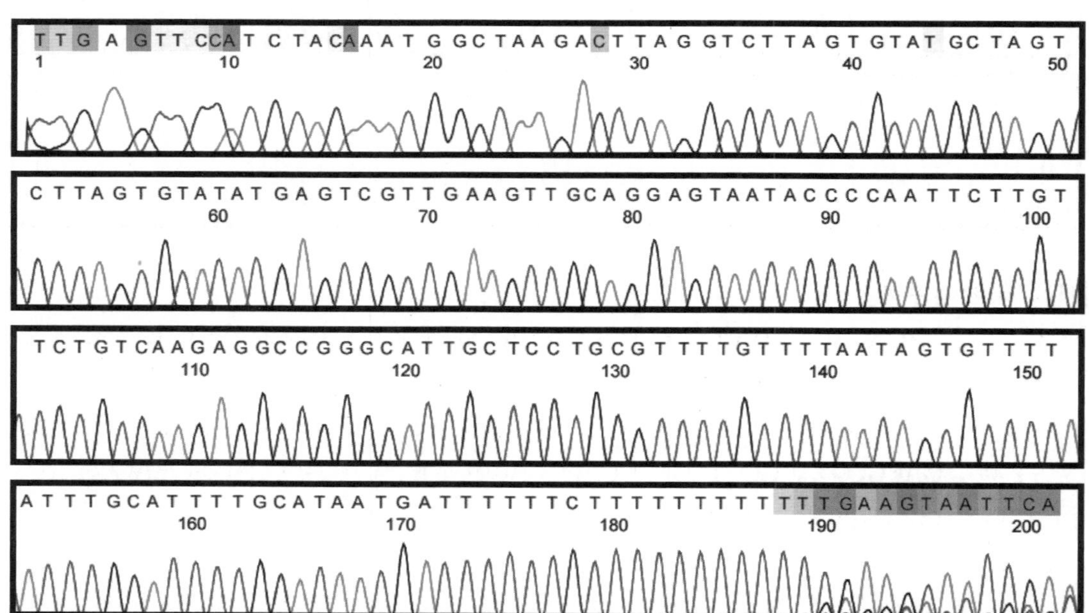

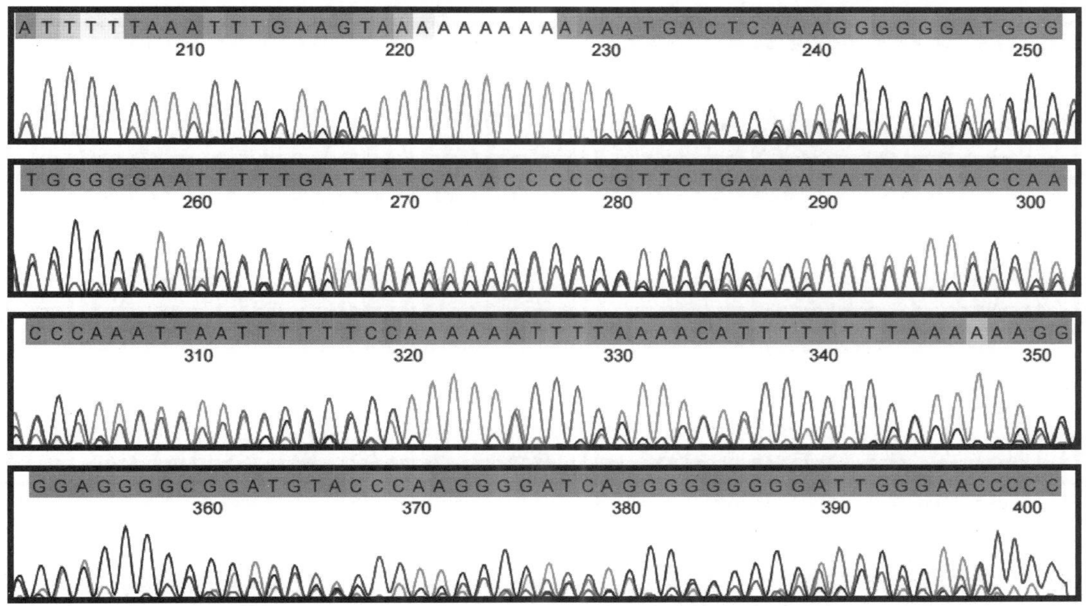

【*psbA - TrnH* 条形码序列】

1 - 50　TTGAGTTCCATCTACAAATGGCTAAGACTTAGGTCTTAGTGTATGCTAGT

51 - 100　CTTAGTGTATATGAGTCGTTGAAGTTGCAGGAGTAATACCCCAATTCTTG

101 - 150　TTCTGTCAAGAGGCCGGGCATTGCTCCTGCGTTTTGTTTTAATAGTGTTT

151 - 200　TATTTGCATTTTGCATAATGATTTTTTCTTTTTTTTTTTTGAAGTAATTC

201 - 250　AATTTTTAAATTTGAAGTAAAAAAAAAAAAATGACTCAAAGGGGGGATGG

251 - 300　GTGGGGGAATTCTTGATTATCAAACCCCCGTTCTGAACATATAAAAACCA

301 - 350　ATCCAAAAAAAATATTTTCCAAAAAATTTTAAAACATTTTTTTGAAAAAG

351 - 401　GGGAGGGGCGGATGTACCCAAGGGGATCAGGGGAGGGGATTGGGAACCCCC

【*rbcL* 序列峰图】 长度:503 bp;GC 含量:42.5%。

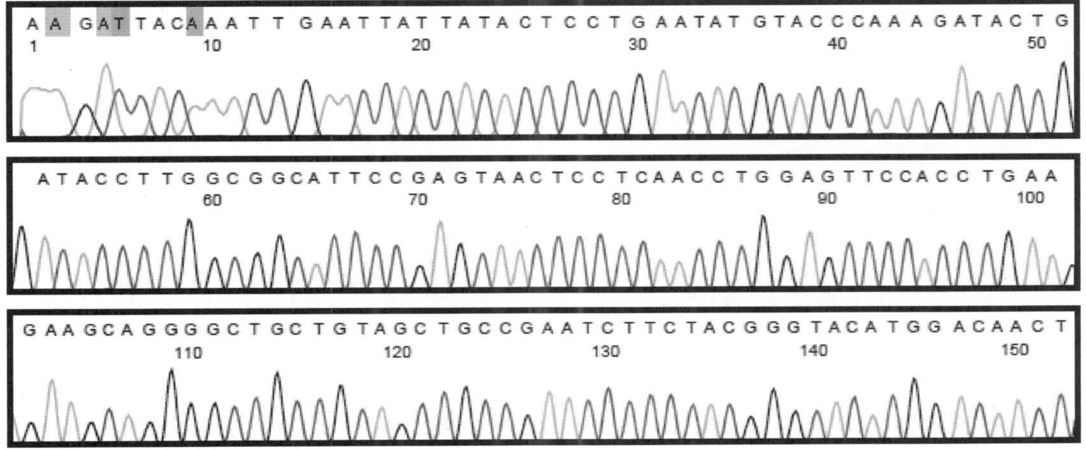

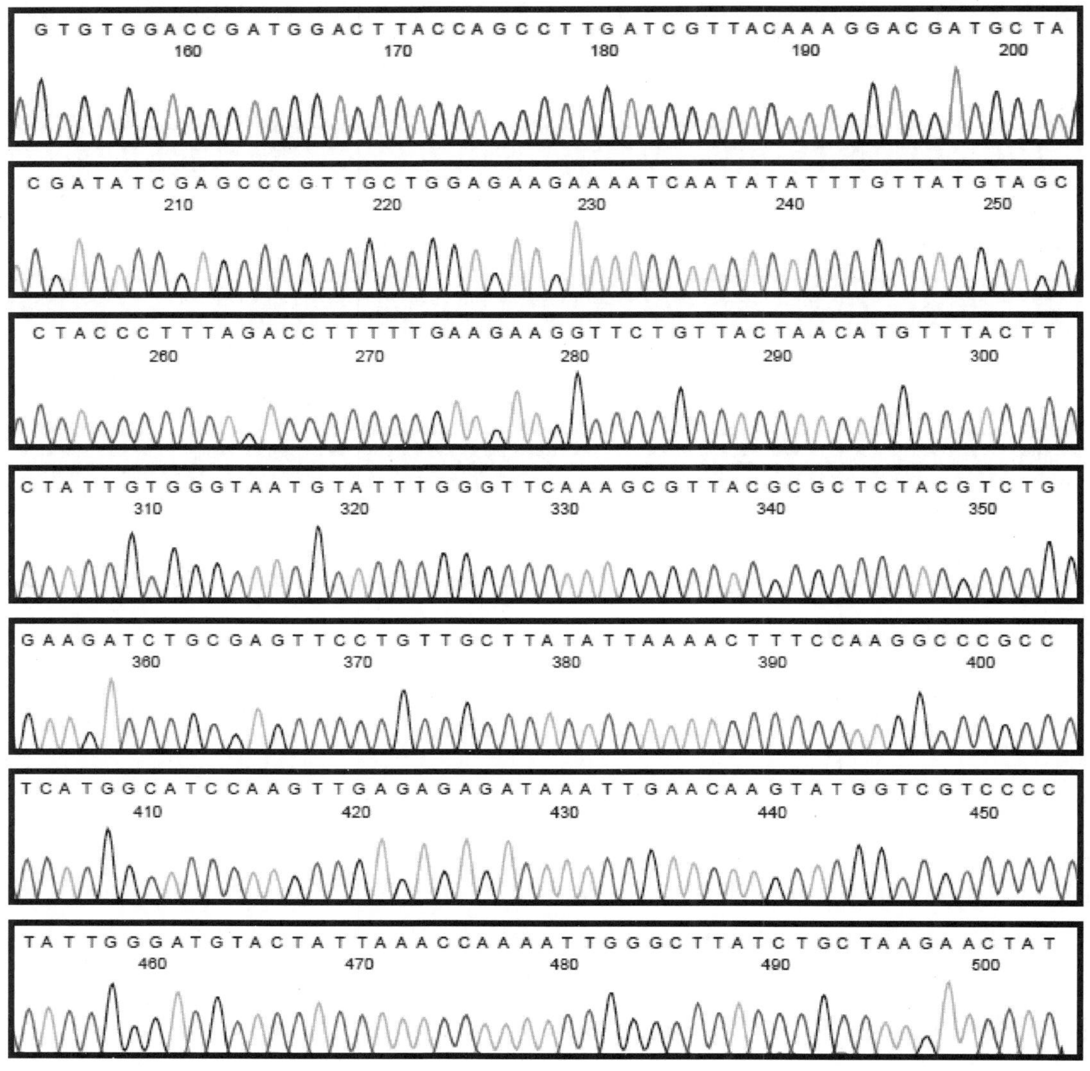

【*rbcL* 条形码序列】

1 - 50	AAGATTACAAATTGAATTATTATACTCCTGAATATGTACCCAAAGATACT
51 - 100	GATACCTTGGCGGCATTCCGAGTAACTCCTCAACCTGGAGTTCCACCTGA
101 - 150	AGAAGCAGGGGCTGCTGTAGCTGCCGAATCTTCTACGGGTACATGGACAA
151 - 200	CTGTGTGGACCGATGGACTTACCAGCCTTGATCGTTACAAAGGACGATGC
201 - 250	TACGATATCGAGCCCGTTGCTGGAGAAGAAAATCAATATATTTGTTATGT
251 - 300	AGCCTACCCTTTAGACCTTTTTGAAGAAGGTTCTGTTACTAACATGTTTA
301 - 350	CTTCTATTGTGGGTAATGTATTTGGGTTCAAAGCGTTACGCGCTCTACGT
351 - 400	CTGGAAGATCTGCGAGTTCCTGTTGCTTATATTAAAACTTTCCAAGGCCC
401 - 450	GCCTCATGGCATCCAAGTTGAGAGAGATAAATTGAACAAGTATGGTCGTC
451 - 503	CCCTATTGGGATGTACTATTAAACCAAAATTGGGCTTATCTGCTAAGAACTAT

【*matK* 序列峰图】 长度:820 bp;GC 含量:31.7%。

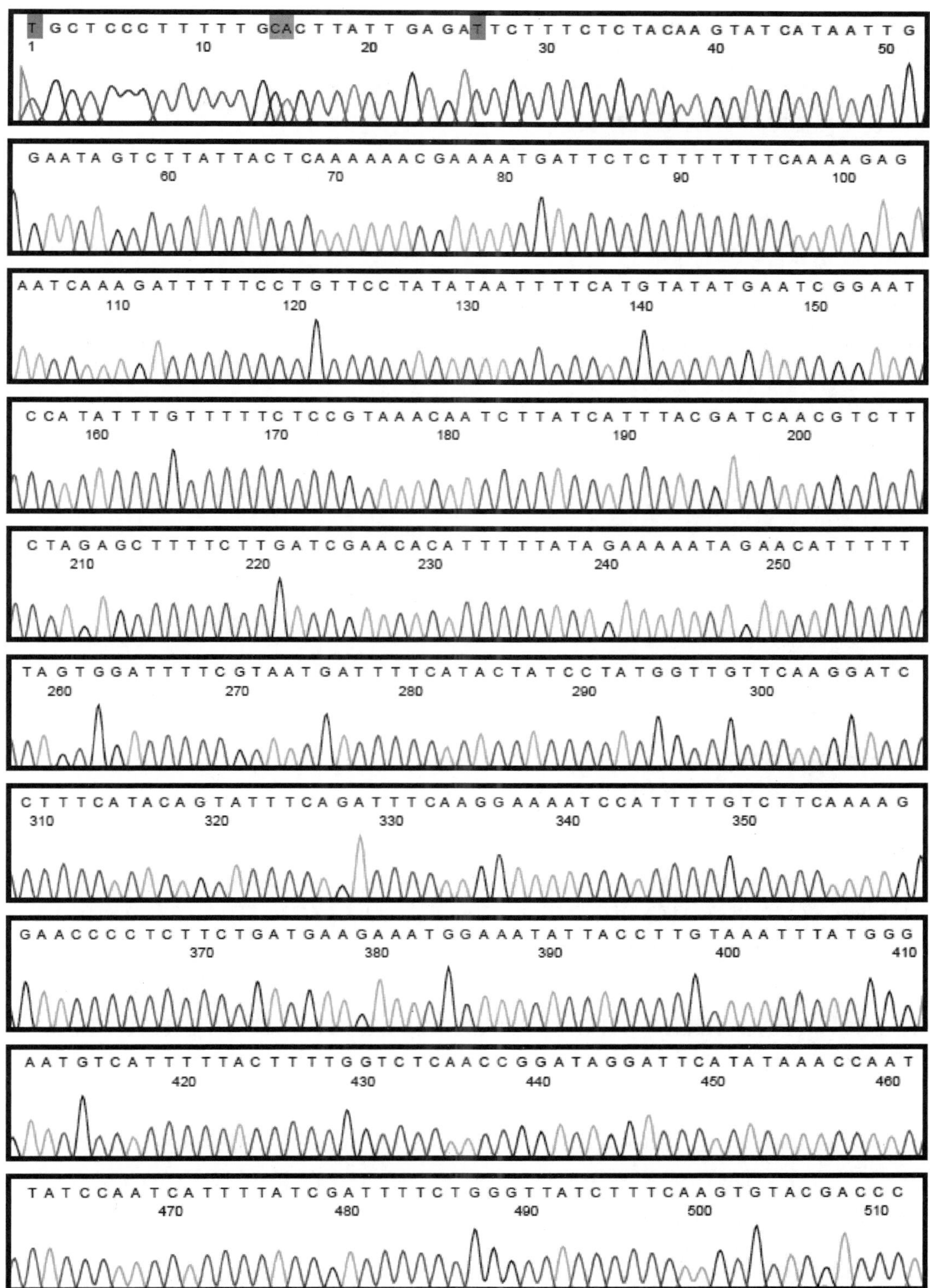

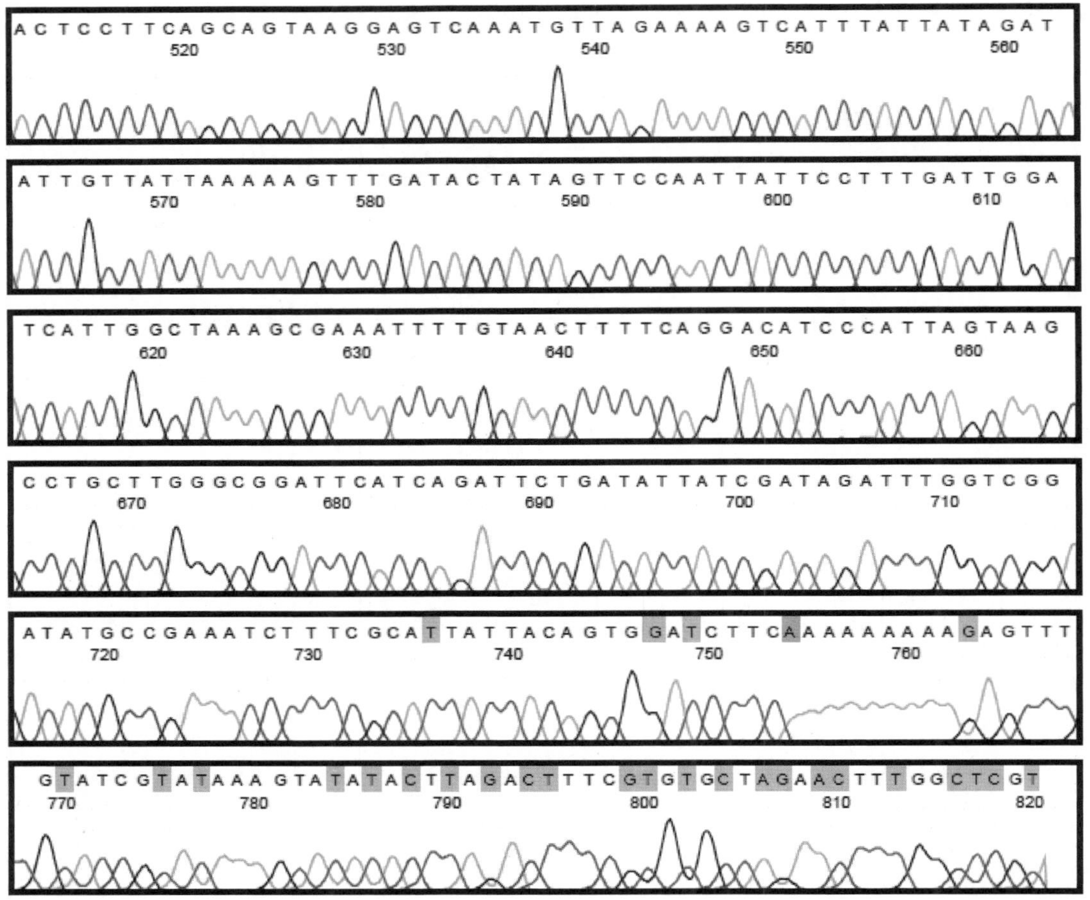

【*matK* 条形码序列】

1－50　TGCTCCCTTT TTGCACTTATTGAGATTCTTTCTCTACAAGTATCATAATT

51－100　GGAATAGTCTTATTACTCAAAAAACGAAAATGATTCTCTTTTTTCAAAA

101－150　GAGAATCAAAGATTTTTCCTGTTCCTATATAATTTTCATGTATATGAATC

151－200　GGAATCCATATTTGTTTTTCTCCGTAAACAATCTTATCATTTACGATCAA

201－250　CGTCTTCTAGAGCTTTTCTTGATCGAACACATTTTTATAGAAAAATAGAA

251－300　CATTTTTTAGTGGATTTTCGTAATGATTTTCATACTATCCTATGGTTGTT

301－350　CAAGGATCCTTTCATACAGTATTTCAGATTTCAAGGAAAATCCATTTTGT

351－400　CTTCAAAAGGAACCCCTCTTCTGATGAAGAAATGGAAATATTACCTTGTA

401－450　AATTTATGGGAATGTCATTT TTACTTTTGGTCTCAACCGGATAGGATTCA

451－500　TATAAACCAATTATCCAATCATTTTATCGATTTTCTGGGTTATCTTTCAA

501－550　GTGTACGACCCACTCCTTCAGCAGTAAGGAGTCAAATGTTAGAAAAGTCA

551－600　TTTATTATAGATATTGTTATTAAAAAGTTTGATACTATAGTTCCAATTAT

601－650　TCCTTTGATTGGATCATTGGCTAAAGCGAAATTTTGTAACTTTTCAGGAC

651－700　ATCCCATTAGTAAGCCTGCT TGGGCGGATTCATCAGATTCTGATATTATC

701－750　GATAGATTTGGTCGGATATGCCGAAATCTTTCGCATTATTACAGTGGATC

751－800　TTCAAAAAAA AAGAGTTTGTATCGTATAAAGTATATACTT AGACTTTCGT

801－820　GTGCTAGAACTTTGGCTCGT

【ITS2 序列 NJ 树】

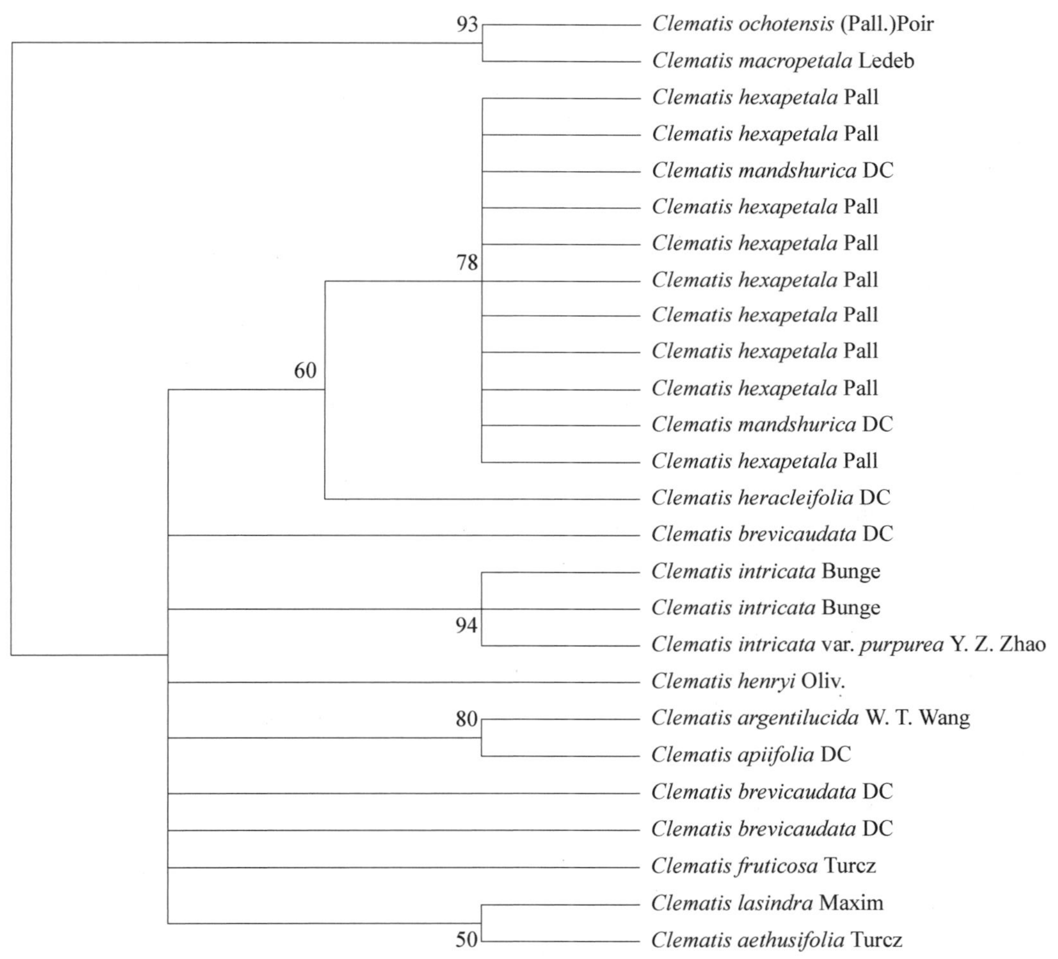

图 1　基于 ITS2 序列构建的部分铁线莲属药材 NJ 树

【*psbA-TrnH* 序列 NJ 树】

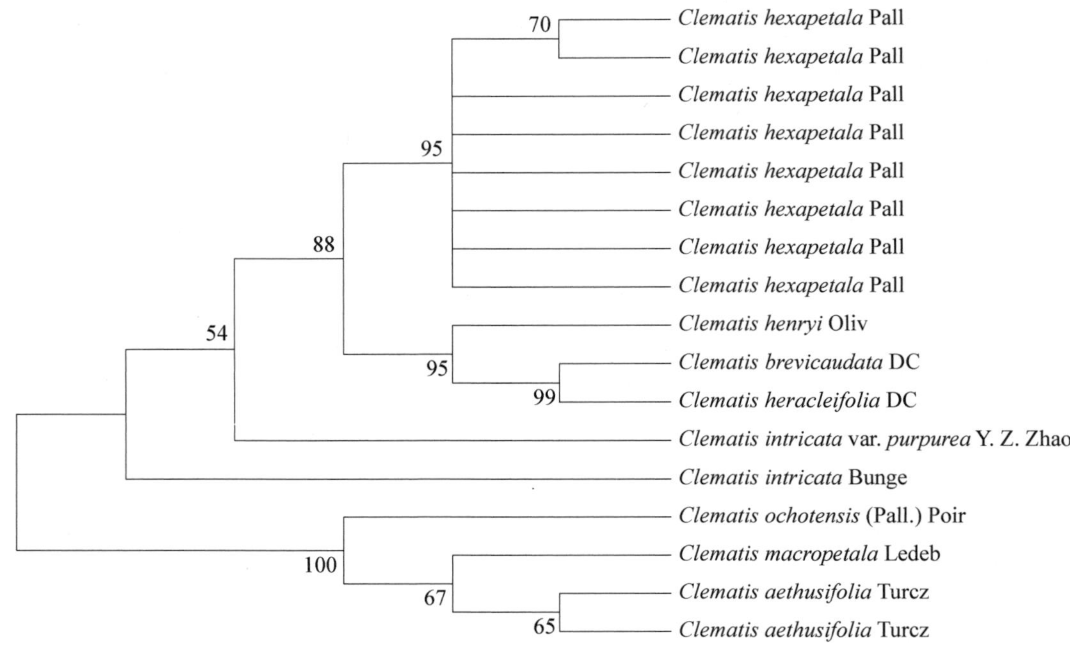

图2 基于 *psbA-TrnH* 序列构建的部分铁线莲属药材 NJ 树

【*matK* 序列 NJ 树】

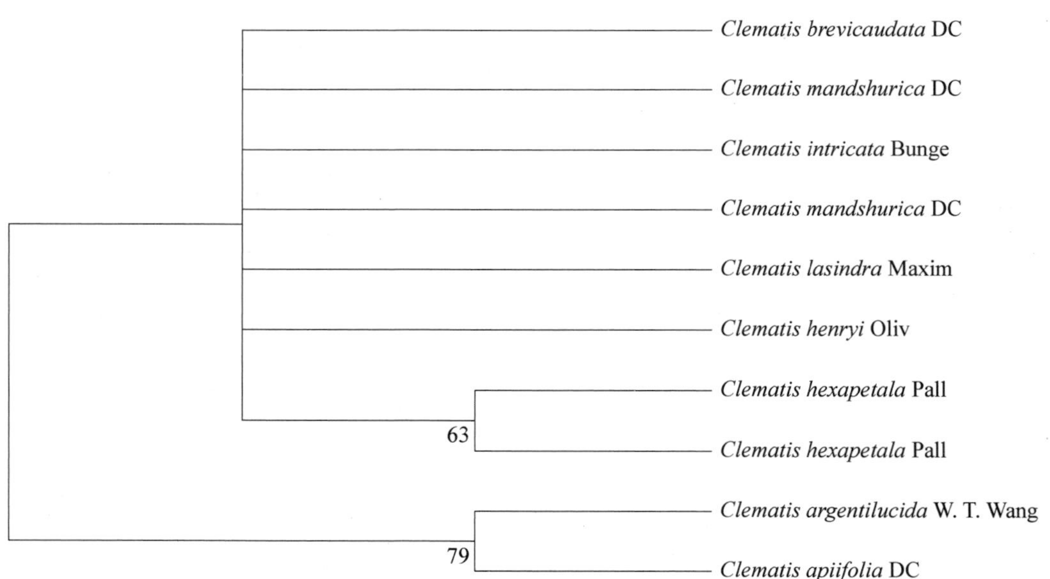

图3 基于 *matK* 序列构建的部分铁线莲属药材 NJ 树

【*rbcL* 序列 NJ 树】

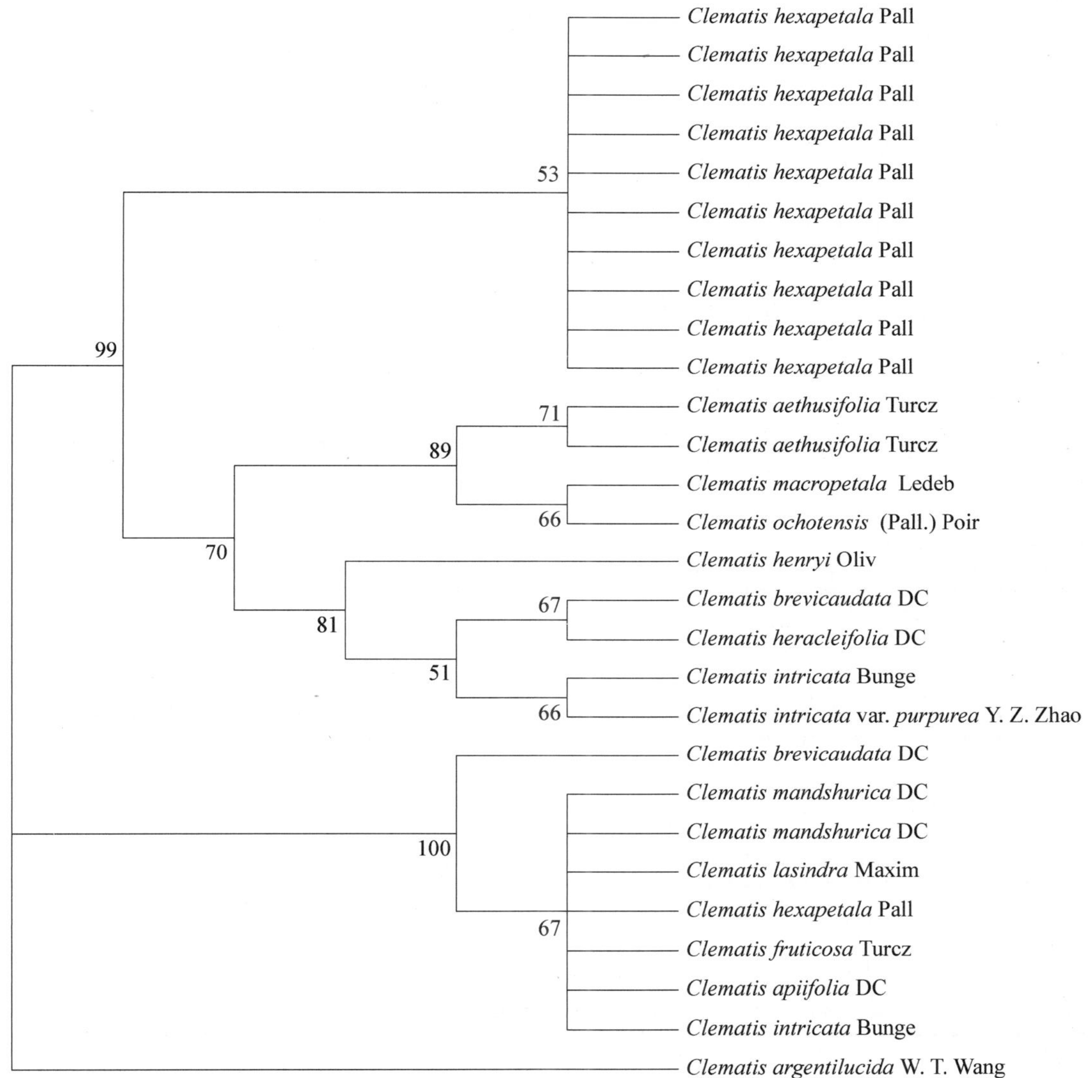

图 4　基于 *rbcL* 序列构建的部分铁线莲属药材 NJ 树

西伯利亚乌头

本品为毛茛科植物西伯利亚乌头 *Aconitum barbatum* var. *hispidum* (DC.) Seringe 的干燥根。

【材料来源】 西伯利亚乌头新鲜叶片采自陕西省宝鸡市太白县。

经度：107°17′57″，纬度：34°03′42″，海拔：1 806 m，鉴定人：胡本祥。

【ITS 序列峰图】 长度：628 bp；GC 含量：58.7%。

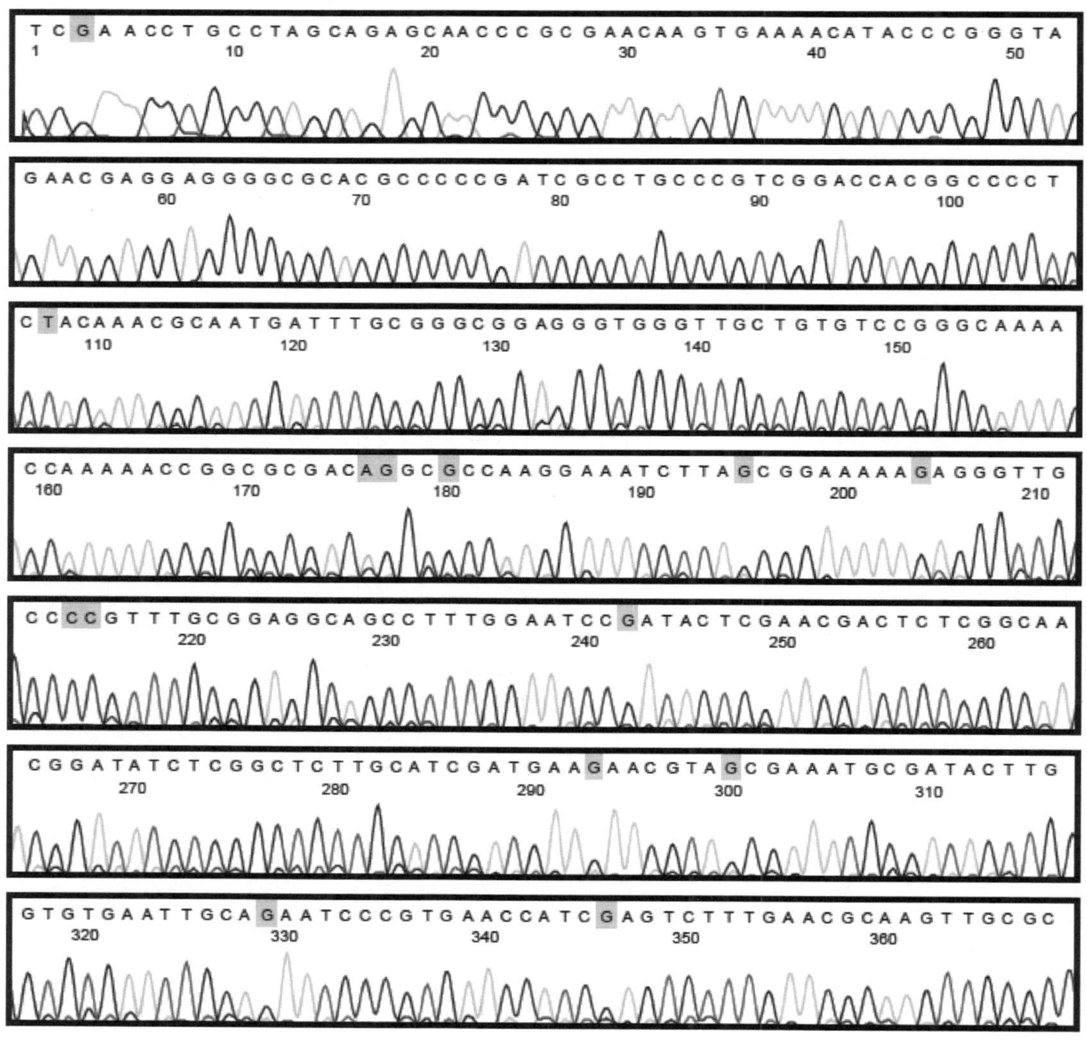

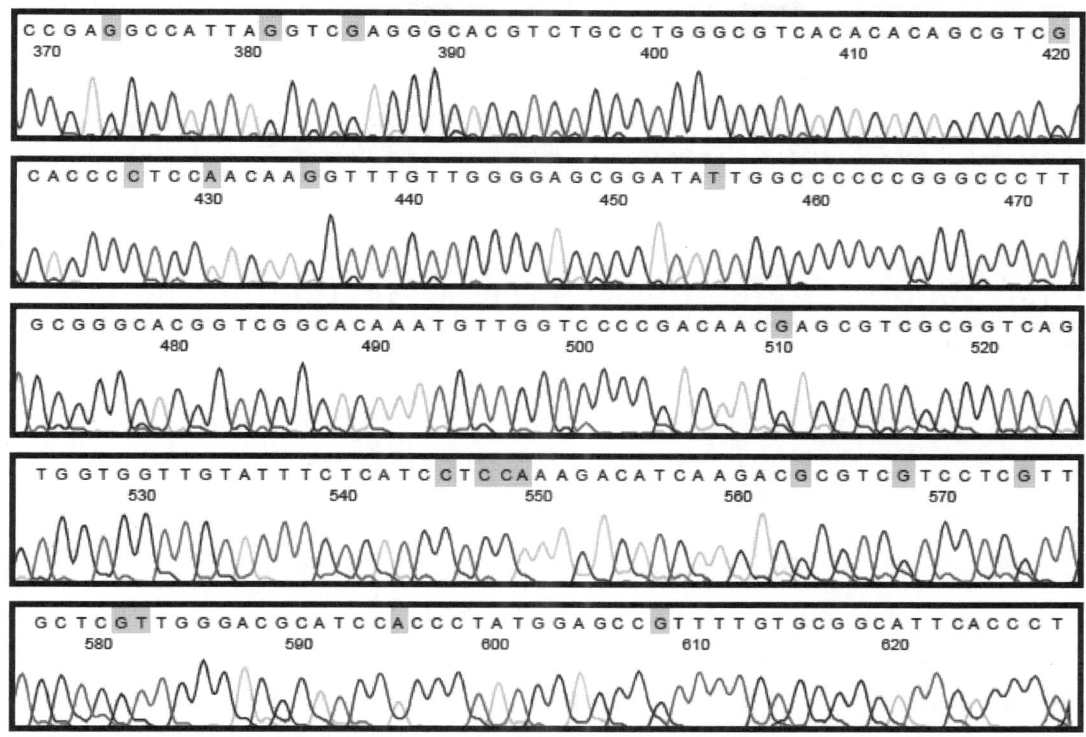

【ITS 条形码序列】

1 - 50　　TCGAACCTGCCTAGCAGAGCAACCCGCGAACAAGTGAAAACATACCCGGG

51 - 100　　TAGAACGAGGAGGGGCGCACGCCCCCGATCGCCTGCCCGTCGGACCACGG

101 - 150　　CCCCTCTACAAACGCAATGATTTGCGGGCGGAGGGTGGGTTGCTGTGTCC

151 - 200　　GGGCAAAACCAAAAACCGGCGCGACAGGCGCCAAGGAAATCTTAGCGGAA

201 - 250　　AAAGAGGGTTGCCCCGTTTGCGGAGGCAGCCTTTGGAATCCGATACTCGA

251 - 300　　ACGACTCTCGGCAACGGATATCTCGGCTCTTGCATCGATGAAGAACGTAG

301 - 350　　CGAAATGCGATACTTGGTGTGAATTGCAGAATCCCGTGAACCATCGAGTC

351 - 400　　TTTGAACGCAAGTTGCGCCCGAGGCCATTAGGTCGAGGGCACGTCTGCCT

401 - 450　　GGGCGTCACACACAGCGTCGCACCCCTCCAACAAGGTTTGTTGGGGAGCG

451 - 500　　GATATTGGCCCCCCGGGCCCTTGCGGGCACGGTCGGCACAAATGTTGGTC

501 - 550　　CCCGACAACGAGCGTCGCGGTCAGTGGTGGTTGTATTTCTCATCCTCCAA

551 - 600　　AGACATCAAGACGCGTCGTCCTCGTTGCTCGTTGGGACGCATCCACCCTA

601 - 628　　TGGAGCCGTTTTGTGCGGCATTCACCCT

【ITS2 序列峰图】　长度:221 bp;GC 含量:60.2%。

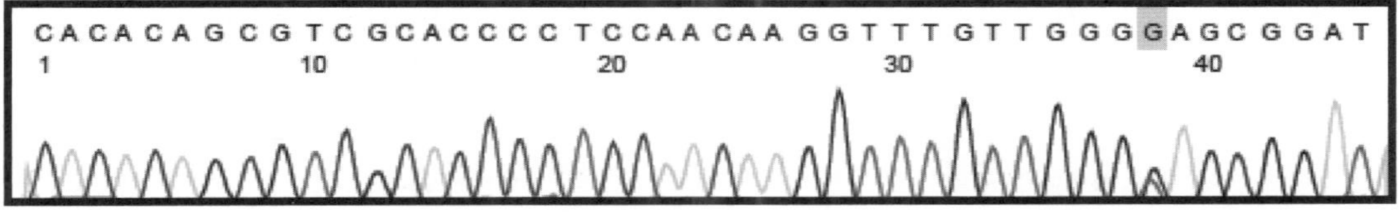

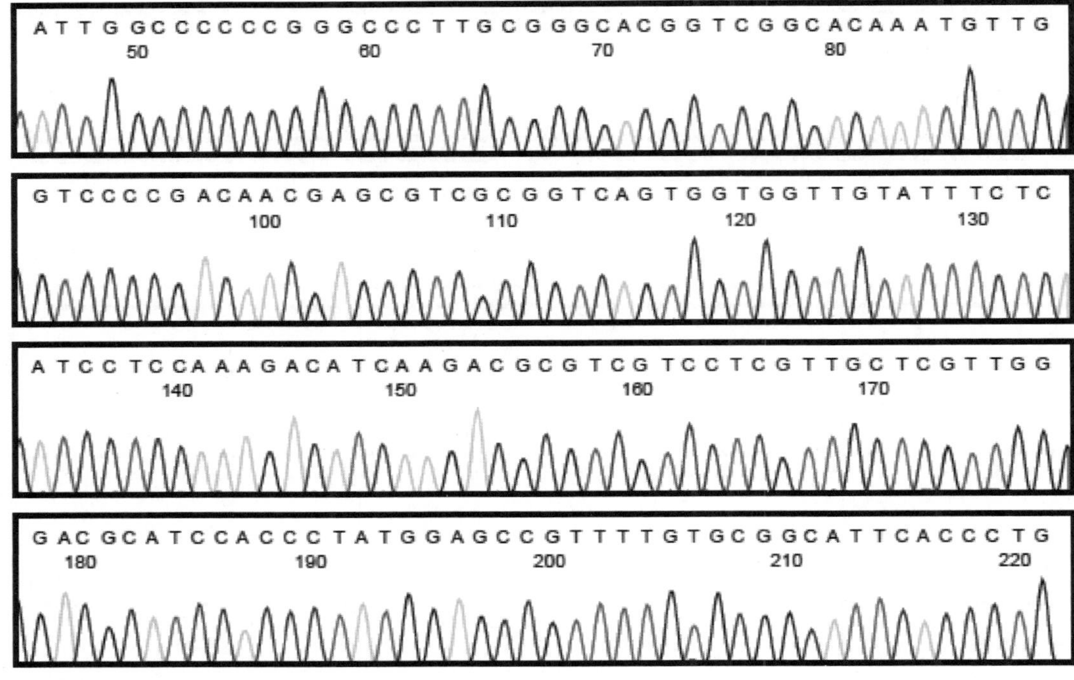

【ITS2条形码序列】

1 - 50　CACACAGCGTCGCACCCCTCCAACAAGGTTTGTTGGGGAGCGGATATTGG
51 - 100　CCCCCCGGGCCCTTGCGGGCACGGTCGGCACAAATGTTGGTCCCCGACAA
101 - 150　CGAGCGTCGCGGTCAGTGGTGGTTGTATTTCTCATCCTCCAAAGACATCA
151 - 200　AGACGCGTCGTCCTCGTTGCTCGTTGGGACGCATCCACCCTATGGAGCCG
201 - 221　TTTTGTGCGGCATTCACCCTG

【ITS2序列二级结构】

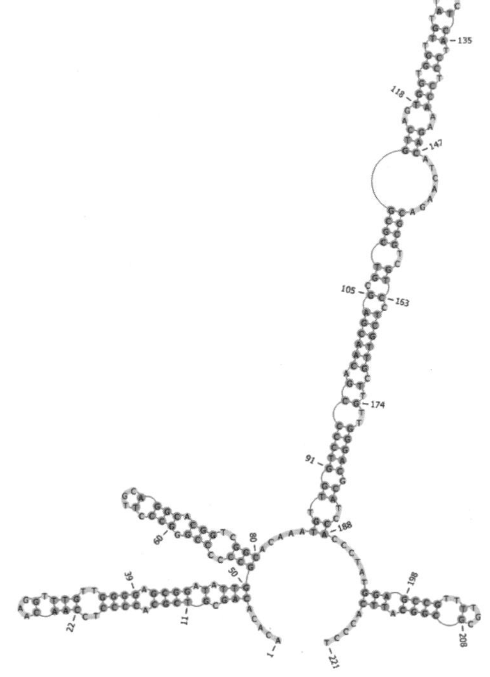

【*psbA - TrnH* 序列峰图】　长度:295 bp;GC 含量:34.2%。

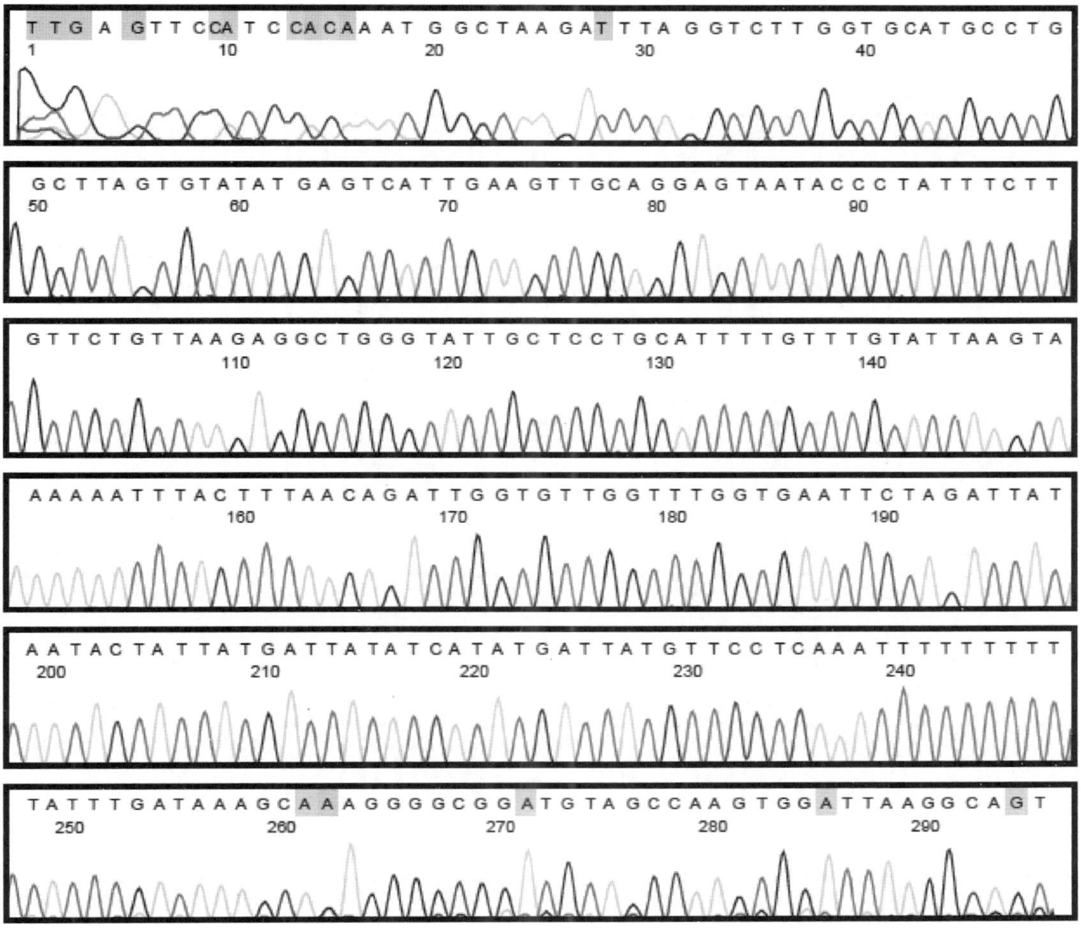

【*psbA - TrnH* 条形码序列】

1 - 50　TTGAGTTCCATCCACAAATGGCTAAGATTTAGGTCTTGGTGCATGCCTGG

51 - 100　CTTAGTGTATATGAGTCATTGAAGTTGCAGGAGTAATACCCTATTTCTTG

101 - 150　TTCTGTTAAGAGGCTGGGTATTGCTCCTGCATTTTGTTTGTATTAAGTAA

151 - 200　AAAATTTACTTTAACAGATTGGTGTTGGTTTGGTGAATTCTAGATTATAA

201 - 250　TACTATTATGATTATATCATATGATTATGTTCCTCAAATTTTTTTTTTAT

251 - 295　TTGATAAAGCAAAGGGGCGGATGTAGCCAAGTGGATTAAGGCAGT

【*rbcL* 序列峰图】　长度:500 bp;GC 含量:42.6%。

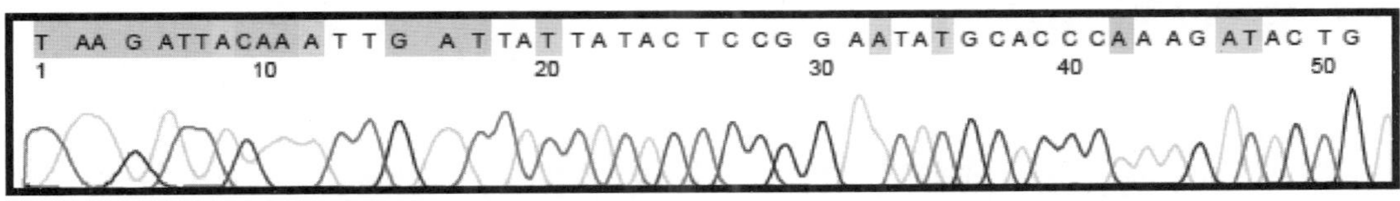

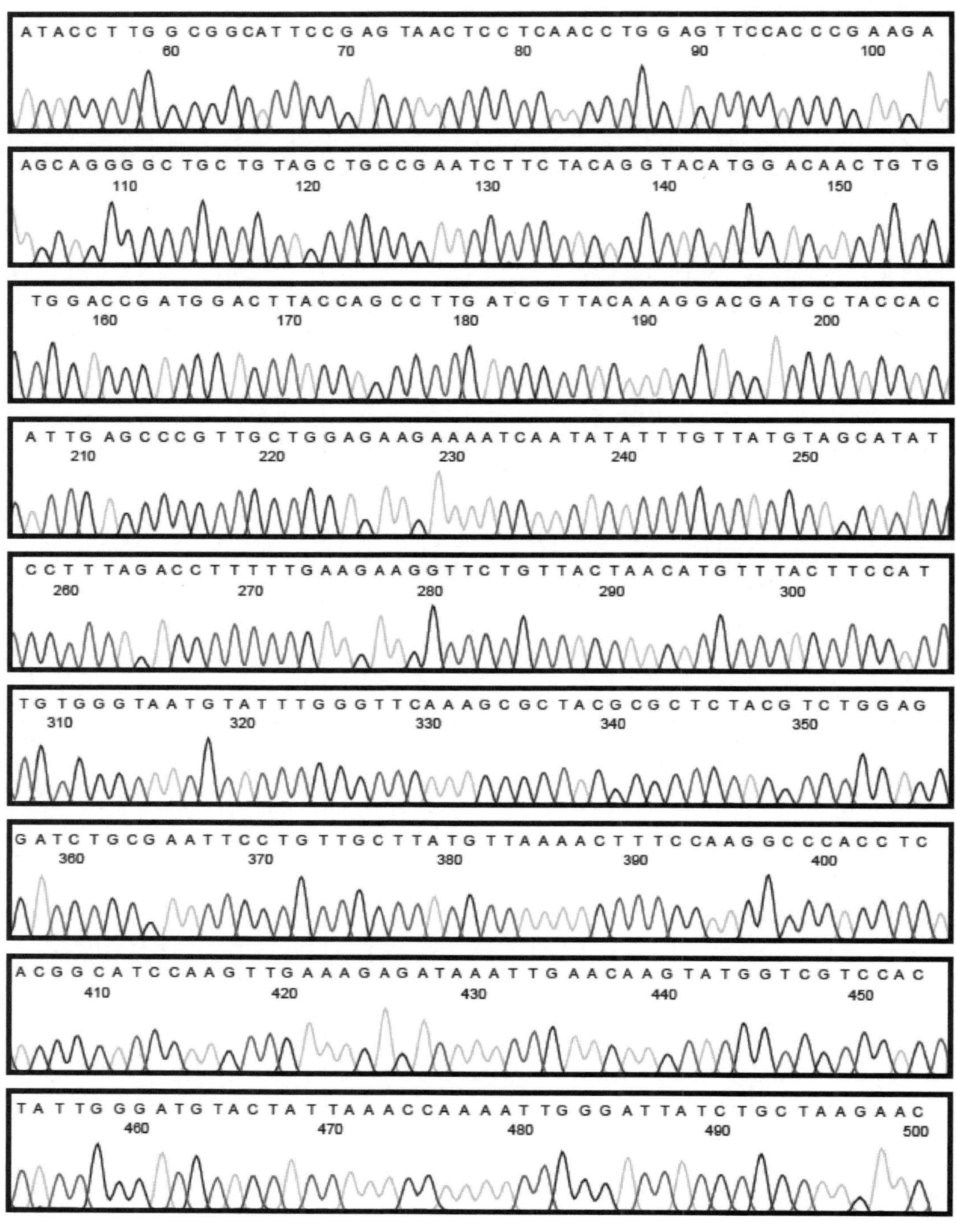

【*rbcL* 条形码序列】

1－50　TAAGATTACAAATTGATTATTATACTCCGGAATATGCACCCAAAGATACT

51－100　GATACCTTGGCGGCATTCCGAGTAACTCCTCAACCTGGAGTTCCACCCGA

101－150　AGAAGCAGGGGCTGCTGTAGCTGCCGAATCTTCTACAGGTACATGGACAA

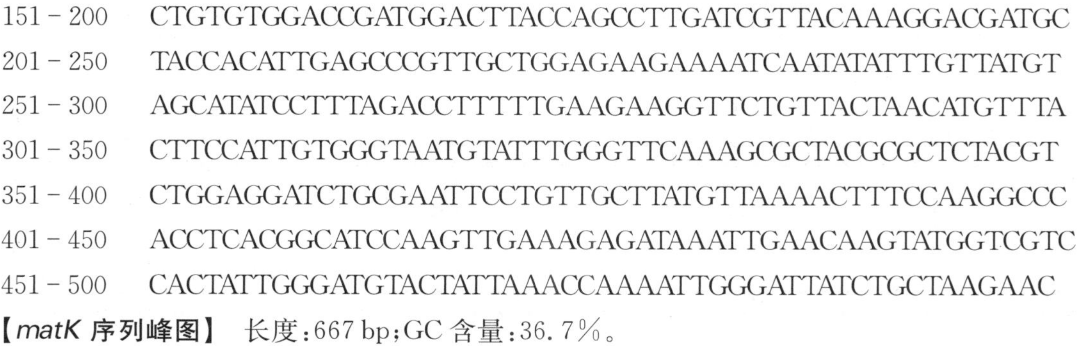

151 - 200 CTGTGTGGACCGATGGACTTACCAGCCTTGATCGTTACAAAGGACGATGC

201 - 250 TACCACATTGAGCCCGTTGCTGGAGAAGAAAATCAATATATTTGTTATGT

251 - 300 AGCATATCCTTTAGACCTTTTTGAAGAAGGTTCTGTTACTAACATGTTTA

301 - 350 CTTCCATTGTGGGTAATGTATTTGGGTTCAAAGCGCTACGCGCTCTACGT

351 - 400 CTGGAGGATCTGCGAATTCCTGTTGCTTATGTTAAAACTTTCCAAGGCCC

401 - 450 ACCTCACGGCATCCAAGTTGAAAGAGATAAATTGAACAAGTATGGTCGTC

451 - 500 CACTATTGGGATGTACTATTAAACCAAAATTGGGATTATCTGCTAAGAAC

【*matK* 序列峰图】 长度：667 bp；GC 含量：36.7%。

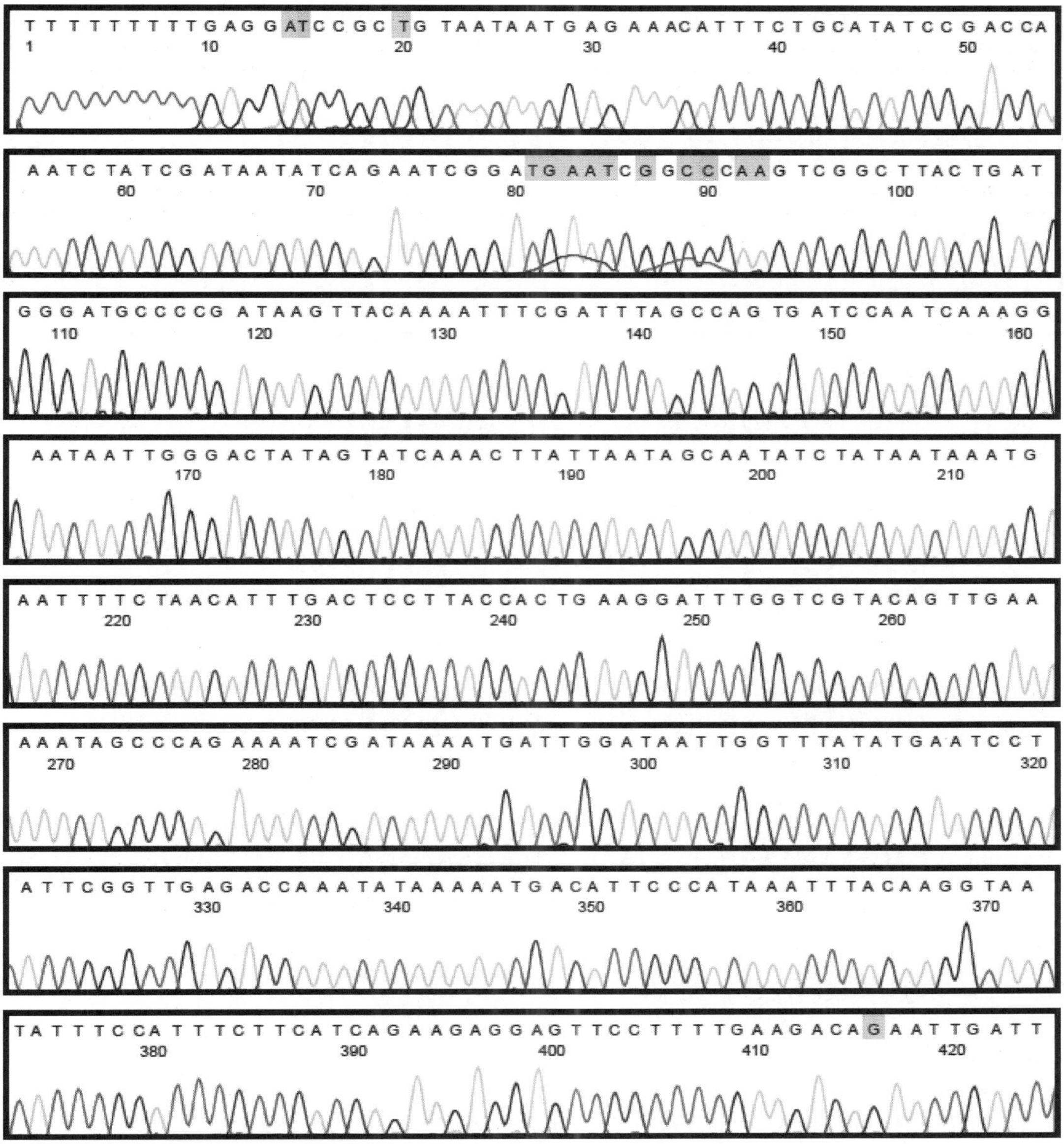

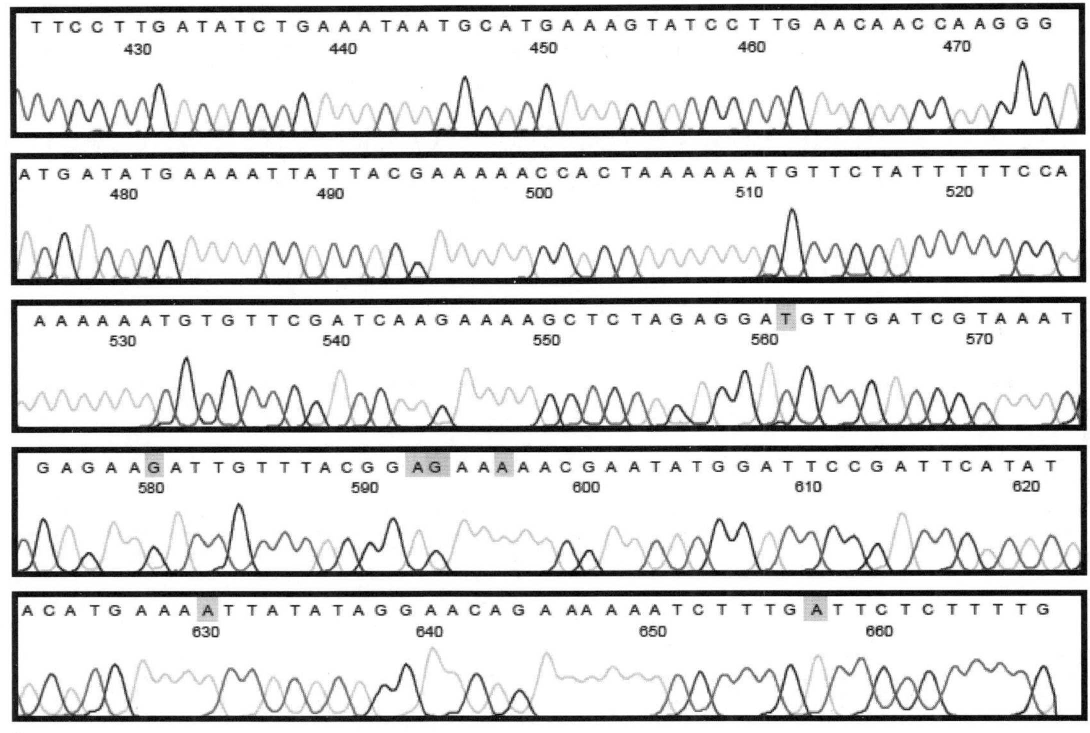

【*matK* 条形码序列】

1 – 50　TTTTTTTTTGAGGATCCGCTGTAATAATGAGAAACATTTCTGCATATCCG
51 – 100　ACCAAATCTATCGATAATATCAGAATCGGATGAATCGGCCCAAGTCGGCT
101 – 150　TACTGATGGGATGCCCCGATAAGTTACAAAATTTCGATTTAGCCAGTGAT
151 – 200　CCAATCAAAGGAATAATTGGGACTATAGTATCAAACTTATTAATAGCAAT
201 – 250　ATCTATAATAAATGAATTTTCTAACATTTGACTCCTTACCACTGAAGGAT
251 – 300　TTGGTCGTACAGTTGAAAAATAGCCCAGAAAATCGATAAAATGATTGGAT
301 – 350　AATTGGTTTATATGAATCCTATTCGGTTGAGACCAAATATAAAAATGACA
351 – 400　TTCCCATAAATTTACAAGGT AATATTTCCATTTCTTCATCAGAAGAGGAG
401 – 450　TTCCTTTTGAAGACAGAATTGATTTTCCTTGATATCTGAAATAATGCATG
451 – 500　AAAGTATCCTTGAACAACCAAGGGATGATATGAAAATTATTACGAAAAAC
501 – 550　CACTAAAAAATGTTCTATTTTTCCAAAAAAATGTGTTCGATCAAGAAAAG
551 – 600　CTCTAGAGGATGTTGATCGTAAATGAGAAGATTGTTTACGGAGAAAAACG
601 – 650　AATATGGATTCCGATTCATATACATGAAAATTATATAGGAACAGAAAAAA
651 – 667　TCTTTGATTCTCTTTTG

华北乌头

本品为毛茛科植物华北乌头 *Aconitum soongaricum* var. *angustius*（W. T. Wang）Y. Z. Zhao 的干燥块根。

【材料来源】　华北乌头新鲜叶片采自内蒙古特金罕山国家级自然保护区。经度：119°49′20″，纬度：45°09′29″，海拔：930 m，鉴定人：布和巴特尔。

【ITS 序列峰图】　长度：628 bp；GC 含量：59.7%。

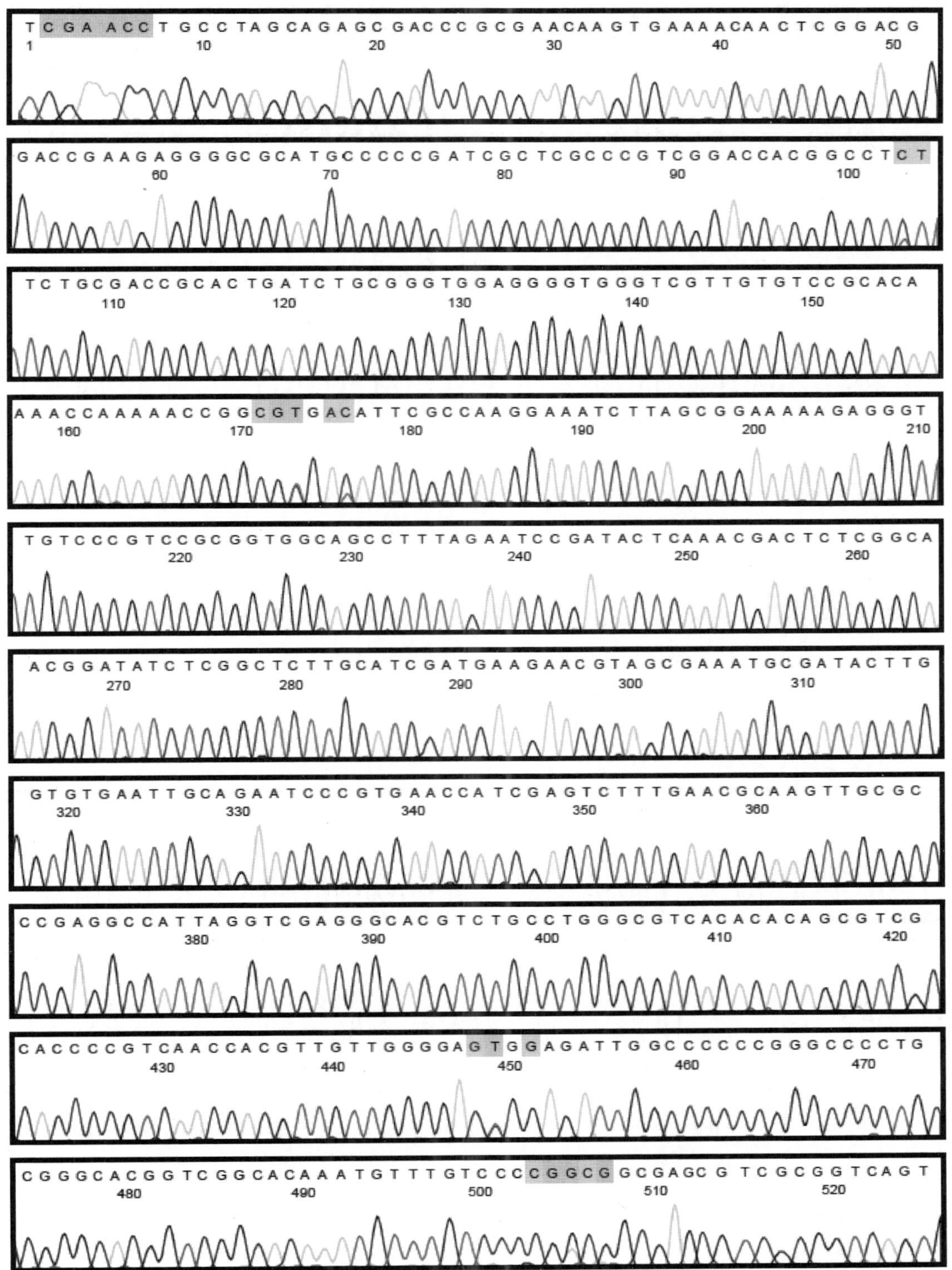

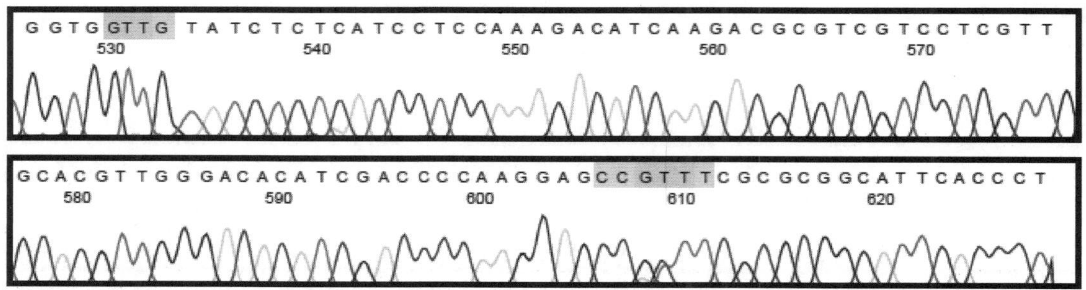

【ITS 序列峰图】

1－50	TCGAACCTGCCTAGCAGAGCGACCCGCGAACAAGTGAAAACAACTCGGAC
51－100	GGACCGAAGAGGGGCGCATGCCCCCGATCGCTCGCCCGTCGGACCACGGC
101－150	CTCTTCTGCGACCGCACTGATCTGCGGGTGGAGGGGTGGGTCGTTGTGTC
151－200	CGCACAAAACCAAAAACCGGCGTGACATTCGCCAAGGAAATCTTAGCGGA
201－250	AAAAGAGGGTTGTCCCGTCCGCGGTGGCAGCCTTTAGAATCCGATACTCA
251－300	AACGACTCTCGGCAACGGATATCTCGGCTCTTGCATCGATGAAGAACGTA
301－350	GCGAAATGCGATACTTGGTGTGAATTGCAGAATCCCGTGAACCATCGAGT
351－400	CTTTGAACGCAAGTTGCGCCCGAGGCCATTAGGTCGAGGGCACGTCTGCC
401－450	TGGGCGTCACACACAGCGTCGCACCCCGTCAACCACGTTGTTGGGGAGTG
451－500	GAGATTGGCCCCCCGGGCCCCTGCGGGCACGGTCGGCACAAATGTTTGTC
501－550	CCCGGCGGCGAGCGTCGCGGTCAGTGGTGGTTGTATCTCTCATCCTCCAA
551－600	AGACATCAAGACGCGTCGTCCTCGTTGCACGTTGGGACACATCGACCCCA
601－628	AGGAGCCGTTTCGCGCGGCATTCACCCT

【ITS2 序列峰图】 长度：220 bp；GC 含量：63.6%。

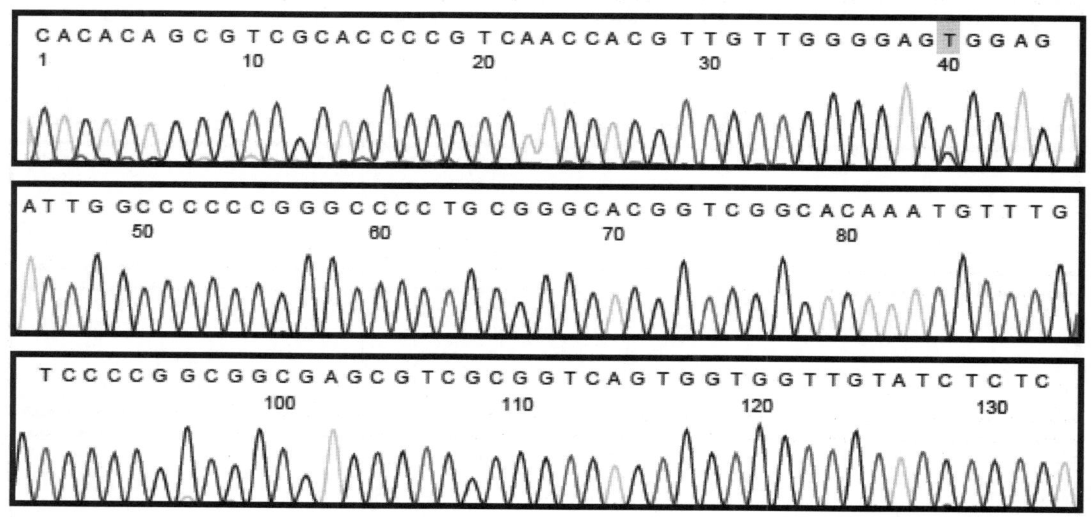

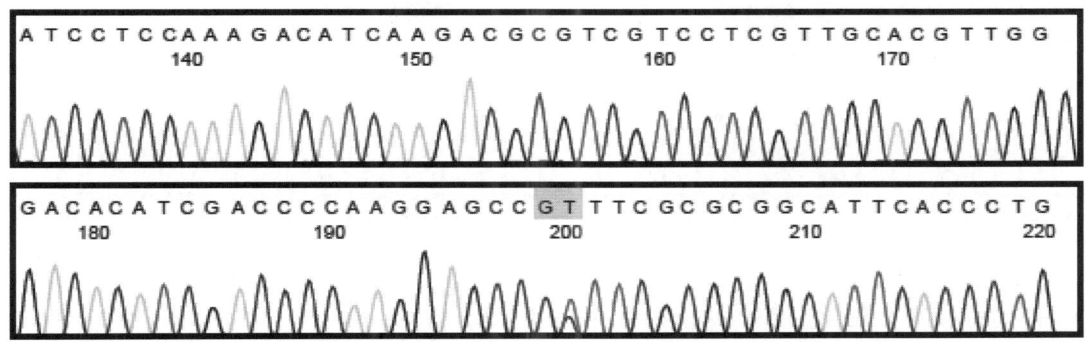

【ITS2 条形码序列】

1 - 50　CACACAGCGTCGCACCCCGTCAACCACGTTGTTGGGGAGTGGAGATTGGC

51 - 100　CCCCCGGGCCCCTGCGGGCACGGTCGGCACAAATGTTTGTCCCCGGCGGC

101 - 150　GAGCGTCGCGGTCAGTGGTGGTTGTATCTCTCATCCTCCAAAGACATCAA

151 - 200　GACGCGTCGTCCTCGTTGCACGTTGGGACACATCGACCCCAAGGAGCCGT

201 - 220　TTCGCGCGGCATTCACCCTG

【ITS2 序列二级结构】

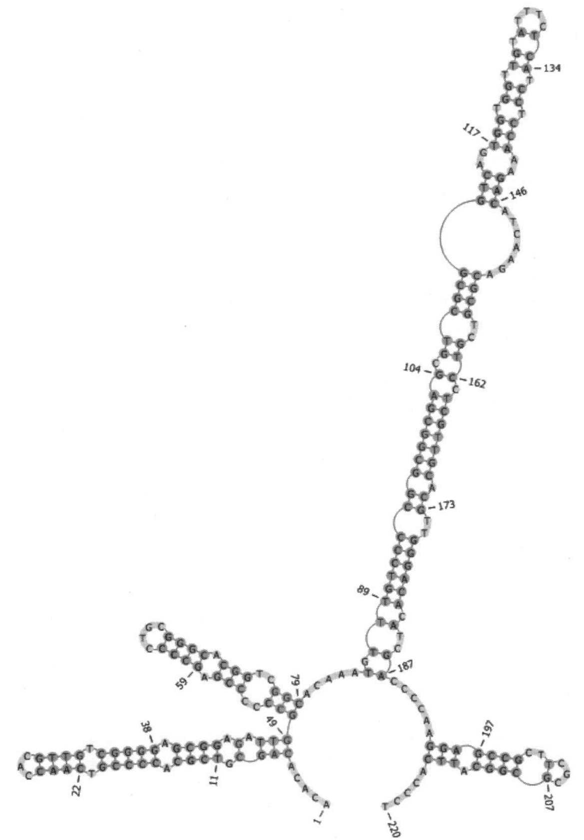

【*psbA* - *TrnH* 序列峰图】 长度:289 bp;GC 含量:44.7%。

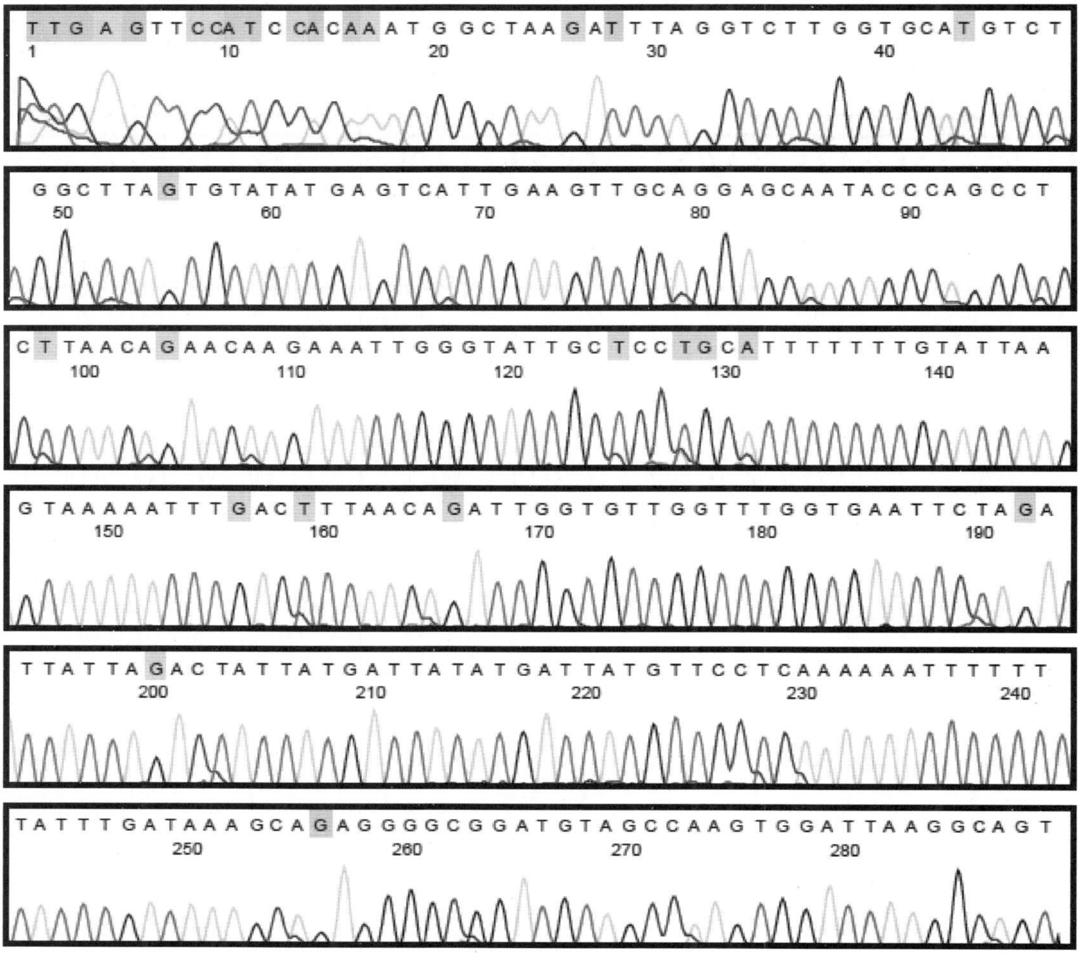

【*psbA* - *TrnH* 条形码序列】

1 - 50　TTGAGTTCCATCCACAAATGGCTAAGATTTAGGTCTTGGTGCATGTCTGG

51 - 100　CTTAGTGTATATGAGTCATTGAAGTTGCAGGAGCAATACCCAGCCTCTTA

101 - 150　ACAGAACAAGAAATTGGGTATTGCTCCTGCATTTTTTTGTATTAAGTAAA

151 - 200　AATTTGACTTTAACAGATTGGTGTTGGTTTGGTGAATTCTAGATTATTAG

201 - 250　ACTATTATGATTATATGATTATGTTCCTCAAAAAATTTTTTTATTTGATA

251 - 289　AAGCAGAGGGGCGGATGTAGCCAAGTGGATTAAGGCAGT

【*rbcL* 序列峰图】 长度:501 bp;GC 含量:42.8%。

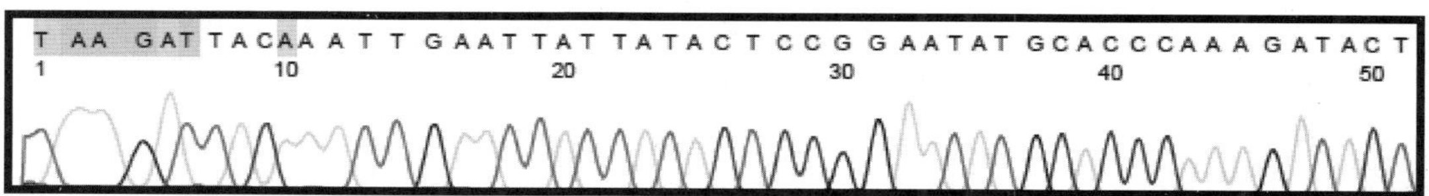

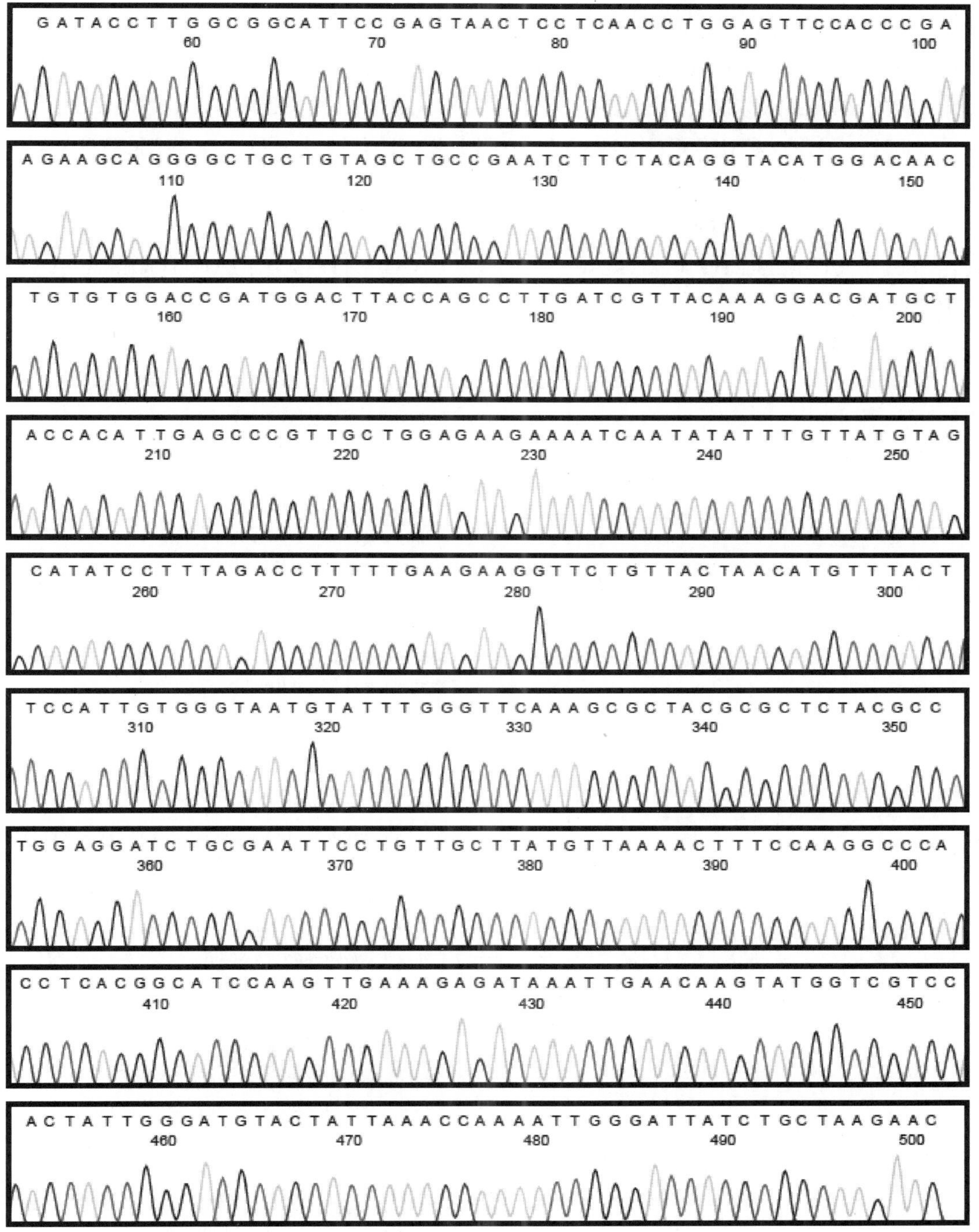

【*rbcL* 条形码序列】

1－50　　TAAGATTACAAATTGAATTATTATACTCCGGAATATGCACCCAAAGATAC

51－100　　TGATACCTTGGCGGCATTCCGAGTAACTCC TCAACCTGGAGTTCCACCCG

101－150　AAGAAGCAGGGGCTGCTGTAGCTGCCGAATCTTCTACAGGTACATGGACA
151－200　ACTGTGTGGACCGATGGACTTACCAGCCTTGATCGTTACAAAGGACGATG
201－250　CTACCACATTGAGCCCGTTGCTGGAGAAGAAAATCAATATATTTGTTATG
251－300　TAGCATATCCTTTAGACCTTTTTGAAGAAGGTTCTGTTACTAACATGTTT
301－350　ACTTCCATTGTGGGTAATGTATTTGGGTTCAAAGCGCTACGCGCTCTACG
351－400　CCTGGAGGATCTGCGAATTCCTGTTGCTTATGTTAAAACTTTCCAAGGCC
401－450　CACCTCACGGCATCCAAGTTGAAAGAGATAAATTGAACAAGTATGGTCGT
451－501　CCACTATTGGGATGTACTATTAAACCAAAATTGGGATTATCTGCTAAGAAC

【ITS 序列 NJ 树】

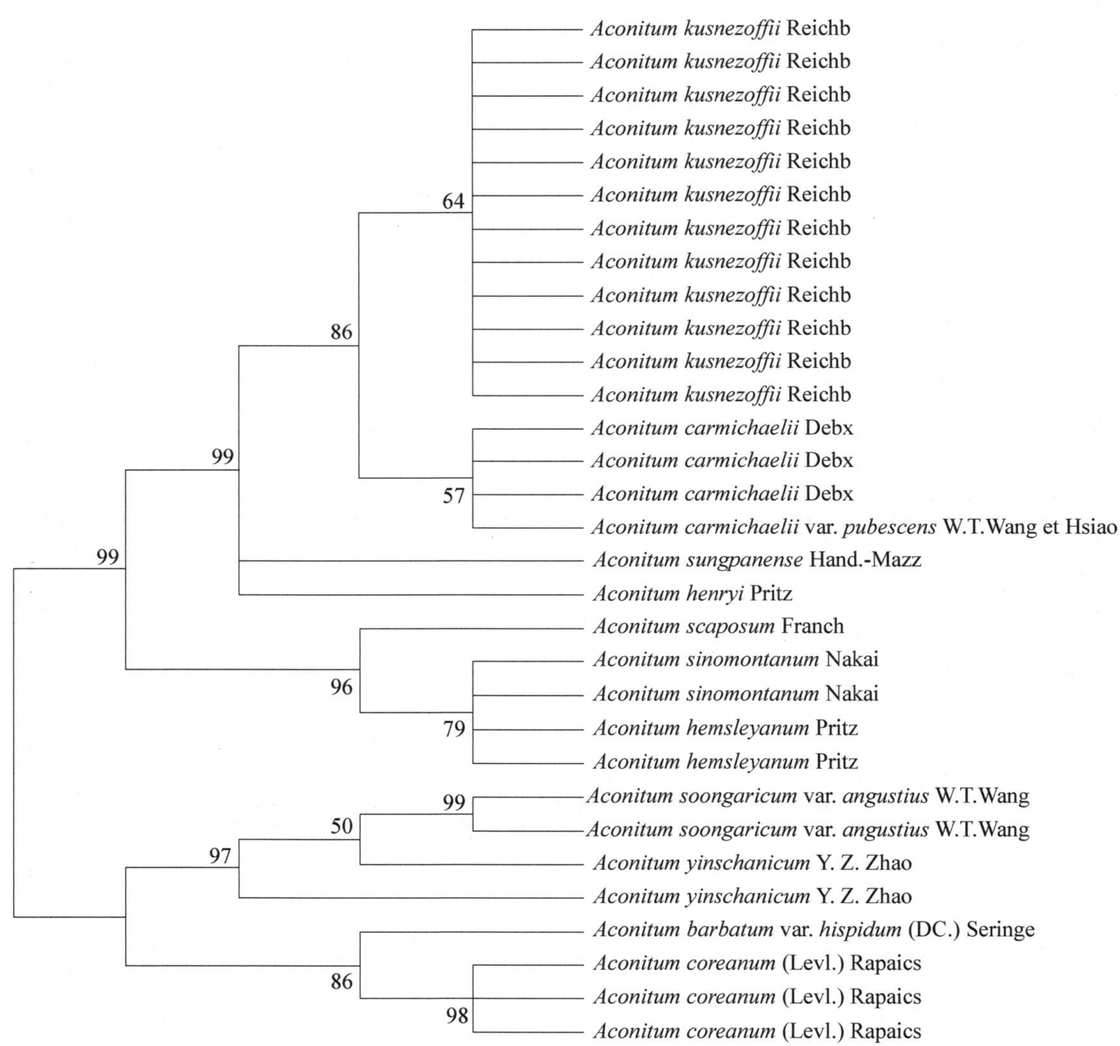

图 5　基于 ITS 序列构建的部分乌头属药材 NJ 树

【ITS2 序列 NJ 树】

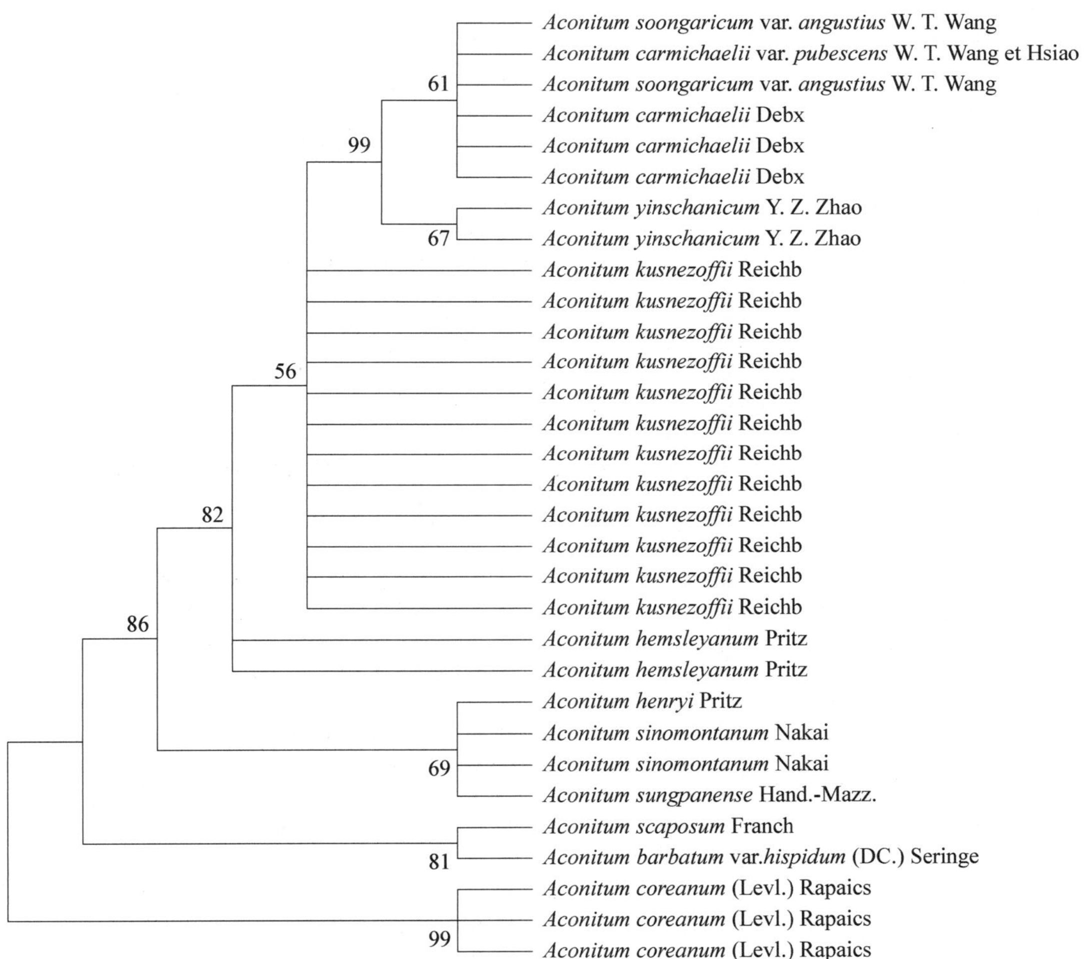

图 6　基于 ITS2 序列构建的 12 种乌头属药材 NJ 树

【*psbA* - *TrnH* 序列 NJ 树】

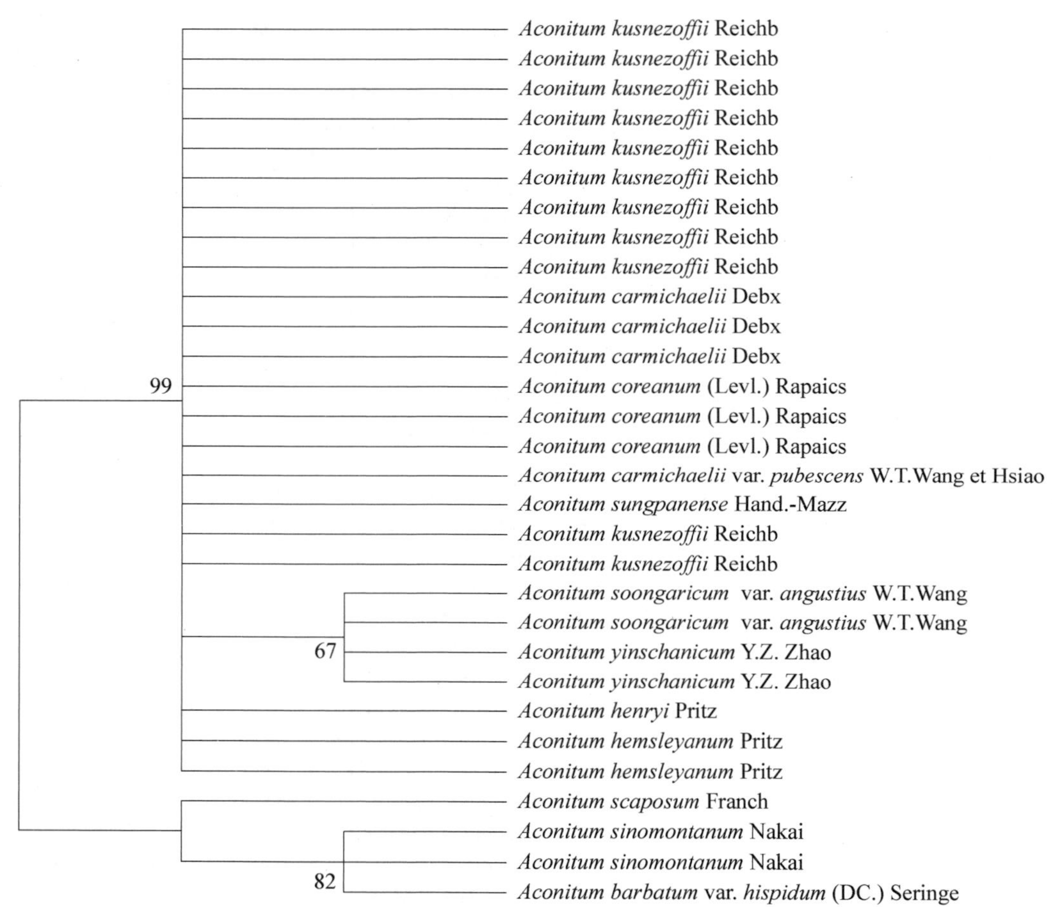

图7 基于 *psbA* - *TrnH* 序列构建的部分乌头属药材 NJ 树

【*matK* 序列 NJ 树】

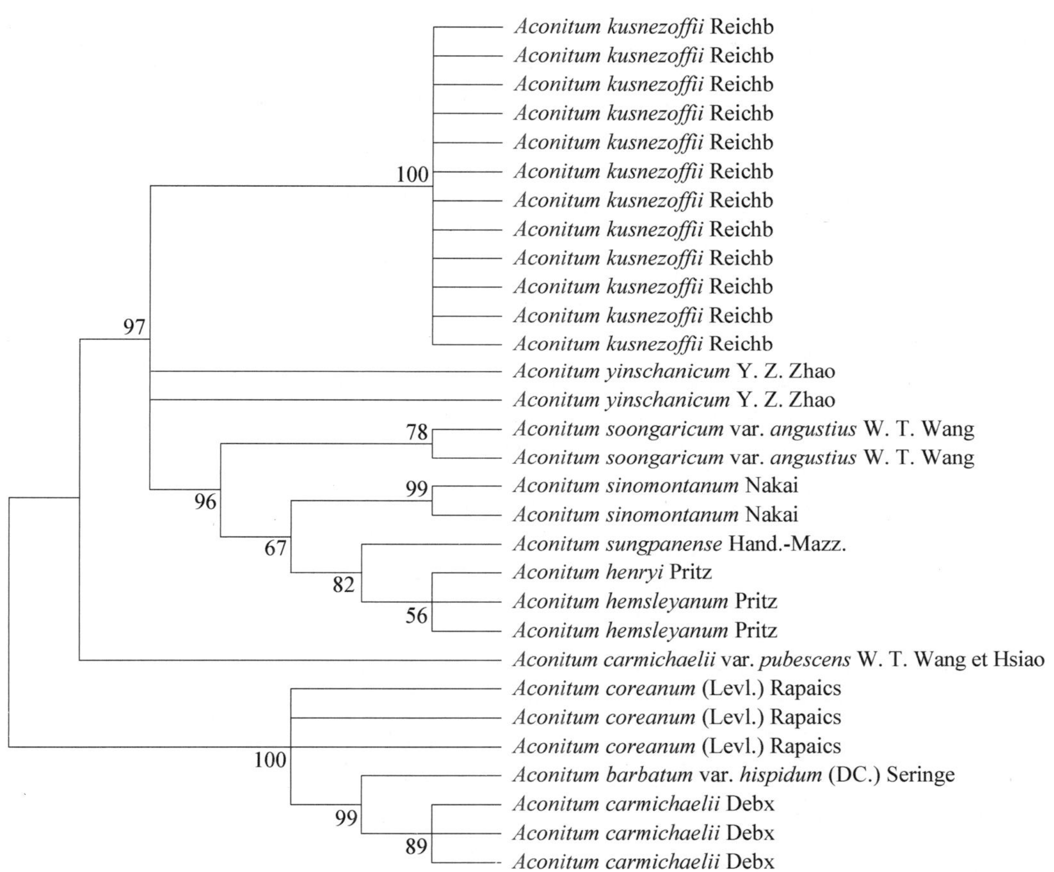

图 8 基于 *matK* 序列构建的部分乌头属药材 NJ 树

【*rbcL* 序列 NJ 树】

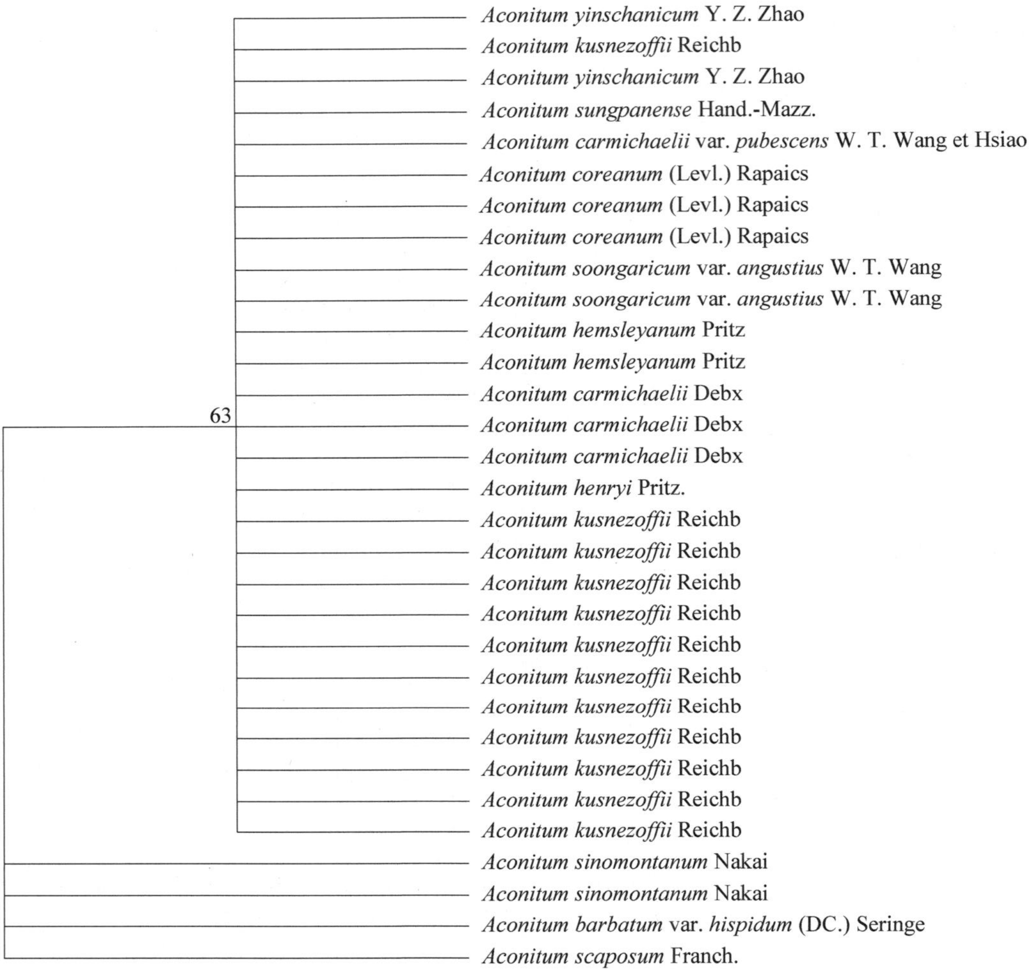
Aconitum yinschanicum Y. Z. Zhao
Aconitum kusnezoffii Reichb
Aconitum yinschanicum Y. Z. Zhao
Aconitum sungpanense Hand.-Mazz.
Aconitum carmichaelii var. pubescens W. T. Wang et Hsiao
Aconitum coreanum (Levl.) Rapaics
Aconitum coreanum (Levl.) Rapaics
Aconitum coreanum (Levl.) Rapaics
Aconitum soongaricum var. angustius W. T. Wang
Aconitum soongaricum var. angustius W. T. Wang
Aconitum hemsleyanum Pritz
Aconitum hemsleyanum Pritz
Aconitum carmichaelii Debx
63
Aconitum carmichaelii Debx
Aconitum carmichaelii Debx
Aconitum henryi Pritz.
Aconitum kusnezoffii Reichb
Aconitum kusnezoffii Reichb
Aconitum kusnezoffii Reichb
Aconitum kusnezoffii Reichb
Aconitum kusnezoffii Reichb
Aconitum kusnezoffii Reichb
Aconitum kusnezoffii Reichb
Aconitum kusnezoffii Reichb
Aconitum kusnezoffii Reichb
Aconitum kusnezoffii Reichb
Aconitum kusnezoffii Reichb
Aconitum sinomontanum Nakai
Aconitum sinomontanum Nakai
Aconitum barbatum var. hispidum (DC.) Seringe
Aconitum scaposum Franch.

图 9　基于 *rbcL* 序列构建的部分乌头属药材 NJ 树

肋柱花

本品为龙胆科植物肋柱花 *Lomatogonium carinthiacum*（Wulf）Reichb. 的干燥全草。

【材料来源】 肋柱花新鲜叶片采自内蒙古特金罕山国家级自然保护区。

经度：119°46′36″，纬度：45°08′60″，海拔：970 m，鉴定人：包桂花。

【ITS2 序列峰图】 长度：232 bp；GC 含量：61.2%。

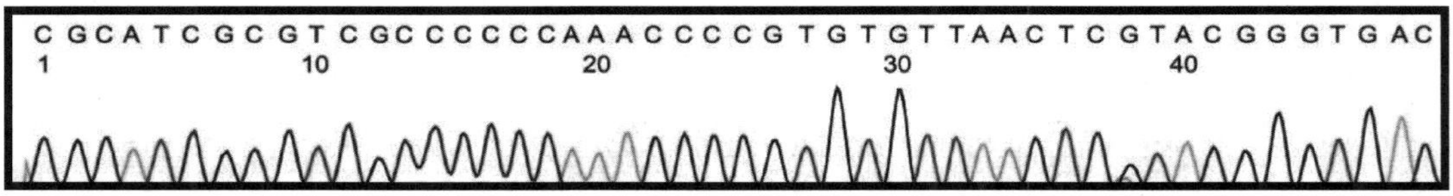
C G C A T C G C G T C G C C C C C A A A C C C C G T G T G T T A A C T C G T A C G G G T G A C
1
10
20
30
40

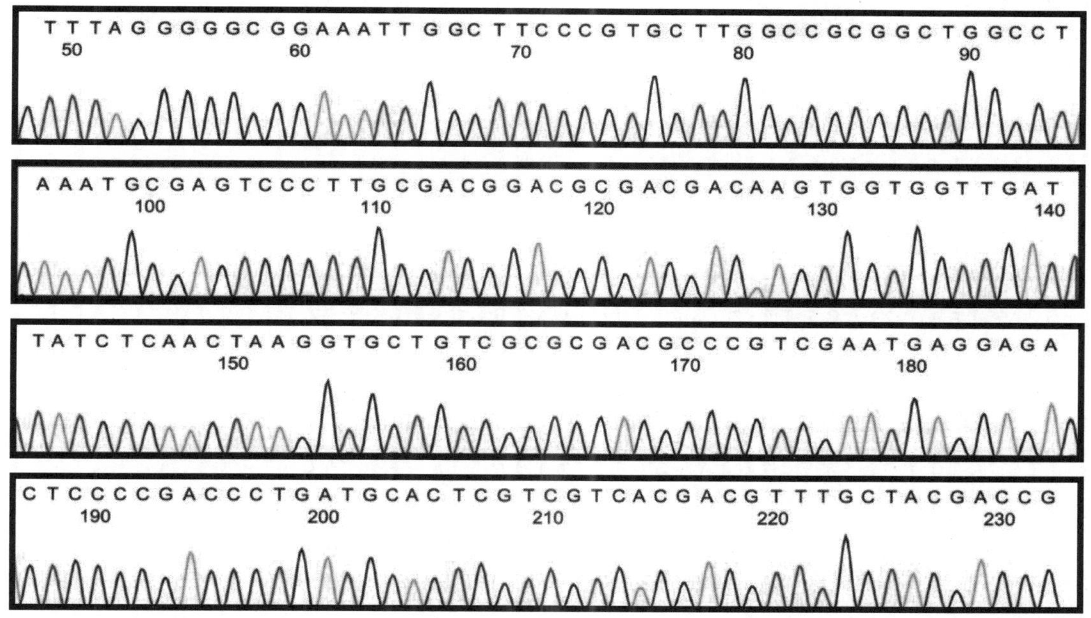

【ITS2 条形码序列】

1 - 50 CGCATCGCGTCGCCCCCCAAACCCCGTGTGTTAACTCGTACGGGTGACTT

51 - 100 TAGGGGGCGGAAATTGGCTTCCCGTGCTTGGCCGCGGCTGGCCTAAATGC

101 - 150 GAGTCCCTTGCGACGGACGCGACGACAAGTGGTGGTTGATTATCTCAACT

151 - 200 AAGGTGCTGTCGCGCGACGCCCGTCGAATGAGGAGACTCCCCGACCCTGA

201 - 232 TGCACTCGTCGTCACGACGTTTGCTACGACCG

【ITS2 序列二级结构】

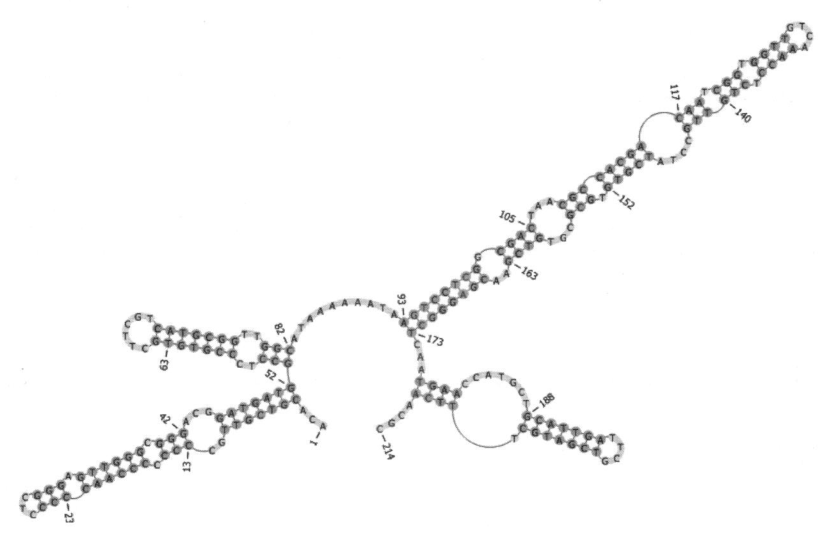

【*psbA* - *TrnH* 序列峰图】 长度：450 bp；GC 含量：28.9%。

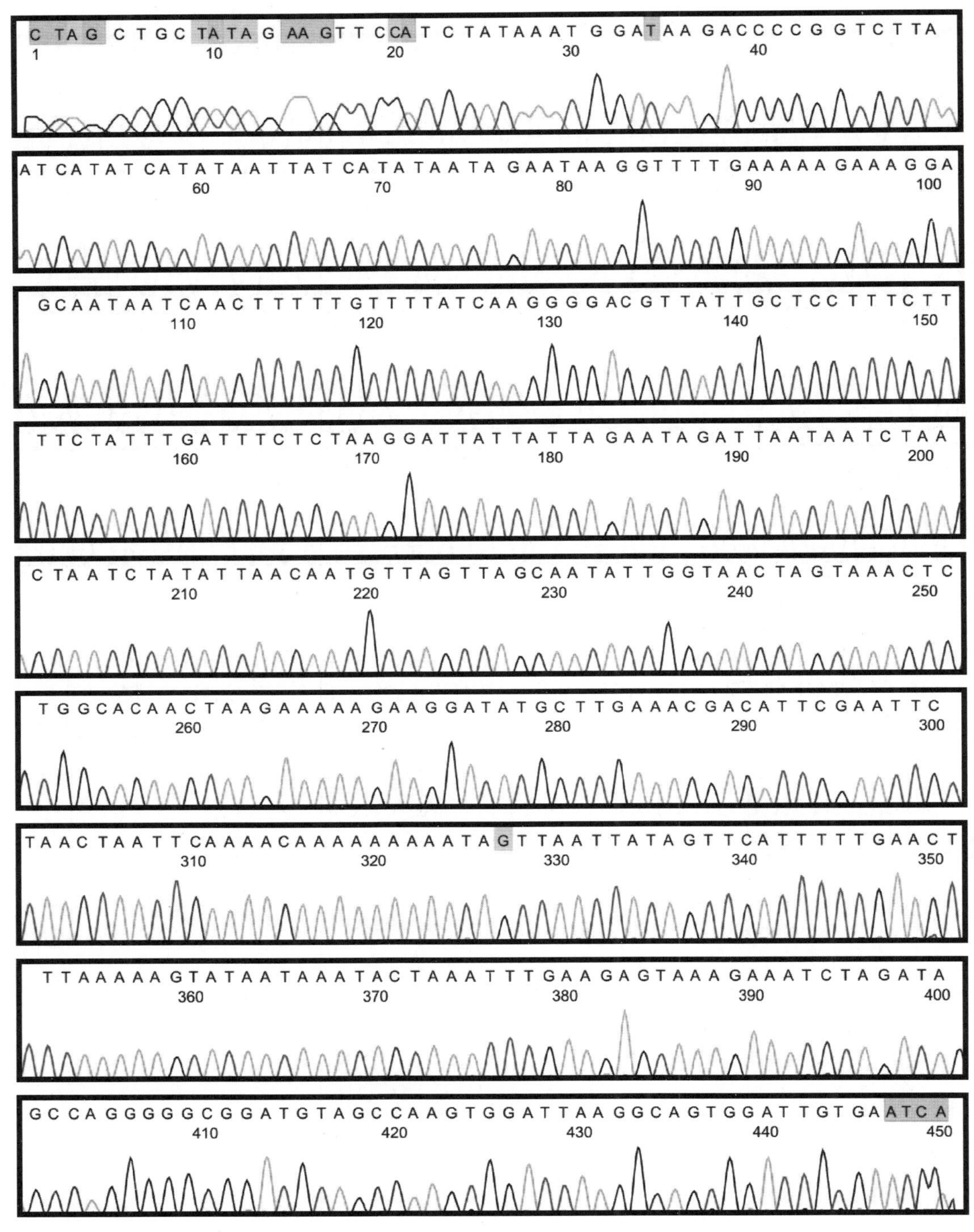

【*psbA* - *TrnH* 条形码序列】

1 - 50　　CTAGCTGCTATAGAAGTTCCATCTATAAATGGATAAGACCCCGGTCTTAA

51 - 100　　TCATATCATATAATTATCATATAATAGAATAAGGTTTTGAAAAAGAAAGG

101 - 150　　AGCAATAATCAACTTTTTGTTTTATCAAGGGGACGTTATTGCTCCTTTCT

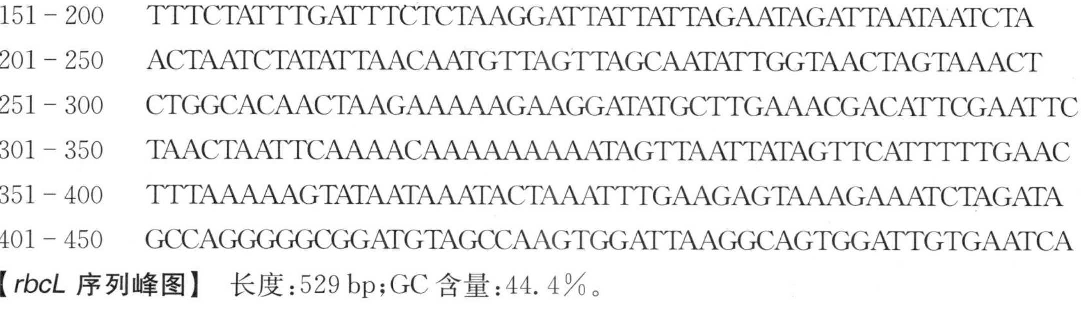

151 - 200　TTTCTATTTGATTTCTCTAAGGATTATTATTAGAATAGATTAATAATCTA
201 - 250　ACTAATCTATATTAACAATGTTAGTTAGCAATATTGGTAACTAGTAAACT
251 - 300　CTGGCACAACTAAGAAAAAGAAGGATATGCTTGAAACGACATTCGAATTC
301 - 350　TAACTAATTCAAAACAAAAAAAAATAGTTAATTATAGTTCATTTTTGAAC
351 - 400　TTTAAAAAGTATAATAAATACTAAATTTGAAGAGTAAAGAAATCTAGATA
401 - 450　GCCAGGGGGCGGATGTAGCCAAGTGGATTAAGGCAGTGGATTGTGAATCA

【*rbcL* 序列峰图】 长度：529 bp；GC 含量：44.4%。

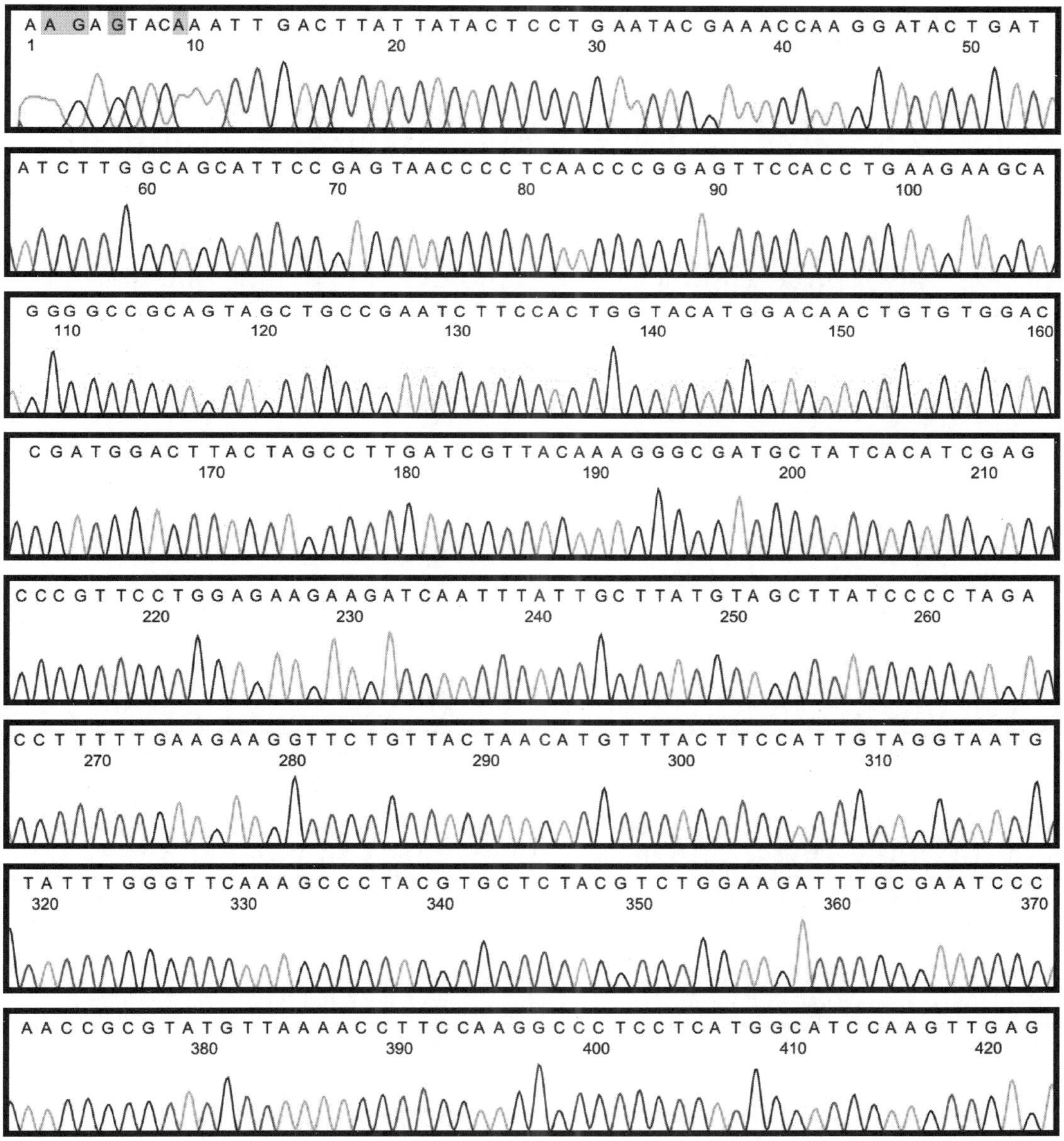

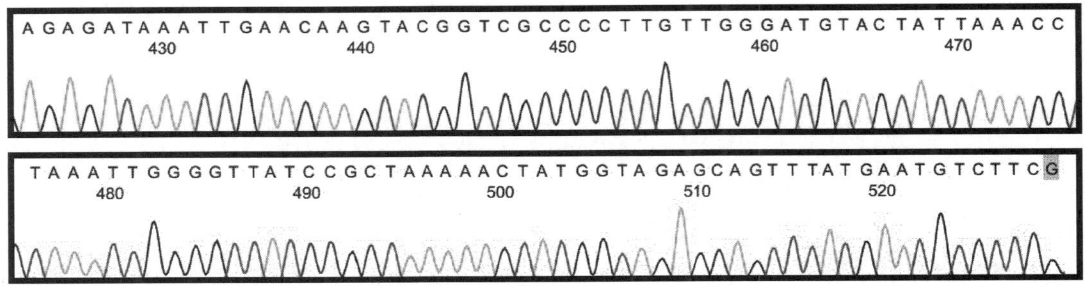

【*rbcL* 条形码序列】

1-50 AAGAGTACAAATTGACTTATTATACTCCTGAATACGAAACCAAGGATACT
51-100 GATATCTTGGCAGCATTCCGAGTAACCCCTCAACCCGGAGTTCCACCTGA
101-150 AGAAGCAGGGGCCGCAGTAGCTGCCGAATCTTCCACTGGTACATGGACAA
151-200 CTGTGTGGACCGATGGACTTACTAGCCTTGATCGTTACAAAGGGCGATGC
201-250 TATCACATCGAGCCCGTTCCTGGAGAAGAAGATCAATTTATTGCTTATGT
251-300 AGCTTATCCCCTAGACCTTTTTGAAGAAGGTTCTGTTACTAACATGTTTA
301-350 CTTCCATTGTAGGTAATGTATTTGGGTTCAAAGCCCTACGTGCTCTACGT
351-400 CTGGAAGATTTGCGAATCCCAACCGCGTATGTTAAAACCTTCCAAGGCCC
401-450 TCCTCATGGCATCCAAGTTGAGAGAGATAAATTGAACAAGTACGGTCGCC
451-500 CCTTGTTGGGATGTACTATTAAACCTAAATTGGGGTTATCCGCTAAAAAC
501-529 TATGGTAGAGCAGTTTATGAATGTCTTCG

【*matK* 序列峰图】 长度:565 bp;GC 含量:38.1%。

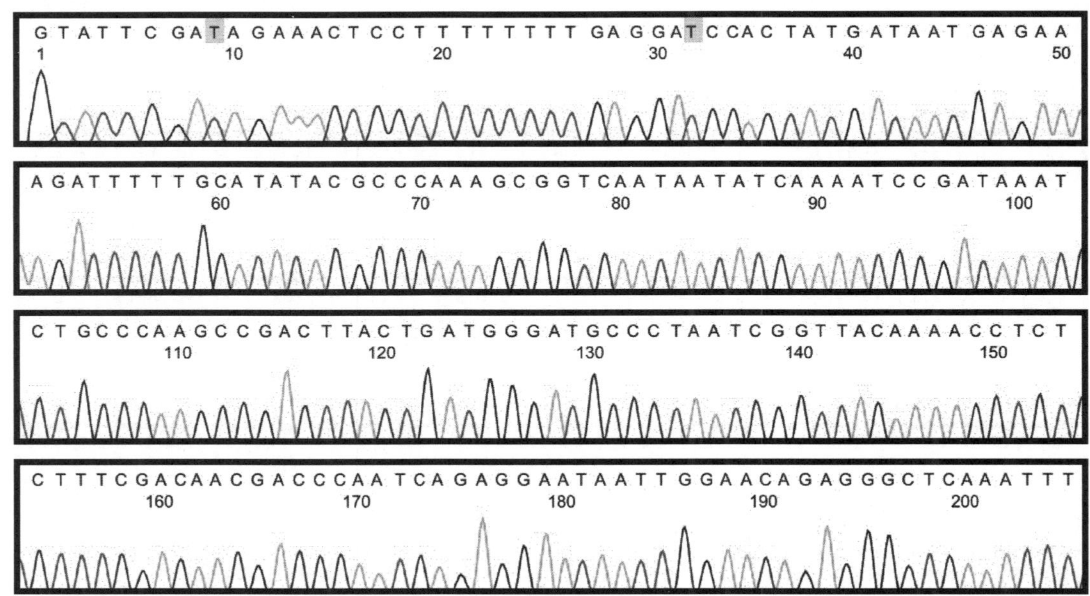

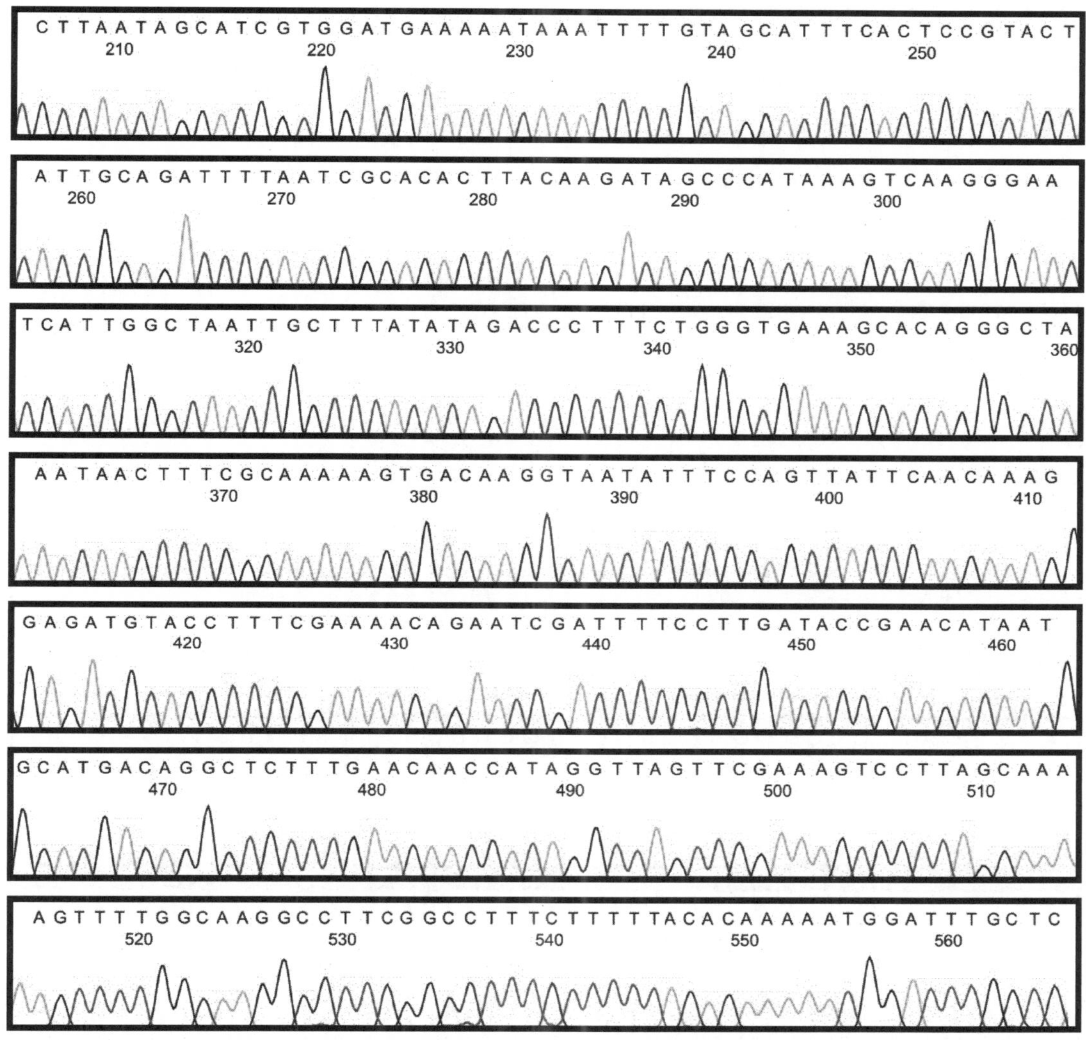

【*matK* 条形码序列】

1－50　GTATTCGATAGAAACTCCTTTTTTTTGAGGATCCACTATGATAATGAGAA

51－100　AGATTTTTGCATATACGCCCAAAGCGGTCAATAATATCAAAATCCGATAA

101－150　ATCTGCCCAAGCCGACTTACTGATGGGATGCCCTAATCGGTTACAAAACC

151－200　TCTCTTTCGACAACGACCCAATCAGAGGAATAATTGGAACAGAGGGCTCA

201－250　AATTTCTTAATAGCATCGTGGATGAAAAATAAATTTTGTAGCATTTCACT

251－300　CCGTACTATTGCAGATTTTAATCGCACACTTACAAGATAGCCCATAAAGT

301－350　CAAGGGAATCATTGGCTAATTGCTTTATATAGACCCTTTCTGGGTGAAAG

351－400　CACAGGGCTAAATAACTTTCGCAAAAAGTGACAAGGTAATATTTCCAGTT

401－450　ATTCAACAAAGGAGATGTACCTTTCGAAAACAGAATCGATTTTCCTTGAT

451－500　ACCGAACATAATGCATGACAGGCTCTTTGAACAACCATAGGTTAGTTCGA

501 - 550　AAGTCCTTAGCAAAAGTTTTGGCAAGGCCTTCGGCCTTTCTTTTACACA
551 - 565　AAAATGGATTTGCTC

并头黄芩

本品为唇形科并头黄芩 *Scutellaria scordifolia* Fisch. 的干燥全草。

【材料来源】 并头黄芩新鲜叶片采自内蒙古特金罕山国家级自然保护区。经度：119°48′53″，纬度：45°09′33″，海拔：930 m，鉴定人：包书茵。

【ITS2 序列峰图】 长度：220 bp；GC 含量：69.1%。

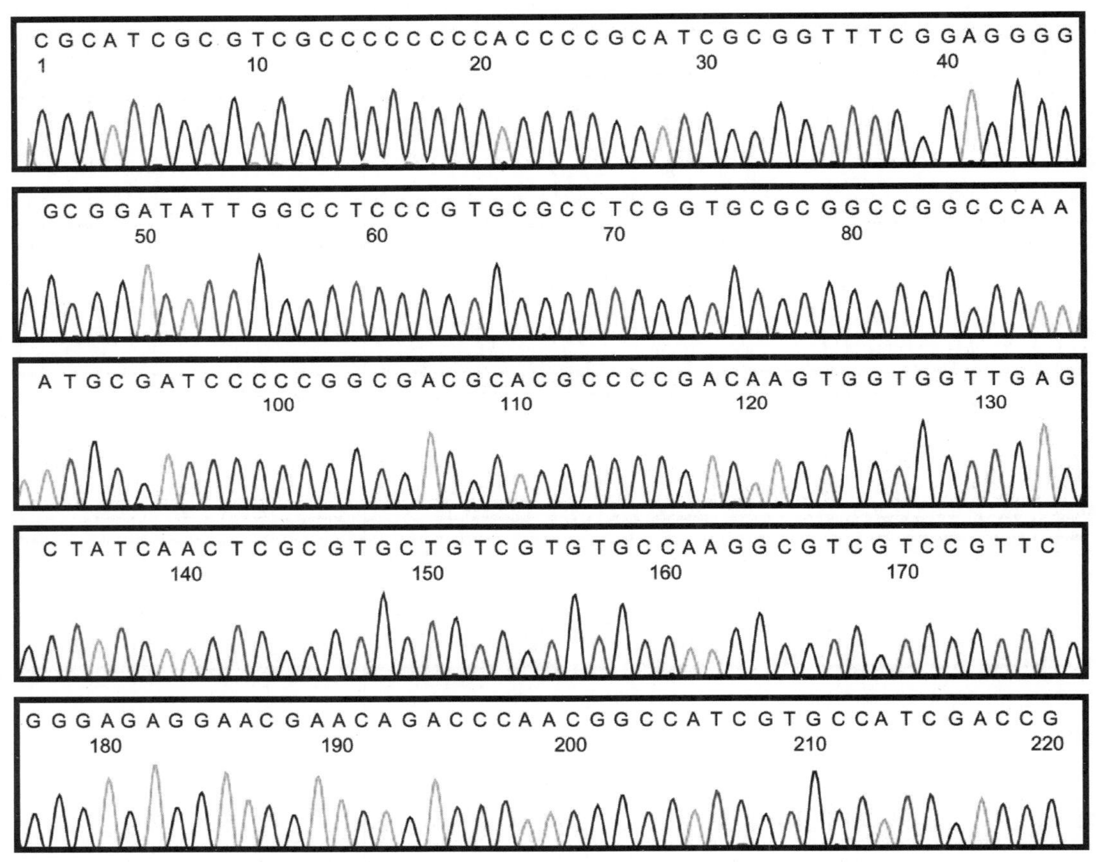

【ITS2 条形码序列】

1 - 50　CGCATCGCGTCGCCCCCCCCACCCCGCATCGCGGTTTCGGAGGGGGCGGA
51 - 100　TATTGGCCTCCCGTGCGCCTCGGTGCGCGGCCGGCCCAAATGCGATCCCC
101 - 150　CGGCGACGCACGCCCCGACAAGTGGTGGTTGAGCTATCAACTCGCGTGCT
151 - 200　GTCGTGTGCCAAGGCGTCGTCCGTTCGGGAGAGGAACGAACAGACCCAAC
201 - 220　GGCCATCGTGCCATCGACCG

【ITS2 序列二级结构】

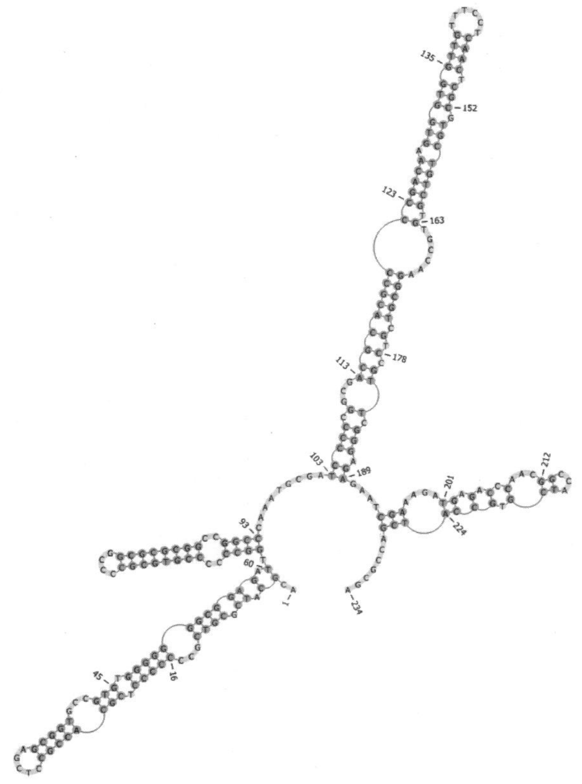

【*psbA* - *TrnH* 序列峰图】 长度：388 bp；GC 含量：30.7%。

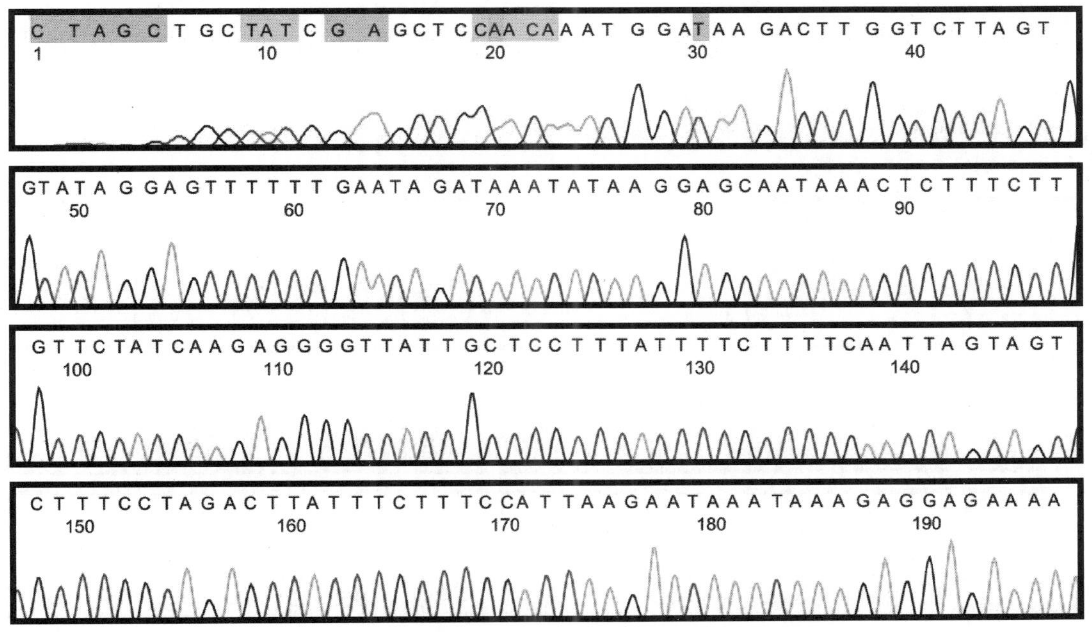

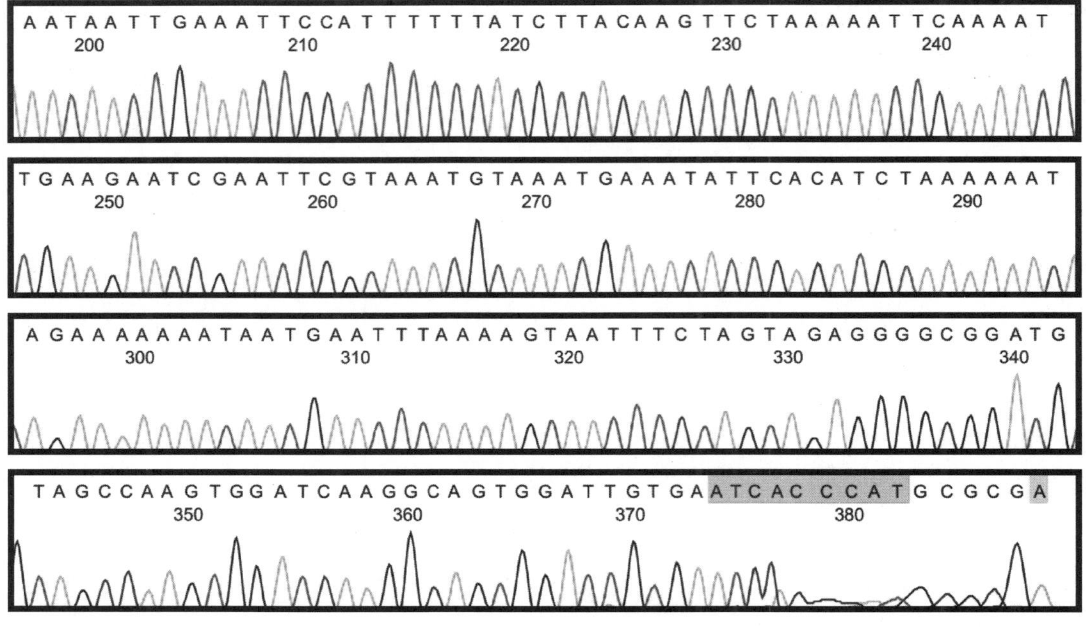

【*psbA* - *TrnH* 条形码序列】

1 - 50 CTAGCTGCTATCGAGCTCCAACAAATGGATAAGACTTGGTCTTAGTGTAT
51 - 100 AGGAGTTTTTTGAATAGATAAATATAAGGAGCAATAAACTCTTTCTTGTT
101 - 150 CTATCAAGAGGGGTTATTGCTCCTTTATTTTCTTTTCAATTAGTAGTCTT
151 - 200 TCCTAGACTTATTTCTTTCCATTAAGAATAAATAAAGAGGAGAAAAAATA
201 - 250 ATTGAAATTCCATTTTTTATCTTACAAGTTCTAAAAATTCAAAATTGAAG
251 - 300 AATCGAATTCGTAAATGTAAATGAAATATTCACATCTAAAAAATAGAAAA
301 - 350 AAATAATGAATTTAAAAGTAATTTCTAGTAGAGGGGCGGATGTAGCCAAG
351 - 388 TGGATCAAGGCAGTGGATTGTGAATCACCCATGCGCGA

【*rbcL* 序列峰图】 长度:531 bp;GC 含量:43.1%。

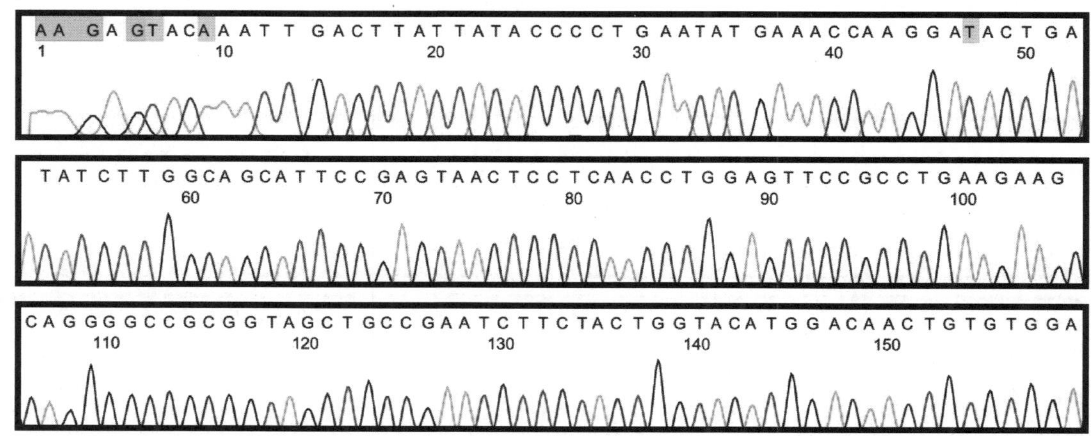

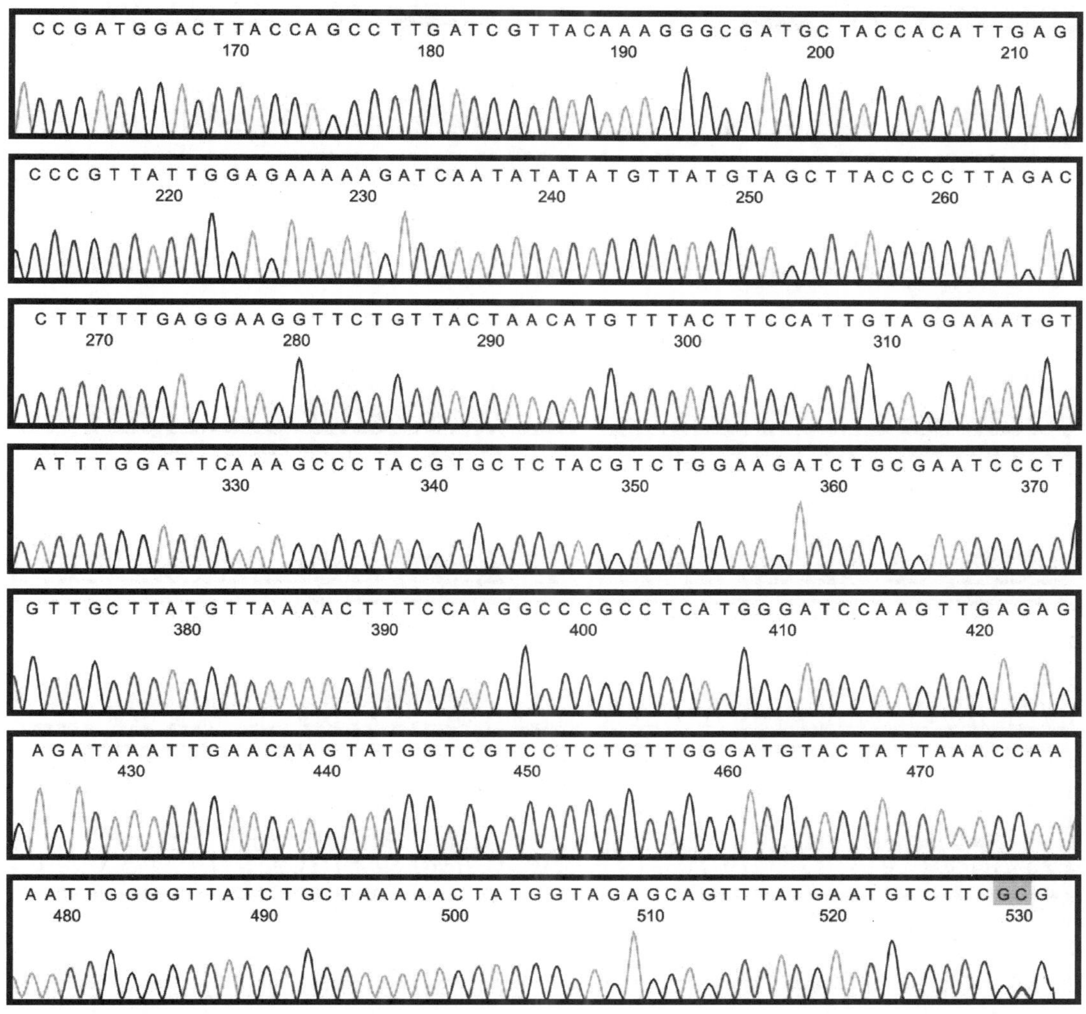

【*rbcL* 条形码序列】

1－50　AAGAGTACAAATTGACTTATTATACCCCTGAATATGAAACCAAGGATACT

51－100　GATATCTTGGCAGCATTCCGAGTAACTCCTCAACCTGGAGTTCCGCCTGA

101－150　AGAAGCAGGGGCCGCGGTAGCTGCCGAATCTTCTACTGGTACATGGACAA

151－200　CTGTGTGGACCGATGGACTTACCAGCCTTGATCGTTACAAAGGGCGATGC

201－250　TACCACATTGAGCCCGTTATTGGAGAAAAAGATCAATATATATGTTATGT

251－300　AGCTTACCCCTTAGACCTTTTTGAGGAAGGTTCTGTTACTAACATGTTTA

301－350　CTTCCATTGTAGGAAATGTATTTGGATTCAAAGCCCTACGTGCTCTACGT

351－400　CTGGAAGATCTGCGAATCCCTGTTGCTTATGTTAAAACTTTCCAAGGCCC

401－450　GCCTCATGGGATCCAAGTTGAGAGAGATAAATTGAACAAGTATGGTCGTC

451－500　CTCTGTTGGGATGTACTATTAAACCAAAATTGGGGTTATCTGCTAAAAAC

501－531　TATGGTAGAGCAGTTTATGAATGTCTTCGCG

【*matK* 序列峰图】　长度：813 bp；GC 含量：34.1%。

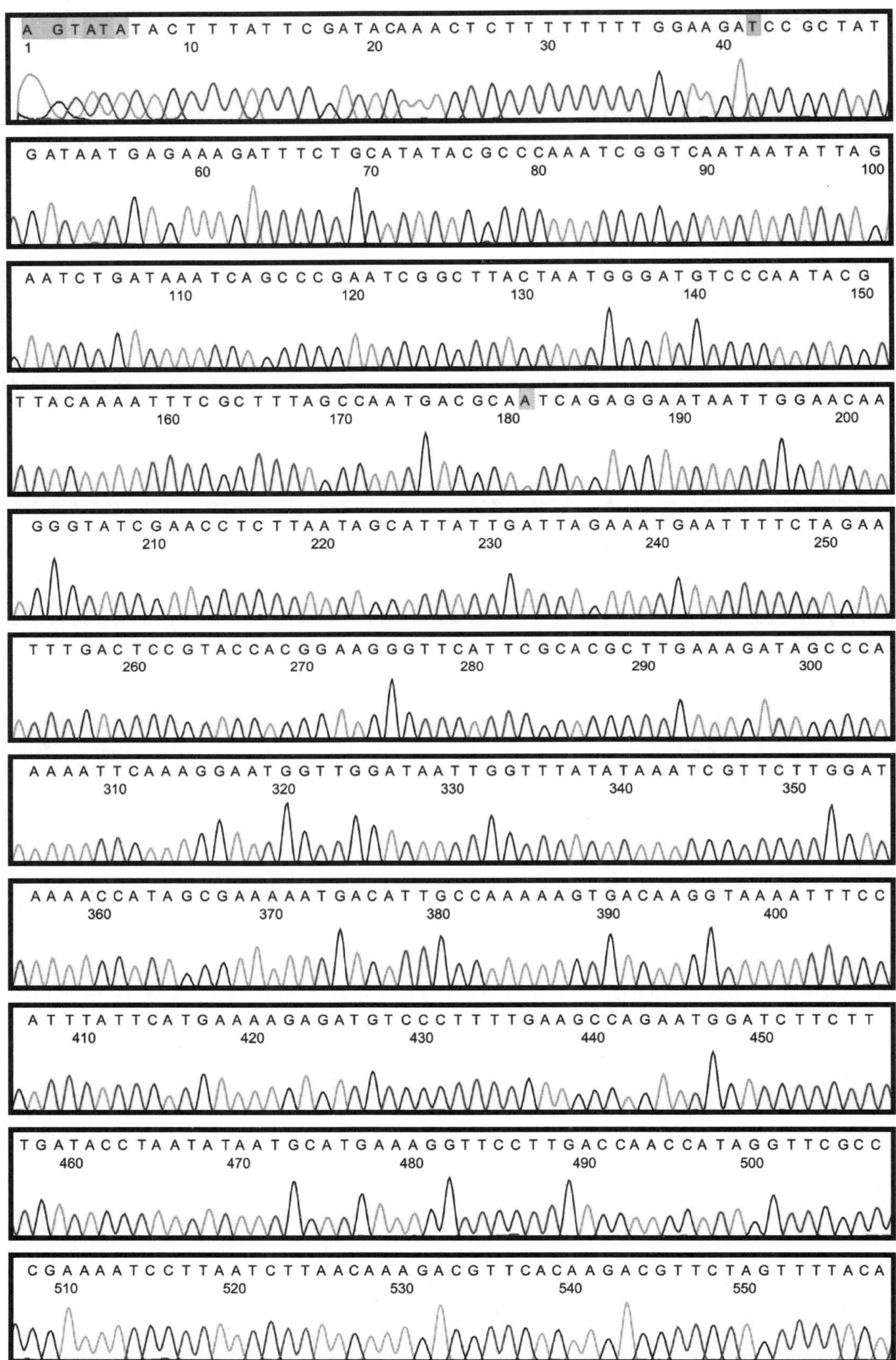

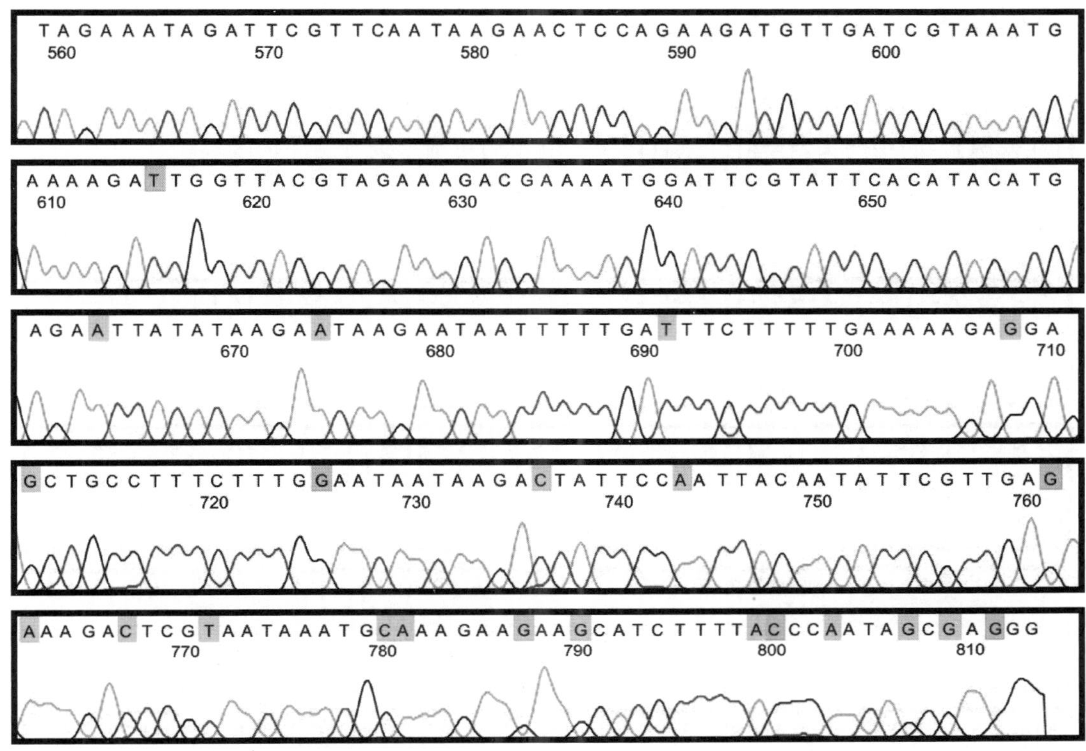

【*matK* 条形码序列】

1－50　　AGTATATACTTTATTCGATACAAACTCTTTTTTTTGGAAGATCCGCTATG
51－100　　ATAATGAGAAAGATTTCTGCATATACGCCCAAATCGGTCAATAATATTAG
101－150　　AATCTGATAAATCAGCCCGAATCGGCTTACTAATGGGATGTCCCAATACG
151－200　　TTACAAAATTTCGCTTTAGCCAATGACGCAATCAGAGGAATAATTGGAAC
201－250　　AAGGGTATCGAACCTCTTAATAGCATTATTGATTAGAAATGAATTTTCTA
251－300　　GAATTTGACTCCGTACCACGGAAGGGTTCATTCGCACGCTTGAAAGATAG
301－350　　CCCAAAAATTCAAAGGAATGGTTGGATAATTGGTTTATATAAATCGTTCT
351－400　　TGGATAAAACCATAGCGAAAAATGACATTGCCAAAAAGTGACAAGGTAAA
401－450　　ATTTCCATTTATTCATGAAAAGAGATGTCCCTTTTGAAGCCAGAATGGAT
451－500　　CTTCTTTGATACCTAATATAATGCATGAAAGGTTCCTTGACCAACCATAG
501－550　　GTTCGCCCGAAAATCCTTAATCTTAACAAAGACGTTCACAAGACGTTCTA
551－600　　GTTTTACATAGAAATAGATTCGTTCAATAAGAACTCCAGAAGATGTTGAT
601－650　　CGTAAATGAAAAGATTGGTTACGTAGAAAGACGAAAATGGATTCGTATTC
651－700　　ACATACATGAGAATTATATAAGAATAAGAATAATTTTTGATTTCTTTTTG
701－750　　AAAAAGAGGAGCTGCCTTTCTTTGGAATAATAAGACTATTCCAATTACAA
751－800　　TATTCGTTGAGAAAGACTCGTAATAAATGCAAAGAAGAAGCATCTTTTAC
801－813　　CCAATAGCGAGGG

阴山乌头

本品为毛茛科植物阴山乌头 *Aconitum flavum* var. *galeatum* W. T. Wang 的干燥块根。

【材料来源】 阴山乌头新鲜叶片采自内蒙古赛罕乌拉国家级自然保护区。

经度：118°39′38″，纬度：44°14′33″，海拔：1 010 m，鉴定人：向常林。

【ITS 序列峰图】 长度：628 bp；GC 含量：59.7%。

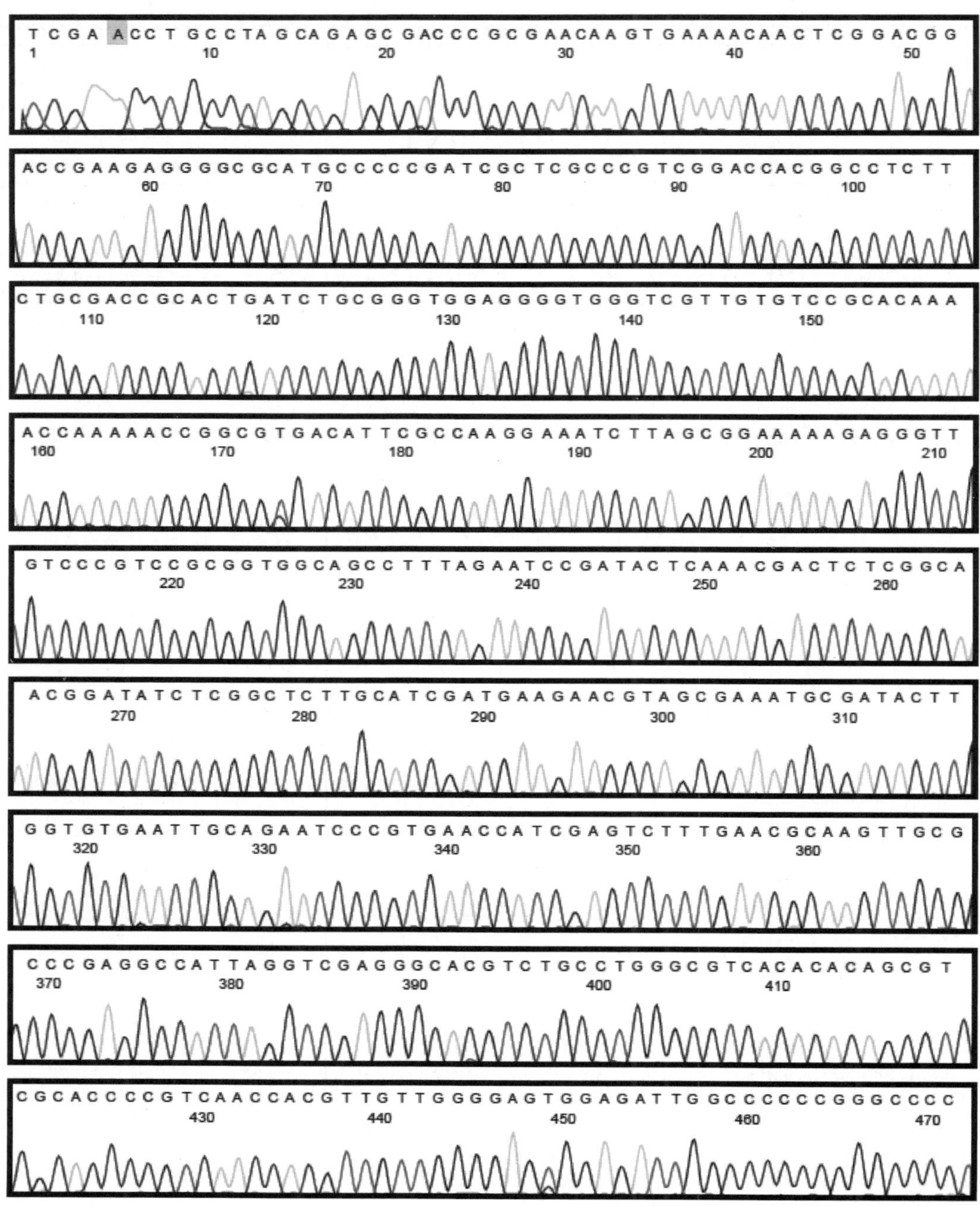

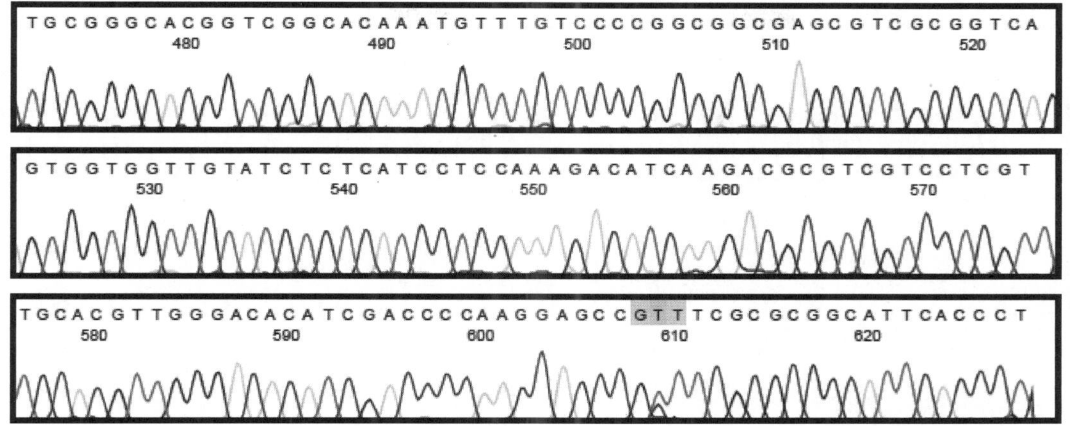

【ITS 条形码序列】

1－50	TCGAACCTGCCTAGCAGAGCGACCCGCGAACAAGTGAAAACAACTCGGAC
51－100	GGACCGAAGAGGGGCGCATGCCCCCGATCGCTCGCCCGTCGGACCACGGC
101－150	CTCTTCTGCGACCGCACTGATCTGCGGGTGGAGGGGTGGGTCGTTGTGTC
151－200	CGCACAAAACCAAAAACCGGCGTGACATTCGCCAAGGAAATCTTAGCGGA
201－250	AAAAGAGGGTTGTCCCGTCCGCGGTGGCAGCCTTTAGAATCCGATACTCA
251－300	AACGACTCTCGGCAACGGATATCTCGGCTCTTGCATCGATGAAGAACGTA
301－350	GCGAAATGCGATACTTGGTGTGAATTGCAGAATCCCGTGAACCATCGAGT
351－400	CTTTGAACGCAAGTTGCGCCCGAGGCCATTAGGTCGAGGGCACGTCTGCC
401－450	TGGGCGTCACACACAGCGTCGCACCCCGTCAACCACGTTGTTGGGGAGTG
451－500	GAGATTGGCCCCCCGGGCCCCTGCGGGCACGGTCGGCACAAATGTTTGTC
501－550	CCCGGCGGCGAGCGTCGCGGTCAGTGGTGGTTGTATCTCTCATCCTCCAA
551－600	AGACATCAAGACGCGTCGTCCTCGTTGCACGTTGGGACACATCGACCCCA
601－628	AGGAGCCGTTTCGCGCGGCATTCACCCT

【ITS2 序列峰图】 长度:220 bp;GC 含量:63.6%。

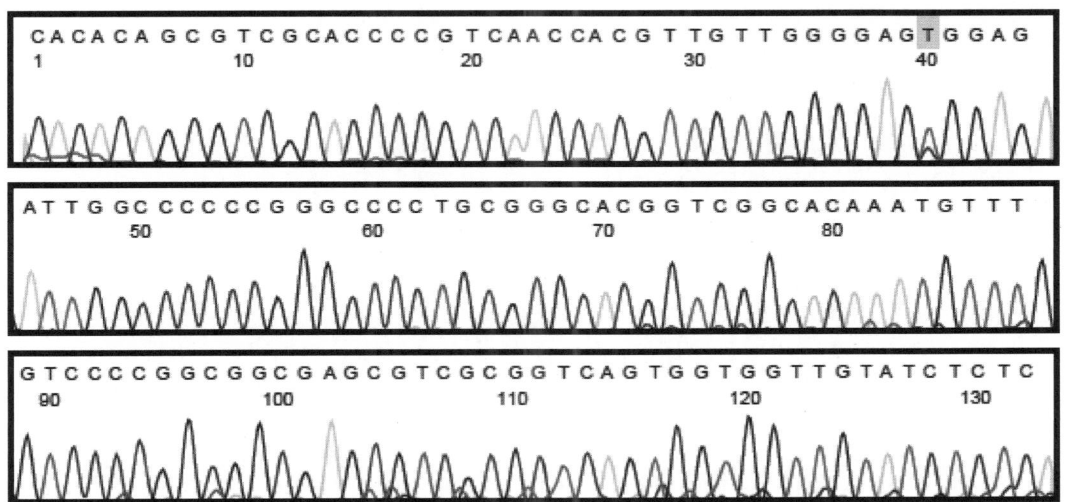

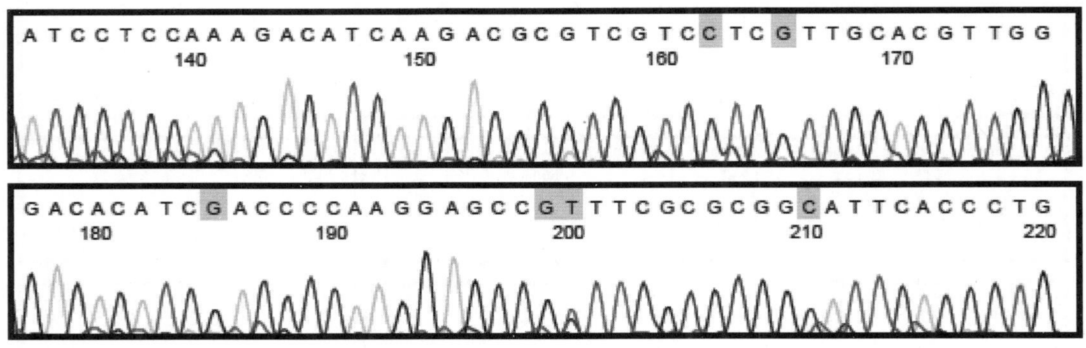

【ITS2 条形码序列】

1－50　CACACAGCGTCGCACCCCGTCAACCACGTTGTTGGGGAGTGGAGATTGGC

51－100　CCCCCGGGCCCCTGCGGGCACGGTCGGCACAAATGTTTGTCCCCGGCGGC

101－150　GAGCGTCGCGGTCAGTGGTGGTTGTATCTCTCATCCTCCAAAGACATCAA

151－200　GACGCGTCGTCCTCGTTGCACGTTGGGACACATCGACCCCAAGGAGCCGT

201－220　TTCGCGCGGCATTCACCCTG

【ITS2 序列二级结构】

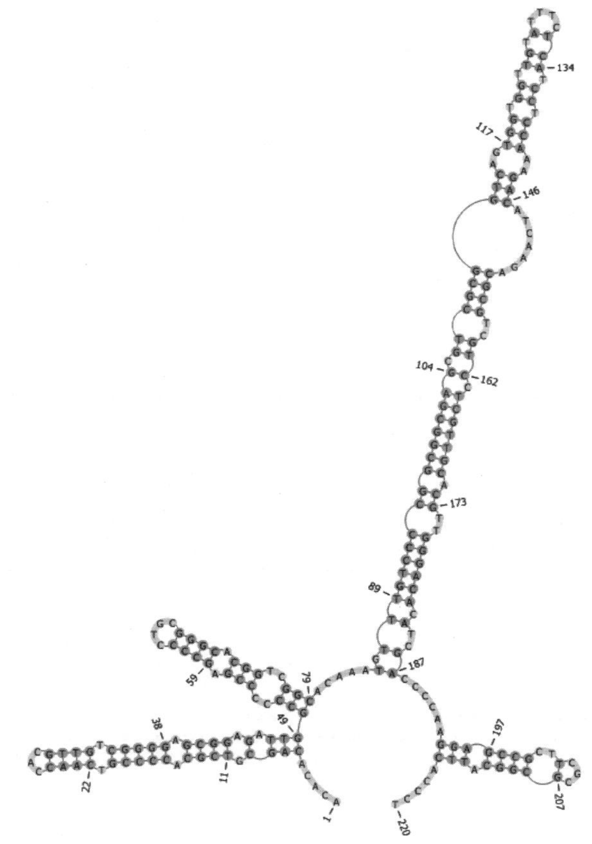

【*psbA-TrnH* 序列峰图】　长度:286 bp;GC 含量:44.7%。

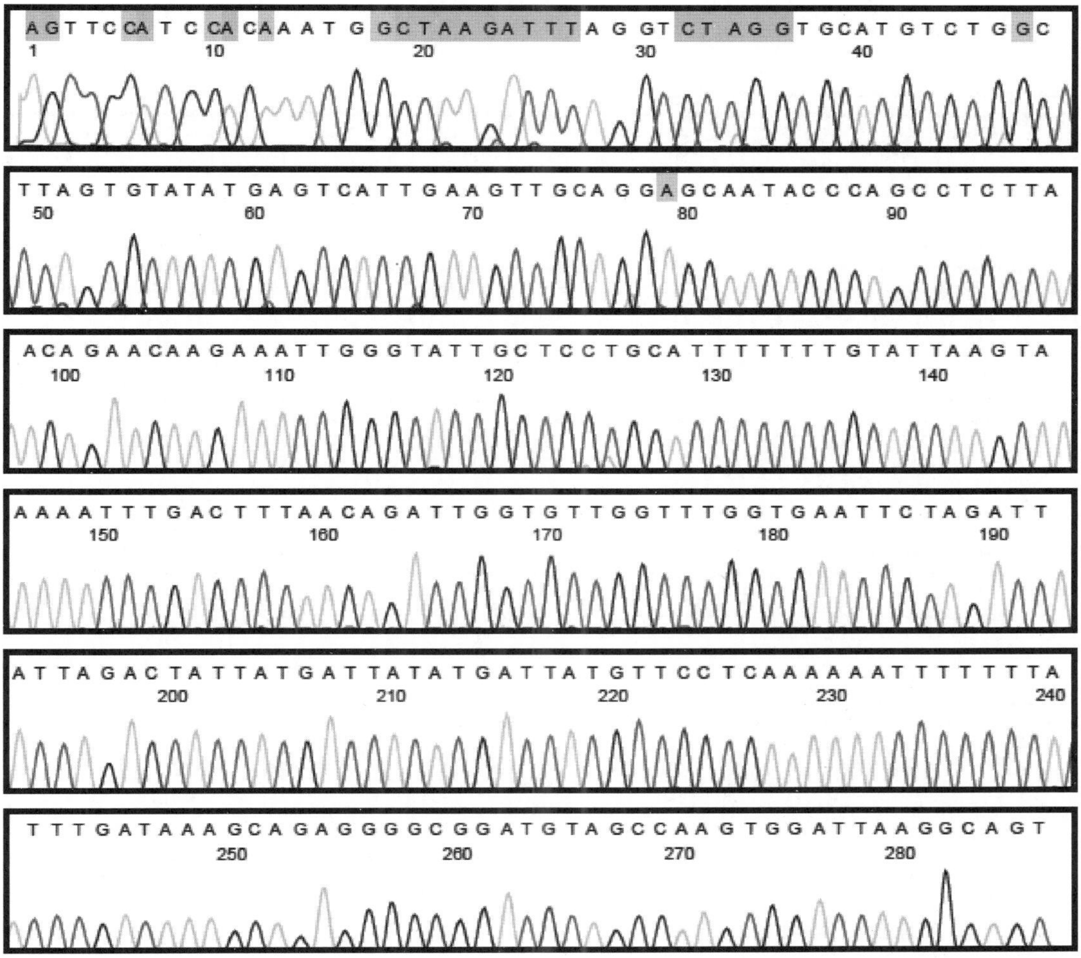

【*psbA-TrnH* 条形码序列】

1-50	AGTTCCATCCACAAATGGCTAAGATTTAGGTCTAGGTGCATGTCTGGCTT
51-100	AGTGTATATGAGTCATTGAAGTTGCAGGAGCAATACCCAGCCTCTTAACA
101-150	GAACAAGAATTGGGTATTGCTCCTGCATTTTTTTGTATTAAGTAAAAAT
151-200	TTGACTTTAACAGATTGGTGTTGGTTTGGTGAATTCTAGATTATTAGACT
201-250	ATTATGATTATATGATTATGTTCCTCAAAAAATTTTTTTATTTGATAAAG
251-286	CAGAGGGGCGGATGTAGCCAAGTGGATTAAGGCAGT

【*rbcL* 序列峰图】　长度:501 bp;GC 含量:42.8%。

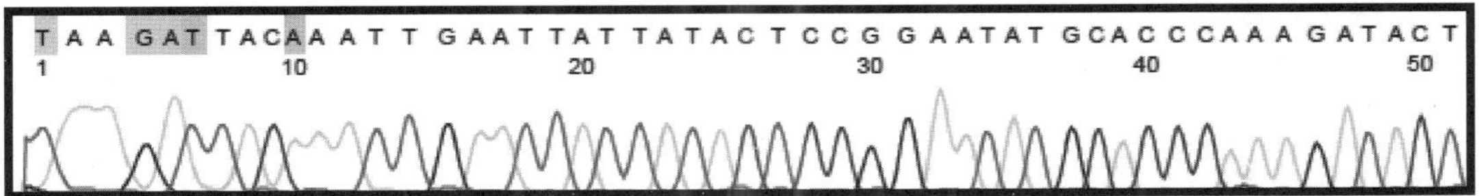

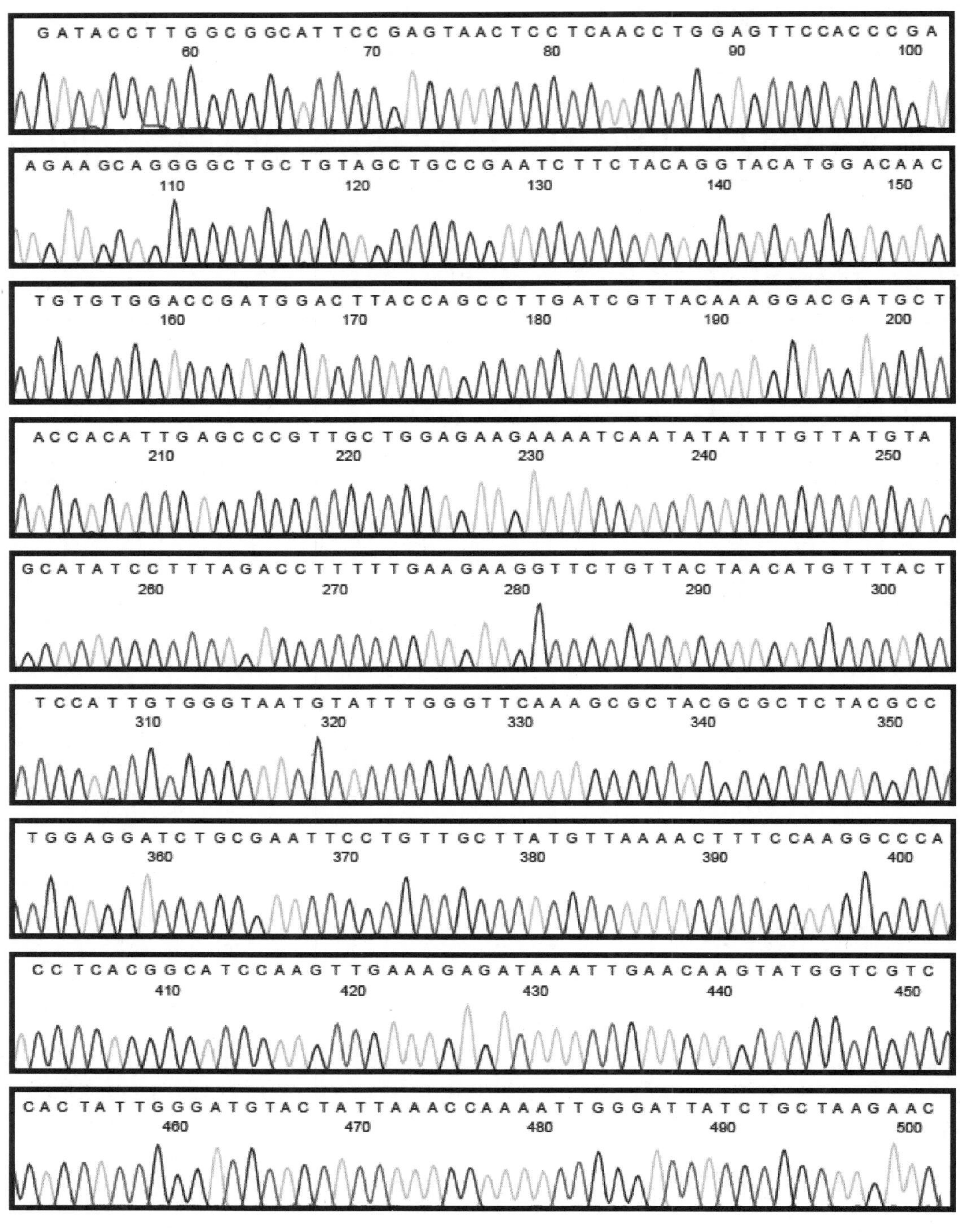

【*rbcL* 条形码序列】

1－50　TAAGATTACAAATTGAATTATTATACTCCGGAATATGCACCCAAAGATAC

51－100　TGATACCTTGGCGGCATTCCGAGTAACTCCTCAACCTGGAGTTCCACCCG

101－150　AAGAAGCAGGGGCTGCTGTAGCTGCCGAATCTTCTACAGGTACATGGACA

151 - 200 ACTGTGTGGACCGATGGACTTACCAGCCTTGATCGTTACAAAGGACGATG
201 - 250 CTACCACATTGAGCCCGTTGCTGGAGAAGAAAATCAATATATTTGTTATG
251 - 300 TAGCATATCCTTTAGACCTTTTTGAAGAAGGTTCTGTTACTAACATGTTT
301 - 350 ACTTCCATTGTGGGTAATGTATTTGGGTTCAAAGCGCTACGCGCTCTACG
351 - 400 CCTGGAGGATCTGCGAATTCCTGTTGCTTATGTTAAAACTTTCCAAGGCC
401 - 450 CACCTCACGGCATCCAAGTTGAAAGAGATAAATTGAACAAGTATGGTCGT
451 - 501 CCACTATTGGGATGTACTATTAAACCAAAATTGGGATTATCTGCTAAGAAC

防风

本品为伞形科植物防风 *Saposhnikovia divaricata*（Trucz.）Schischk. 的干燥根。

【材料来源】 防风新鲜叶片采自内蒙古通辽市奈曼旗沙日浩来镇药材种植基地。经度：122°45′31″，纬度：42°34′39″，海拔：440 m，鉴定人：包书茵。

【ITS2 序列峰图】 长度：229 bp；GC 含量：56.3%。

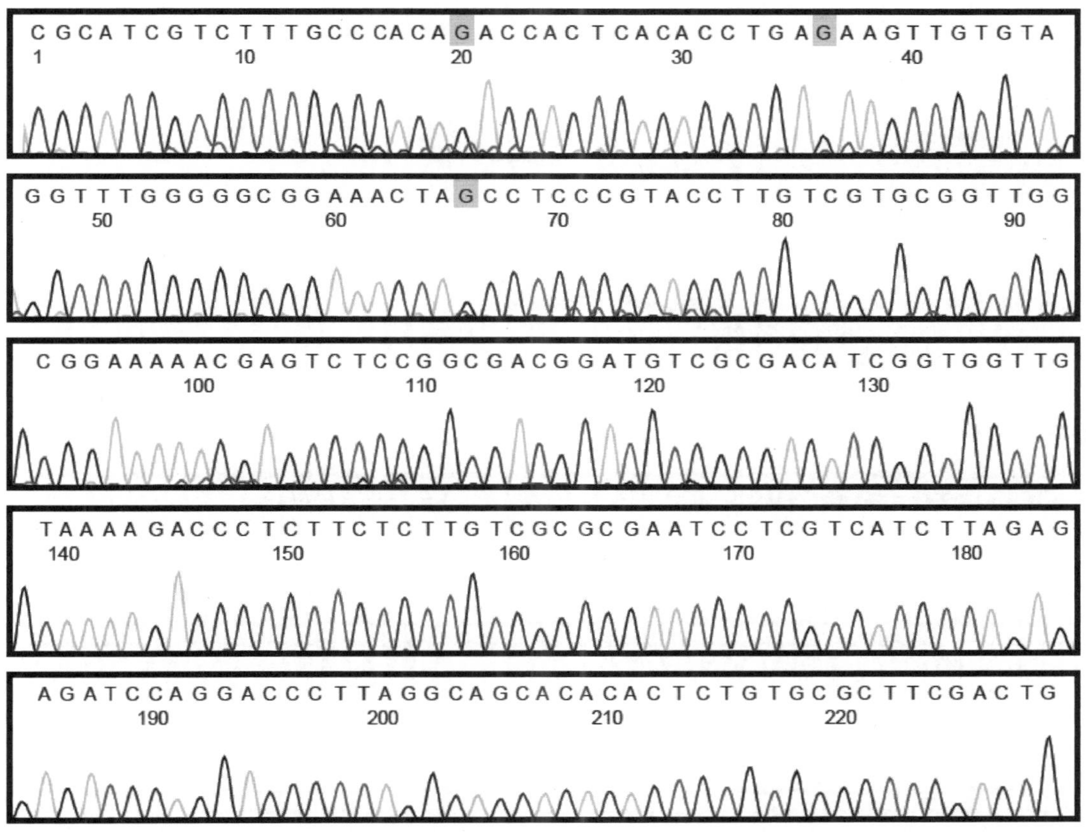

【ITS2 条形码序列】

1 - 50 CGCATCGTCTTTGCCCACAGACCACTCACACCTGAGAAGTTGTGTAGGTT
51 - 100 TGGGGGCGGAAACTAGCCTCCCGTACCTTGTCGTGCGGTTGGCGGAAAAA
101 - 150 CGAGTCTCCGGCGACGGATGTCGCGACATCGGTGGTTGTAAAAGACCCTC

151－200　TTCTCTTGTCGCGCGAATCCTCGTCATCTTAGAGAGATCCAGGACCCTTA

201－229　GGCAGCACACACTCTGTGCGCTTCGACTG

【ITS2序列二级结构】

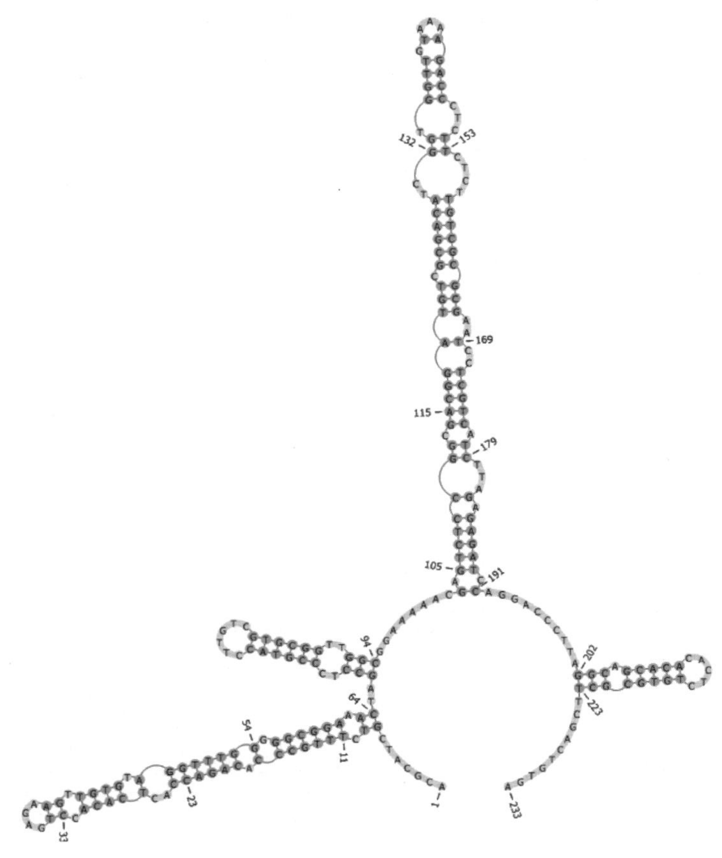

【*psbA*－*TrnH*序列峰图】　长度:264 bp;GC含量:34.0%。

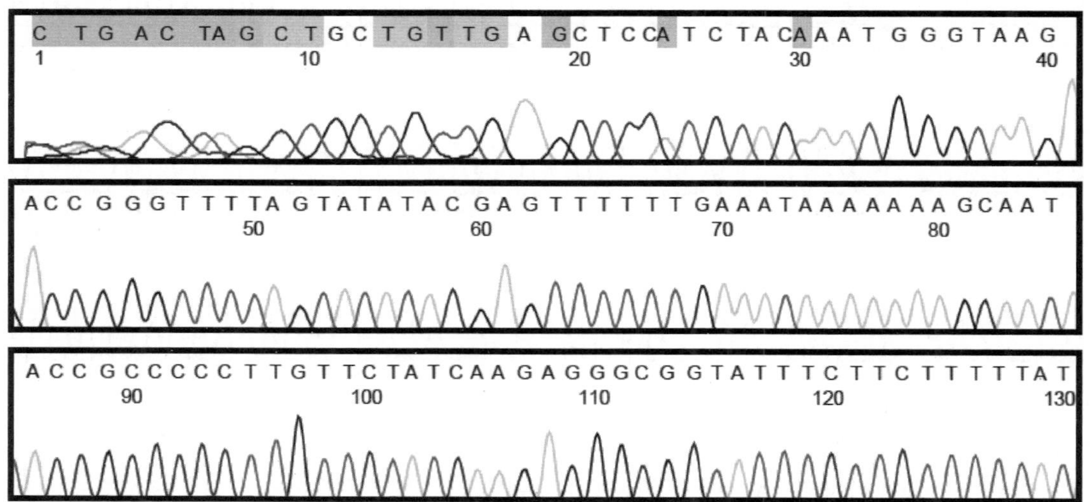

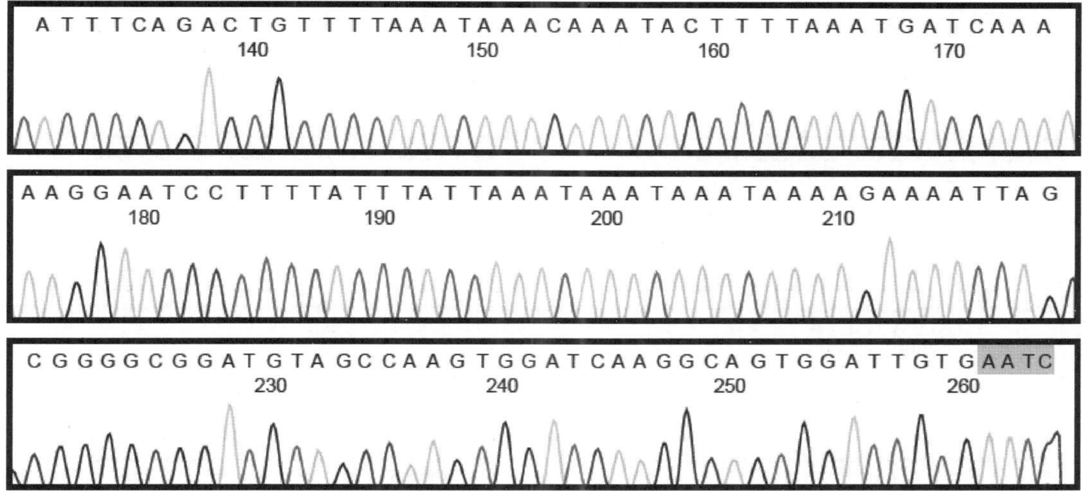

【*psbA - TrnH* 条形码序列】

1 - 50　CTGACTAGCTGCTGTTGAGCTCCATCTACAAATGGGTAAGACCGGGTTTT
51 - 100　AGTATATACGAGTTTTTTGAAATAAAAAAAGCAATACCGCCCCCTTGTTC
101 - 150　TATCAAGAGGGCGGTATTTCTTCTTTTTATATTTCAGACTGTTTTAAATA
151 - 200　AACAAATACTTTTAAATGATCAAAAAGGAATCCTTTTATTTATTAAATAA
201 - 250　ATAAATAAAAGAAAATTAGCGGGGCGGATGTAGCCAAGTGGATCAAGGCA
251 - 264　GTGGATTGTGAATC

【*rbcL* 序列峰图】 长度:502 bp;GC 含量:44.8%。

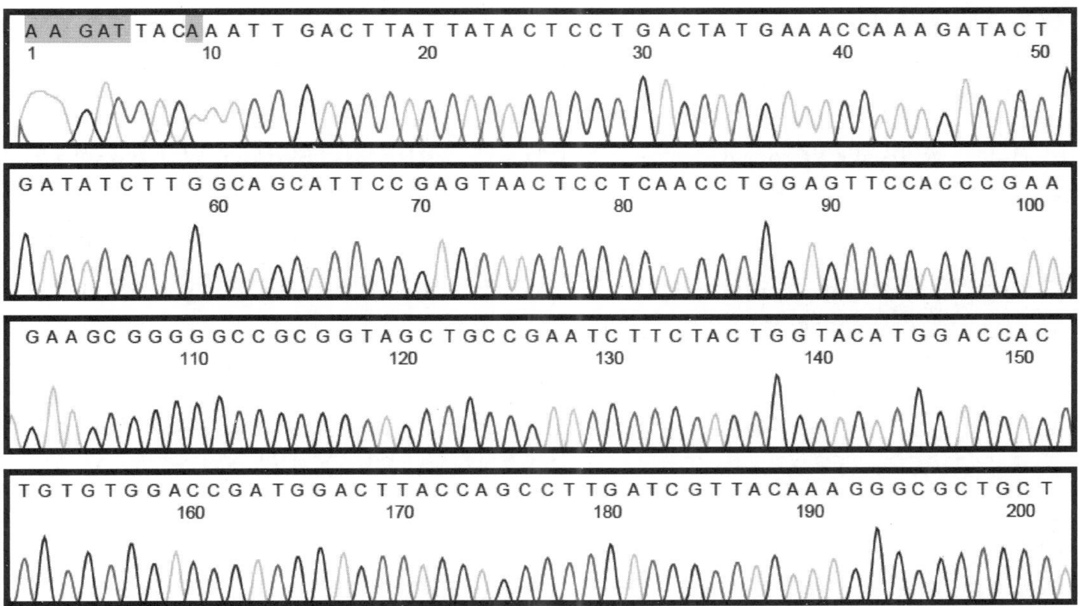

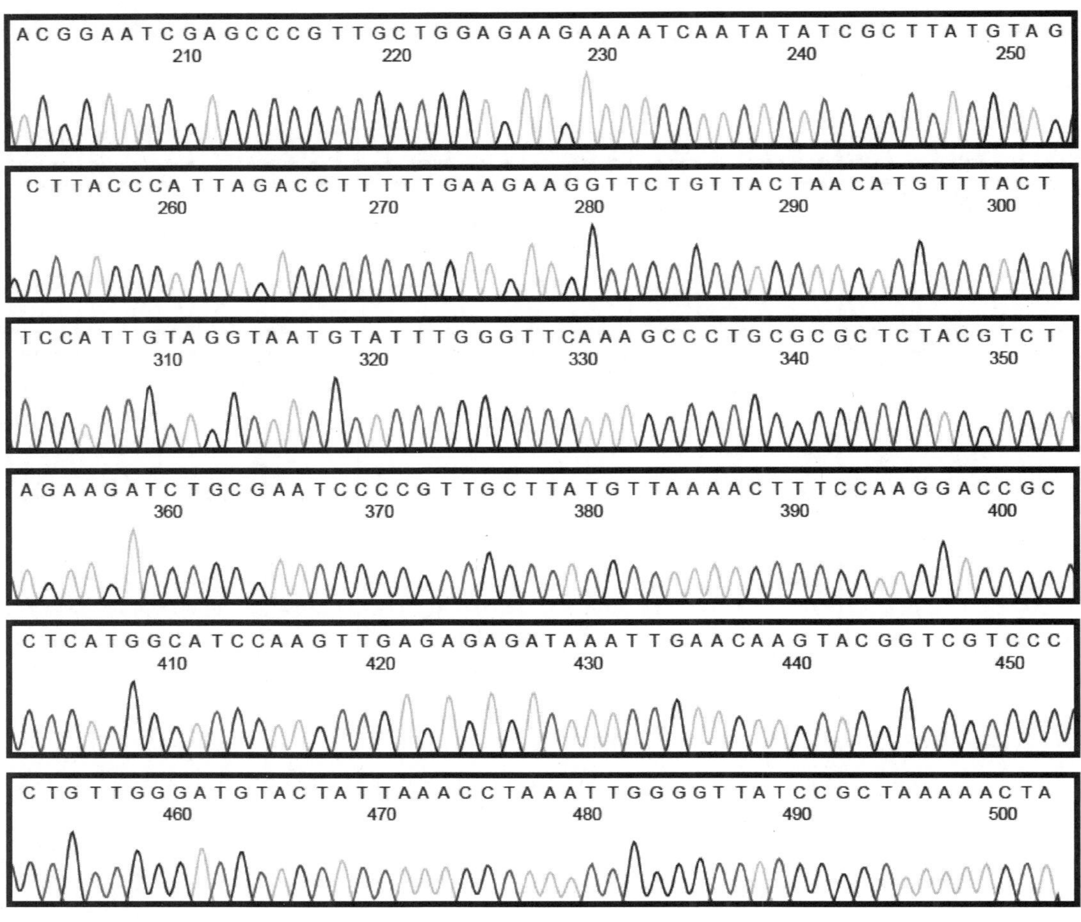

【*rbcL* 条形码序列】

1－50　AAGATTACAAATTGACTTATTATACTCCTGACTATGAAACCAAAGATACT
51－100　GATATCTTGGCAGCATTCCGAGTAACTCCTCAACCTGGAGTTCCACCCGA
101－150　AGAAGCGGGGGCCGCGGTAGCTGCCGAATCTTCTACTGGTACATGGACCA
151－200　CTGTGTGGACCGATGGACTTACCAGCCTTGATCGTTACAAAGGGCGCTGC
201－250　TACGGAATCGAGCCCGTTGCTGGAGAAGAAAATCAATATATCGCTTATGT
251－300　AGCTTACCCATTAGACCTTTTTGAAGAAGGTTCTGTTACTAACATGTTTA
301－350　CTTCCATTGTAGGTAATGTATTTGGGTTCAAAGCCCTGCGCGCTCTACGT
351－400　CTAGAAGATCTGCGAATCCCCGTTGCTTATGTTAAAACTTTCCAAGGACC
401－450　GCCTCATGGCATCCAAGTTGAGAGAGATAAATTGAACAAGTACGGTCGTC
451－502　CCCTGTTGGGATGTACTATTAAACCTAAATTGGGGTTATCCGCTAAAAACTA

红瑞木

本品为山茱萸科植物红瑞木 *Swida alba* L. 的干燥嫩枝。

【材料来源】 红瑞木新鲜叶片采自内蒙古通辽市科尔沁区。

经度:122°14′41″,纬度:43°38′51″,海拔:200 m,鉴定人:包桂花。

【*psbA* - *TrnH* 序列峰图】 长度:424 bp;GC 含量:28.5%。

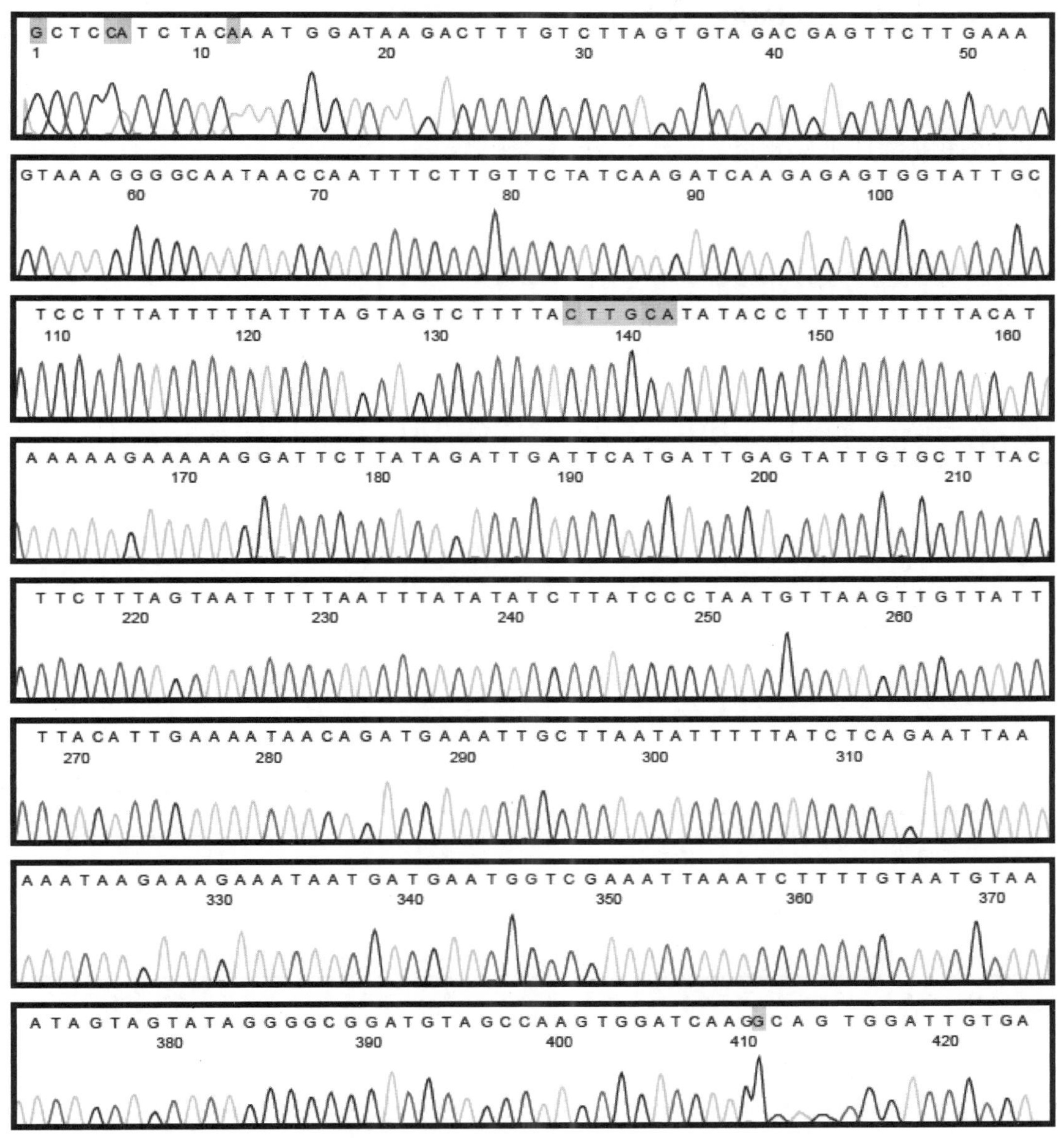

【*psbA* - *TrnH* 条形码序列】

1 - 50　GCTCCATCTACAAATGGATAAGACTTTGTCTTAGTGTAGACGAGTTCTTG

51 - 100　AAAGTAAAGGGGCAATAACCAATTTCTTGTTCTATCAAGATCAAGAGAGT

101 - 150　GGTATTGCTCCTTTATTTTTATTTAGTAGTCTTTTACTTGCATATACCTT

151 - 200　TTTTTTTACATAAAAAGAAAAAGGATTCTTATAGATTGATTCATGATTGA

201 - 250　GTATTGTGCTTTACTTCTTTAGTAATTTTTAATTTATATATCTTATCCCT

251 - 300　AATGTTAAGTTGTTATTTTACATTGAAAATAACAGATGAAATTGCTTAAT

301 - 350 ATTTTTATCTCAGAATTAAAAATAAGAAAGAAATAATGATGAATGGTCGA
351 - 400 AATTAAATCTTTTGTAATGTAAATAGTAGTATAGGGGCGGATGTAGCCAA
401 - 424 GTGGATCAAGGCAGTGGATTGTGA

红花

本品为菊科植物红花 *Carthamus tinctorius* L. 的干燥花。

【材料来源】 红花新鲜叶片采自内蒙古特金罕山国家级自然保护区。
经度：119°49′17″，纬度：45°09′14″，海拔：935 m，鉴定人：包书茵。

【ITS2 序列峰图】 长度：222 bp；GC 含量：57.2%。

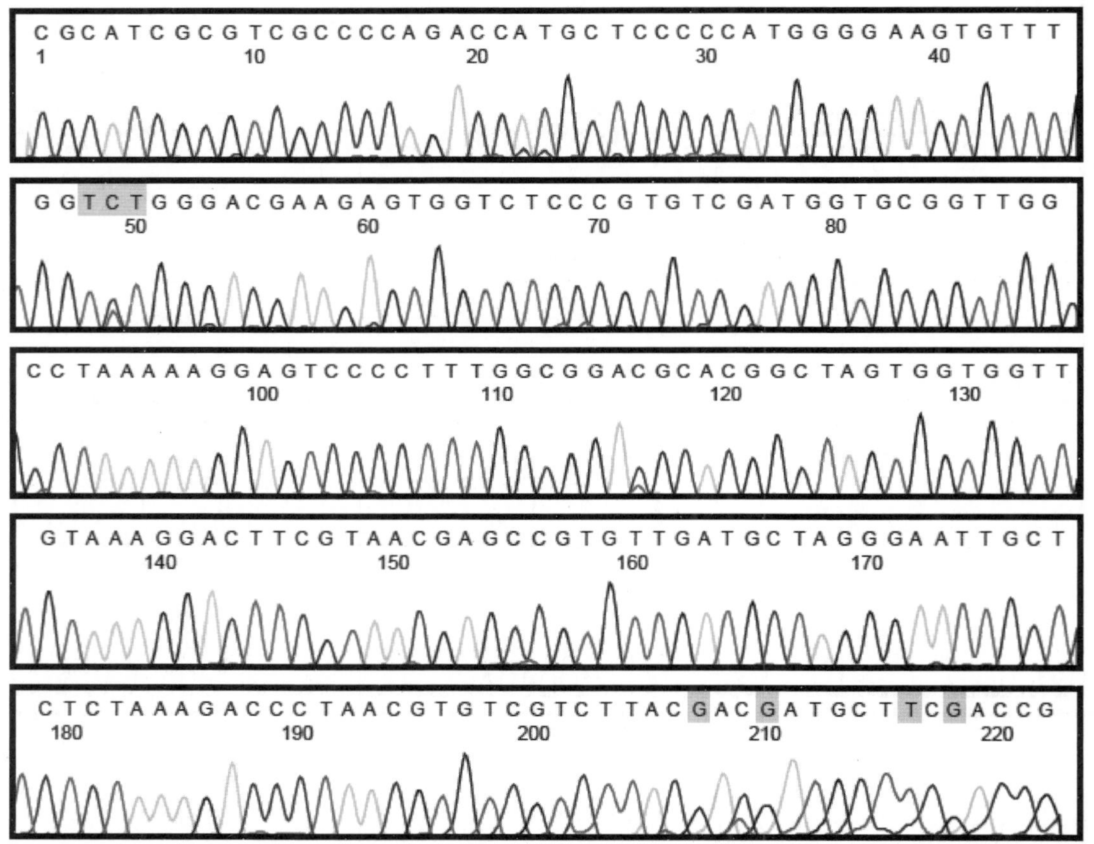

【ITS2 条形码序列】

1 - 50 CGCATCGCGTCGCCCCAGACCATGCTCCCCCATGGGGAAGTGTTTGGTCT
51 - 100 GGGACGAAGAGTGGTCTCCCGTGTCGATGGTGCGGTTGGCCTAAAAAGGA
101 - 150 GTCCCCTTTGGCGGACGCACGGCTAGTGGTGGTTGTAAAGGACTTCGTAA
151 - 200 CGAGCCGTGTTGATGCTAGGGAATTGCTCTCTAAAGACCCTAACGTGTCG
201 - 222 TCTTACGACGATGCTTCGACCG

【ITS2 序列二级结构】

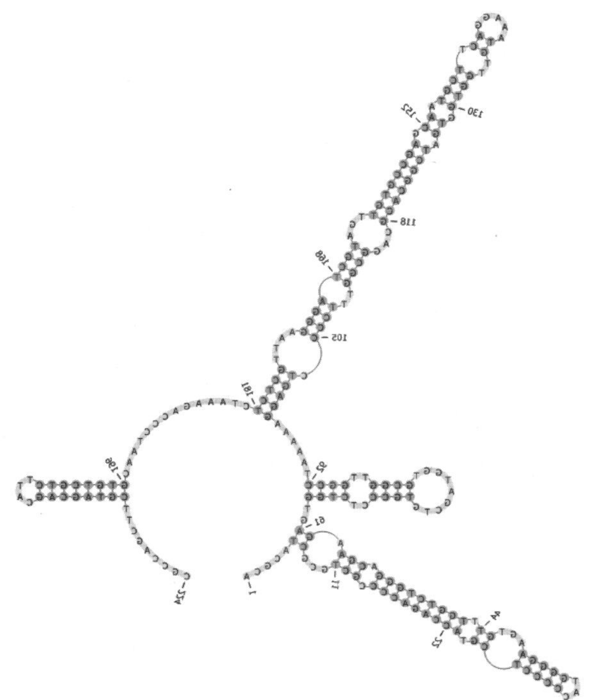

【*psbA* - *TrnH* 序列峰图】 长度:468 bp;GC 含量:27.9%。

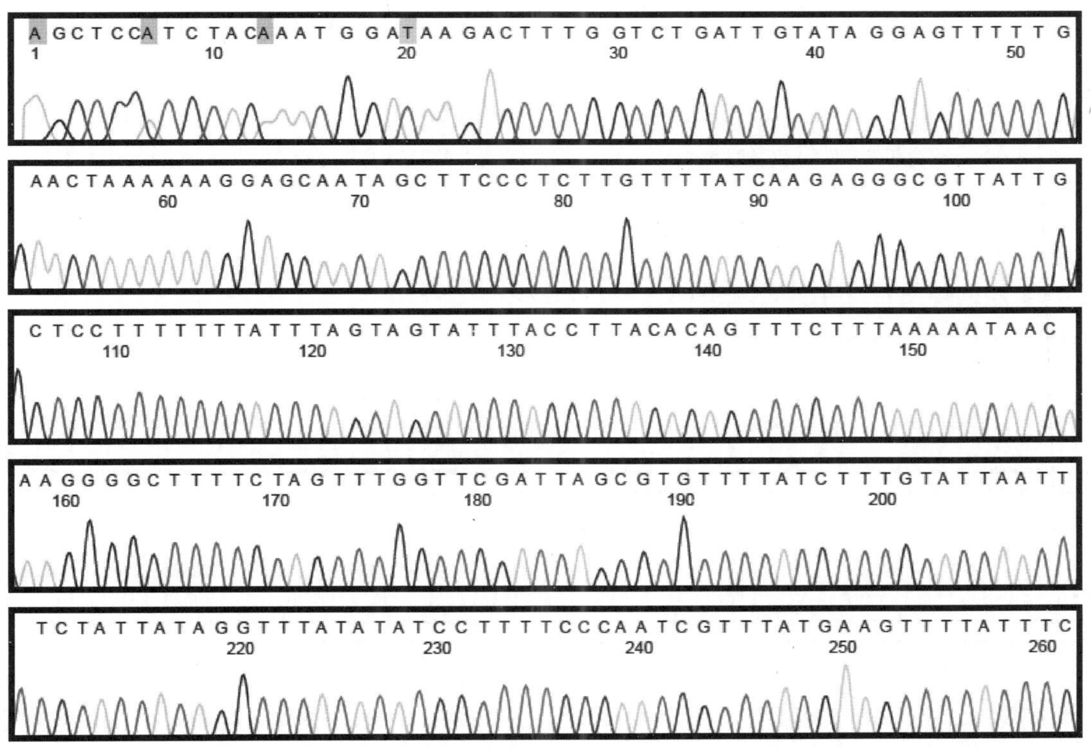

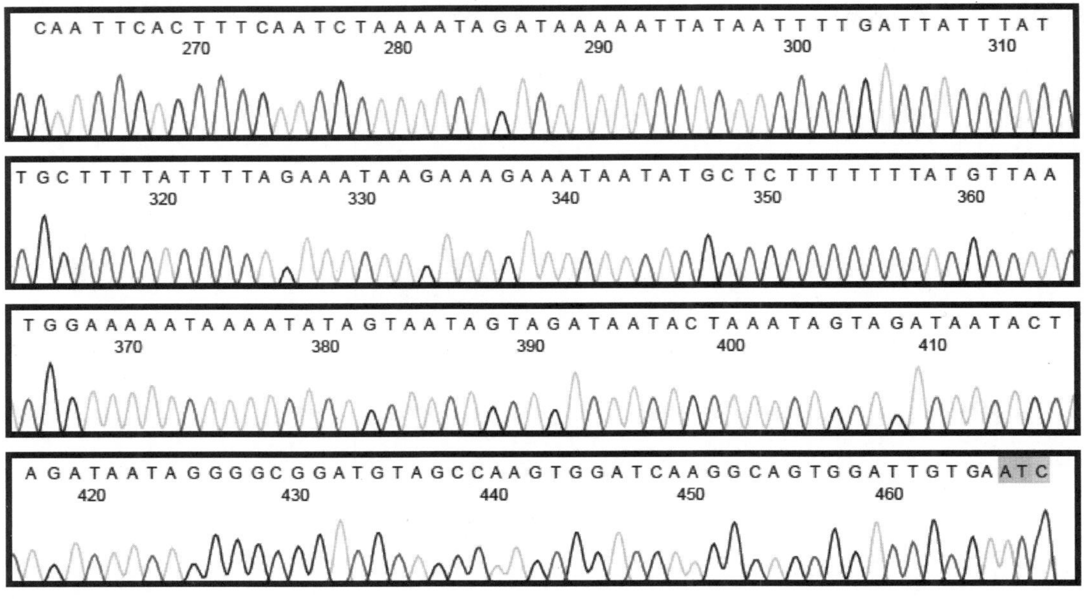

【*psbA - TrnH* 条形码序列】

1 - 50	AGCTCCATCTACAAATGGATAAGACTTTGGTCTGATTGTATAGGAGTTTT
51 - 100	TGAACTAAAAAAGGAGCAATAGCTTCCCTCTTGTTTTATCAAGAGGGCGT
101 - 150	TATTGCTCCTTTTTTTATTTAGTAGTATTTACCTTACACAGTTTCTTTAA
151 - 200	AAATAACAAGGGGCTTTTCTAGTTTGGTTCGATTAGCGTGTTTTATCTTT
201 - 250	GTATTAATTTCTATTATAGGTTTATATATCCTTTTCCCAATCGTTTATGA
251 - 300	AGTTTTATTTCCAATTCACTTTCAATCTAAAATAGATAAAAATTATAATT
301 - 350	TTGATTATTTATTGCTTTTATTTTAGAAATAAGAAAGAAATAATATGCTC
351 - 400	TTTTTTTATGTTAATGGAAAAATAAAATATAGTAATAGTAGATAATACTA
401 - 450	AATAGTAGATAATACTAGATAATAGGGGCGGATGTAGCCAAGTGGATCAA
451 - 468	GGCAGTGGATTGTGAATC

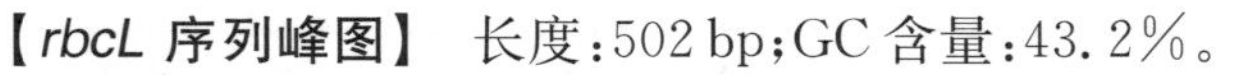
【*rbcL* 序列峰图】 长度:502 bp;GC 含量:43.2%。

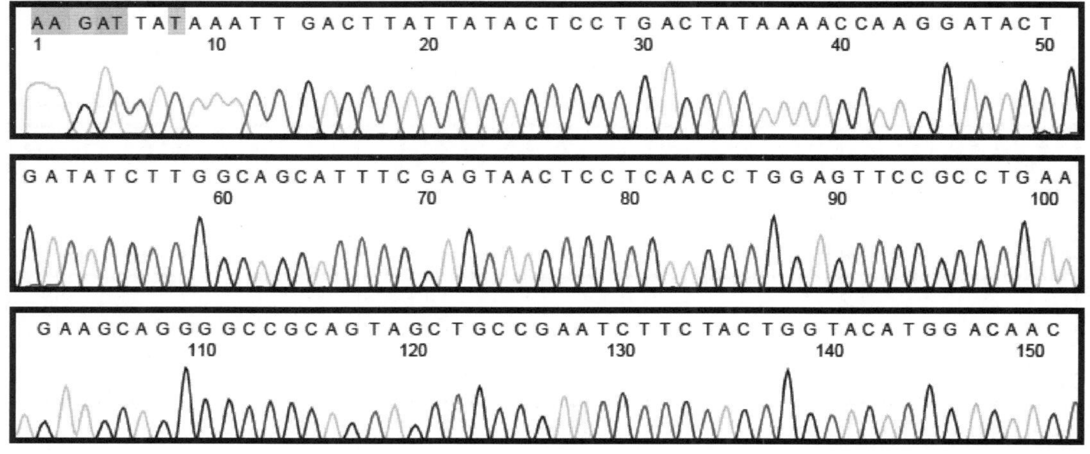

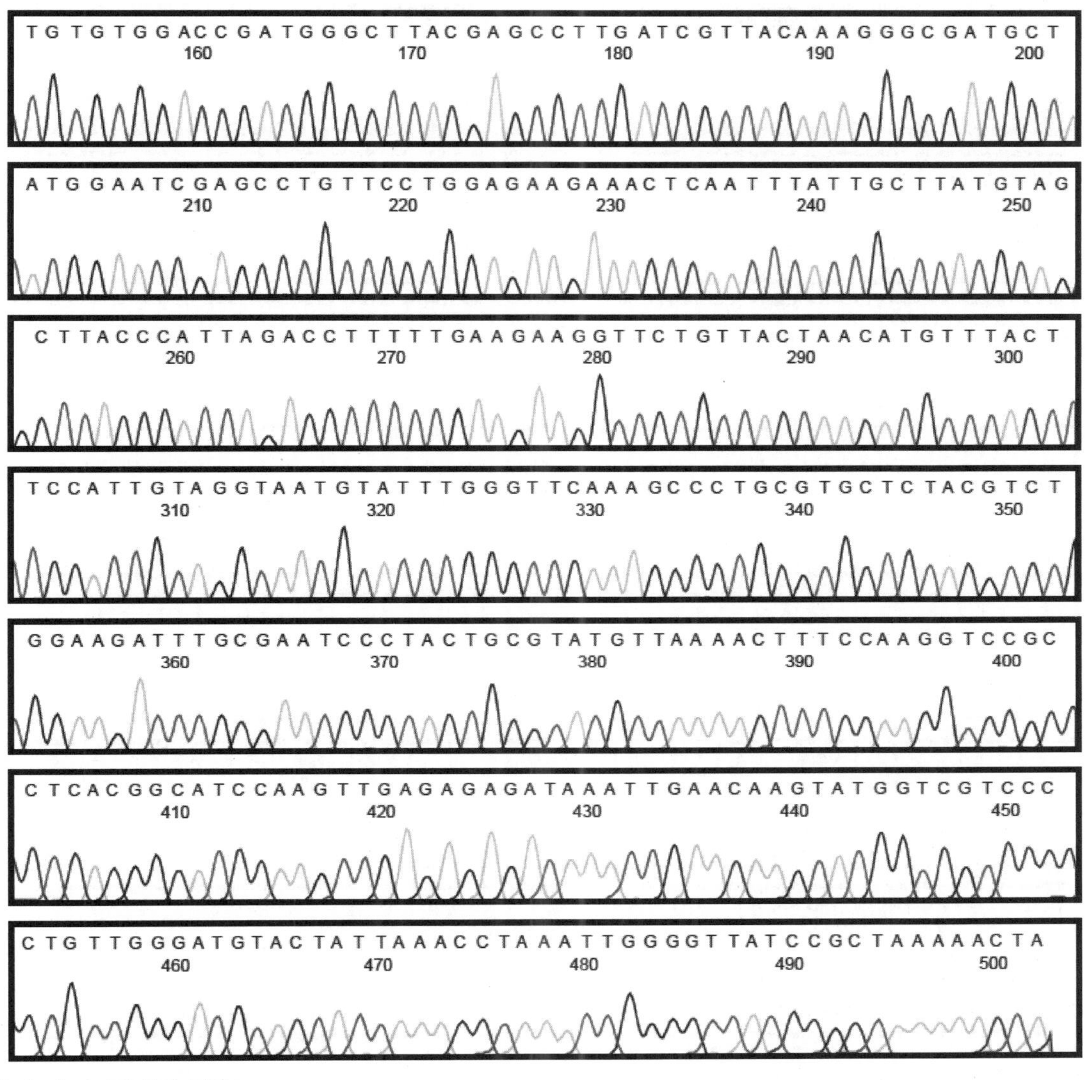

【*rbcL* 条形码序列】

1 - 50　AAGATTATAAATTGACTTATTATACTCCTGACTATAAAACCAAGGATACT
51 - 100　GATATCTTGGCAGCATTTCGAGTAACTCCTCAACCTGGAGTTCCGCCTGA
101 - 150　AGAAGCAGGGGCCGCAGTAGCTGCCGAATCTTCTACTGGTACATGGACAA
151 - 200　CTGTGTGGACCGATGGGCTTACGAGCCTTGATCGTTACAAAGGGCGATGC
201 - 250　TATGGAATCGAGCCTGTTCCTGGAGAAGAAACTCAATTTATTGCTTATGT
251 - 300　AGCTTACCCATTAGACCTTTTTGAAGAAGGTTCTGTTACTAACATGTTTA
301 - 350　CTTCCATTGTAGGTAATGTATTTGGGTTCAAAGCCCTGCGTGCTCTACGT
351 - 400　CTGGAAGATTTGCGAATCCCTACTGCGTATGTTAAAACTTTCCAAGGTCC
401 - 450　GCCTCACGGCATCCAAGTTGAGAGAGATAAATTGAACAAGTATGGTCGTC
451 - 502　CCCTGTTGGGATGTACTATTAAACCTAAATTGGGGTTATCCGCTAAAAACTA

【*matK* 序列峰图】　长度：630 bp；GC 含量：35.5%。

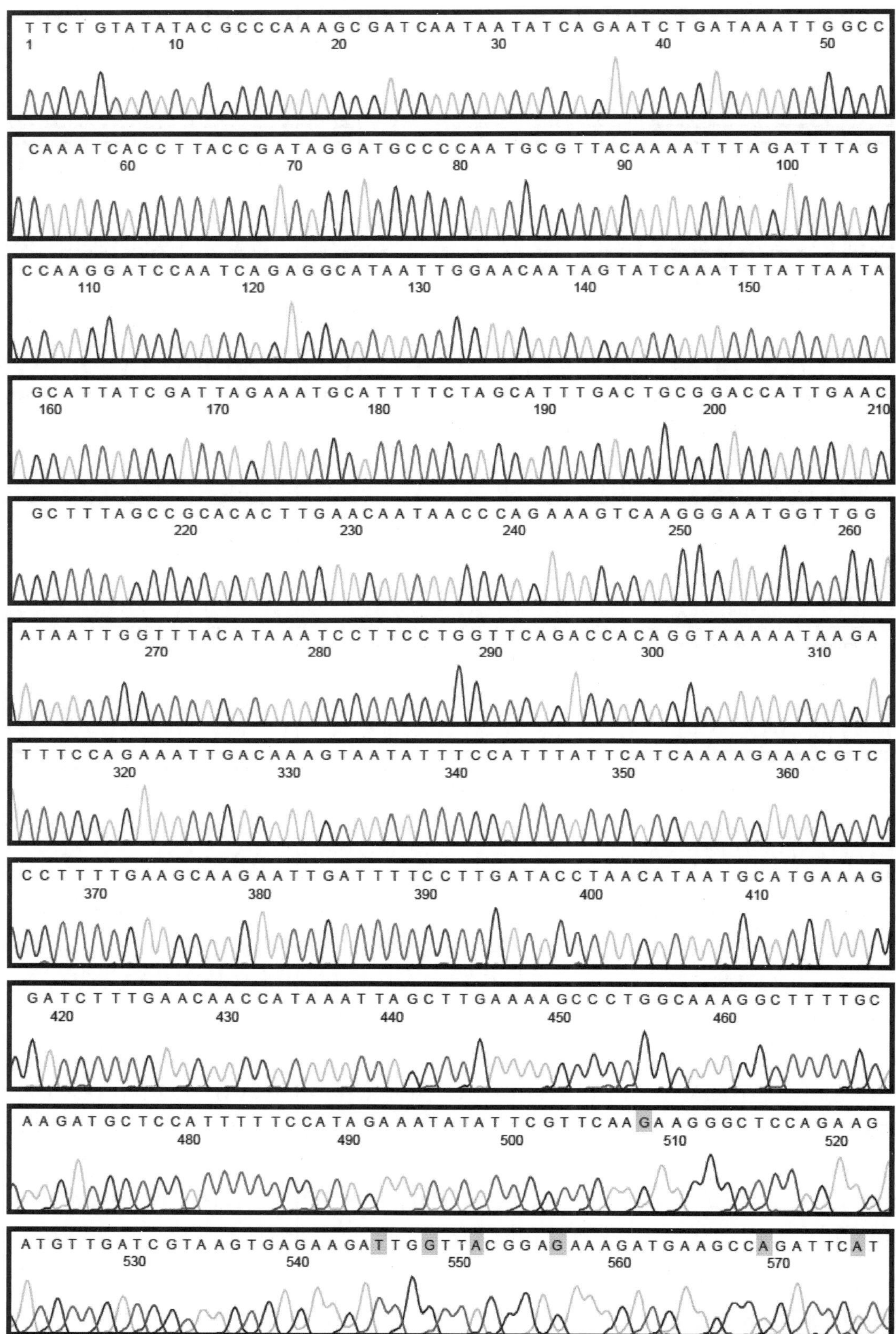

TTCTGTATATACGCCCAAAGCGATCAATAATATCAGAATCTGATAAATTGGCC
1 10 20 30 40 50
CAAATCACCTTACCGATAGGATGCCCCAATGCGTTACAAAATTTAGATTTAG
60 70 80 90 100
CCAAGGATCCAATCAGAGGCATAATTGGAACAATAGTATCAAATTTATTAATA
110 120 130 140 150
GCATTATCGATTAGAAATGCATTTTCTAGCATTTGACTGCGGACCATTGAAC
160 170 180 190 200 210
GCTTTAGCCGCACACTTGAACAATAACCCAGAAAGTCAAGGGAATGGTTGG
220 230 240 250 260
ATAATTGGTTTACATAAATCCTTCCTGGTTCAGACCACAGGTAAAAATAAGA
270 280 290 300 310
TTTCCAGAAATTGACAAAGTAATATTTCCATTTATTCATCAAAAGAAACGTC
320 330 340 350 360
CCTTTTGAAGCAAGAATTGATTTTCCTTGATACCTAACATAATGCATGAAAG
370 380 390 400 410
GATCTTTGAACAACCATAAATTAGCTTGAAAAGCCCTGGCAAAGGCTTTTGC
420 430 440 450 460
AAGATGCTCCATTTTTCCATAGAAATATATTCGTTCAAGAAGGGCTCCAGAAG
480 490 500 510 520
ATGTTGATCGTAAGTGAGAAGATTGGTTACGGAGAAAGATGAAGCCAGATTCAT
530 540 550 560 570

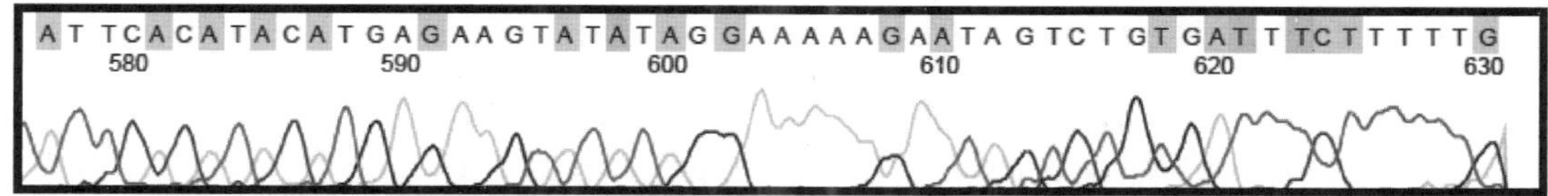

【*matK* 条形码序列】

1－50	TTCTGTATATACGCCCAAAGCGATCAATAATATCAGAATCTGATAAATTG
51－100	GCCCAAATCACCTTACCGATAGGATGCCCCAATGCGTTACAAAATTTAGA
101－150	TTTAGCCAAGGATCCAATCAGAGGCATAATTGGAACAATAGTATCAAATT
151－200	TATTAATAGCATTATCGATTAGAAATGCATTTTCTAGCATTTGACTGCGG
201－250	ACCATTGAACGCTTTAGCCGCACACTTGAACAATAACCCAGAAAGTCAAG
251－300	GGAATGGTTGGATAATTGGTTTACATAAATCCTTCCTGGTTCAGACCACA
301－350	GGTAAAAATAAGATTTCCAGAAATTGACAAAGTAATATTTCCATTTATTC
351－400	ATCAAAAGAAACGTCCCTTTTGAAGCAAGAATTGATTTTCCTTGATACCT
401－450	AACATAATGCATGAAAGGATCTTTGAACAACCATAAATTAGCTTGAAAAG
451－500	CCCTGGCAAAGGCTTTTGCAAGATGCTCCATTTTTCCATAGAAATATATT
501－550	CGTTCAAGAAGGGCTCCAGAAGATGTTGATCGTAAGTGAGAAGATTGGTT
551－600	ACGGAGAAAGATGAAGCCAGATTCATATTCACATACATGAGAAGTATATA
601－630	GGAAAAAGAATAGTCTGTGATTTCTTTTTG

红纹马先蒿

本品为玄参科植物红纹马先蒿 *Pedicularis striata* Pall. 的干燥全草。

【材料来源】 红纹马先蒿新鲜叶片采自内蒙古特金罕山国家级自然保护区。

经度：119°50′16″，纬度：45°12′12″，海拔：927 m，鉴定人：包桂花。

【ITS2 序列峰图】 长度：232 bp；GC 含量：65.0%。

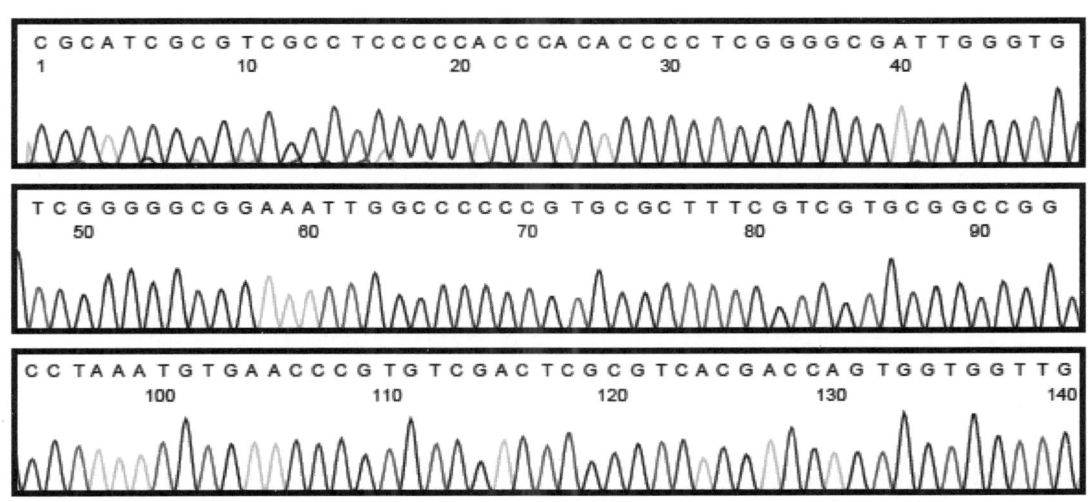

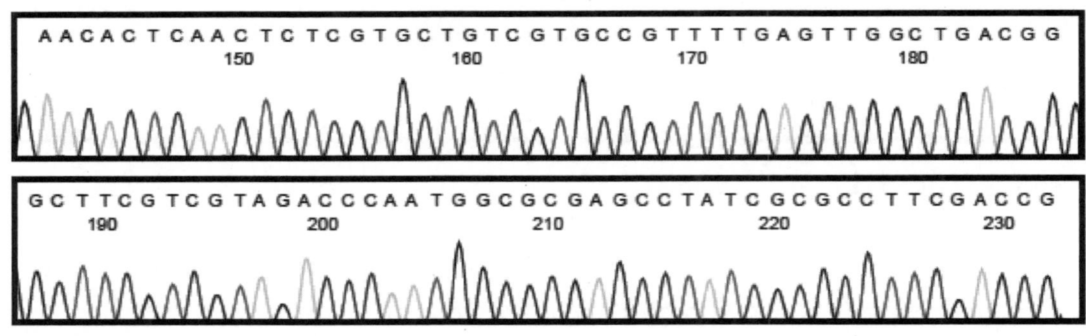

【ITS2 条形码序列】

1－50　CGCATCGCGTCGCCTCCCCCACCCACACCCCTCGGGGCGATTGGGTGTCG

51－100　GGGGCGGAAATTGGCCCCCCGTGCGCTTTCGTCGTGCGGCCGGCCTAAAT

101－150　GTGAACCCGTGTCGACTCGCGTCACGACCAGTGGTGGTTGAACACTCAAC

151－200　TCTCGTGCTGTCGTGCCGTTTTGAGTTGGCTGACGGGCTTCGTCGTAGAC

201－232　CCAATGGCGCGAGCCTATCGCGCCTTCGACCG

【ITS2 序列二级结构】

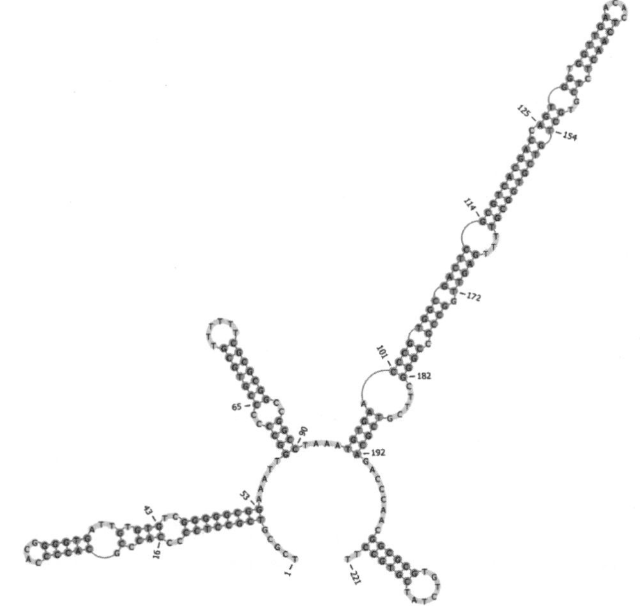

花葶乌头

本品为毛茛科植物花葶乌头 *Aconitum scaposum* Franch. 的干燥根。

【材料来源】 花葶乌头新鲜叶片采自湖北省神农架林区红坪镇。

经度：110°23′36″，纬度：31°35′15″，海拔：1 401 m，鉴定人：万定荣。

【ITS2 序列峰图】 长度：221 bp；GC 含量：61.1%。

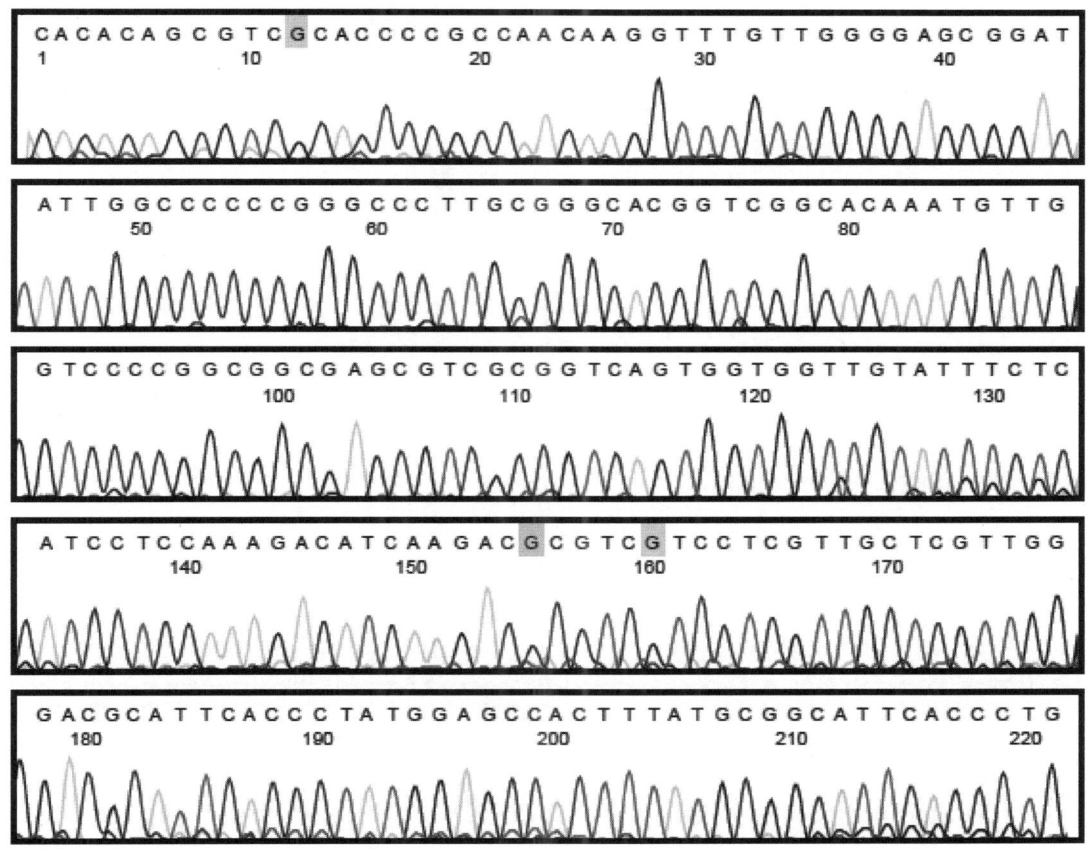

【ITS2 条形码序列】

1－50　　CACACAGCGTCGCACCCCGCCAACAAGGTTTGTTGGGGAGCGGATATTGG

51－100　　CCCCCCGGGCCCTTGCGGGCACGGTCGGCACAAATGTTGGTCCCCGGCGG

101－150　　CGAGCGTCGCGGTCAGTGGTGGTTGTATTTCTCATCCTCCAAAGACATCA

151 - 200　AGACGCGTCGTCCTCGTTGCTCGTTGGGACGCATTCACCCTATGGAGCCA

201 - 221　CTTTATGCGGCATTCACCCTG

【ITS2 序列二级结构】

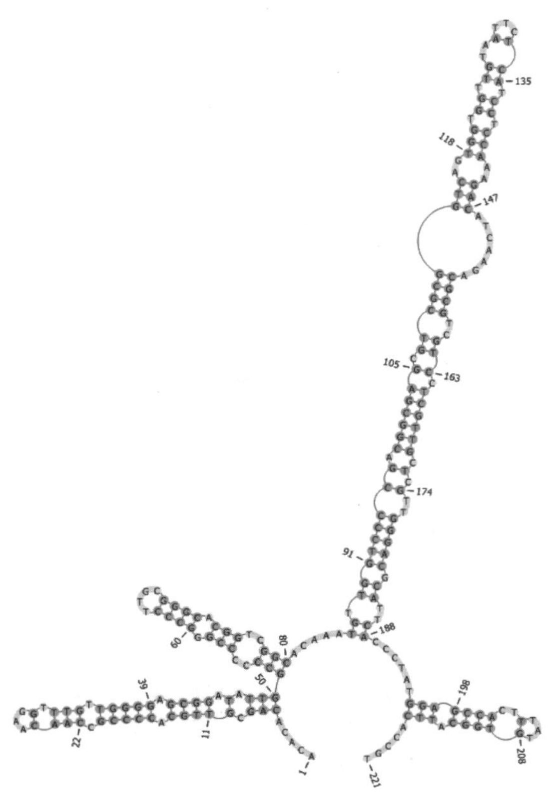

【*rbcL* 序列峰图】 长度:501 bp;GC 含量:42.8%。

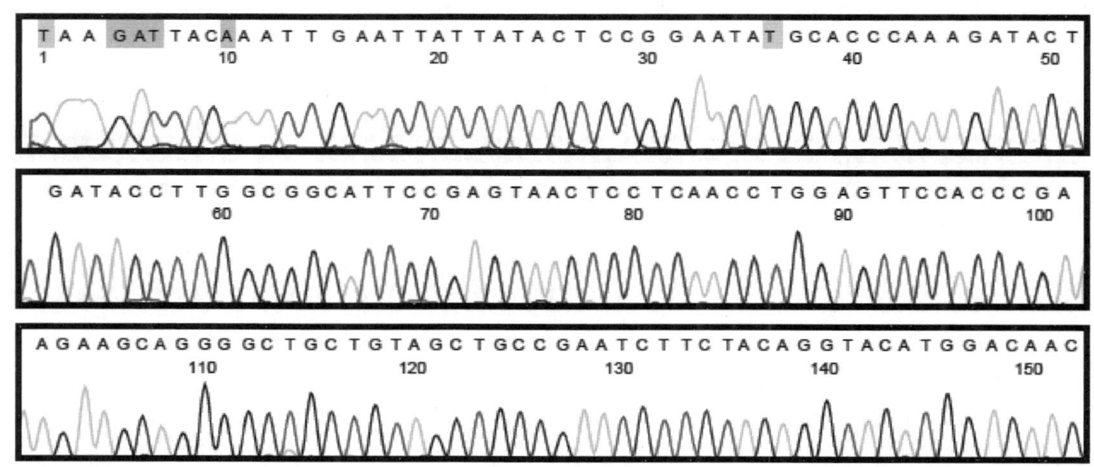

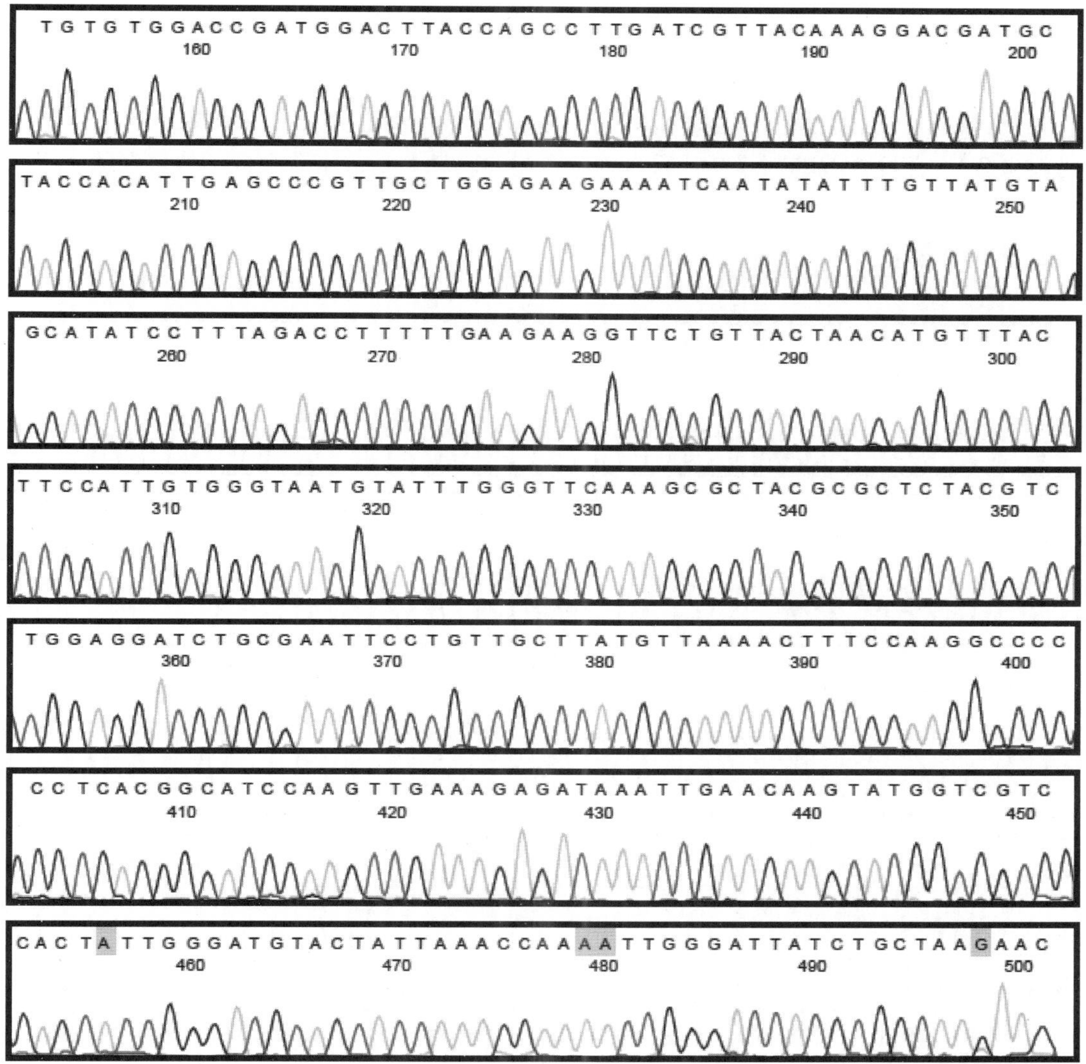

【*rbcL* 条形码序列】

1 - 50　TAAGATTACAAATTGAATTATTATACTCCGGAATATGCACCCAAAGATAC

51 - 100　TGATACCTTGGCGGCATTCCGAGTAACTCCTCAACCTGGAGTTCCACCCG

101 - 150　AAGAAGCAGGGGCTGCTGTAGCTGCCGAATCTTCTACAGGTACATGGACA

151 - 200　ACTGTGTGGACCGATGGACTTACCAGCCTTGATCGTTACAAAGGACGATG

201 - 250　CTACCACATTGAGCCCGTTGCTGGAGAAGAAAATCAATATATTTGTTATG

251 - 300　TAGCATATCCTTTAGACCTTTTTGAAGAAGGTTCTGTTACTAACATGTTT

301 - 350　ACTTCCATTGTGGGTAATGTATTTGGGTTCAAAGCGCTACGCGCTCTACG

351 - 400　CCTGGAGGATCTGCGAATTCCTGTTGCTTATGTTAAAACTTTCCAAGGCC

401 - 450　CACCTCACGGCATCCAAGTTGAAAGAGATA AATTGAACAAGTATGGTCGT

451 - 501　　CCACTATTGGGATGTACTATTAAACCAAAATTGGGATTATCTGCTAAGAAC

芹叶铁线莲

本品为毛茛科植物芹叶铁线莲 *Clematis aethusifolia* Turcz. 的地上干燥部分。

【材料来源】 芹叶铁线莲新鲜叶片采自内蒙古锡林郭勒盟正蓝旗乌和日沁敖包森林公园。经度：116°02′01″，纬度：42°25′42″，海拔：1 794 m，鉴定人：向常林。

【ITS2 序列峰图】 长度：218 bp；GC 含量：64.6%。

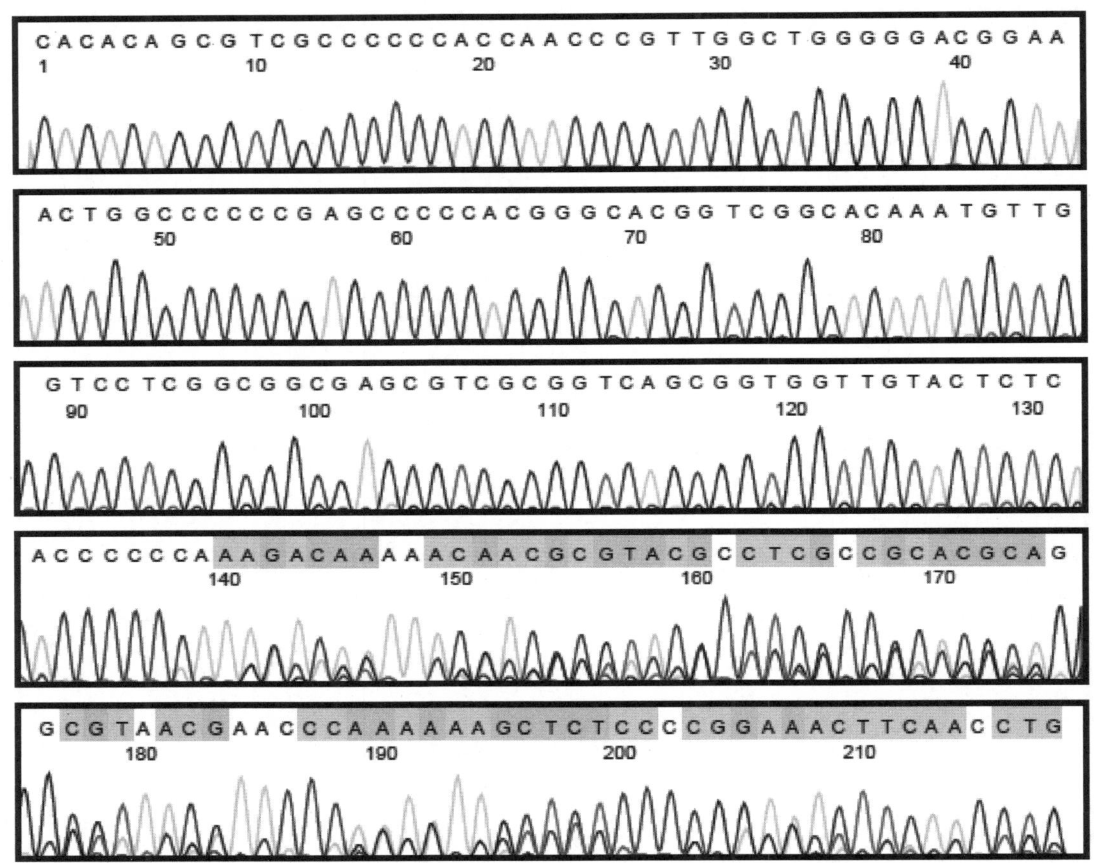

【ITS2 条形码序列】

1 - 50　　CACACAGCGTCGCCCCCCACCAACCCGTTGGCTGGGGGACGGAAACTGGC

51 - 100　　CCCCCGAGCCCCCACGGGCACGGTCGGCACAAATGTTGGTCCTCGGCGGC

101 - 150　　GAGCGTCGCGGTCAGCGGTGGTTGTACTCTCACCCCCCAAAGACAAAAAC

151 - 200　　AACGCGTACGCCTCGCCGCACGCAGGCGTAACGAACCCAAAAAAGCTCTC

201 - 218　　CCCGGAAACTTCAACCTG

【ITS2 序列二级结构】

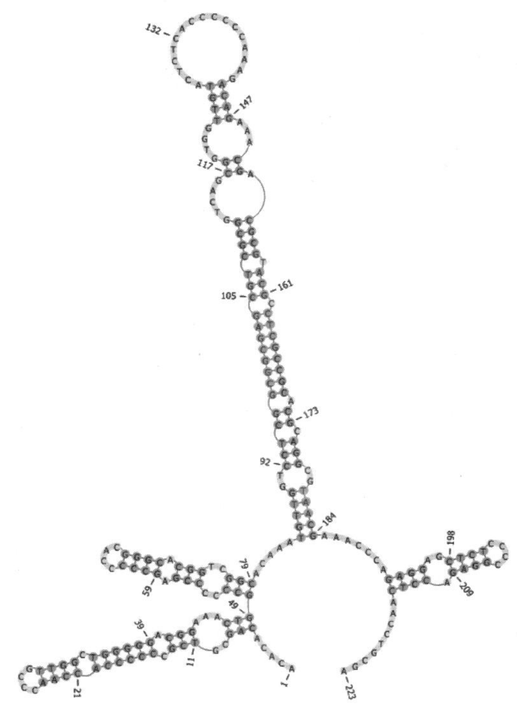

【*rbcL* 序列峰图】 长度:503 bp;GC 含量:42.7%。

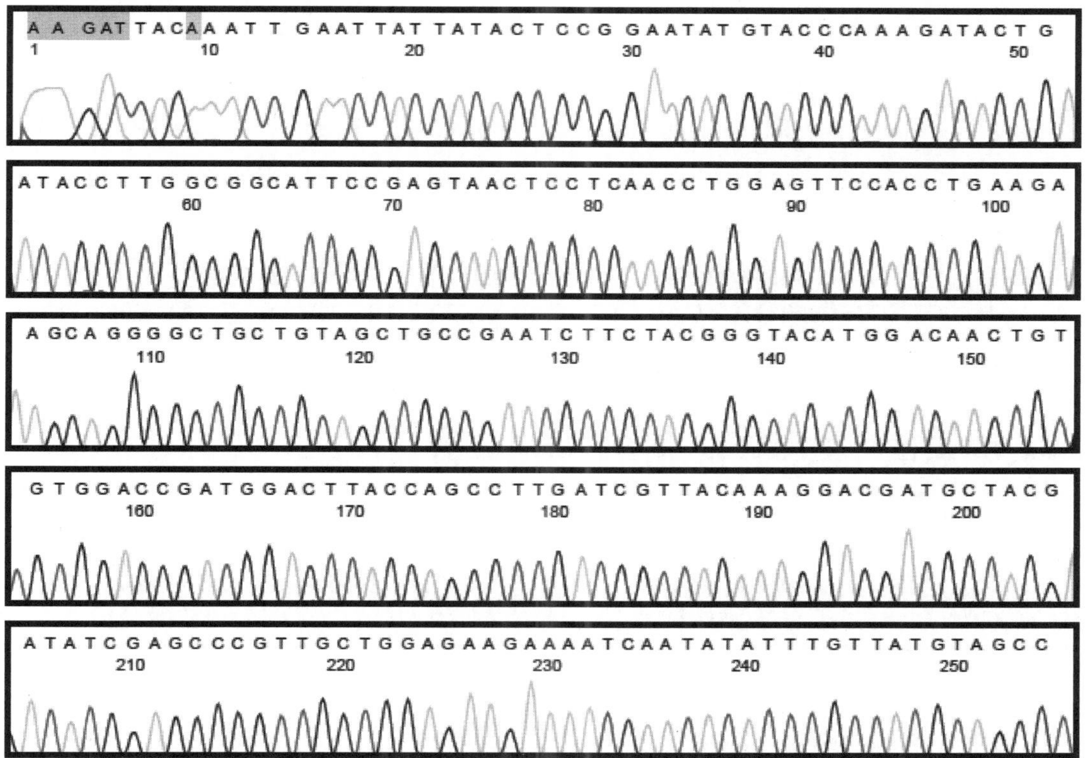

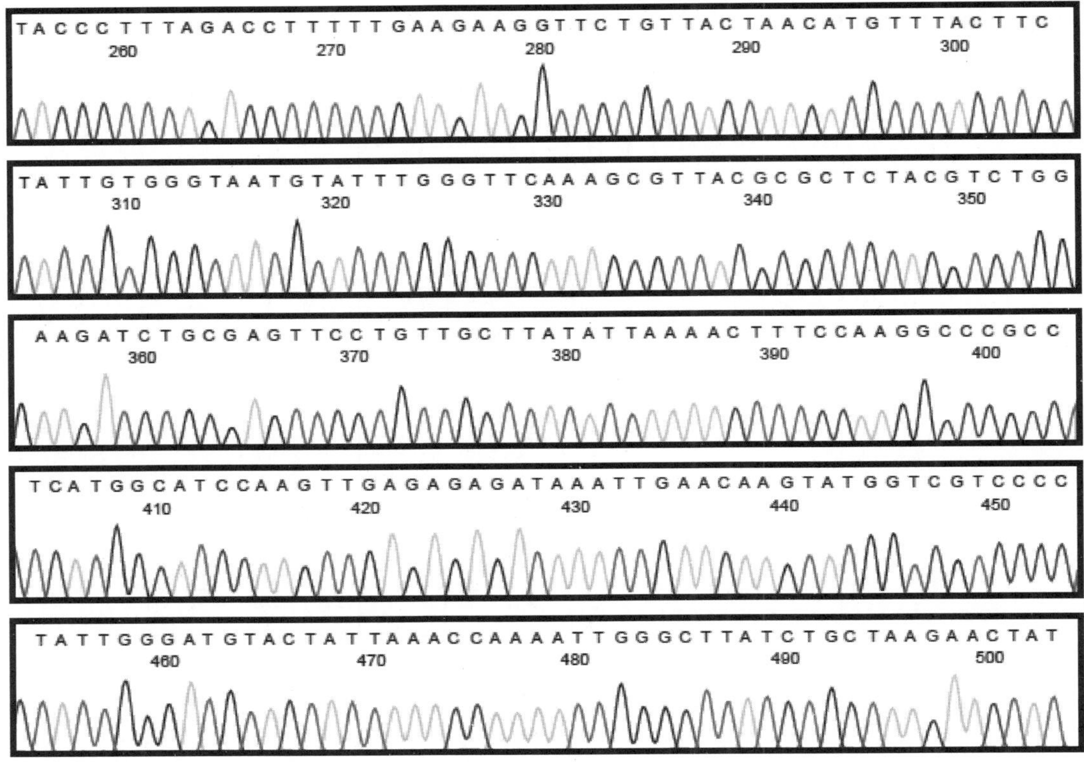

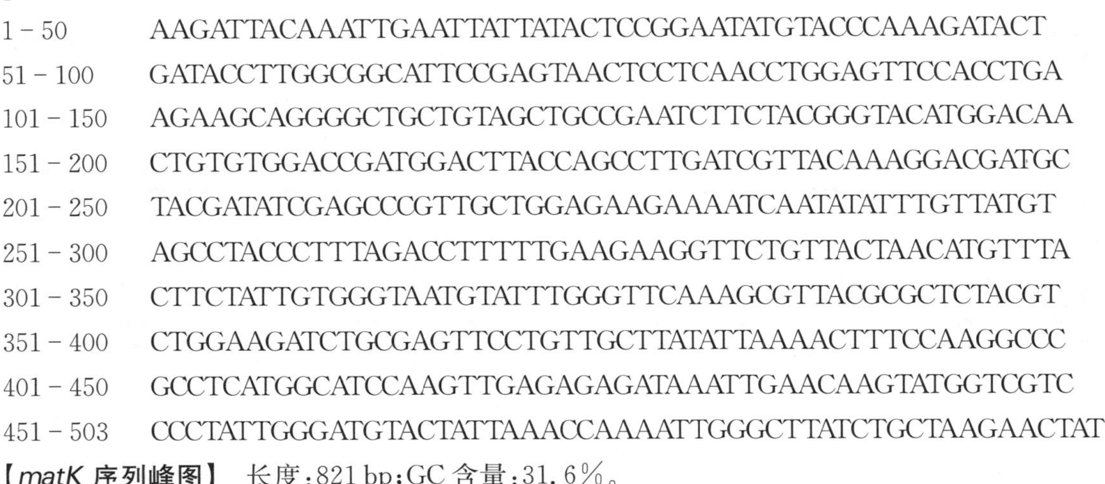

【*rbcL* 条形码序列】

1－50　AAGATTACAAATTGAATTATTATACTCCGGAATATGTACCCAAAGATACT
51－100　GATACCTTGGCGGCATTCCGAGTAACTCCTCAACCTGGAGTTCCACCTGA
101－150　AGAAGCAGGGGCTGCTGTAGCTGCCGAATCTTCTACGGGTACATGGACAA
151－200　CTGTGTGGACCGATGGACTTACCAGCCTTGATCGTTACAAAGGACGATGC
201－250　TACGATATCGAGCCCGTTGCTGGAGAAGAAAATCAATATATTTGTTATGT
251－300　AGCCTACCCTTTAGACCTTTTTGAAGAAGGTTCTGTTACTAACATGTTTA
301－350　CTTCTATTGTGGGTAATGTATTTGGGTTCAAAGCGTTACGCGCTCTACGT
351－400　CTGGAAGATCTGCGAGTTCCTGTTGCTTATATTAAAACTTTCCAAGGCCC
401－450　GCCTCATGGCATCCAAGTTGAGAGAGATAAATTGAACAAGTATGGTCGTC
451－503　CCCTATTGGGATGTACTATTAAACCAAAATTGGGCTTATCTGCTAAGAACTAT

【*matK* 序列峰图】　长度：821 bp；GC 含量：31.6%。

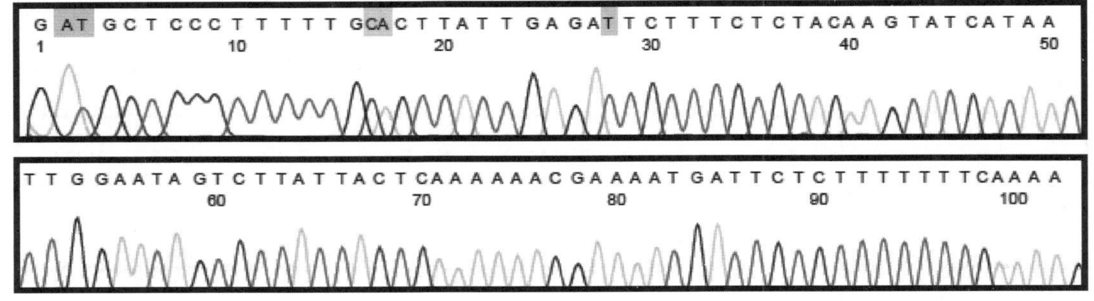

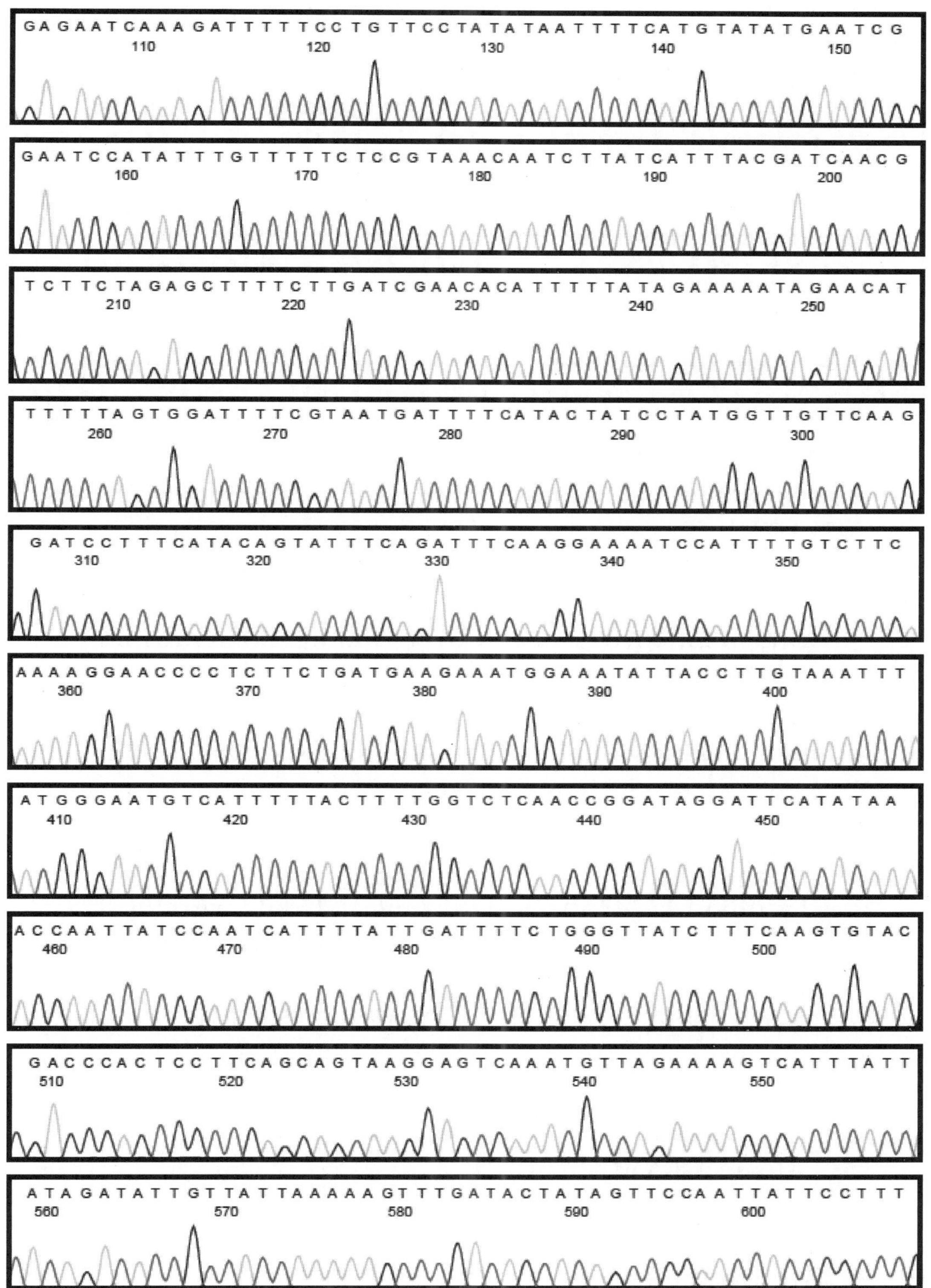

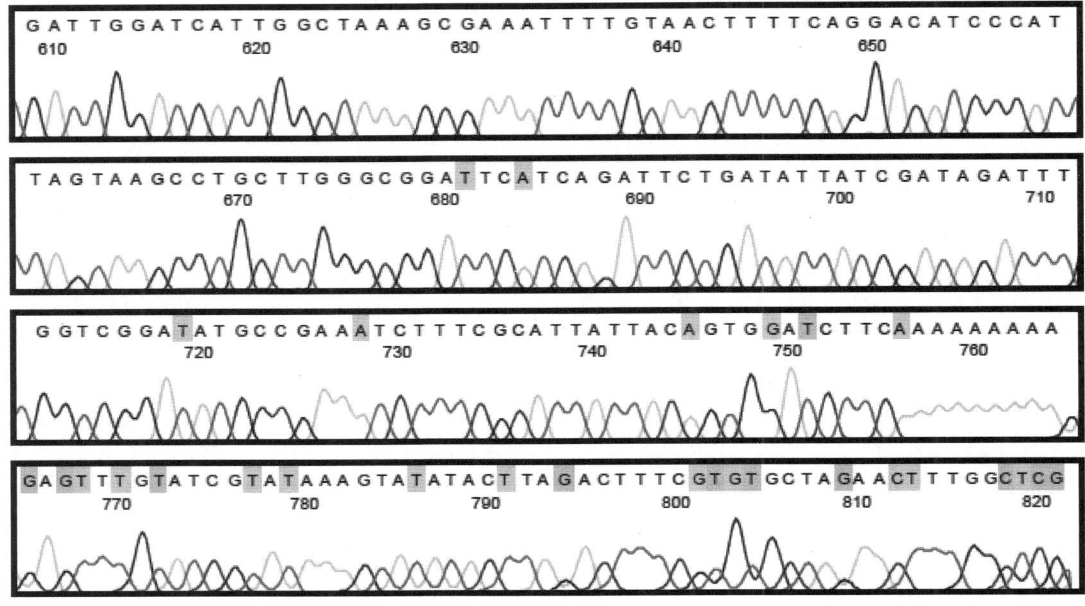

【*matK* 条形码序列】

1 – 50　GATGCTCCCTTTTTGCACTTATTGAGATTCTTTCTCTACAAGTATCATAA
51 – 100　TTGGAATAGTCTTATTACTCAAAAAACGAAAATGATTCTCTTTTTTTCAA
101 – 150　AAGAGAATCAAAGATTTTTCCTGTTCCTATATAATTTTCATGTATATGAA
151 – 200　TCGGAATCCATATTTGTTTTTCTCCGTAAACAATCTTATCATTTACGATC
201 – 250　AACGTCTTCTAGAGCTTTTCTTGATCGAACACATTTTTATAGAAAAATAG
251 – 300　AACATTTTTTAGTGGATTTTCGTAATGATTTTCATACTATCCTATGGTTG
301 – 350　TTCAAGGATCCTTTCATACAGTATTTCAGATTTCAAGGAAAATCCATTTT
351 – 400　GTCTTCAAAAGGAACCCCTCTTCTGATGAAGAAATGGAAATATTACCTTG
401 – 450　TAAATTTATGGGAATGTCATTTTTACTTTTGGTCTCAACCGGATAGGATT
451 – 500　CATATAAACCAATTATCCAATCATTTTATTGATTTTCTGGGTTATCTTTC
501 – 550　AAGTGTACGACCCACTCCTTCAGCAGTAAGGAGTCAAATGTTAGAAAAGT
551 – 600　CATTTATTATAGATATTGTTATTAAAAAGTTTGATACTATAGTTCCAATT
601 – 650　ATTCCTTTGATTGGATCATTGGCTAAAGCGAAATTTTGTAACTTTTCAGG
651 – 700　ACATCCCATTAGTAAGCCTGCTTGGGCGGATTCATCAGATTCTGATATTA
701 – 750　TCGATAGATTTGGTCGGATATGCCGAAATCTTTCGCATTATTACAGTGGA
751 – 800　TCTTCAAAAAAAAAGAGTTTGTATCGTATAAAGTATATACTTAGACTTTC
801 – 821　GTGTGCTAGAACTTTGGCTCG

库页悬钩子

本品为蔷薇科植物库页悬钩子 *Rubus sachalinensis* Lévl. 的干燥茎枝。

【材料来源】 库页悬钩子新鲜叶片采自内蒙古特金罕山国家级自然保护区。

经度：119°46′36″，纬度：45°08′60″，海拔：970 m，鉴定人：包桂花。

【ITS2 序列峰图】　长度：212 bp；GC 含量：56.6%。

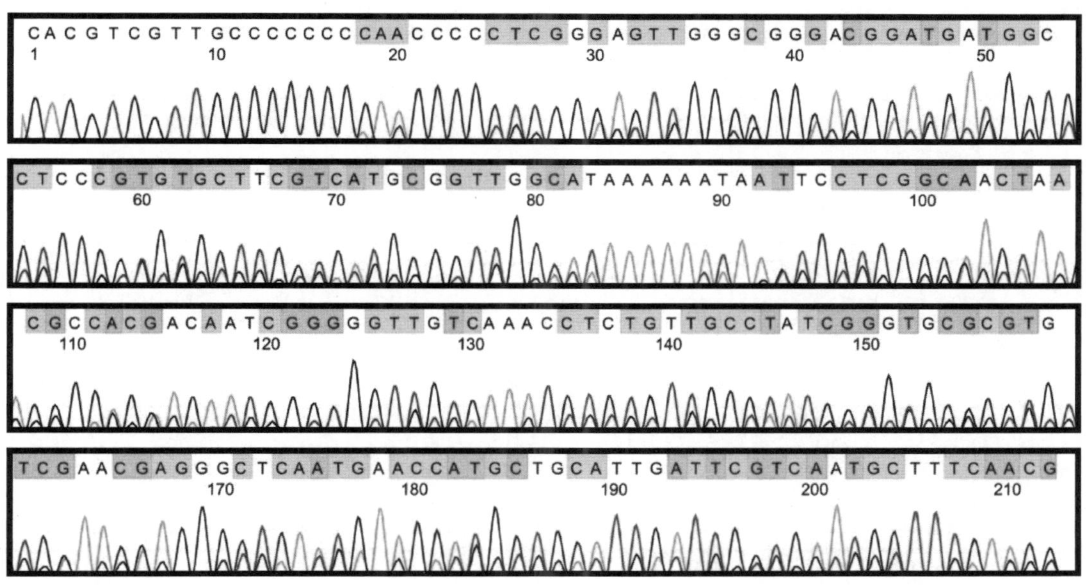

【ITS2 条形码序列】

1 - 50　　CACGTCGTTGCCCCCCCCAACCCCCTCGGGAGTTGGGCGGGACGGATGAT

51 - 100　　GGCCTCCCGTGTGCTTCGTCATGCGGTTGGCATAAAAAATAATTCCTCGG

101 - 150　　CAACTAACGCCACGACAATCGGGGGTTGTCAAACCTCTGTTGCCTATCGG

151 - 200　　GTGCGCGTGTCGAACGAGGGCTCAATGAACCATGCTGCATTGATTCGTCA

201 - 212　　ATGCTTTCAACG

【ITS2 序列二级结构】

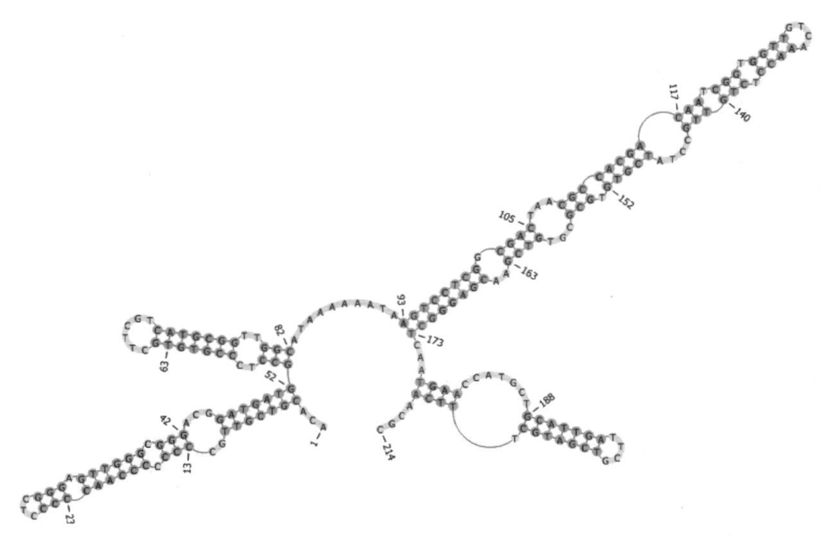

【*psbA* - *TrnH* 序列峰图】 长度:369 bp;GC 含量:29.04%。

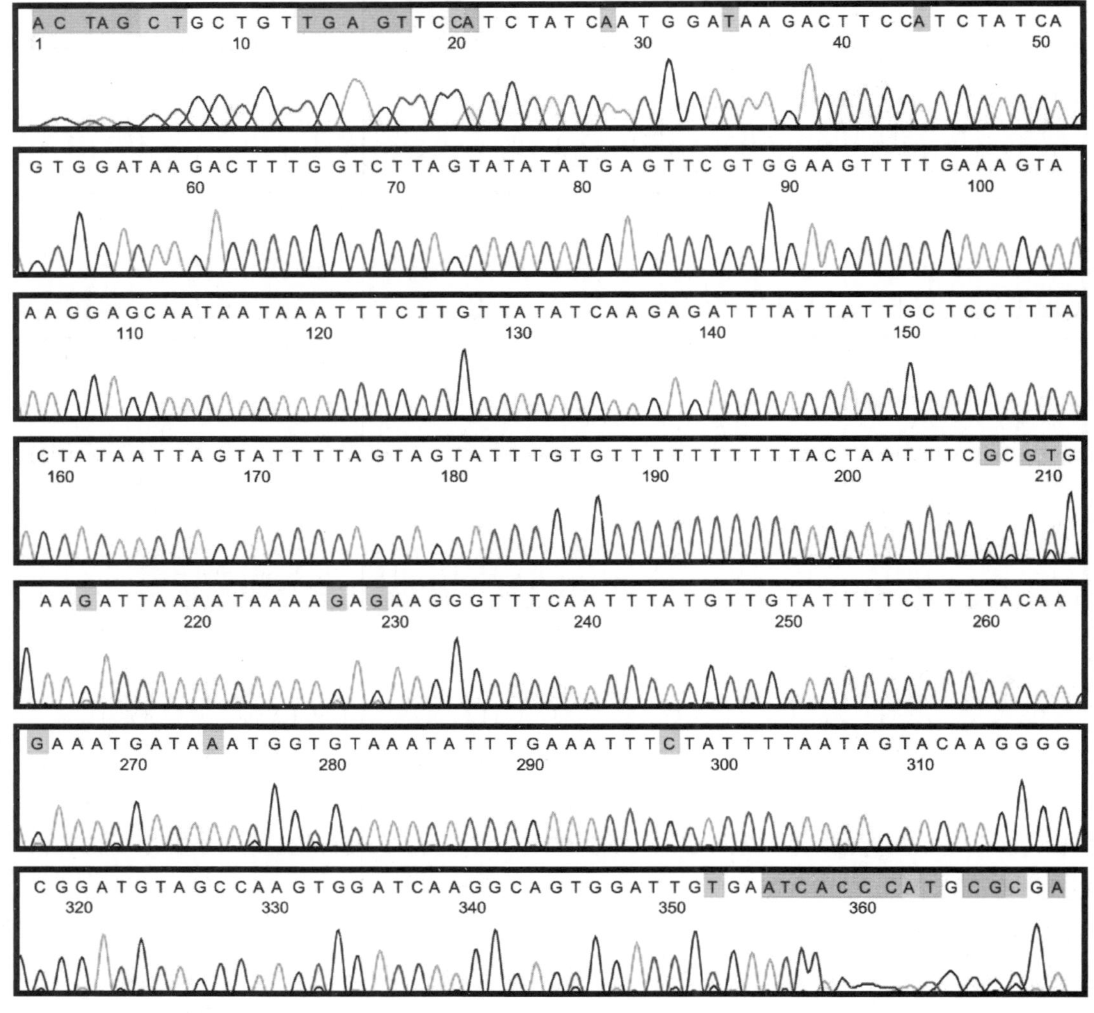

【*psbA* - *TrnH* 条形码序列】

1 - 50 ACTAGCTGCTGTTGAGTTCCATCTATCAATGGATAAGACTTCCATCTATC

51 - 100 AGTGGATAAGACTTTGGTCTTAGTATATATGAGTTCGTGGAAGTTTTGAA

101 - 150 AGTAAAGGAGCAATAATAAATTTCTTGTTATATCAAGAGATTTATTATTG

151 - 200 CTCCTTTACTATAATTAGTATTTTAGTAGTATTTGTGTTTTTTTTTTACT

201 - 250 AATTTCGCGTGAAGATTAAAATAAAAGAGAAGGGTTTCAATTTATGTTGT

251 - 300 ATTTTCTTTTACAAGAAATGATAAATGGTGTAAATATTTGAAATTTCTAT

301 - 350 TTTAATAGTACAAGGGGCGGATGTAGCCAAGTGGATCAAGGCAGTGGATT

351 - 369 GTGAATCACCCATGCGCGA

【*rbcL* 序列峰图】 长度:542 bp;GC 含量:45.0%。

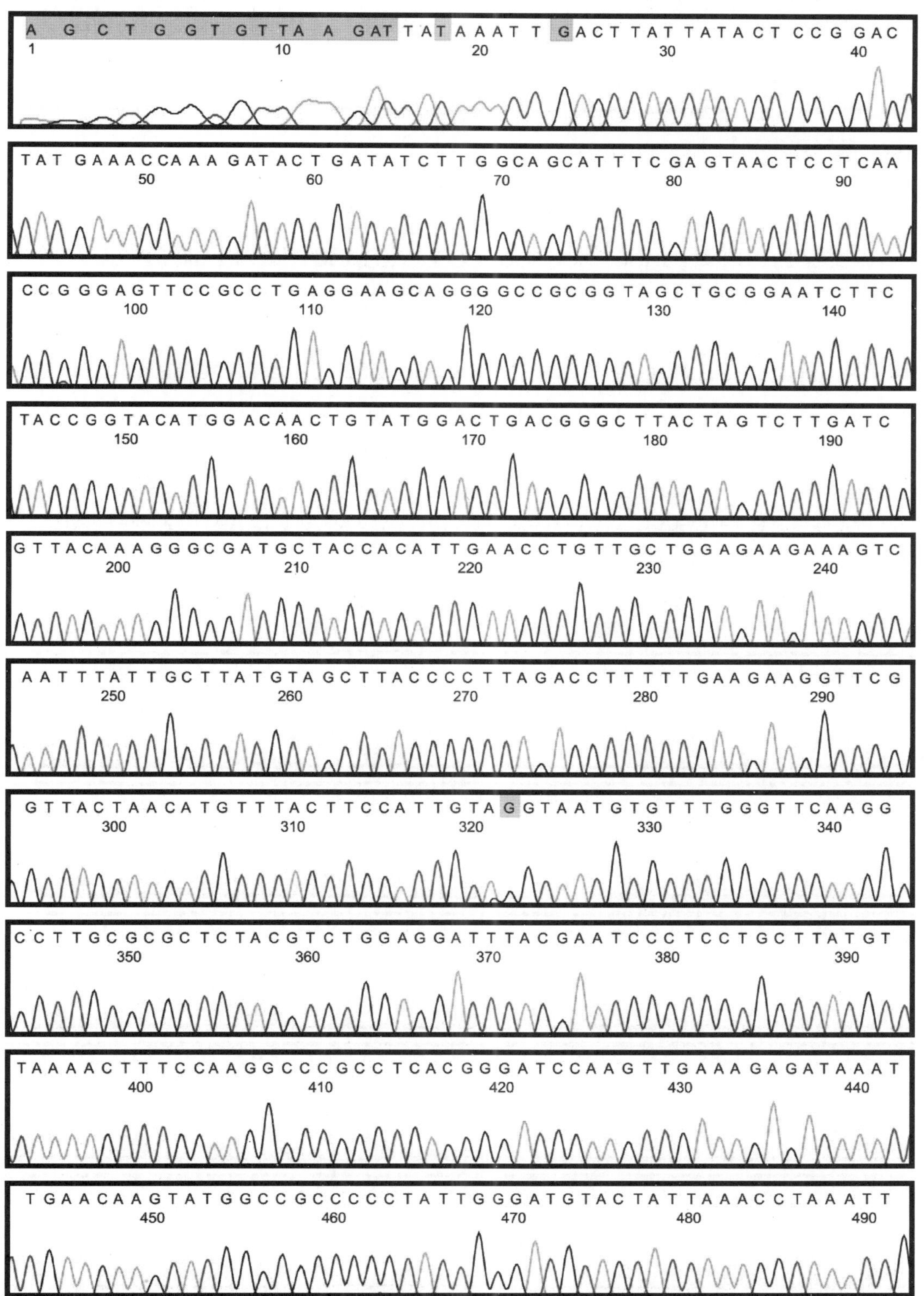

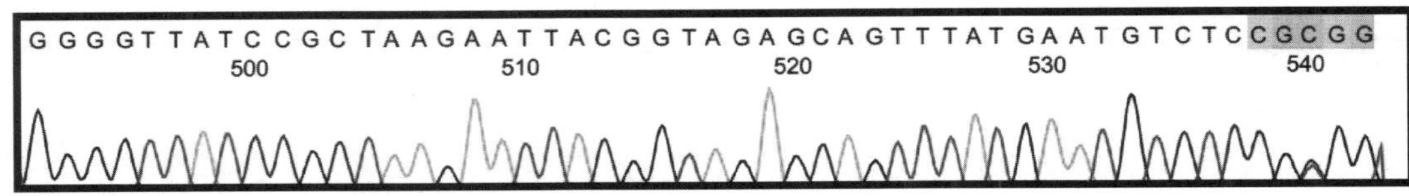

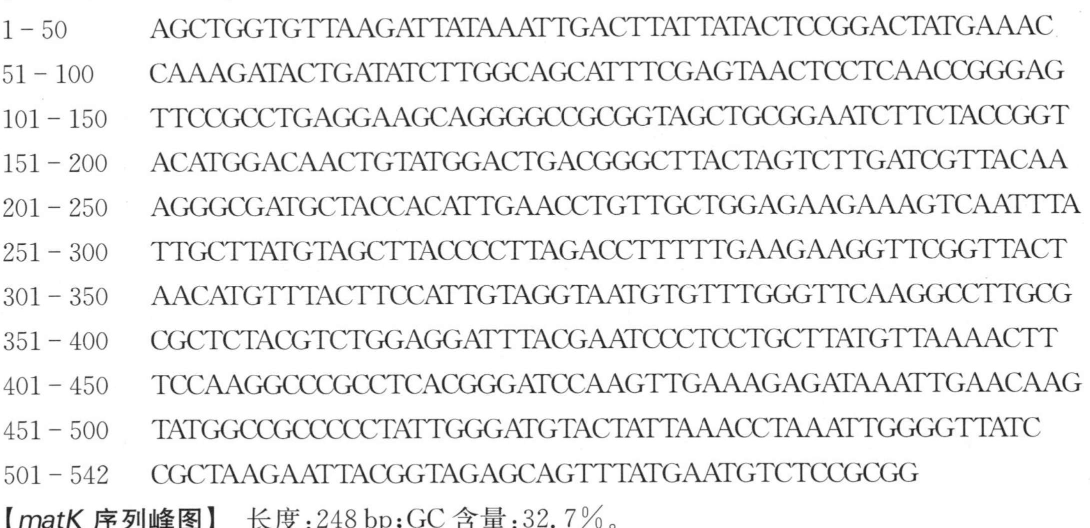

【*rbcL* 条形码序列】

1－50　AGCTGGTGTTAAGATTATAAATTGACTTATTATACTCCGGACTATGAAAC

51－100　CAAAGATACTGATATCTTGGCAGCATTTCGAGTAACTCCTCAACCGGGAG

101－150　TTCCGCCTGAGGAAGCAGGGGCCGCGGTAGCTGCGGAATCTTCTACCGGT

151－200　ACATGGACAACTGTATGGACTGACGGGCTTACTAGTCTTGATCGTTACAA

201－250　AGGGCGATGCTACCACATTGAACCTGTTGCTGGAGAAGAAAGTCAATTTA

251－300　TTGCTTATGTAGCTTACCCCTTAGACCTTTTTGAAGAAGGTTCGGTTACT

301－350　AACATGTTTACTTCCATTGTAGGTAATGTGTTTGGGTTCAAGGCCTTGCG

351－400　CGCTCTACGTCTGGAGGATTTACGAATCCCTCCTGCTTATGTTAAAACTT

401－450　TCCAAGGCCCGCCTCACGGGATCCAAGTTGAAAGAGATAAATTGAACAAG

451－500　TATGGCCGCCCCCTATTGGGATGTACTATTAAACCTAAATTGGGGTTATC

501－542　CGCTAAGAATTACGGTAGAGCAGTTTATGAATGTCTCCGCGG

【*matK* 序列峰图】　长度：248 bp；GC 含量：32.7％。

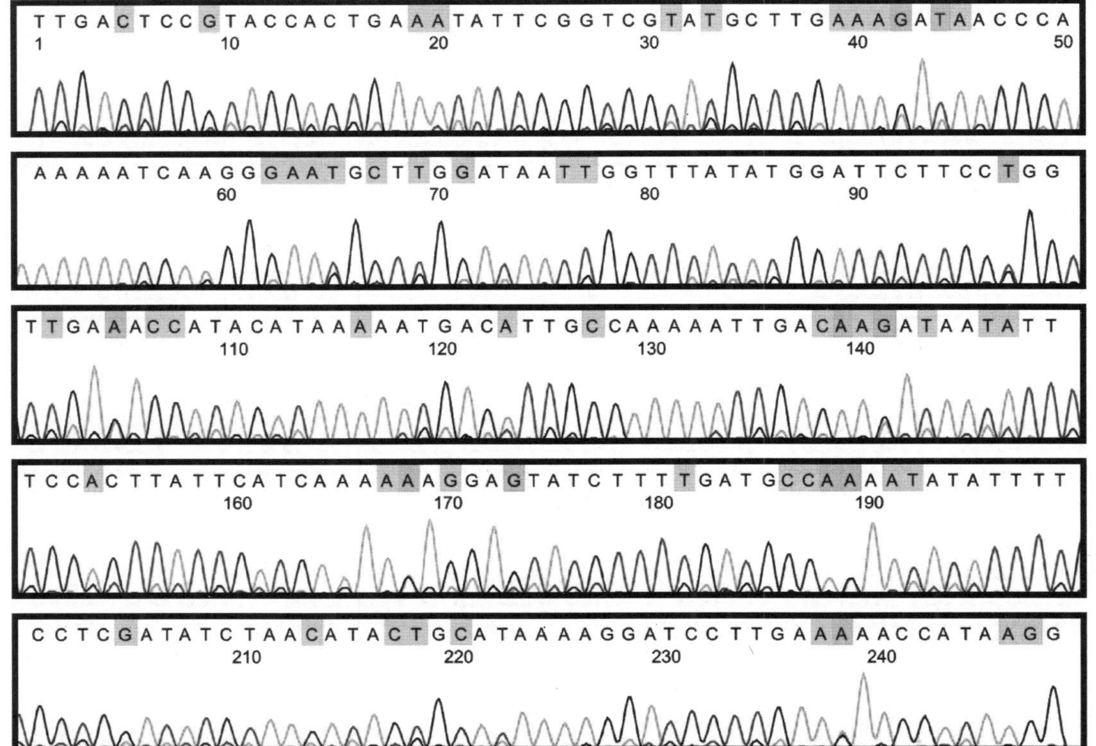

【*matK* 条形码序列】

1 - 50 TTGACTCCGTACCACTGAAATATTCGGTCGTATGCTTGAAAGATAACCCA
51 - 100 AAAAATCAAGGGAATGCTTGGATAATTGGTTTATATGGATTCTTCCTGGT
101 - 150 TGAAACCATACATAAAAATGACATTGCCAAAAATTGACAAGATAATATTT
151 - 200 CCACTTATTCATCAAAAAAGGAGTATCTTTTGATGCCAAAATATATTTTC
201 - 248 CTCGATATCTAACATACTGCATAAAAGGATCCTTGAAAAACCATAAGG

沙蓬

本品为藜科植物沙蓬 *Agriophyllum arenarium* Bieb. 的干燥全草。

【材料来源】 沙蓬新鲜叶片采自内蒙古通辽市奈曼旗北包古图嘎查。

经度:120°38′22″,纬度:43°08′23″,海拔:362 m,鉴定人:包书茵。

【ITS2 序列峰图】 长度:227 bp;GC 含量:59.2%。

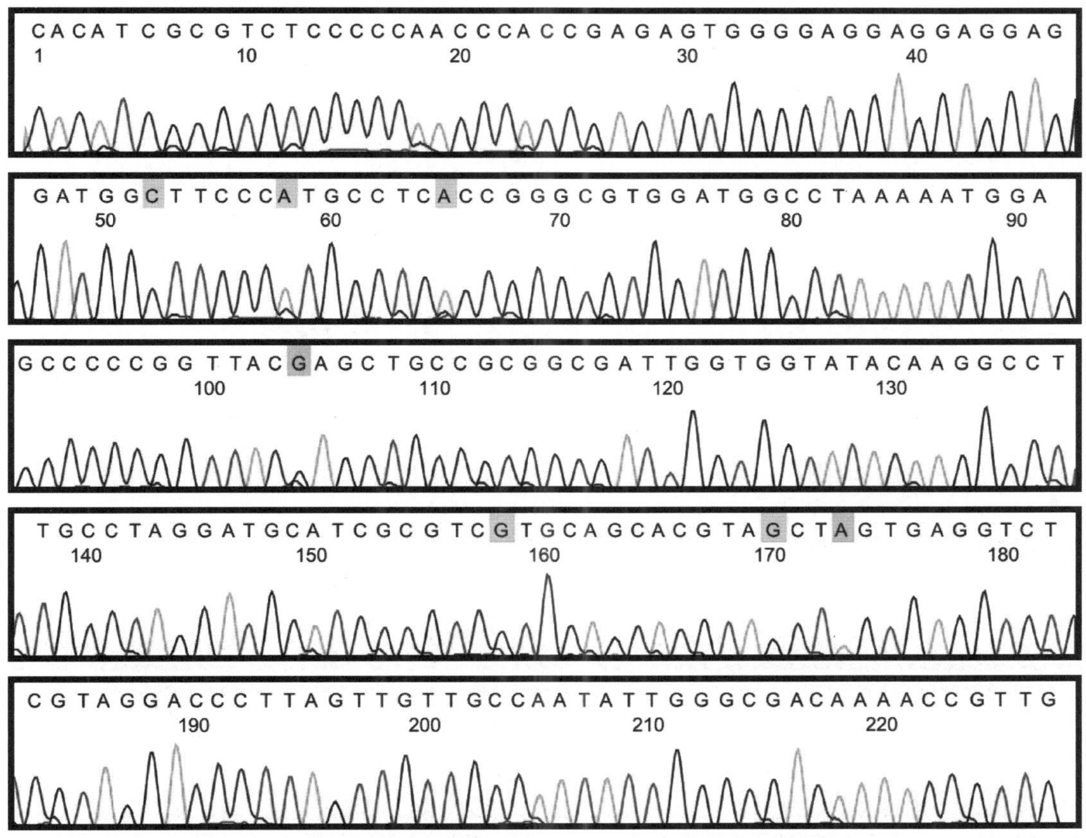

【ITS2 条形码序列】

1 - 50 CACATCGCGTCTCCCCCAACCCACCGAGAGTGGGGAGGAGGAGGAGGATG
51 - 100 GCTTCCCATGCCTCACCGGGCGTGGATGGCCTAAAAATGGAGCCCCCGGT
101 - 150 TACGAGCTGCCGCGGCGATTGGTGGTATACAAGGCCTTGCCTAGGATGCA

151 - 200　　TCGCGTCGTGCAGCACGTAGCTAGTGAGGTCTCGTAGGACCCTTAGTTGT

201 - 227　　TGCCAATATTGGGCGACAAAACCGTTG

【ITS2 序列二级结构】

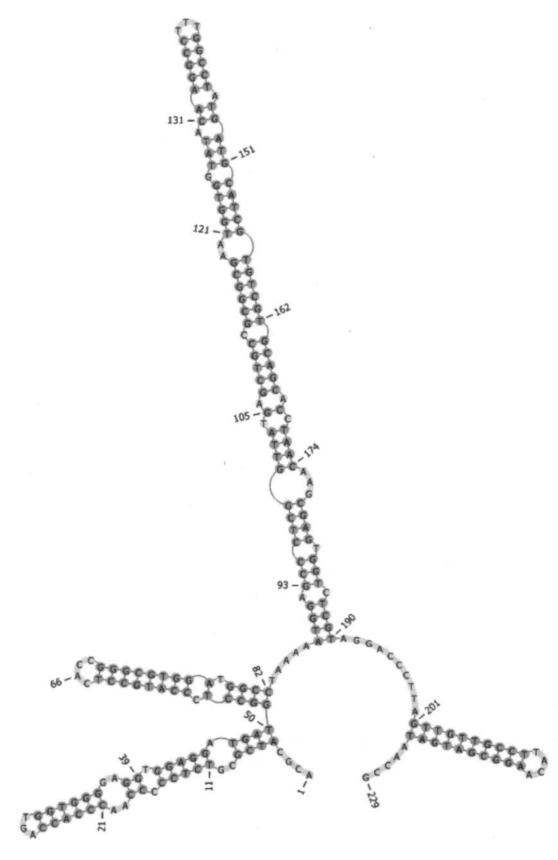

【*psbA* - *TrnH* 序列峰图】　长度:357 bp;GC 含量:31.6%。

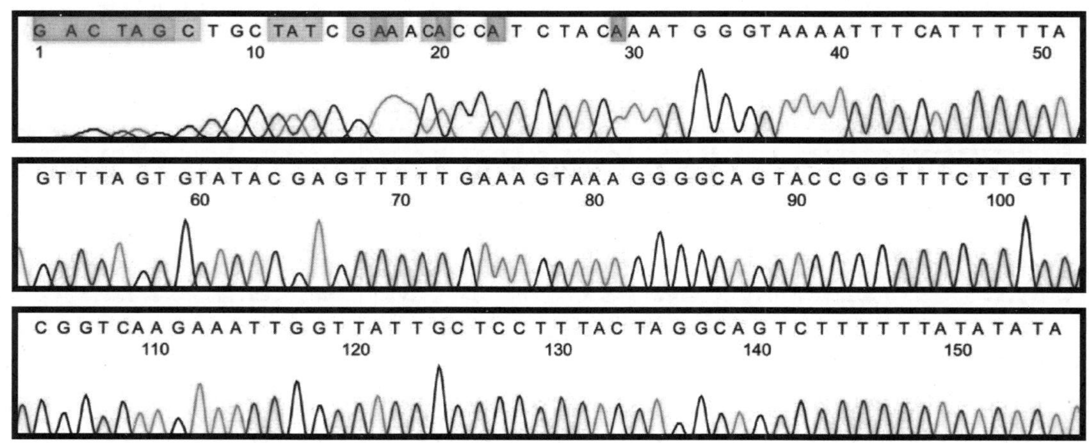

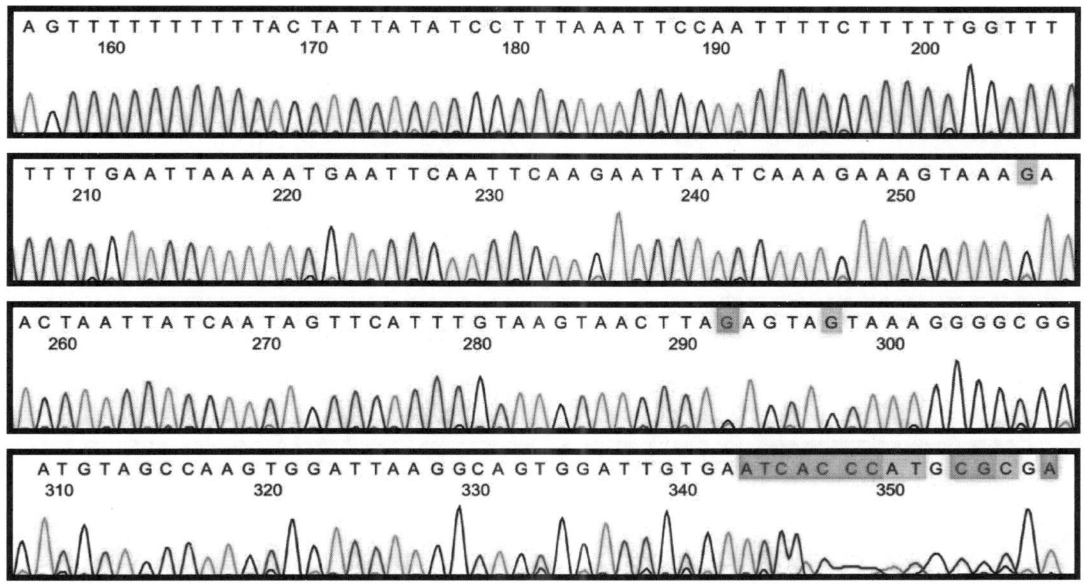

【*psbA* - *TrnH* 条形码序列】

1 - 50 GACTAGCTGCTATCGAAACACCATCTACAAATGGGTAAAATTTCATTTTT

51 - 100 AGTTTAGTGTATACGAGTTTTTGAAAGTAAAGGGGCAGTACCGGTTTCTT

101 - 150 GTTCGGTCAAGAAATTGGTTATTGCTCCTTTACTAGGCAGTCTTTTTTAT

151 - 200 ATATAAGTTTTTTTTTTACTATTATATCCTTTAAATTCCAATTTTCTTTT

201 - 250 TGGTTTTTTTGAATTAAAAATGAATTCAATTCAAGAATTAATCAAAGAAA

251 - 300 GTAAAGAACTAATTATCAATAGTTCATTTGTAAGTAACTTAGAGTAGTAA

301 - 350 AGGGGCGGATGTAGCCAAGTGGATTAAGGCAGTGGATTGTGAATCACCCA

351 - 357 TGCGCGA

【*rbcL* 序列峰图】 长度:534 bp;GC 含量:43.6%。

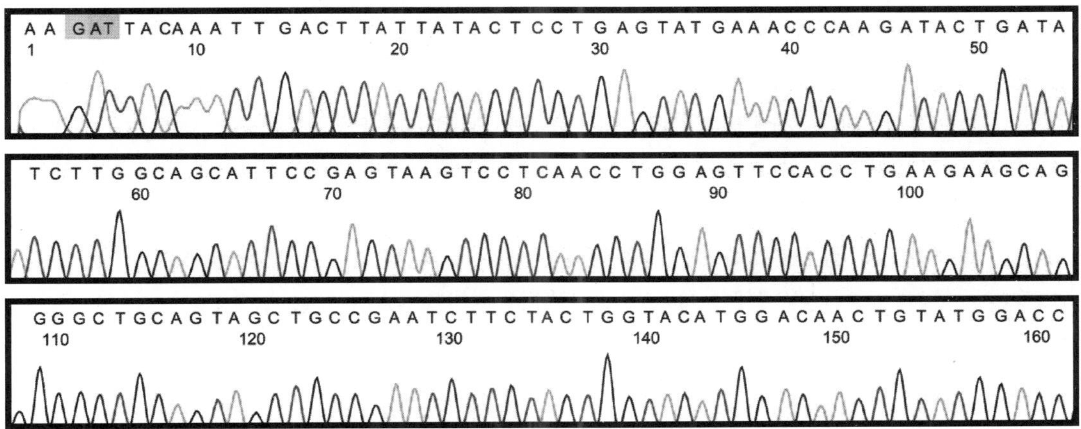

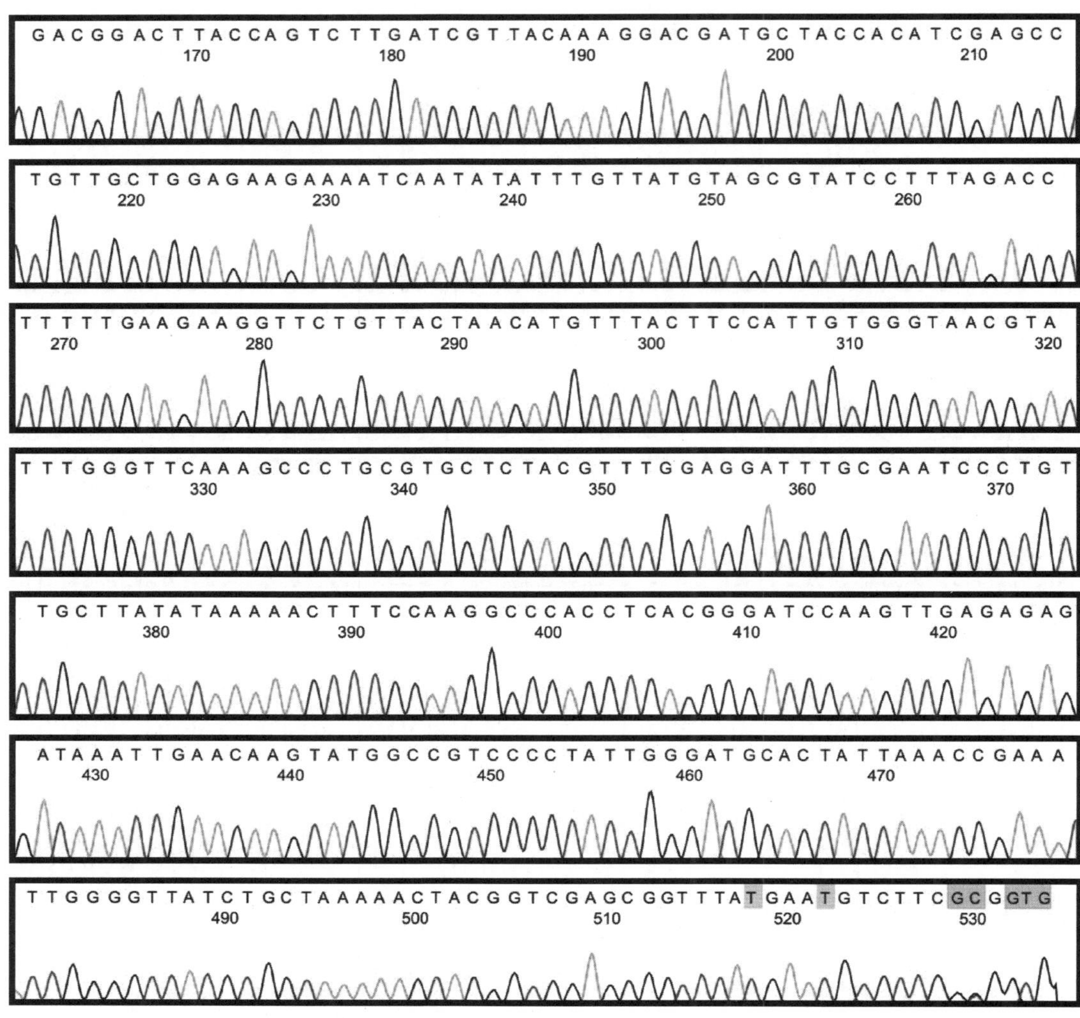

【*rbcL* 条形码序列】

1－50　AAGATTACAAATTGACTTATTATACTCCTGAGTATGAAACCCAAGATACT
51－100　GATATCTTGGCAGCATTCCGAGTAAGTCCTCAACCTGGAGTTCCACCTGA
101－150　AGAAGCAGGGGCTGCAGTAGCTGCCGAATCTTCTACTGGTACATGGACAA
151－200　CTGTATGGACCGACGGACTTACCAGTCTTGATCGTTACAAAGGACGATGC
201－250　TACCACATCGAGCCTGTTGCTGGAGAAGAAAATCAATATATTTGTTATGT
251－300　AGCGTATCCTTTAGACCTTTTTGAAGAAGGTTCTGTTACTAACATGTTTA
301－350　CTTCCATTGTGGGTAACGTATTTGGGTTCAAAGCCCTGCGTGCTCTACGT
351－400　TTGGAGGATTTGCGAATCCCTGTTGCTTATATAAAAACTTTCCAAGGCCC
401－450　ACCTCACGGGATCCAAGTTGAGAGAGATAAATTGAACAAGTATGGCCGTC
451－500　CCCTATTGGGATGCACTATTAAACCGAAATTGGGGTTATCTGCTAAAAAC
501－534　TACGGTCGAGCGGTTTATGAATGTCTTCGCGGTG

【*matK* 序列峰图】 长度：755 bp；GC 含量：32.5％。

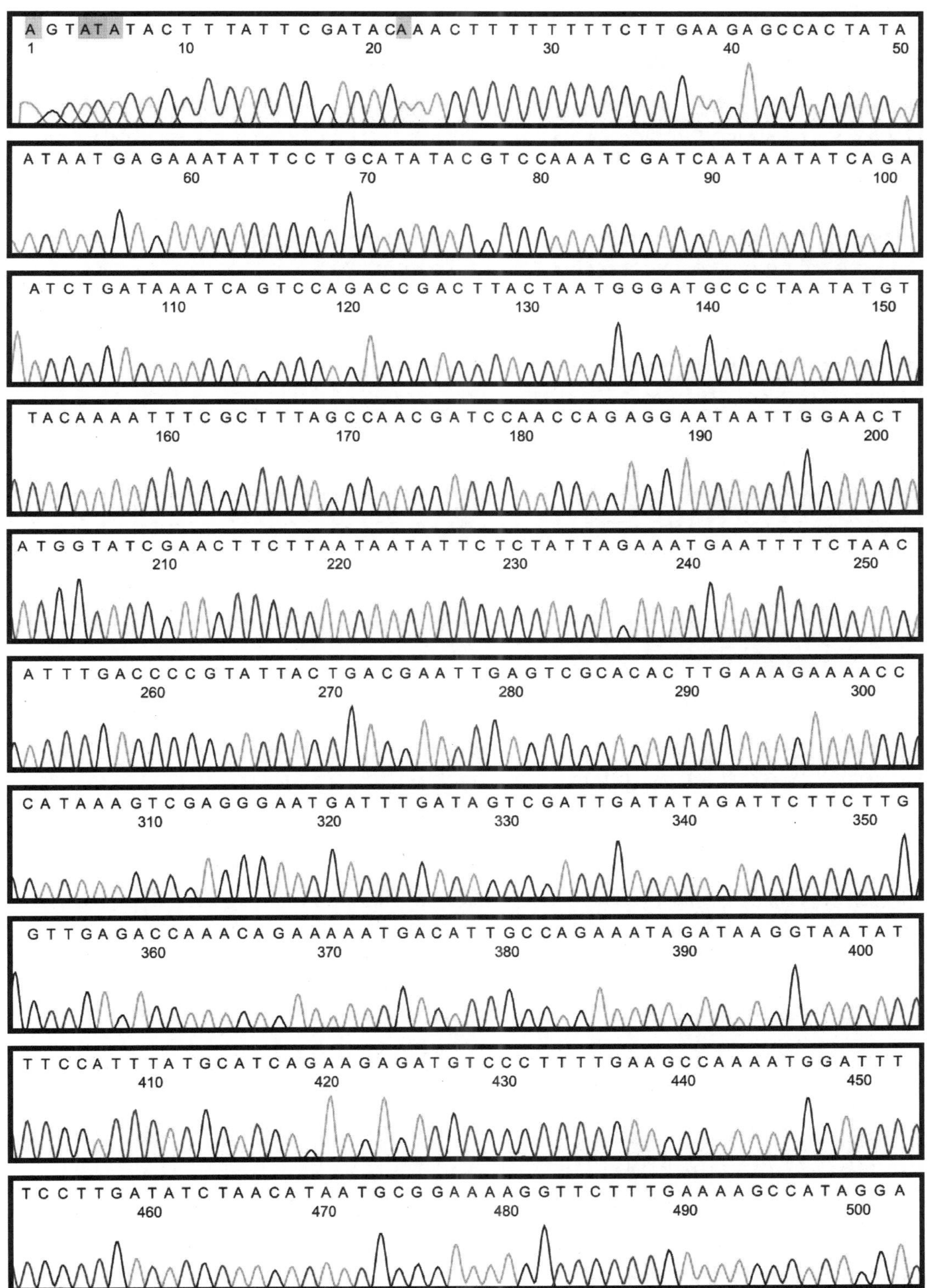

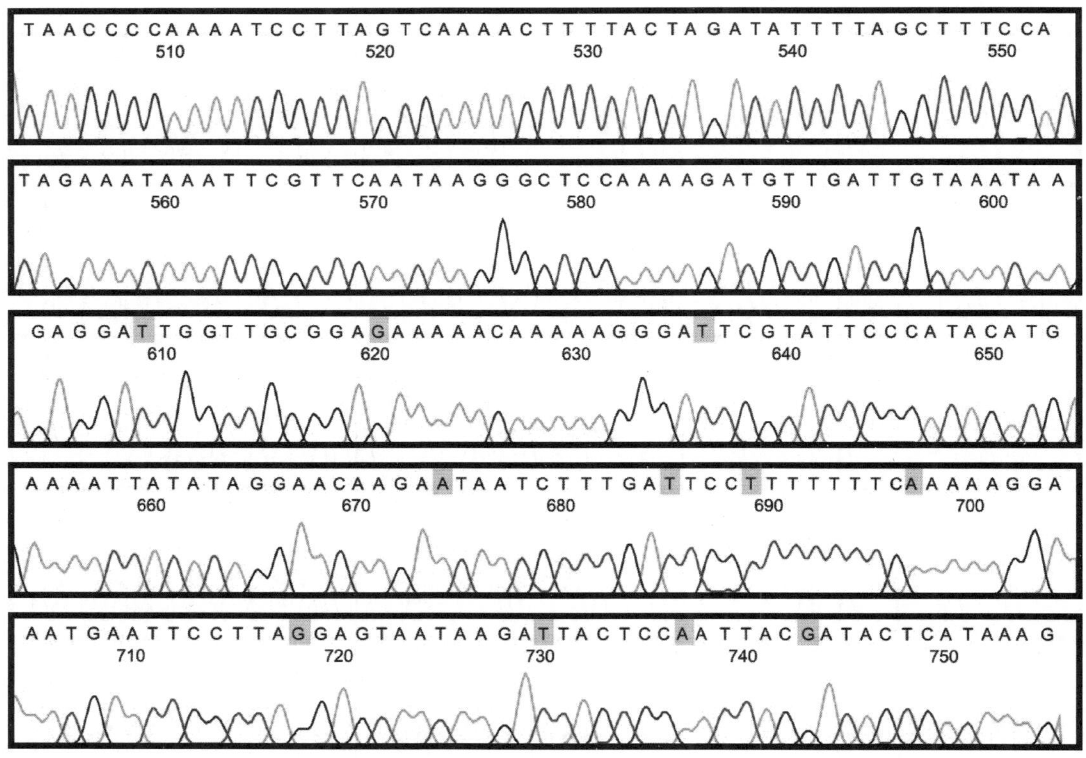

【*matK* 条形码序列】

1 - 50 AGTATATACTTTATTCGATACAAACTTTTTTTTCTTGAAGAGCCACTATA
51 - 100 ATAATGAGAAATATTCCTGCATATACGTCCAAATCGATCAATAATATCAG
101 - 150 AATCTGATAAATCAGTCCAGACCGACTTACTAATGGGATGCCCTAATATG
151 - 200 TTACAAAATTTCGCTTTAGCCAACGATCCAACCAGAGGAATAATTGGAAC
201 - 250 TATGGTATCGAACTTCTTAATAATATTCTCTATTAGAAATGAATTTTCTA
251 - 300 ACATTTGACCCCGTATTACTGACGAATTGAGTCGCACACTTGAAAGAAAA
301 - 350 CCCATAAAGTCGAGGGAATGATTTGATAGTCGATTGATATAGATTCTTCT
351 - 400 TGGTTGAGACCAAACAGAAAAATGACATTGCCAGAAATAGATAAGGTAAT
401 - 450 ATTTCCATTTATGCATCAGAAGAGATGTCCCTTTTGAAGCCAAAATGGAT
451 - 500 TTTCCTTGATATCTAACATAATGCGGAAAAGGTTCTTTGAAAAGCCATAG
501 - 550 GATAACCCCAAAATCCTTAGTCAAAACTTTTACTAGATATTTTAGCTTTC
551 - 600 CATAGAAATAAATTCGTTCAATAAGGGCTCCAAAAGATGTTGATTGTAAA
601 - 650 TAAGAGGATTGGTTGCGGAGAAAAACAAAAAGGATTCGTATTCCCATAC
651 - 700 ATGAAAATTATATAGGAACAAGAATAATCTTTGATTCCTTTTTTTCAAAA
701 - 750 AGGAAATGAATTCCTTAGGAGTAATAAGATTACTCCAATTACGATACTCA
751 - 755 TAAAG

沉香

本品为瑞香科植物白木香 *Aquilaria sinensis* (Lour.) Gilg 含有树脂的木材。

【材料来源】 白木香新鲜叶片采自广西壮族自治区南宁市广西药用植物园。经度：108°22′9″，纬度：22°51′38″，海拔：88 m，鉴定人：杨伟丽。

【ITS2 序列峰图】 长度：222 bp；GC 含量：54.1%。

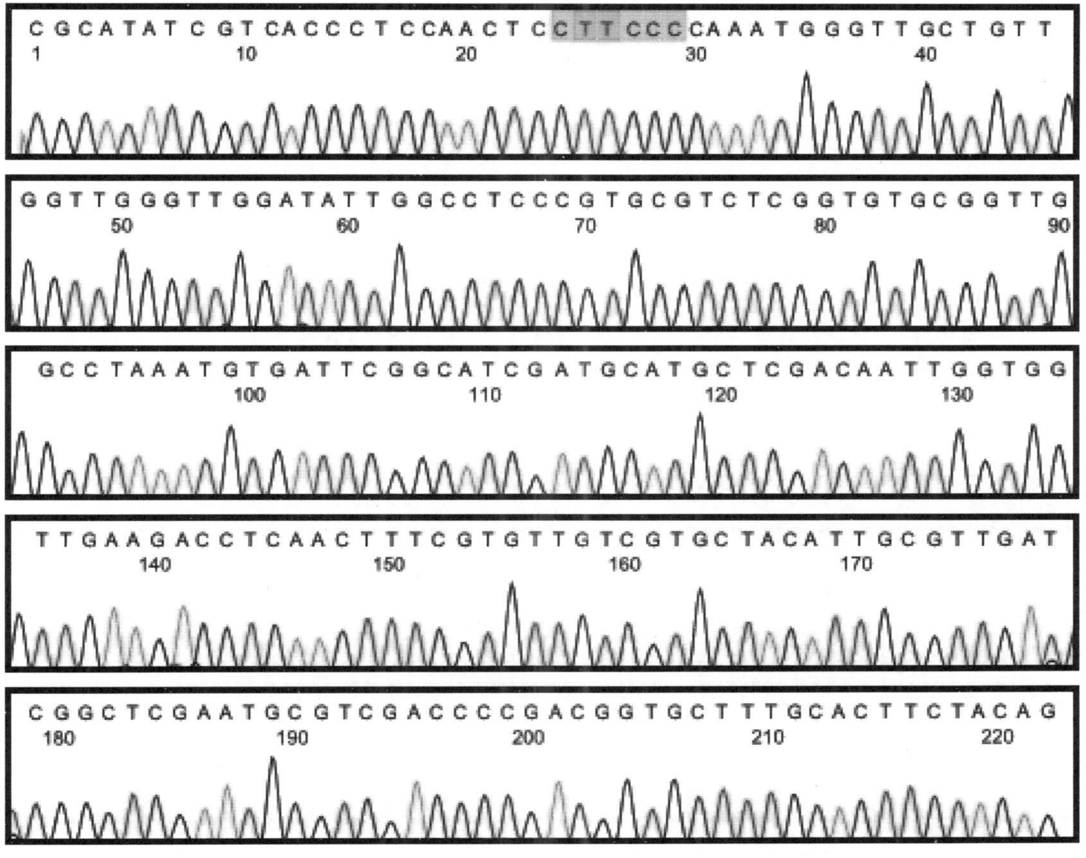

【ITS2 条形码序列】

1－50　CGCATATCGTCACCCTCCAACTCCTTCCCCAAATGGGTTGCTGTTGGTTG

51－100　GGTTGGATATTGGCCTCCCGTGCGTCTCGGTGTGCGGTTGGCCTAAATGT

101－150　GATTCGGCATCGATGCATGCTCGACAATTGGTGGTTGAAGACCTCAACTT

151－200　TCGTGTTGTCGTGCTACATTGCGTTGATCGGCTCGAATGCGTCGACCCCG

201－222　ACGGTGCTTTGCACTTCTACAG

【ITS2序列二级结构】

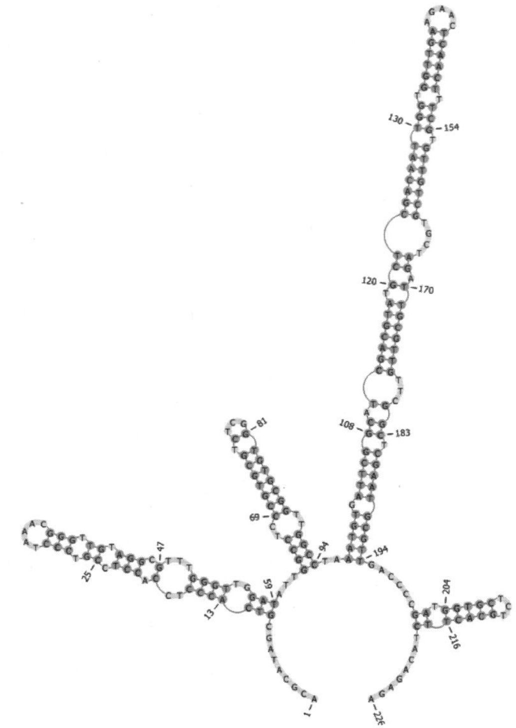

【*psbA*-*TrnH*序列峰图】 长度:396 bp;GC含量:32.3%。

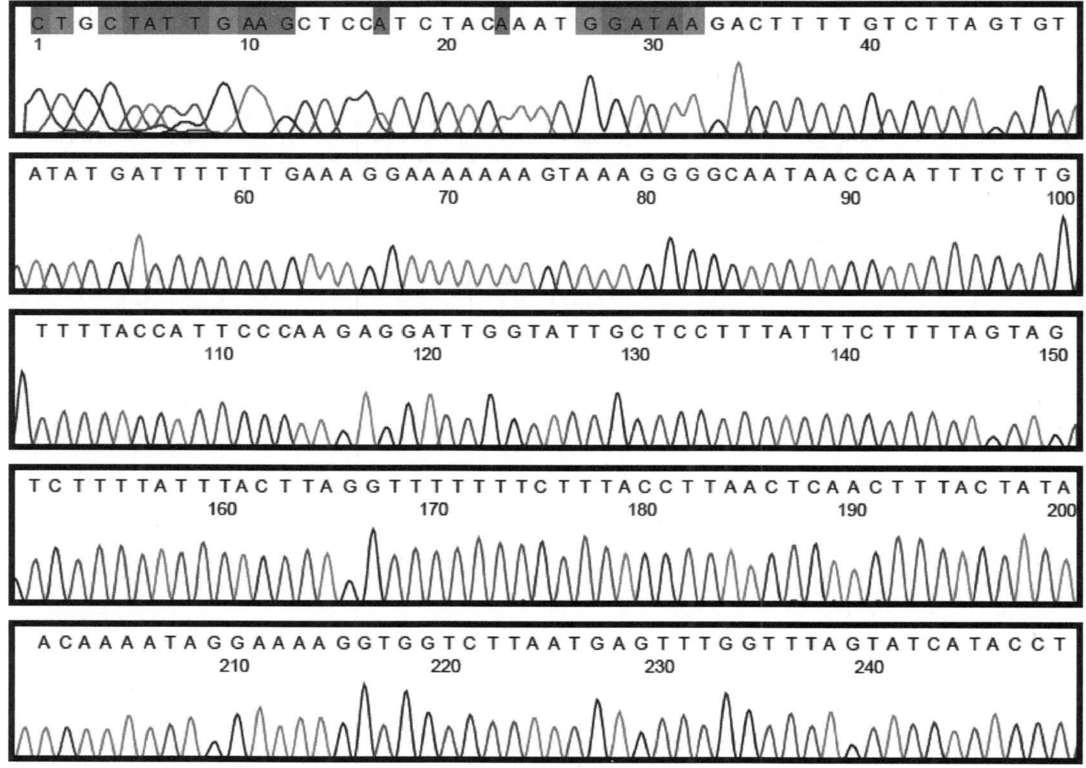

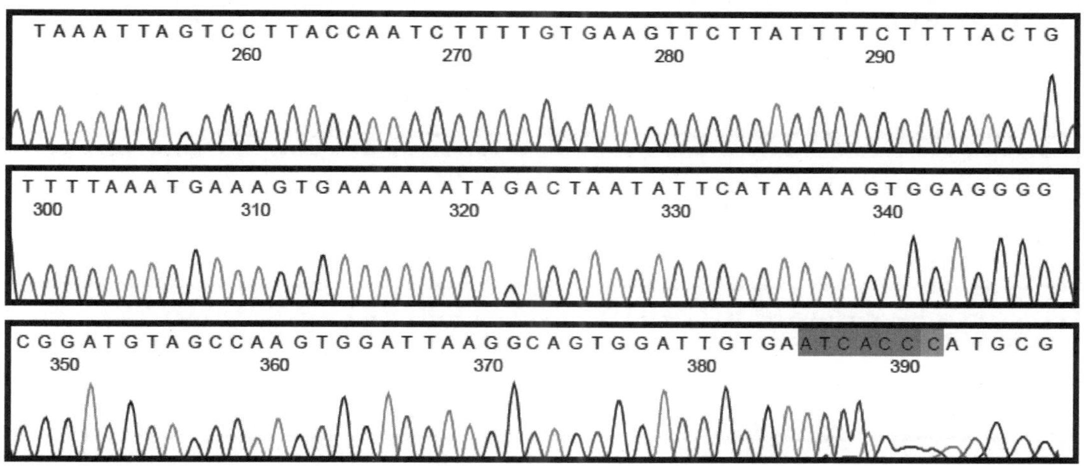

【*psbA* - *TrnH* 条形码序列】

1 - 50　CTGCTATTGAAGCTCCATCTACAAATGGATAAGACTTTTGTCTTAGTGTA

51 - 100　TATGATTTTTTGAAAGGAAAAAAAGTAAAGGGGCAATAACCAATTTCTTG

101 - 150　TTTTACCATTCCCAAGAGGATTGGTATTGCTCCTTTATTTCTTTTAGTAG

151 - 200　TCTTTTATTTACTTAGGTTTTTTTCTTTACCTTAACTCAACTTTACTATA

201 - 250　ACAAAATAGGAAAAGGTGGTCTTAATGAGTTTGGTTTAGTATCATACCTT

251 - 300　AAATTAGTCCTTACCAATCTTTTGTGAAGTTCTTATTTTCTTTTACTGTT

301 - 350　TTAAATGAAAGTGAAAAAAATAGACTAATATTCATAAAAGTGGAGGGGCGG

351 - 396　ATGTAGCCAAGTGGATTAAGGCAGTGGATTGTGAATCACCCATGCG

【*rbcL* 序列峰图】　长度：545 bp；GC 含量：44.4%。

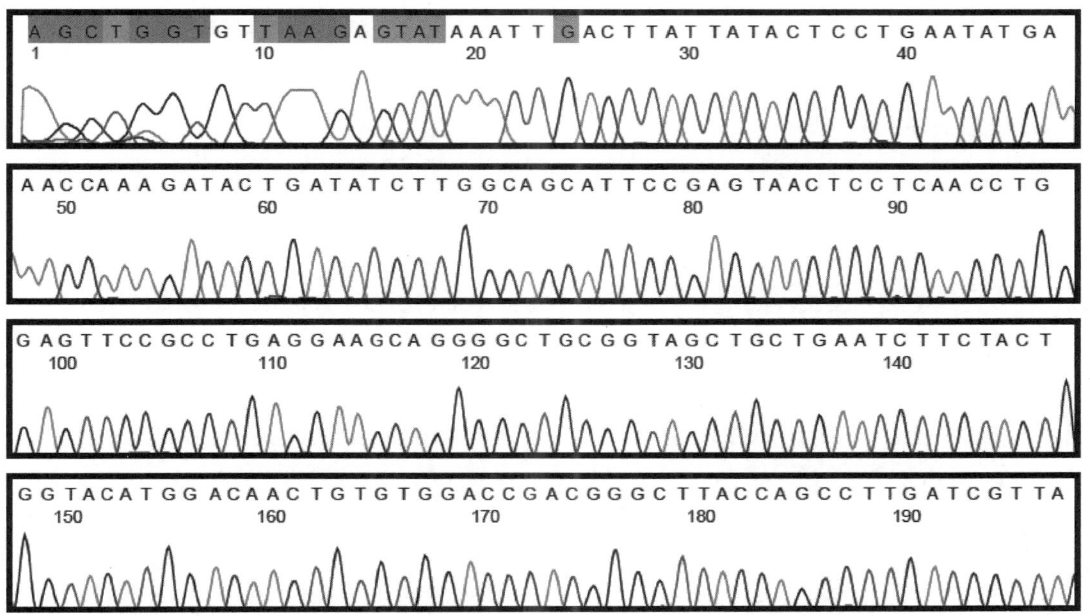

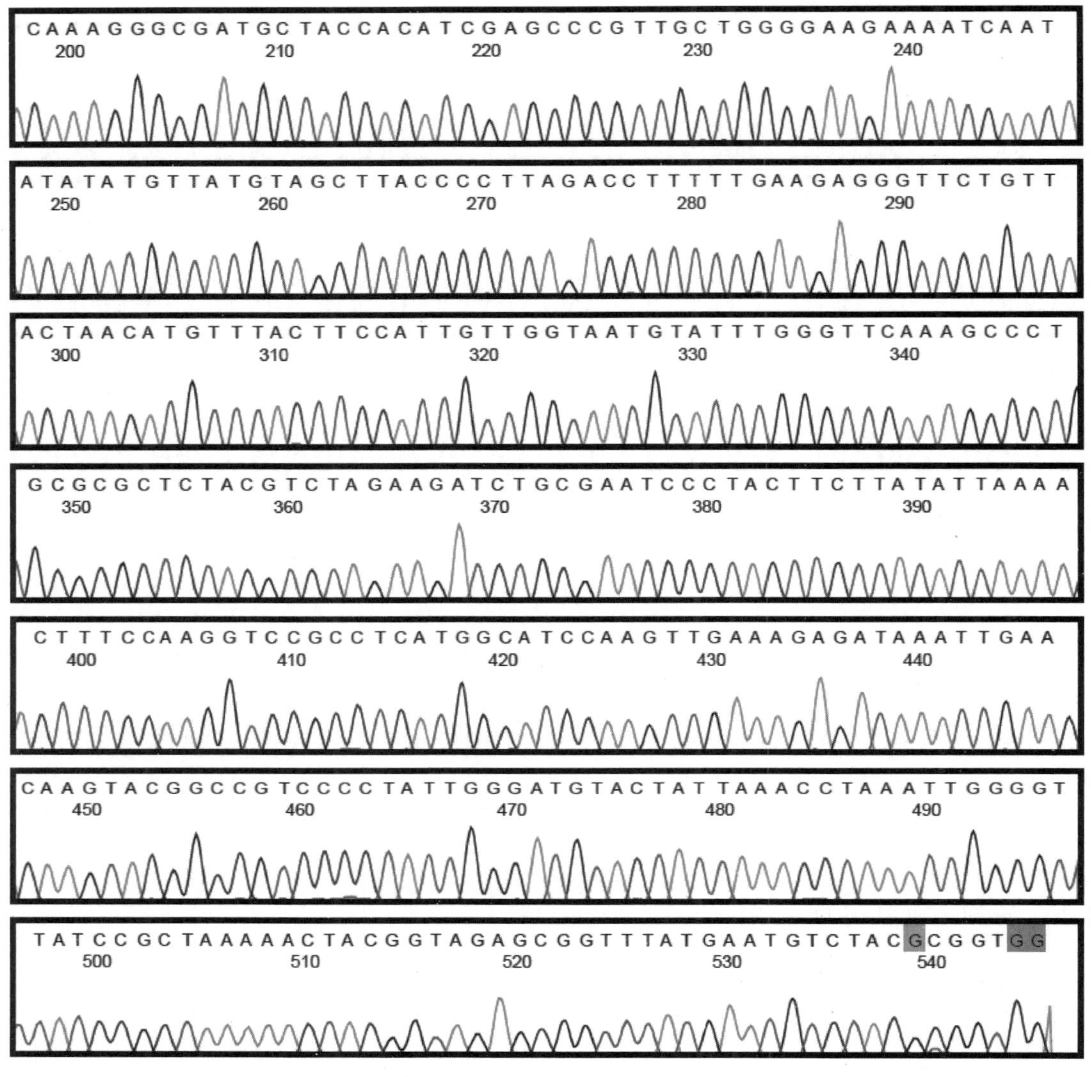

【*rbcL* 条形码序列】

1 - 50 AGCTGGTGTTAAGAGTATAAATTGACTTATTATACTCCTGAATATGAAAC
51 - 100 CAAAGATACTGATATCTTGGCAGCATTCCGAGTAACTCCTCAACCTGGAG
101 - 150 TTCCGCCTGAGGAAGCAGGGGCTGCGGTAGCTGCTGAATCTTCTACTGGT
151 - 200 ACATGGACAACTGTGTGGACCGACGGGCTTACCAGCCTTGATCGTTACAA
201 - 250 AGGGCGATGCTACCACATCGAGCCCGTTGCTGGGGAAGAAAATCAATATA
251 - 300 TATGTTATGTAGCTTACCCCTTAGACCTTTTTGAAGAGGGTTCTGTTACT
301 - 350 AACATGTTTACTTCCATTGTTGGTAATGTATTTGGGTTCAAAGCCCTGCG
351 - 400 CGCTCTACGTCTAGAAGATCTGCGAATCCCTACTTCTTATATTAAAACTT
401 - 450 TCCAAGGTCCGCCTCATGGCATCCAAGTTGAAAGAGATAAATTGAACAAG
451 - 500 TACGGCCGTCCCCTATTGGGATGTACTATTAAACCTAAATTGGGGTTATC
501 - 545 CGCTAAAAACTACGGTAGAGCGGTTTATGAATGTCTACGCGGTGG

【*matK* 序列峰图】 长度：813 bp；GC 含量：33.8%。

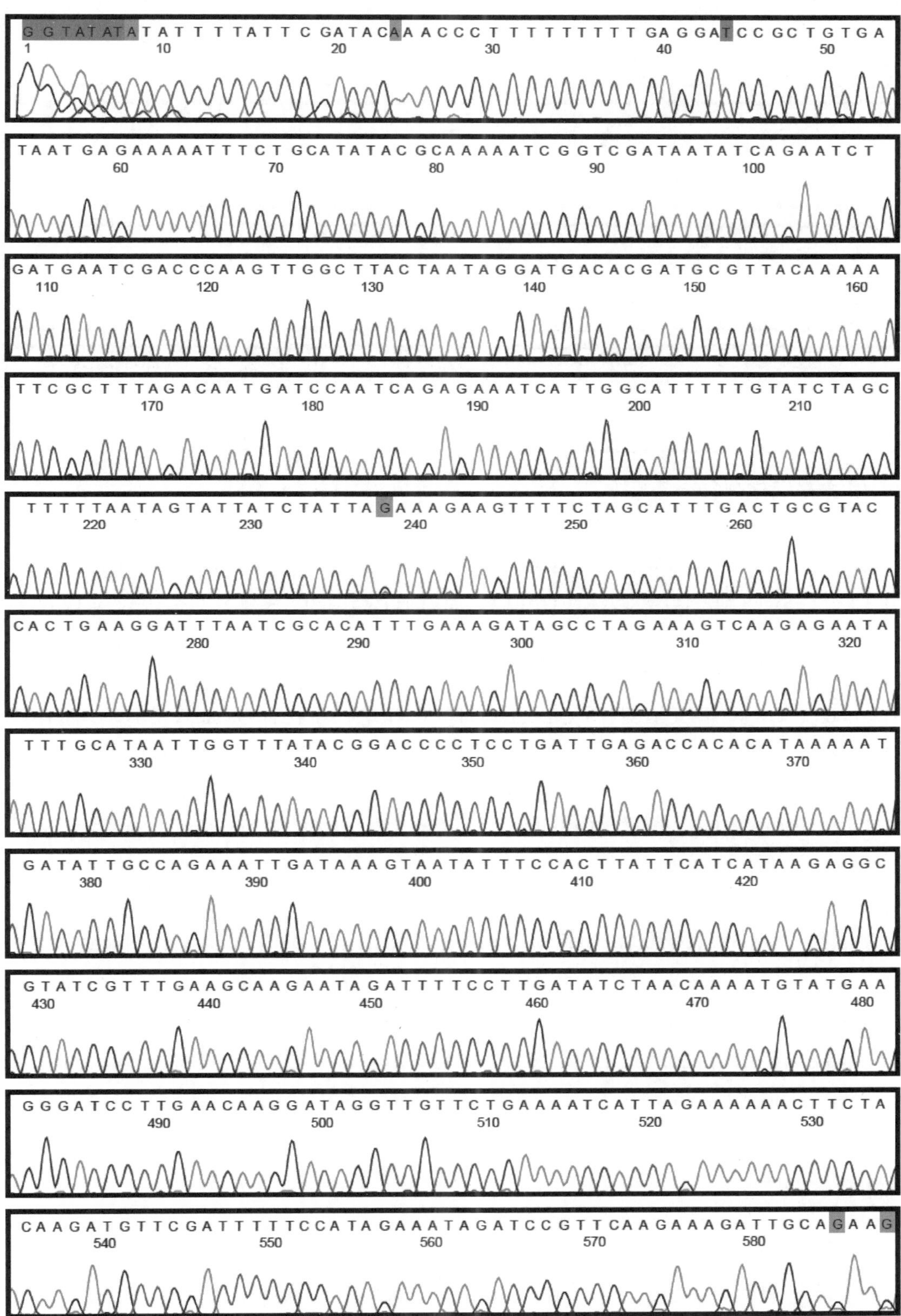

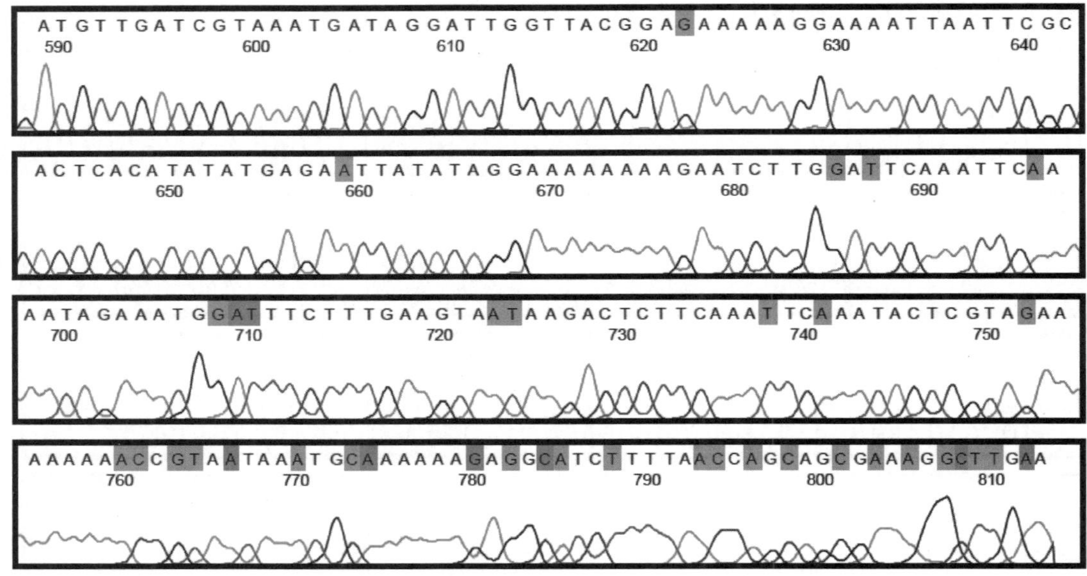

【*matK* 条形码序列】

1－50　GGTATATATATTTTATTCGATACAAACCCTTTTTTTTTGAGGATCCGCTG

51－100　TGATAATGAGAAAAATTTCTGCATATACGCAAAAATCGGTCGATAATATC

101－150　AGAATCTGATGAATCGACCCAAGTTGGCTTACTAATAGGATGACACGATG

151－200　CGTTACAAAAATTCGCTTTAGACAATGATCCAATCAGAGAAATCATTGGC

201－250　ATTTTTGTATCTAGCTTTTTAATAGTATTATCTATTAGAAAGAAGTTTTC

251－300　TAGCATTTGACTGCGTACCACTGAAGGATTTAATCGCACATTTGAAAGAT

301－350　AGCCTAGAAAGTCAAGAGAATATTTGCATAATTGGTTTATACGGACCCCT

351－400　CCTGATTGAGACCACACATAAAAATGATATTGCCAGAAATTGATAAAGTA

401－450　ATATTTCCACTTATTCATCATAAGAGGCGTATCGTTTGAAGCAAGAATAG

450－500　ATTTTCCTTGATATCTAACAAAATGTATGAAGGGATCCTTGAACAAGGAT

501－550　AGGTTGTTCTGAAAATCATTAGAAAAAACTTCTACAAGATGTTCGATTTT

551－600　TCCATAGAAATAGATCCGTTCAAGAAAGATTGCAGAAGATGTTGATCGTA

601－650　AATGATAGGATTGGTTACGGAGAAAAAGGAAAATTAATTCGCACTCACAT

651－700　ATATGAGAATTATATAGGAAAAAAAAGAATCTTGGATTCAAATTCAAAAT

701－750　AGAAATGGATTTCTTTGAAGTAATAAGACTCTTCAAATTCAAATACTCGT

751－800　AGAAAAAAAACCGTAATAAATGCAAAAAAGAGGCATCTTTTAACCAGCAG

801－813　CGAAAGGCTTGAA

诃子

本品为使君子科植物诃子 *Terminalia chebula* Retz. 的干燥成熟果实。

【材料来源】 诃子新鲜叶片采自广西壮族自治区南宁市广西药用植物园。

经度：108°22′9″，纬度：22°51′38″，海拔：88 m，鉴定人：陈琳。

【ITS2 序列峰图】 长度：215 bp；GC 含量：66.1%。

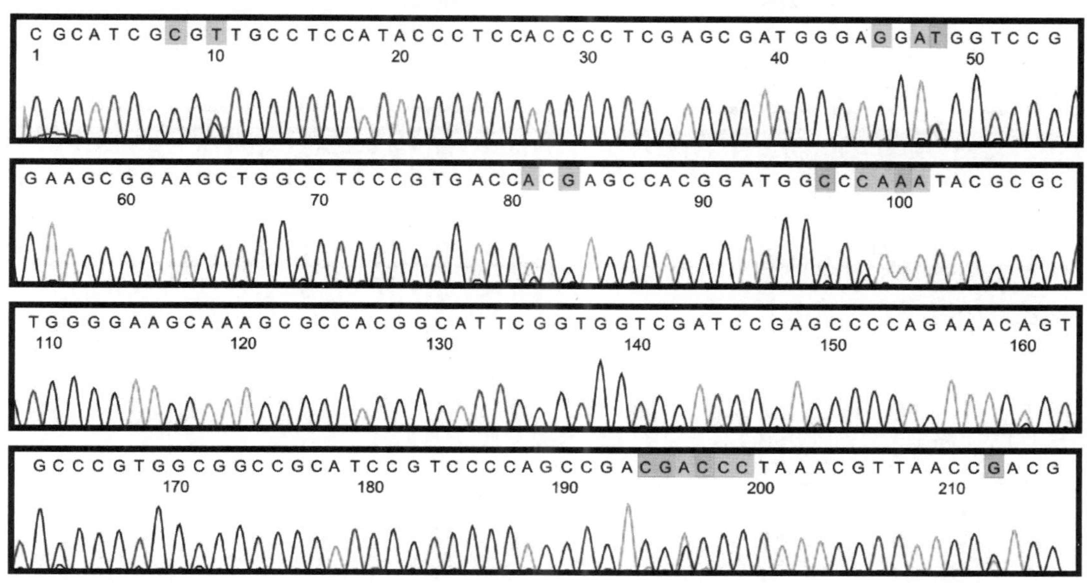

【ITS2 条形码序列】

1 - 50　CGCATCGCGTTGCCTCCATACCCTCCACCCCTCGAGCGATGGGAGGATGG
51 - 100　TCCGGAAGCGGAAGCTGGCCTCCCGTGACCACGAGCCACGGATGGCCCAA
101 - 150　ATACGCGCTGGGGAAGCAAAGCGCCACGGCATTCGGTGGTCGATCCGAGC
151 - 200　CCCAGAAACAGTGCCCGTGGCGGCCGCATCCGTCCCCAGCCGACGACCCT
201 - 215　AAACGTTAACCGACG

【ITS2 序列二级结构】

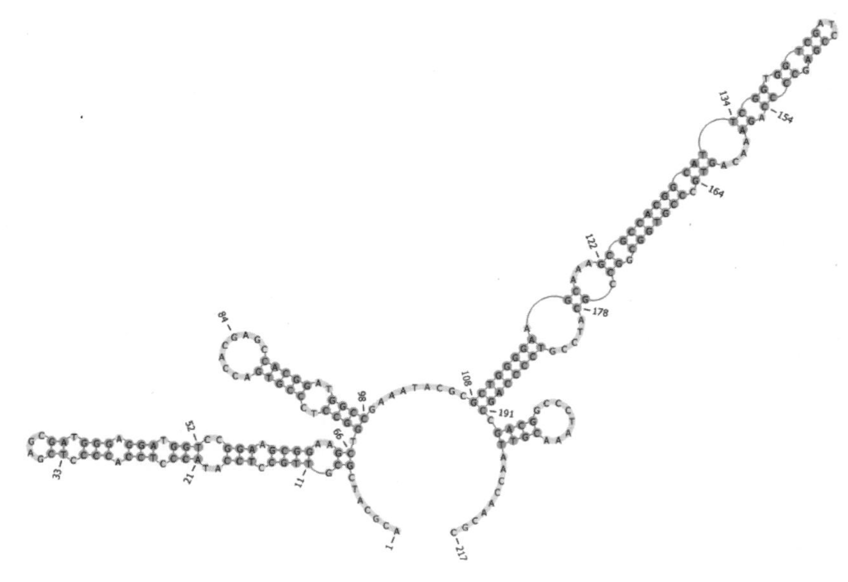

【*psbA* - *TrnH* 序列峰图】 长度:83 bp;GC 含量:8.4%。

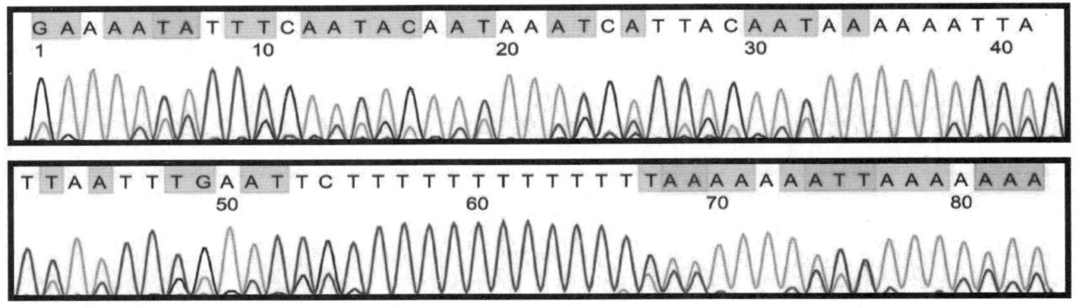

【*psbA* - *TrnH* 条形码序列】

1 - 50 GAAAATATTTCAATACAATAAATCATTACAATAAAAAATTATTAATTTGA

51 - 83 ATTCTTTTTTTTTTTTTTAAAAAAATTAAAAAAA

【*rbcL* 序列峰图】 长度:549 bp;GC 含量:43.2%。

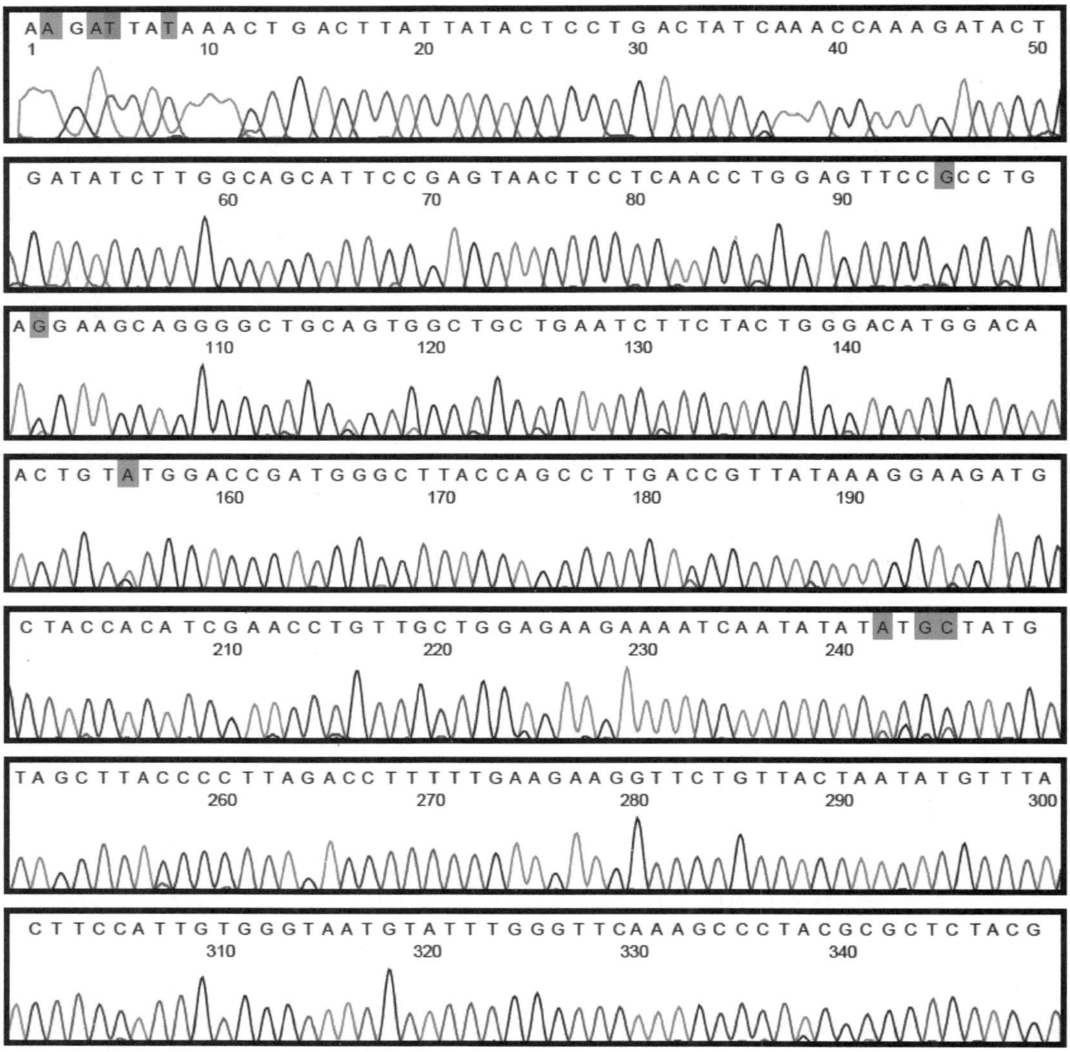

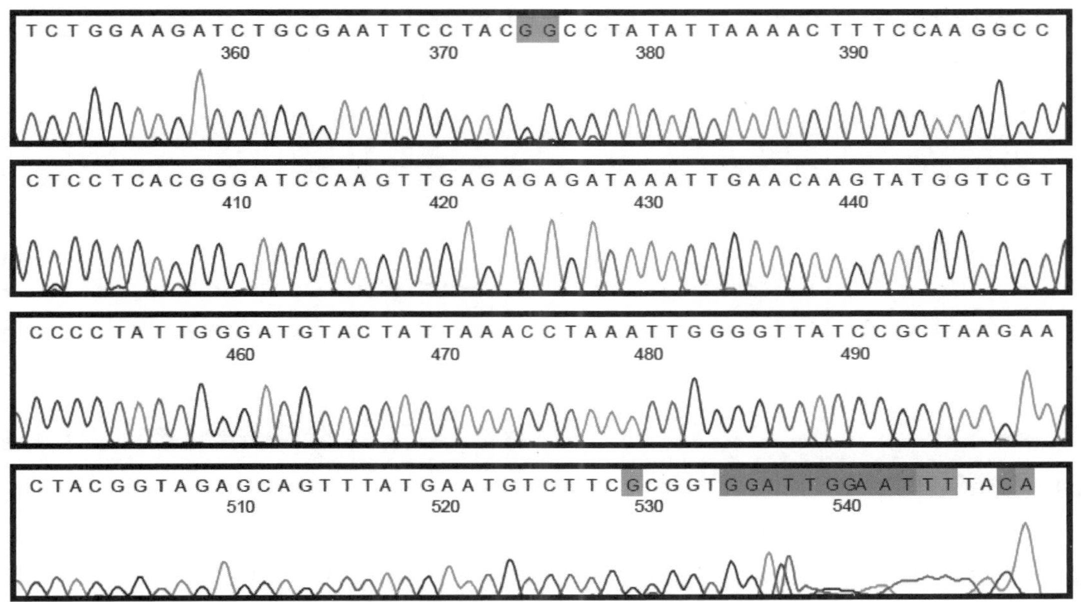

【*rbcL* 条形码序列】

1 - 50　AAGATTATAAACTGACTTATTATACTCCTGACTATCAAACCAAAGATACT
51 - 100　GATATCTTGGCAGCATTCCGAGTAACTCCTCAACCTGGAGTTCCGCCTGA
101 - 150　GGAAGCAGGGGCTGCAGTGGCTGCTGAATCTTCTACTGGGACATGGACAA
151 - 200　CTGTATGGACCGATGGGCTTACCAGCCTTGACCGTTATAAAGGAAGATGC
201 - 250　TACCACATCGAACCTGTTGCTGGAGAAGAAAATCAATATATATGCTATGT
251 - 300　AGCTTACCCCTTAGACCTTTTTGAAGAAGGTTCTGTTACTAATATGTTTA
301 - 350　CTTCCATTGTGGGTAATGTATTTGGGTTCAAAGCCCTACGCGCTCTACGT
351 - 400　CTGGAAGATCTGCGAATTCCTACGGCCTATATTAAAACTTTCCAAGGCCC
401 - 450　TCCTCACGGGATCCAAGTTGAGAGAGATAAATTGAACAAGTATGGTCGTC
451 - 500　CCCTATTGGGATGTACTATTAAACCTAAATTGGGGTTATCCGCTAAGAAC
501 - 549　TACGGTAGAGCAGTTTATGAATGTCTTCGCGGTGGATTGGAATTTTACA

【*matK* 序列峰图】 长度:259 bp;GC 含量:34.4%。

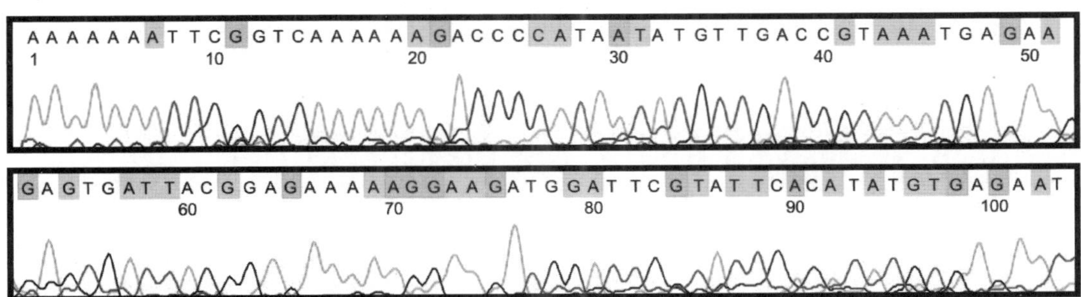

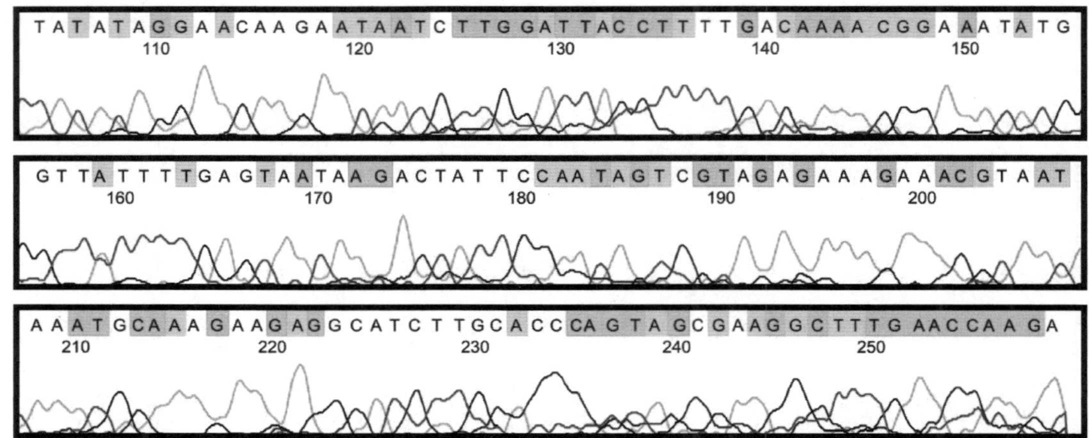

【*matK* 条形码序列】

1 - 50　AAAAAAATTCGGTCAAAAAAGACCCCATAATATGTTGACCGTAAATGAGA

51 - 100　AGAGTGATTACGGAGAAAAAGGAAGATGGATTCGTATTCACATATGTGAG

101 - 150　AATTATATAGGAACAAGAATAATCTTGGATTACCTTTTGACAAAACGGAA

151 - 200　ATATGGTTATTTTGAGTAATAAGACTATTCCAATAGTCGTAGAGAAAGAA

201 - 250　ACGTAATAAATGCAAAGAAGAGGCATCTTGCACCCAGTAGCGAAGGCTTT

251 - 259　GAACCAAGA

八　画

苦参

本品为豆科植物苦参 *Sophora flavescens* Alt. 的干燥根。

【材料来源】 苦参新鲜叶片采自内蒙古通辽市奈曼旗昂奈村药材种植基地。

经度：120°42′3″，纬度：42°59′36″，海拔：340 m，鉴定人：包书茵。

【ITS2 序列峰图】 长度：222 bp；GC 含量：58.1%。

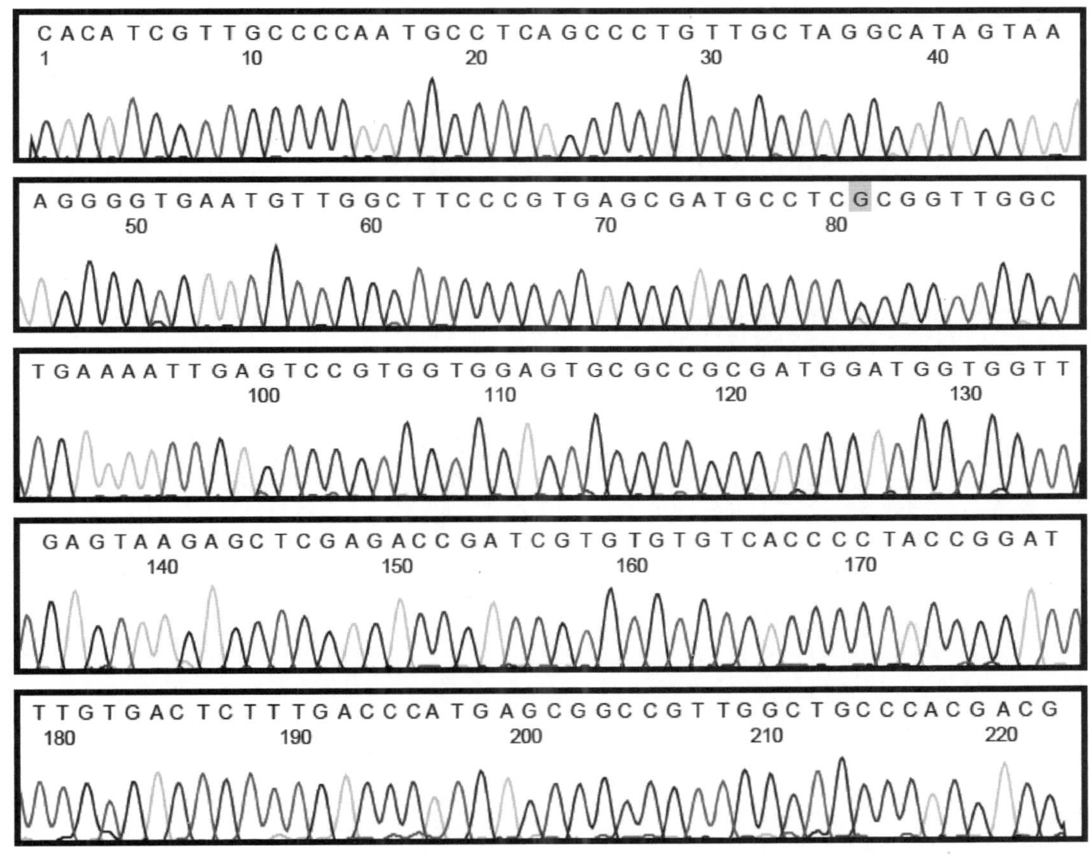

【ITS2 条形码序列】

1－50　CACATCGTTGCCCCAATGCCTCAGCCCTGTTGCTAGGCATAGTAAAGGGG

51－100　TGAATGTTGGCTTCCCGTGAGCGATGCCTCGCGGTTGGCTGAAAATTGAG

101－150　TCCGTGGTGG AGTGCGCCGCGATGGATGGTGGTTGAGTAAGAGCTCGAGA

151－200　CCGATCGTGTGTGTCACCCCTACCGGATTTGTGACTCTTTGACCCATGAG

201 - 222　　CGGCCGTTGGCTGCCCACGACG

【ITS2 序列二级结构】

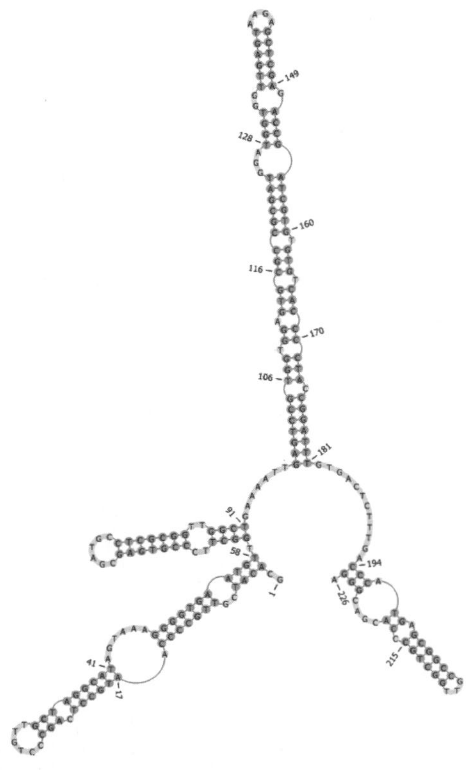

【*psbA - TrnH* 序列峰图】　长度：342 bp；GC 含量：30.1%。

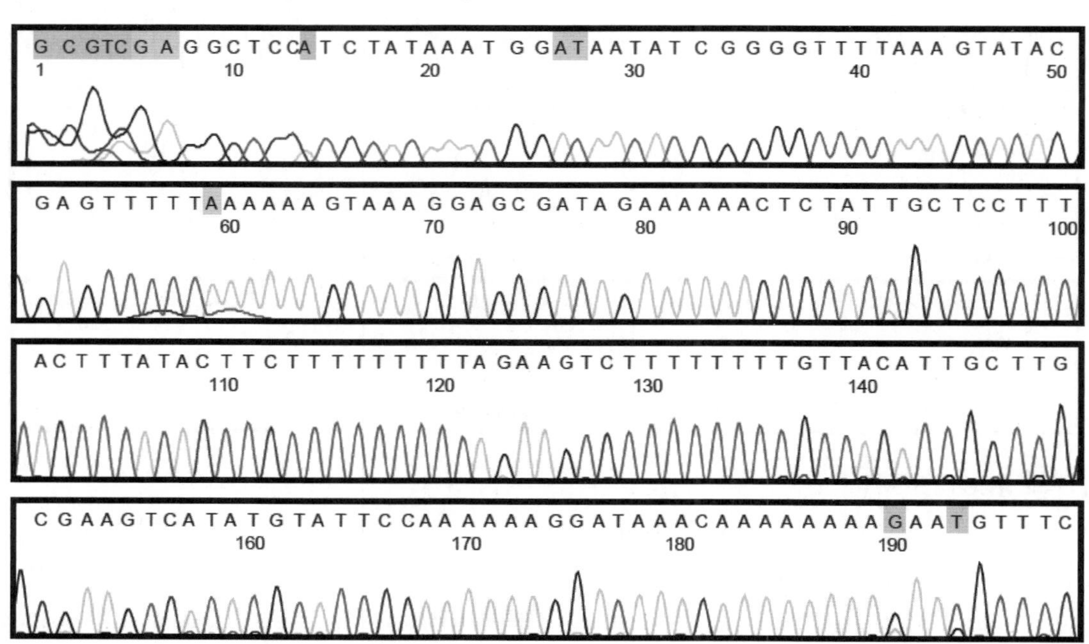

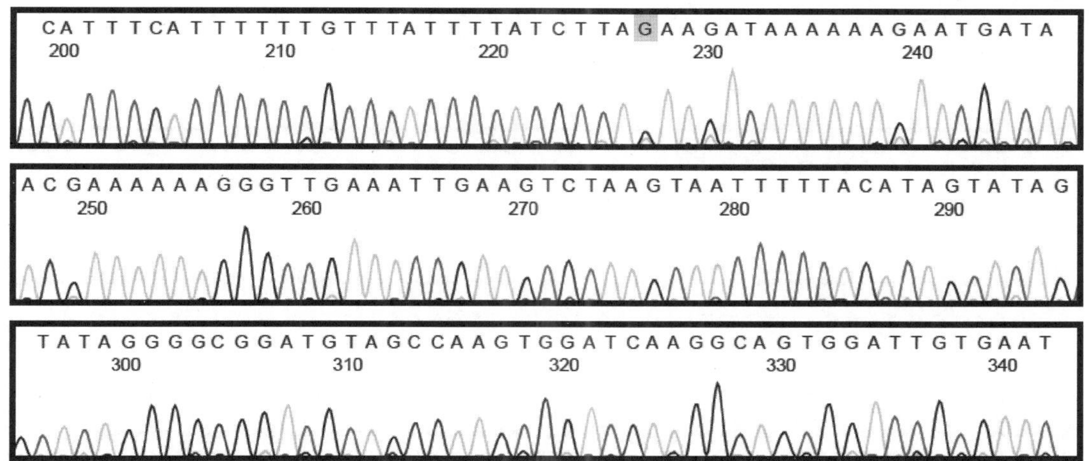

【*psbA* - *TrnH* 条形码序列】

1 - 50　　GCGTCGAGGCTCCATCTATAAATGGATAATATCGGGGTTTTAAAGTATAC

51 - 100　　GAGTTTTTAAAAAAGTAAAGGAGCGATAGAAAAAACTCTATTGCTCCTTT

101 - 150　　ACTTTATACTTCTTTTTTTTTAGAAGTCTTTTTTTTGTTACATTGCTTGC

151 - 200　　GAAGTCATATGTATTCCAAAAAAGGATAAACAAAAAAAAGAATGTTTCCA

201 - 250　　TTTCATTTTTTGTTTATTTTATCTTAGAAGATAAAAAAGAATGATAACGA

251 - 300　　AAAAAGGGTTGAAATTGAAGTCTAAGTAATTTTTACATAGTATAGTATAG

301 - 342　　GGGCGGATGTAGCCAAGTGGATCAAGGCAGTGGATTGTGAAT

【*rbcL* 序列峰图】　长度:499 bp;GC 含量:43.2%。

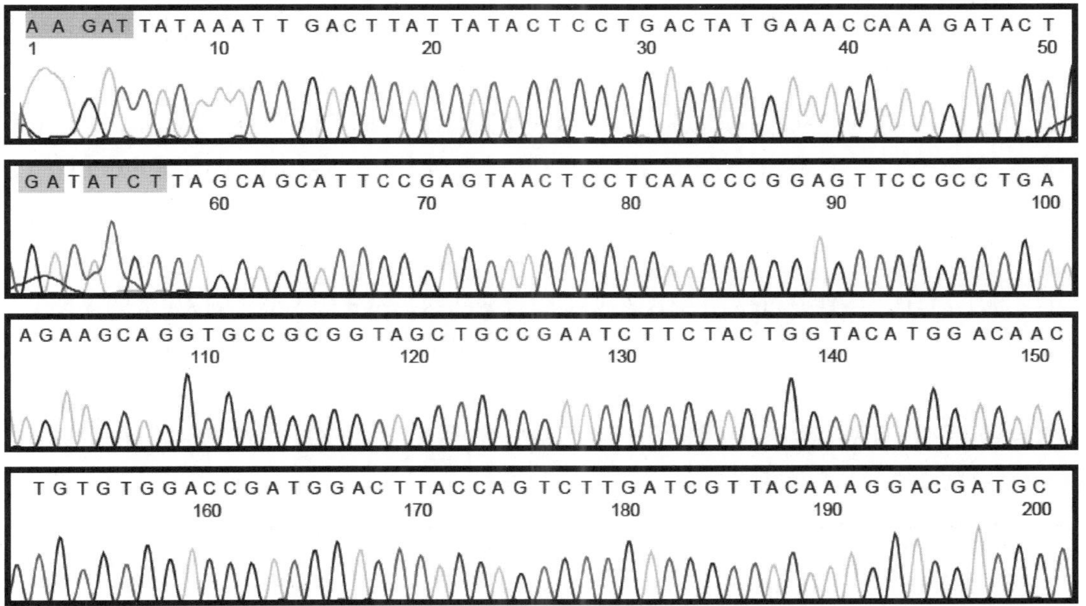

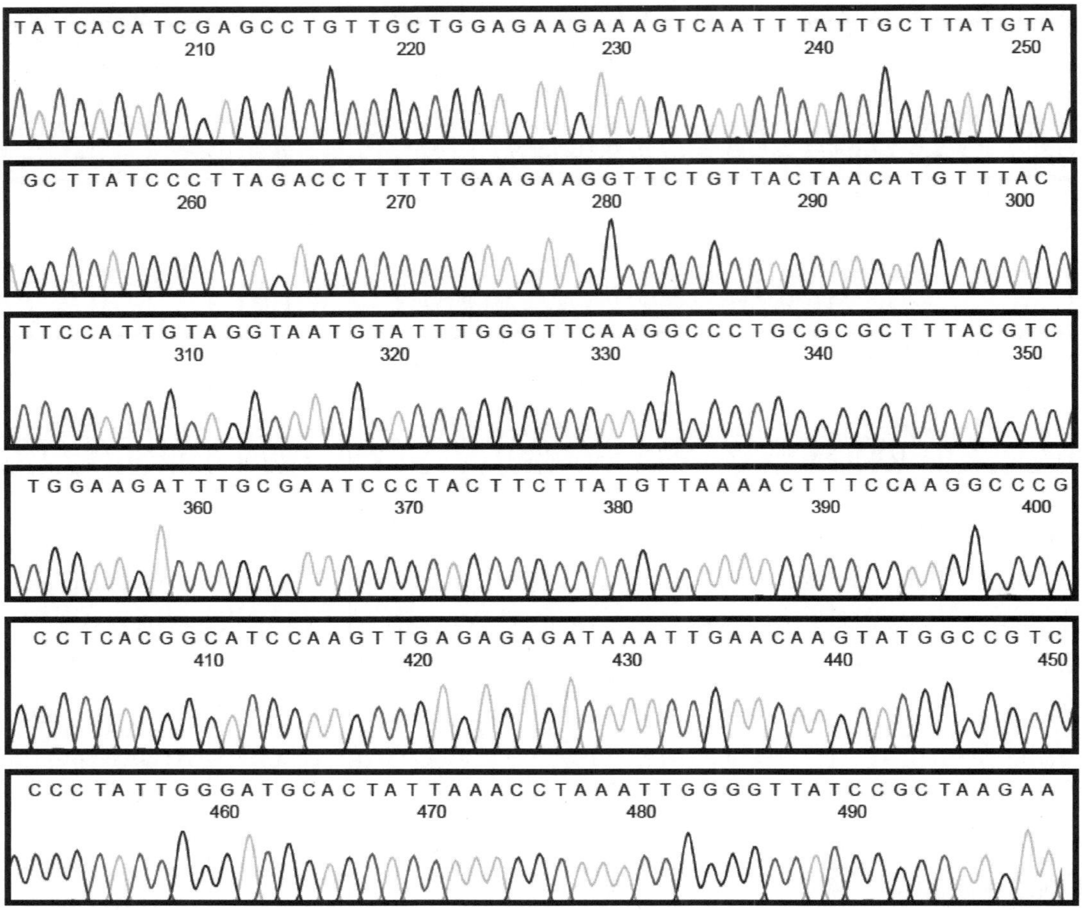

T A T C A C A T C G A G C C T G T T G C T G G A G A A G A A A G T C A A T T T A T T G C T T A T G T A
210 220 230 240 250

G C T T A T C C C T T A G A C C T T T T T G A A G A A G G T T C T G T T A C T A A C A T G T T T A C
260 270 280 290 300

T T C C A T T G T A G G T A A T G T A T T T G G G T T C A A G G C C C T G C G C G C T T T A C G T C
310 320 330 340 350

T G G A A G A T T T G C G A A T C C C T A C T T C T T A T G T T A A A A C T T T C C A A G G C C C G
360 370 380 390 400

C C T C A C G G C A T C C A A G T T G A G A G A G A T A A A T T G A A C A A G T A T G G C C G T C
410 420 430 440 450

C C C T A T T G G G A T G C A C T A T T A A A C C T A A A T T G G G G T T A T C C G C T A A G A A
460 470 480 490

【*rbcL* 条形码序列】

1－50　AAGATTATAAATTGACTTATTATACTCCTGACTATGAAACCAAAGATACT

51－100　GATATCTTAGCAGCATTCCGAGTAACTCCTCAACCCGGAGTTCCGCCTGA

101－150　AGAAGCAGGTGCCGCGGTAGCTGCCGAATCTTCTACTGGTACATGGACAA

151－200　CTGTGTGGACCGATGGACTTACCAGTCTTGATCGTTACAAAGGACGATGC

201－250　TATCACATCGAGCCTGTTGCTGGAGAAGAAAGTCAATTTATTGCTTATGT

251－300　AGCTTATCCCTTAGACCTTTTTGAAGAAGGTTCTGTTACTAACATGTTTA

301－350　CTTCCATTGTAGGTAATGTATTTGGGTTCAAGGCCCTGCGCGCTTTACGT

351－400　CTGGAAGATTTGCGAATCCCTACTTCTTATGTTAAAACTTTCCAAGGCCC

401－450　GCCTCACGGCATCCAAGTTGAGAGAGATAAATTGAACAAGTATGGCCGTC

451－499　CCCTATTGGGATGCACTATTAAACCTAAATTGGGGTTATCCGCTAAGAA

【*matK* 序列峰图】 长度：744 bp；GC 含量：31.3％。

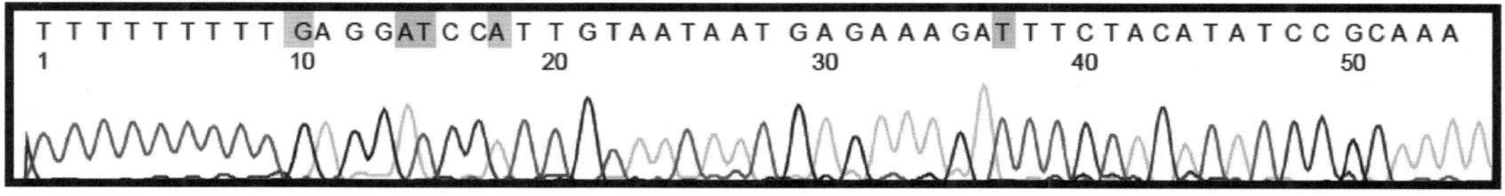

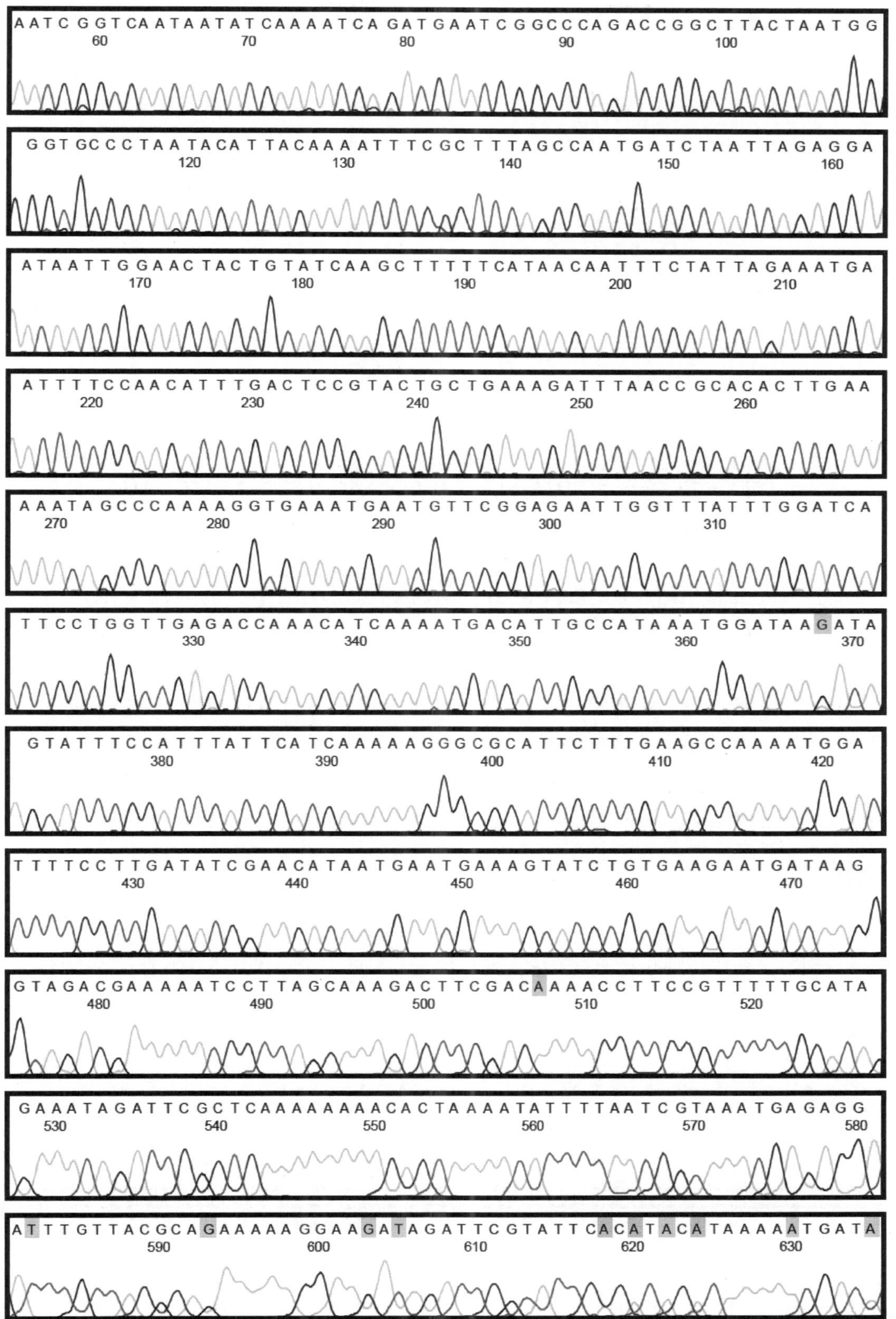

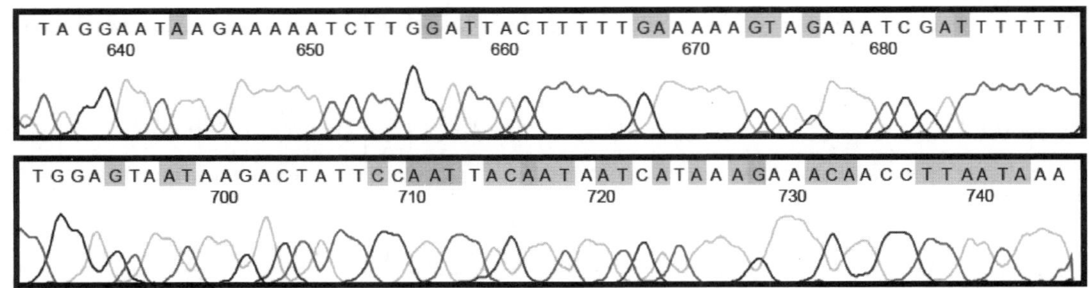

【*matK* 条形码序列】

1－50　TTTTTTTTTGAGGATCCATTGTAATAATGAGAAAGATTTCTACATATCCG
51－100　CAAAAATCGGTCAATAATATCAAAATCAGATGAATCGGCCCAGACCGGCT
101－150　TACTAATGGGGTGCCCTAATACATTACAAAATTTCGCTTTAGCCAATGAT
151－200　CTAATTAGAGGAATAATTGGAACTACTGTATCAAGCTTTTTCATAACAAT
201－250　TTCTATTAGAAATGAATTTTCCAACATTTGACTCCGTACTGCTGAAAGAT
251－300　TTAACCGCACACTTGAAAAATAGCCCAAAAGGTGAAATGAATGTTCGGAG
301－350　AATTGGTTTATTTGGATCATTCCTGGTTGAGACCAAACATCAAAATGACA
351－400　TTGCCATAAATGGATAAGATAGTATTTCCATTTATTCATCAAAAAGGGCG
401－450　CATTCTTTGAAGCCAAAATGGATTTTCCTTGATATCGAACATAATGAATG
451－500　AAAGTATCTGTGAAGAATGATAAGGTAGACGAAAAATCCTTAGCAAAGAC
501－550　TTCGACAAAACCTTCCGTTTTTGCATAGAAATAGATTCGCTCAAAAAAAA
551－600　CACTAAAATATTTTAATCGTAAATGAGAGGATTTGTTACGCAGAAAAAGG
601－650　AAGATAGATTCGTATTCACATACATAAAAATGATATAGGAATAAGAAAAA
651－700　TCTTGGATTACTTTTTGAAAAAGTAGAAATCGATTTTTTTGGAGTAATAA
701－744　GACTATTCCAATTACAATAATCATAAAGAAACAACCTTAATAAA

板蓝根

本品为十字花科植物菘蓝 *Isatis indigotica* Fort. 的干燥根。

【材料来源】 菘蓝新鲜叶片采自内蒙古通辽市科尔沁区内蒙古民族大学农业科技园区。经度:122°07′64″,纬度:43°63′77″,海拔:192 m,鉴定人:包书茵。

【ITS2 序列峰图】 长度:191 bp;GC 含量:56.5%。

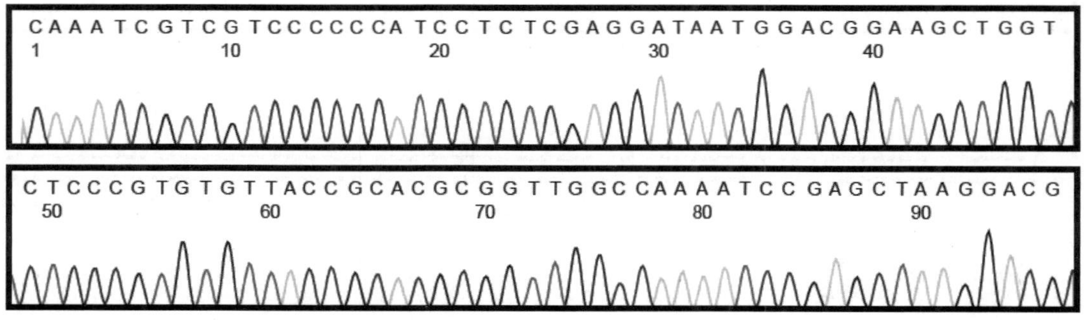

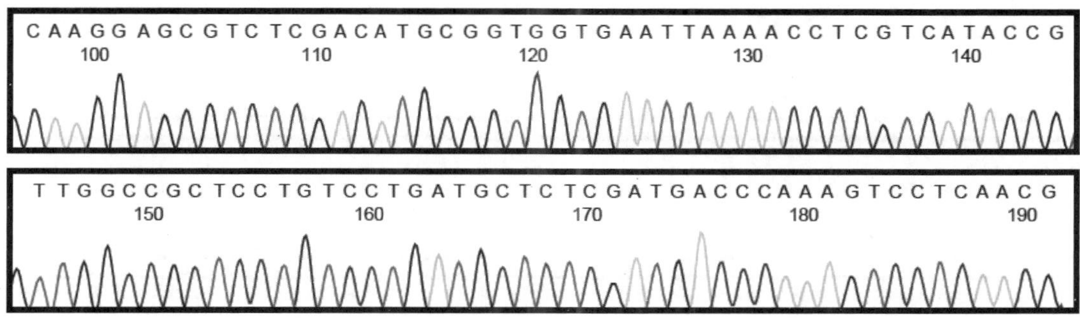

【ITS2 条形码序列】

1-50　CAAATCGTCGTCCCCCATCCTCTCGAGGATAATGGACGGAAGCTGGTCT

51-100　CCCGTGTGTTACCGCACGCGGTTGGCCAAAATCCGAGCTAAGGACGCAAG

101-150　GAGCGTCTCGACATGCGGTGGTGAATTAAAACCTCGTCATACCGTTGGCC

151-191　GCTCCTGTCCTGATGCTCTCGATGACCCAAAGTCCTCAACG

【ITS2 序列二级结构】

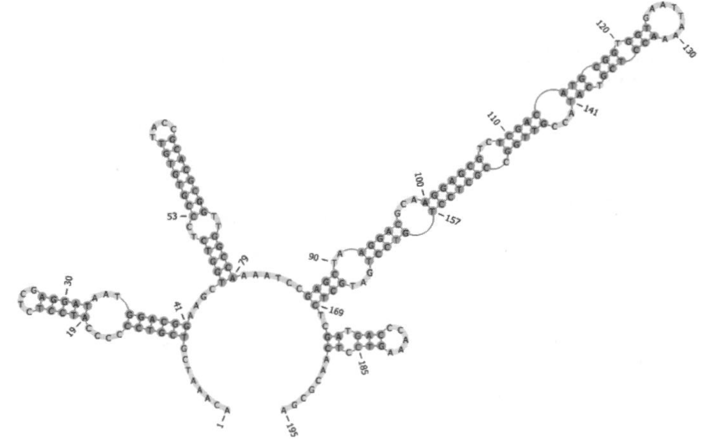

【*psbA*-*TrnH* 序列峰图】 长度:692 bp;GC 含量:29.3%。

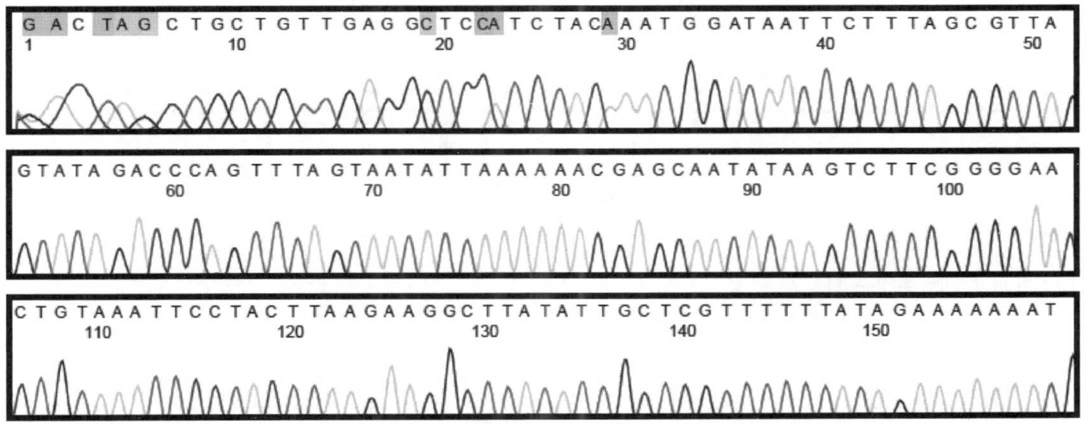

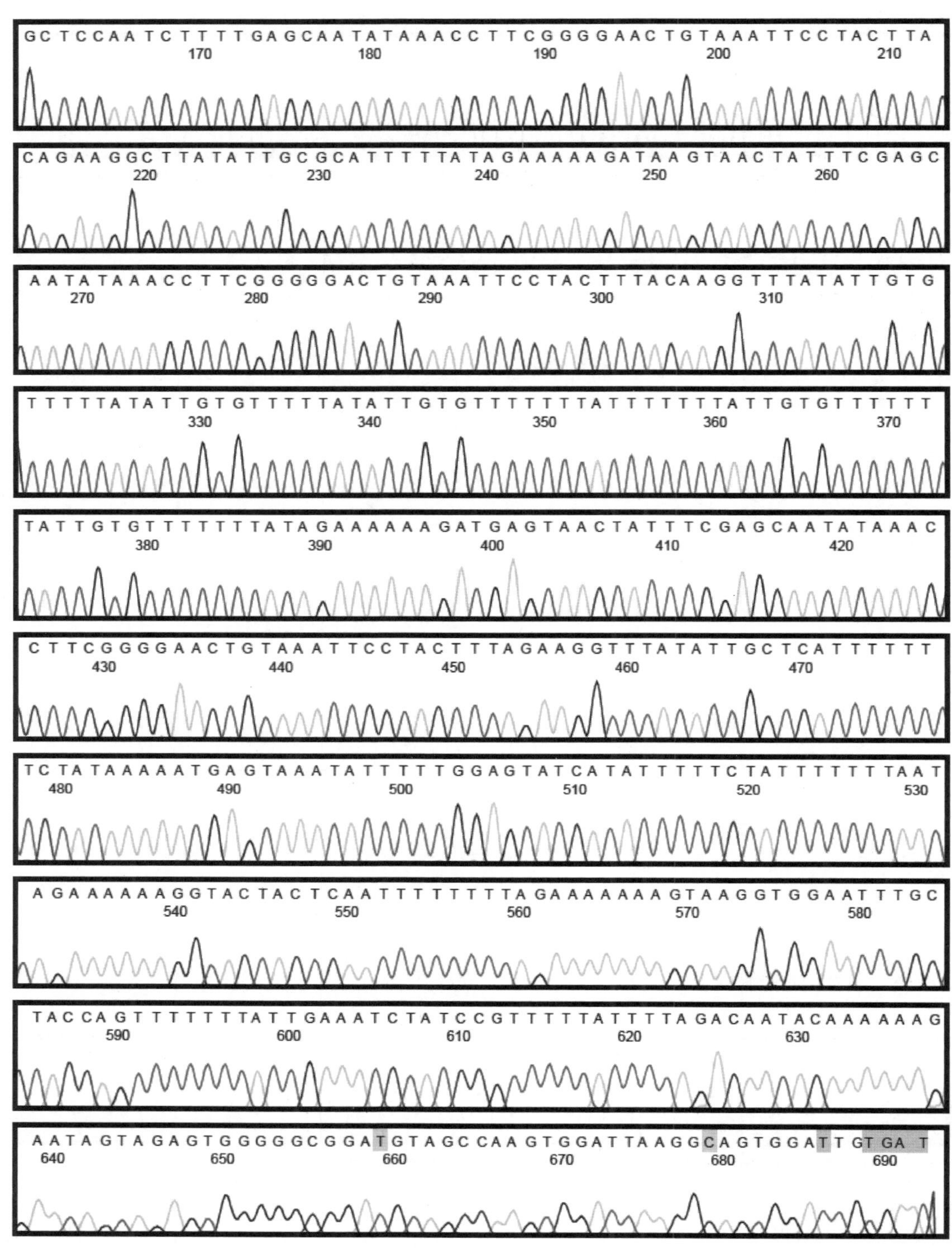

【*psbA* - *TrnH* 条形码序列】

1 - 50　GACTAGCTGCTGTTGAGGCTCCATCTACAAATGGATAATTCTTTAGCGTT

51 - 100　AGTATAGACCCAGTTTAGTAATATTAAAAAACGAGCAATATAAGTCTTCG

101 - 150　GGGAACTGTAAATTCCTACTTAAGAAGGCTTATATTGCTCGTTTTTTATA

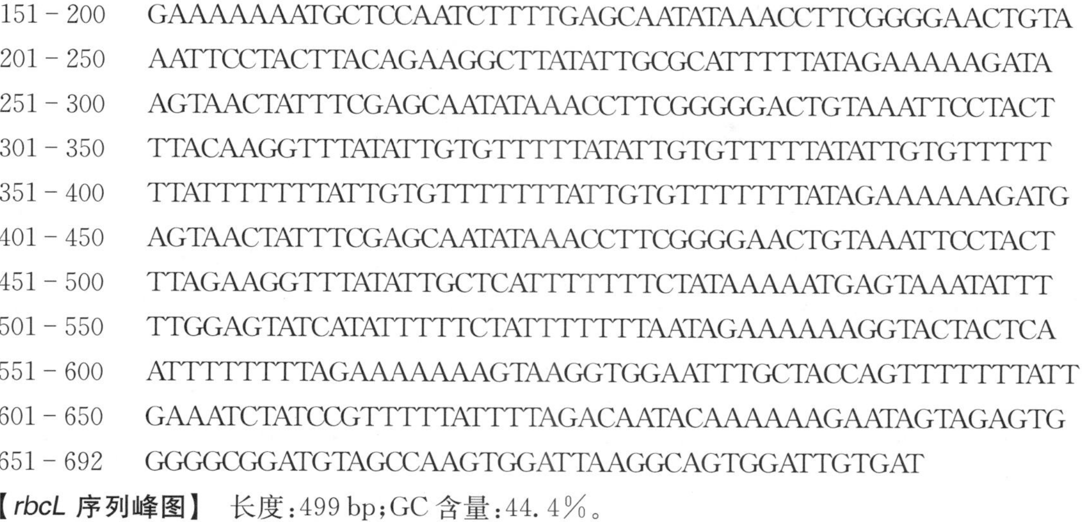

151 - 200　GAAAAAAATGCTCCAATCTTTTGAGCAATATAAACCTTCGGGGAACTGTA
201 - 250　AATTCCTACTTACAGAAGGCTTATATTGCGCATTTTTATAGAAAAAGATA
251 - 300　AGTAACTATTTCGAGCAATATAAACCTTCGGGGGACTGTAAATTCCTACT
301 - 350　TTACAAGGTTTATATTGTGTTTTTATATTGTGTTTTTATATTGTGTTTTT
351 - 400　TTATTTTTTTATTGTGTTTTTTTATTGTGTTTTTTTATAGAAAAAAGATG
401 - 450　AGTAACTATTTCGAGCAATATAAACCTTCGGGGAACTGTAAATTCCTACT
451 - 500　TTAGAAGGTTTATATTGCTCATTTTTTTCTATAAAAATGAGTAAATATTT
501 - 550　TTGGAGTATCATATTTTTCTATTTTTTTAATAGAAAAAAGGTACTACTCA
551 - 600　ATTTTTTTTAGAAAAAAAGTAAGGTGGAATTTGCTACCAGTTTTTTTATT
601 - 650　GAAATCTATCCGTTTTTATTTTAGACAATACAAAAAAGAATAGTAGAGTG
651 - 692　GGGGCGGATGTAGCCAAGTGGATTAAGGCAGTGGATTGTGAT

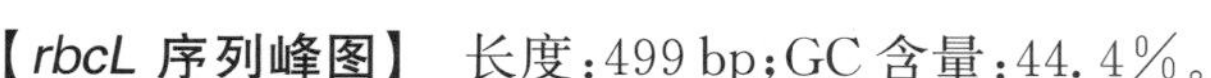

【*rbcL* 序列峰图】 长度：499 bp；GC 含量：44.4%。

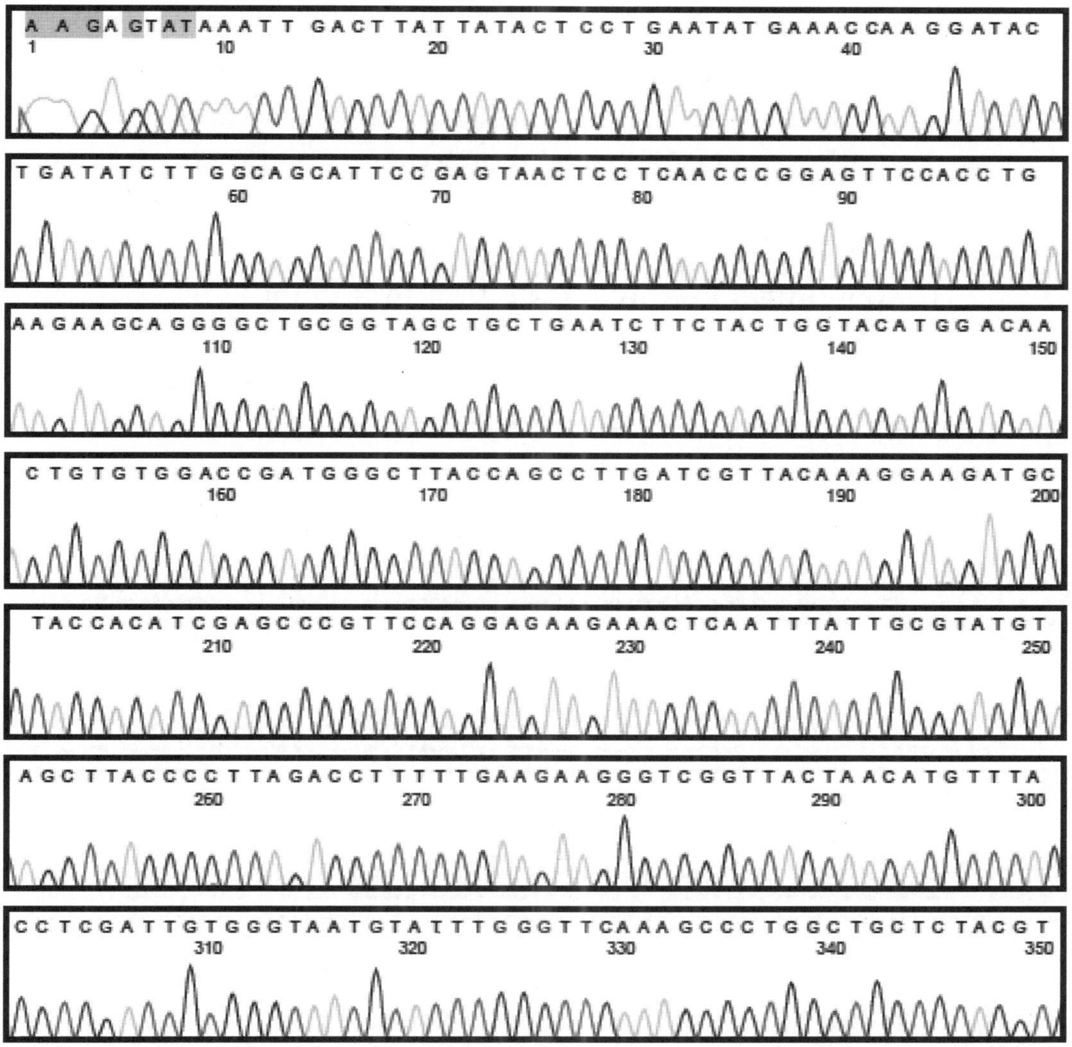

AAGAGTATAAATTGACTTATTATACTCCTGAATATGAAACCAAGGATAC
TGATATCTTGGCAGCATTCCGAGTAACTCCTCAACCCGGAGTTCCACCTG
AAGAAGCAGGGGCTGCGGTAGCTGCTGAATCTTCTACTGGTACATGGACAA
CTGTGTGGACCGATGGGCTTACCAGCCTTGATCGTTACAAAGGAAGATGC
TACCACATCGAGCCCGTTCCAGGAGAAGAAACTCAATTTATTGCGTATGT
AGCTTACCCCTTAGACCTTTTTGAAGAAGGGTCGGTTACTAACATGTTTA
CCTCGATTGTGGGTAATGTATTTGGGTTCAAAGCCCTGGCTGCTCTACGT

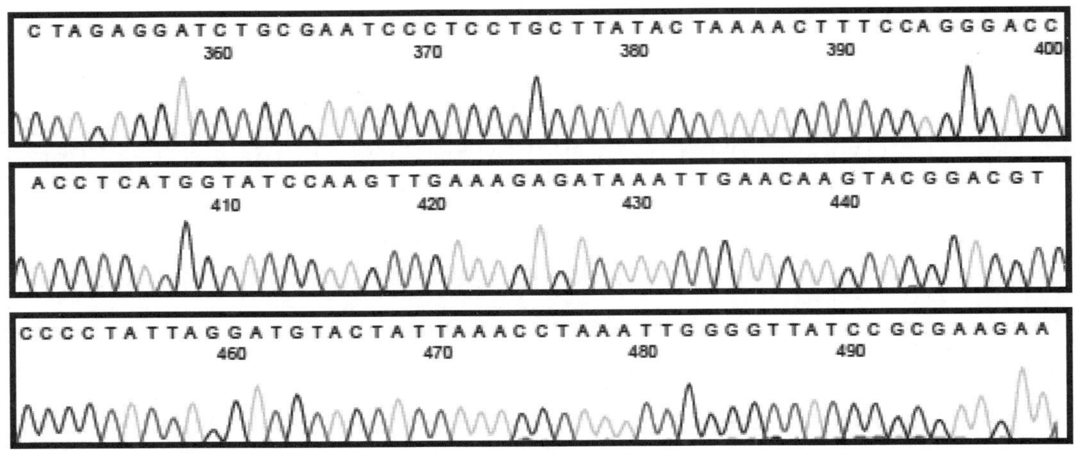

【*rbcL* 条形码序列】

1 - 50　AAGAGTATAAATTGACTTATTATACTCCTGAATATGAAACCAAGGATACT

51 - 100　GATATCTTGGCAGCATTCCGAGTAACTCCTCAACCCGGAGTTCCACCTGA

101 - 150　AGAAGCAGGGGCTGCGGTAGCTGCTGAATCTTCTACTGGTACATGGACAA

151 - 200　CTGTGTGGACCGATGGGCTTACCAGCCTTGATCGTTACAAAGGAAGATGC

201 - 250　TACCACATCGAGCCCGTTCCAGGAGAAGAAACTCAATTTATTGCGTATGT

251 - 300　AGCTTACCCCTTAGACCTTTTTGAAGAAGGGTCGGTTACTAACATGTTTA

301 - 350　CTCGATTGTGGGTAATGTATTTGGGTTCAAAGCCCTGGCTGCTCTACGT

351 - 400　CTAGAGGATCTGCGAATCCCTCCTGCTTATACTAAAACTTTCCAGGGACC

401 - 450　ACCTCATGGTATCCAAGTTGAAAGAGATAAATTGAACAAGTACGGACGTC

451 - 499　CCCTATTAGGATGTACTATTAAACCTAAATTGGGGTTATCCGCGAAGAA

【*matK* 序列峰图】 长度:771 bp;GC 含量:30.2%。

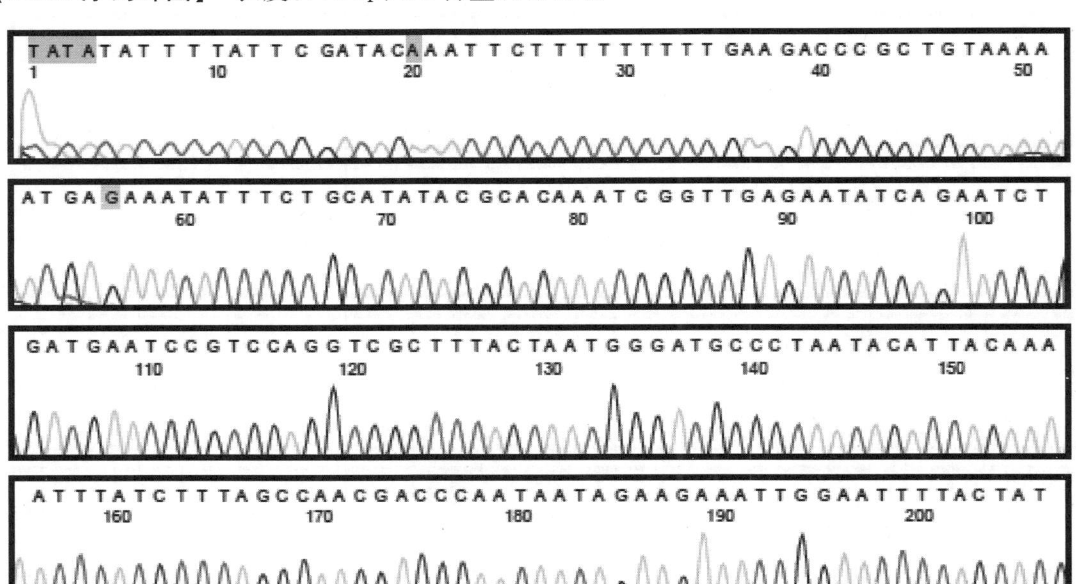

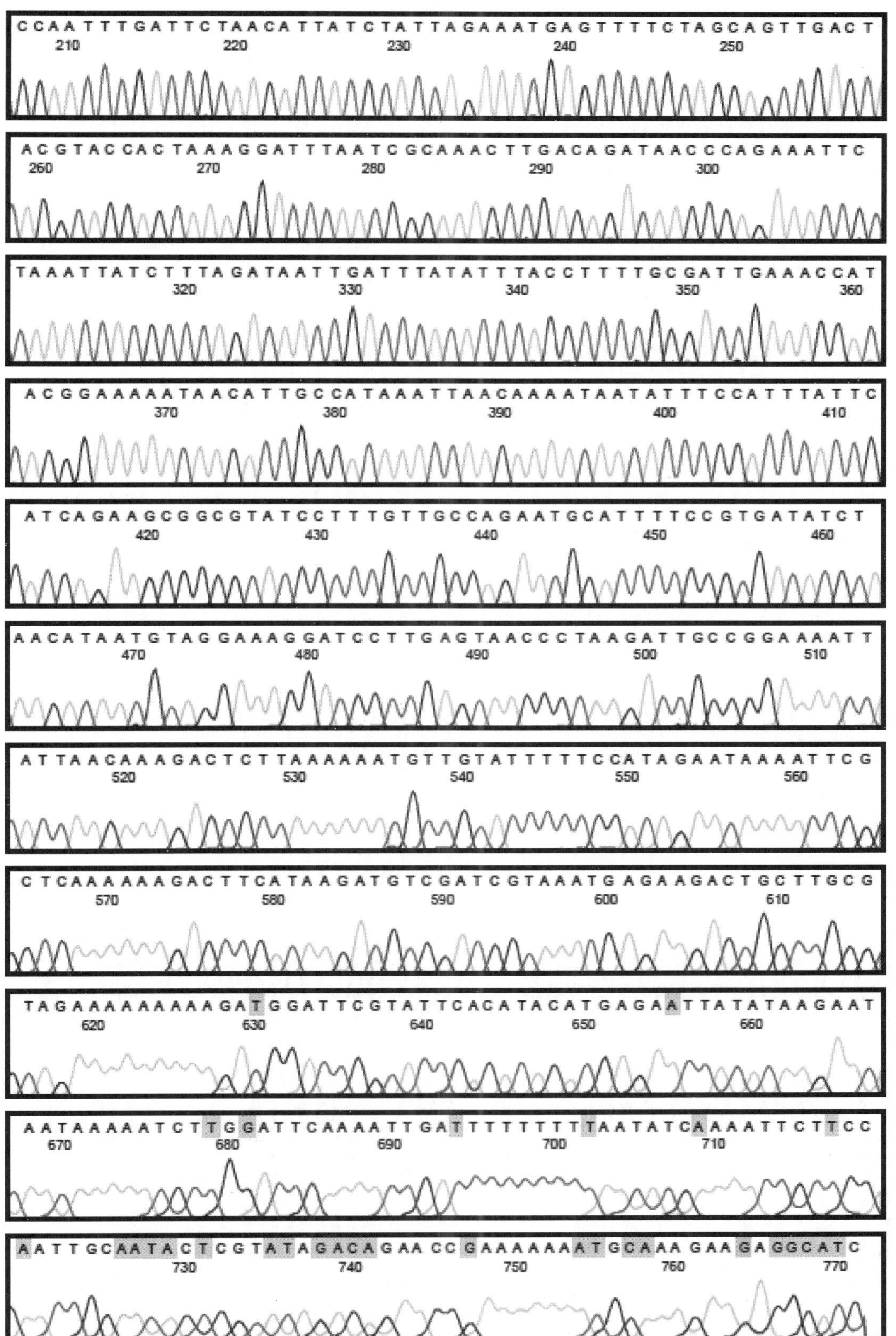

【*matK* 条形码序列】

1-50　TATATATTTTATTCGATACAAATTCTTTTTTTTTGAAGACCCGCTGTAAA
51-100　AATGAGAAATATTTCTGCATATACGCACAAATCGGTTGAGAATATCAGAA
101-150　TCTGATGAATCCGTCCAGGTCGCTTTACTAATGGGATGCCCTAATACATT
151-200　ACAAAATTTATCTTTAGCCAACGACCCAAT AATAGAAGAAATTGGAATTT
201-250　TACTATCCAATTTGATTCTAACATTATCTATTAGAAATGAGTTTTCTAGC
251-300　AGTTGACTACGTACCACTAAAGGATTTAATCGCAAACTTGACAGATAACC
301-350　CAGAAATTCTAAATTATCTTTAGATAATTGATTTATATTTACCTTTTGCG
351-400　ATTGAAACCATACGGAAAAATAACATTGCCATAAATTAACAAAATAATAT
401-450　TTCCATTTATTCATCAGAAGCGGCGTATCCTTTGTTGCCAGAATGCATTT
451-500　TCCGTGATATCTAACATAAT GTAGGAAAGGATCCTTGAGTAACCCTAAGA
501-550　TTGCCGGAAAATTATTAACAAAGACTCTTAAAAAATGTTGTATTTTTCCA
551-600　TAGAATAAAATTCGCTCAAAAAAGACTTCATAAGATGTCGATCGTAAATG
601-650　AGAAGACTGCTTGCGTAGAA AAAAAAAGATGGATTCGTATTCACATACAT
651-700　GAGAATTATATAAGAATAATAAAAATCTTGGATTCAAAATTGATTTTTTT
701-750　TTAATATCAAAATTCTTCCAATTGCAATACTCGTATAGACAGAACCGAAA
751-771　AAAATGCAAAGAAGAGGCATC

松潘乌头

本品为毛茛科植物松潘乌头 *Aconitum sungpanense* Hand.-Mazz. 的干燥块根。

【材料来源】 松潘乌头新鲜叶片采自陕西省太白生态园。

经度:107°21′09″,纬度:34°01′39″,海拔:1 839 m,鉴定人:胡本祥。

【ITS2 序列峰图】 长度:220 bp;GC 含量:64.6%。

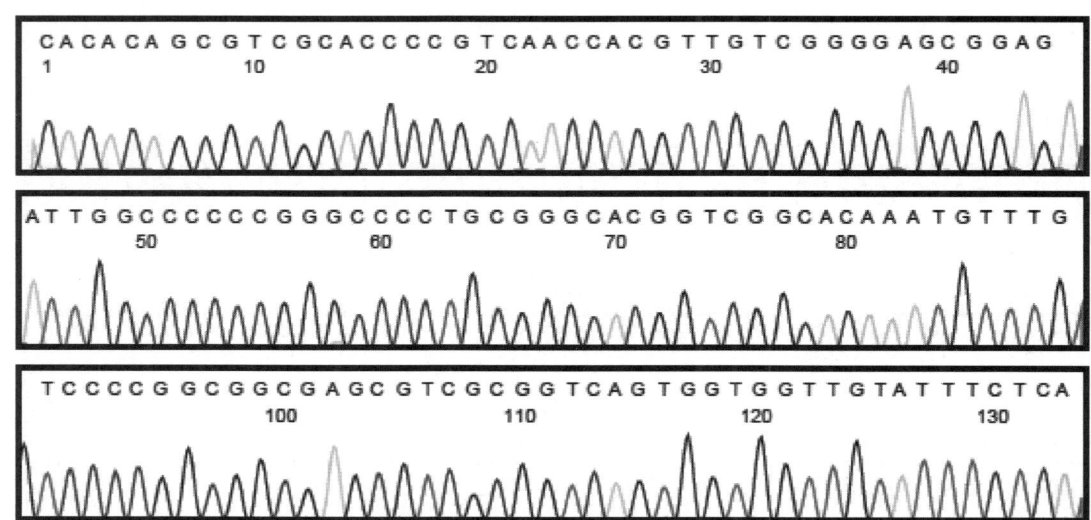

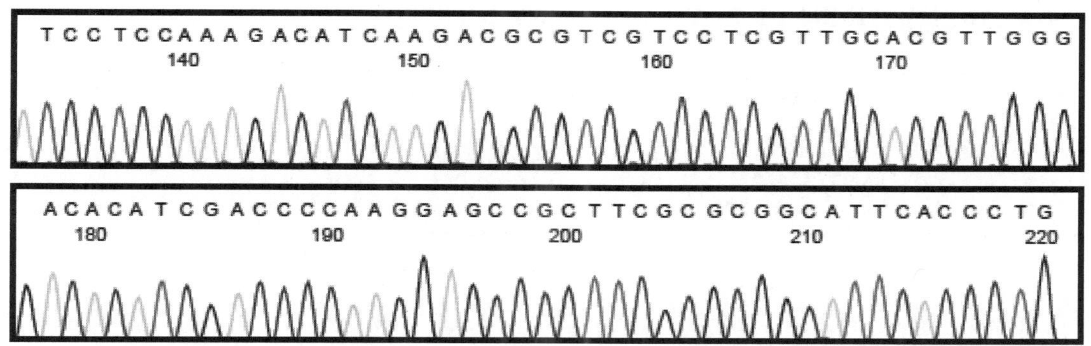

【ITS2 条形码序列】

1－50　CACACAGCGTCGCACCCCGTCAACCACGTTGTCGGGGAGCGGAGATTGGC

51－100　CCCCCGGGCCCCTGCGGGCACGGTCGGCACAAATGTTTGTCCCCGGCGGC

101－150　GAGCGTCGCGGTCAGTGGTGGTTGTATTTCTCATCCTCCAAAGACATCAA

151－200　GACGCGTCGTCCTCGTTGCACGTTGGGACACATCGACCCCAAGGAGCCGC

201－220　TTCGCGCGGCATTCACCCTG

【ITS2 序列二级结构】

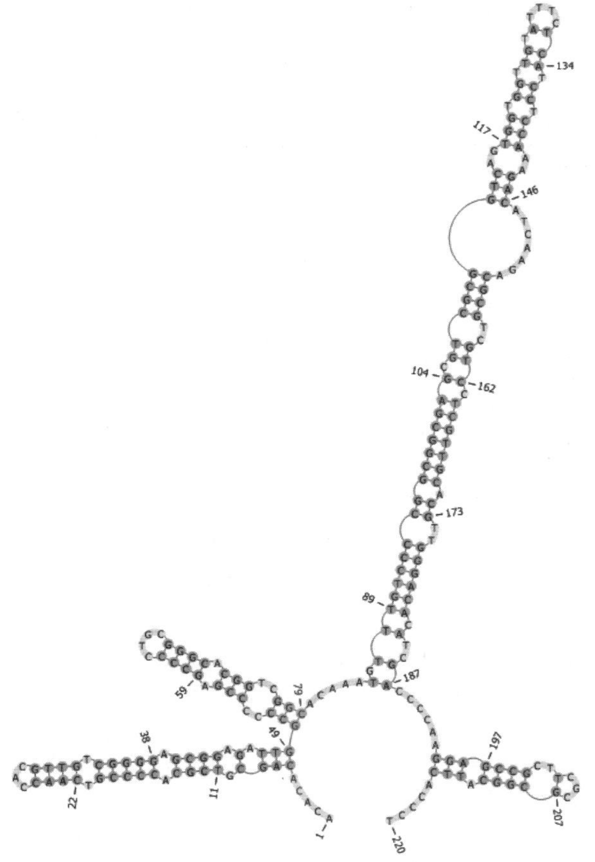

【*psbA - TrnH* 序列峰图】 长度:290 bp;GC 含量:34.8%。

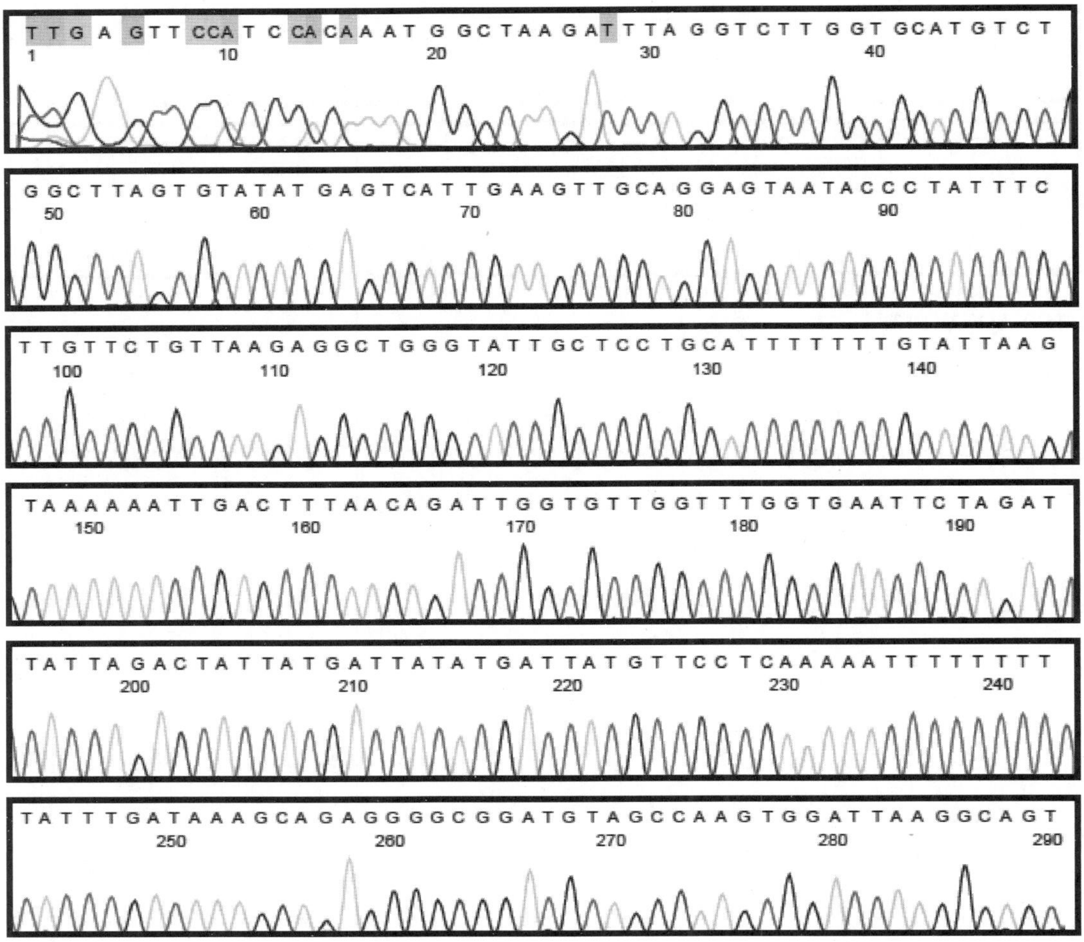

【*psbA - TrnH* 条形码序列】

1 - 50　TTGAGTTCCATCCACAAATGGCTAAGATTTAGGTCTTGGTGCATGTCTGG

51 - 100　CTTAGTGTATATGAGTCATTGAAGTTGCAGGAGTAATACCCTATTTCTTG

101 - 150　TTCTGTTAAGAGGCTGGGTATTGCTCCTGCATTTTTTTGTATTAAGTAAA

151 - 200　AAATTGACTTTAACAGATTGGTGTTGGTTTGGTGAATTCTAGATTATTAG

201 - 250　ACTATTATGATTATATGATTATGTTCCTCAAAAATTTTTTTTTATTTGAT

251 - 290　AAAGCAGAGGGGCGGATGTAGCCAAGTGGATTAAGGCAGT

【*rbcL* 序列峰图】 长度:501 bp;GC 含量:42.9%。

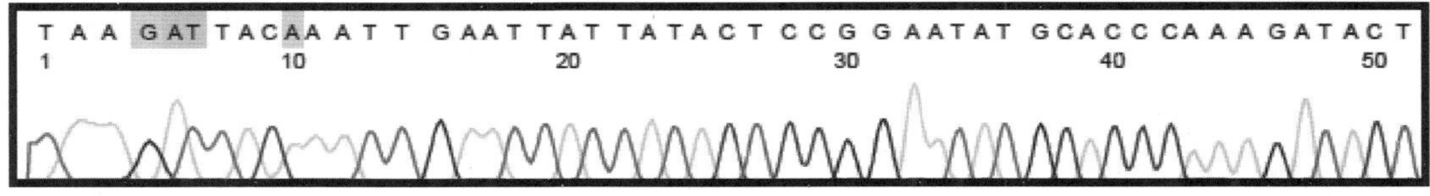

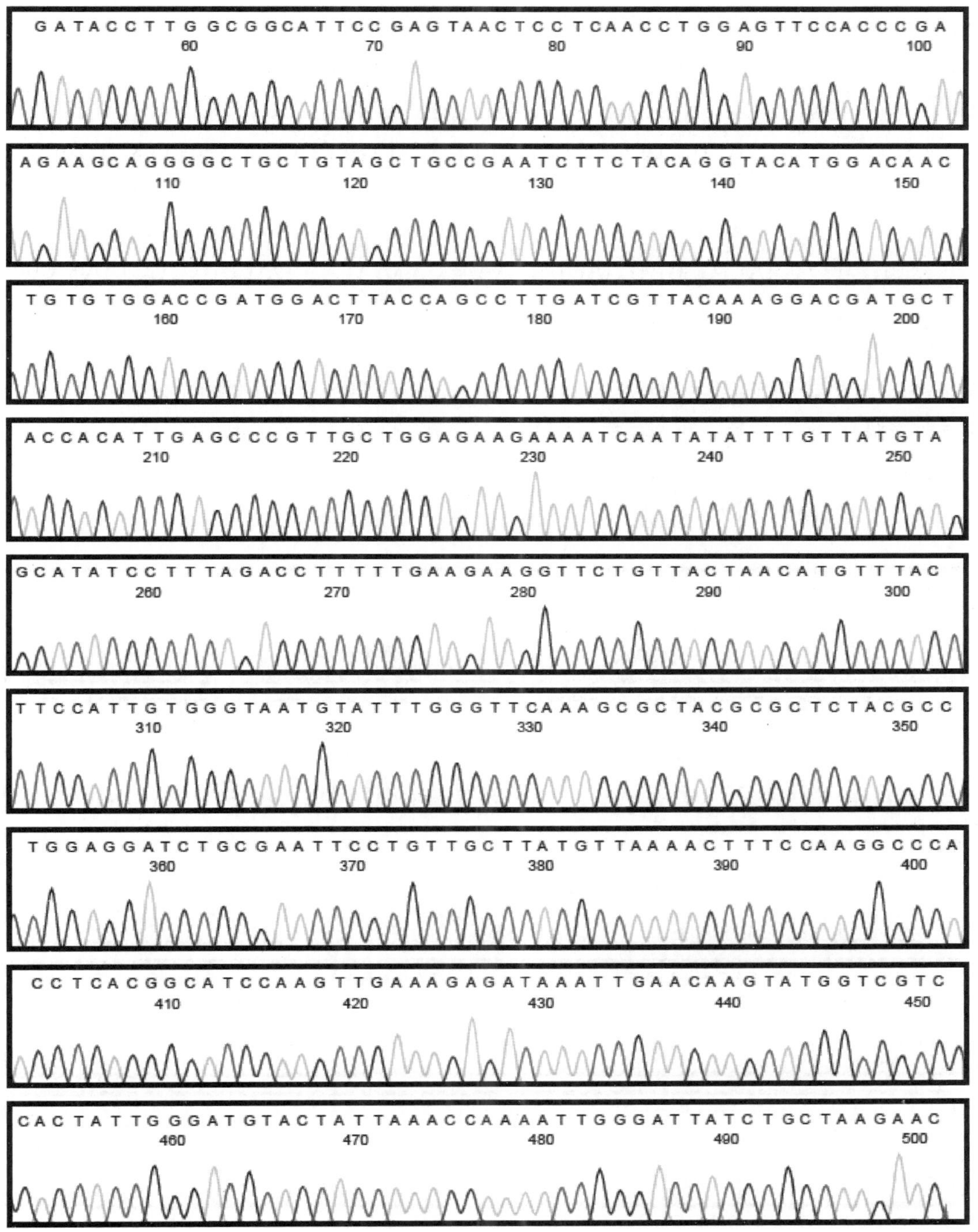

【*rbcL* 条形码序列】

1 - 50　TAAGATTACAAATTGAATTATTATACTCCGGAATATGCACCCAAAGATAC

51 - 100　TGATACCTTGGCGGCATTCCGAGTAACTCCTCAACCTGGAGTTCCACCCG

101－150　AAGAAGCAGGGGCTGCTGTAGCTGCCGAATCTTCTACAGGTACATGGACA
151－200　ACTGTGTGGACCGATGGACTTACCAGCCTTGATCGTTACAAAGGACGATG
201－250　CTACCACATTGAGCCCGTTGCTGGAGAAGAAAATCAATATATTTGTTATG
251－300　TAGCATATCCTTTAGACCTTTTTGAAGAAGGTTCTGTTACTAACATGTTT
301－350　ACTTCCATTGTGGGTAATGTATTTGGGTTCAAAGCGCTACGCGCTCTACG
351－400　CCTGGAGGATCTGCGAATTCCTGTTGCTTATGTTAAAACTTTCCAAGGCC
401－450　CACCTCACGGCATCCAAGTTGAAAGAGATAAATTGAACAAGTATGGTCGT
451－501　CCACTATTGGGATGTACTATTAAACCAAAATTGGGATTATCTGCTAAGAAC

抱茎苦荬菜

本品为菊科植物抱茎苦荬菜 *lxeris sonchifolia*（Bunge）Hance 的干燥全草。

【材料来源】 抱茎苦荬菜新鲜叶片采自内蒙古特金罕山国家级自然保护区。

经度：119°50′16″，纬度：45°12′12″，海拔：927 m，鉴定人：包桂花。

【*psbA*－*TrnH* 序列峰图】 长度：476 bp；GC 含量：28.3%。

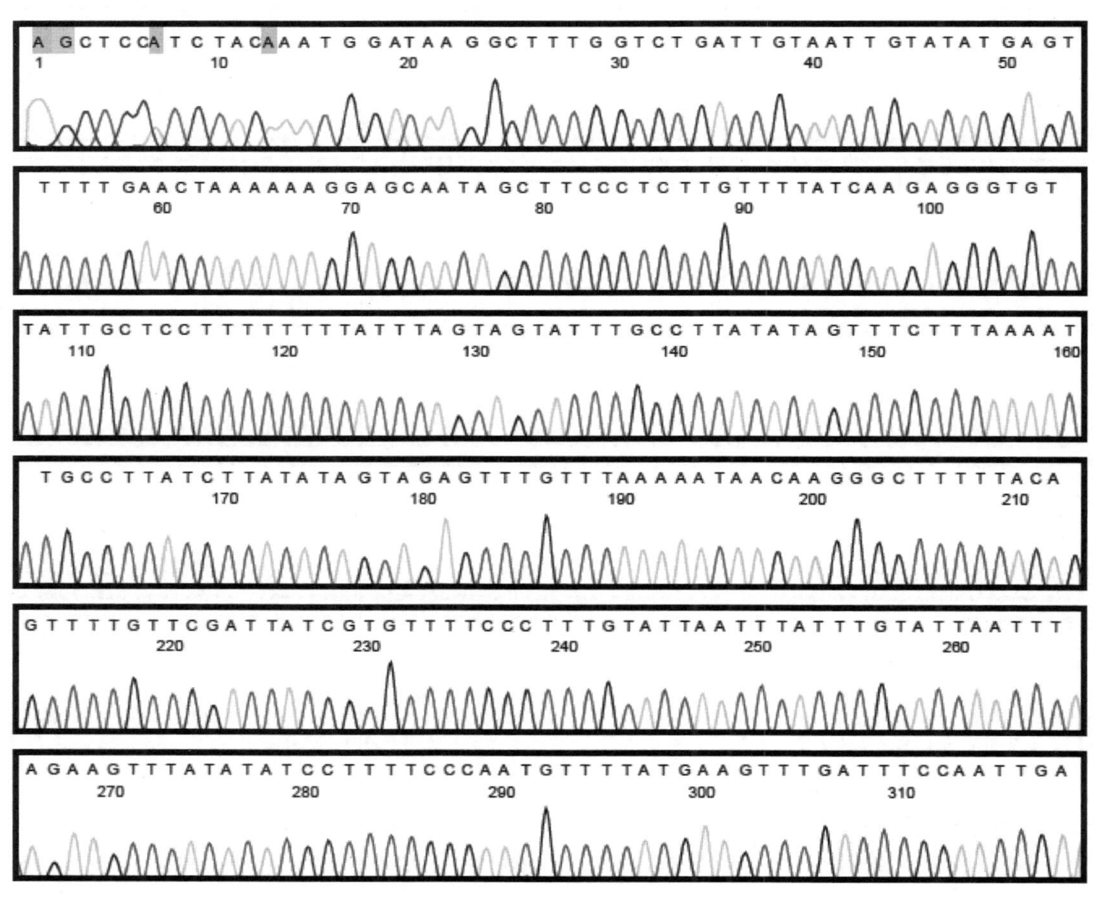

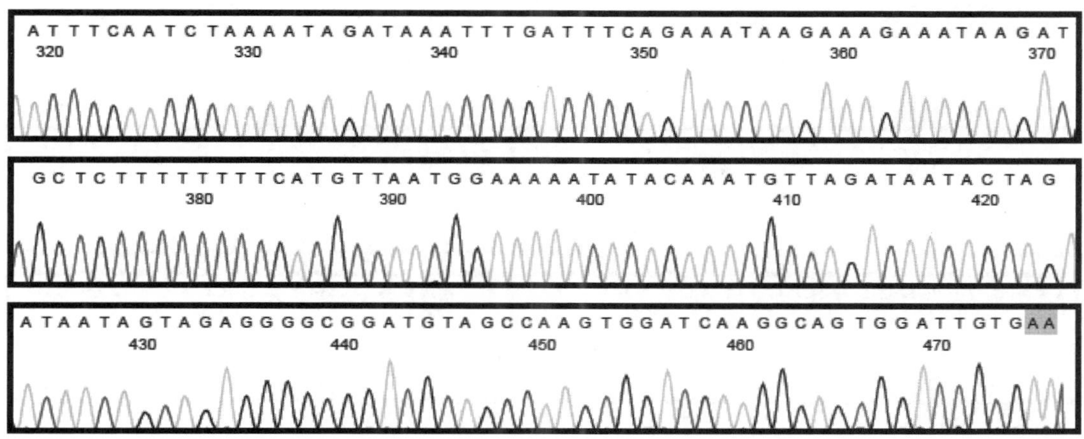

【*psbA* - *TrnH* 条形码序列】

1 - 50　AGCTCCATCTACAAATGGATAAGGCTTTGGTCTGATTGTAATTGTATATG
51 - 100　AGTTTTTGAACTAAAAAAGGAGCAATAGCTTCCCTCTTGTTTTATCAAGA
101 - 150　GGGTGTTATTGCTCCTTTTTTTTTATTTAGTAGTATTTGCCTTATATAGTT
151 - 200　TCTTTAAAATTGCCTTATCTTATATAGTAGAGTTTGTTTAAAAATAACAA
201 - 250　GGGCTTTTTACAGTTTTGTTCGATTATCGTGTTTTCCCTTTGTATTAATT
251 - 300　TATTTGTATTAATTTAGAAGTTTATATATCCTTTTCCCAATGTTTTATGA
301 - 350　AGTTTGATTTCCAATTGAATTTCAATCTAAAATAGATAAATTTGATTTCA
351 - 400　GAAATAAGAAAGAAATAAGATGCTCTTTTTTTTCATGTTAATGGAAAAAT
401 - 450　ATACAAATGTTAGATAATACTAGATAATAGTAGAGGGGCGGATGTAGCCA
451 - 476　AGTGGATCAAGGCAGTGGATTGTGAA

金银花

本品为忍冬科植物忍冬 *Lonicara japonica* Thunb. 的干燥的花蕾或带初开的花。

【材料来源】 忍冬新鲜叶片采自湖南省桂东县羊社村坛前组。

经度:109°39′19″,纬度:20°15′31″,海拔:1 500 m,鉴定人:刘塔斯。

【*psbA* - *TrnH* 序列峰图】 长度:238 bp;GC 含量:32.4%。

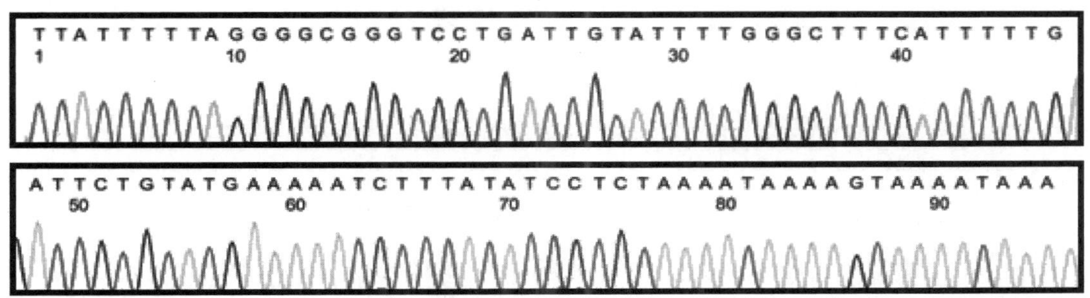

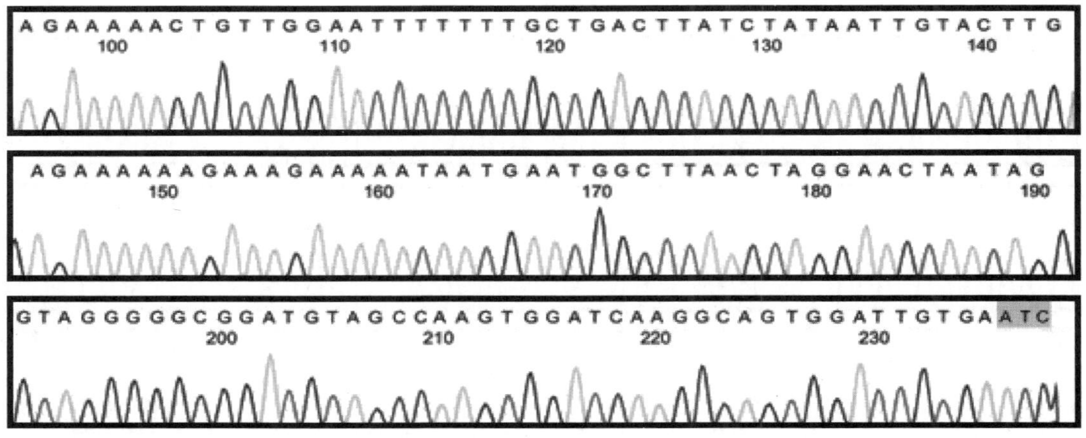

【*psbA* - *TrnH* 条形码序列】

1 - 50　TTATTTTTAGGGGCGGGTCCTGATTGTATTTTGGGCTTTCATTTTTGATT

51 - 100　CTGTATGAAAAATCTTTATATCCTCTAAAATAAAAGTAAAATAAAAGAAA

101 - 150　AACTGTTGGAATTTTTTTGCTGACTTATCTATAATTGTACTTGAGAAAAA

151 - 200　AGAAAGAAAAATAATGAATGGCTTAACTAGGAACTAATAGGTAGGGGGCG

201 - 238　GATGTAGCCAAGTGGATCAAGGCAGTGGATTGTGAATC

【*rbcL* 序列峰图】 长度:541 bp;GC 含量:45.5%。

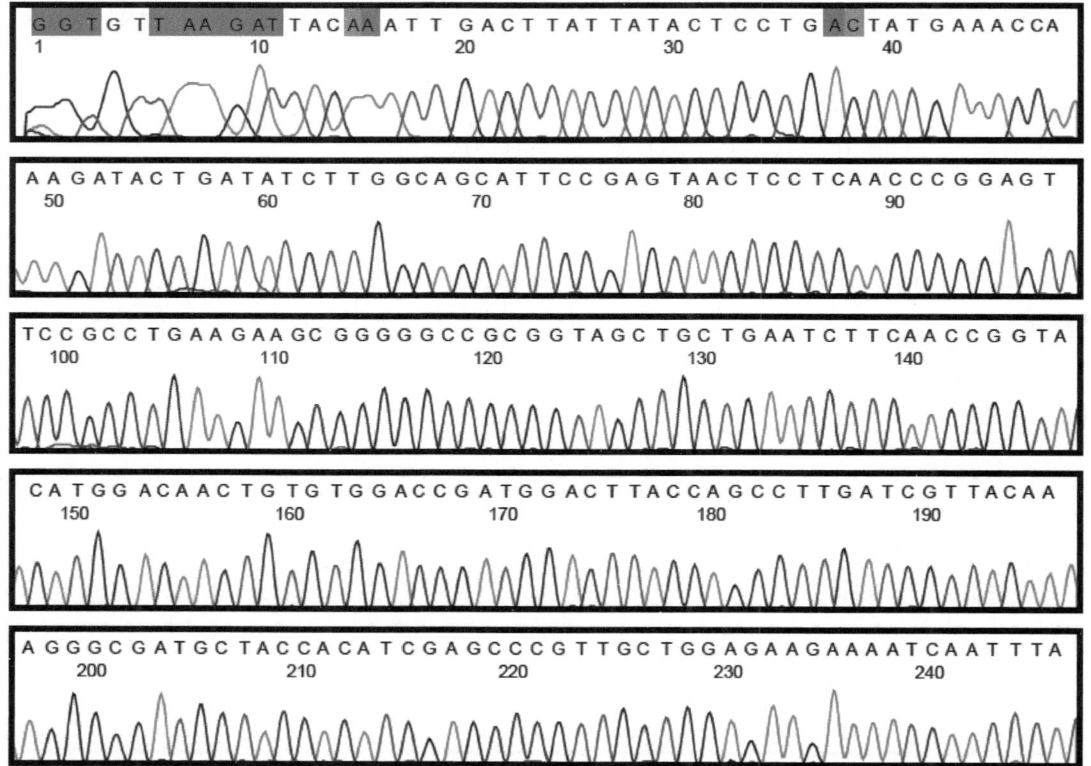

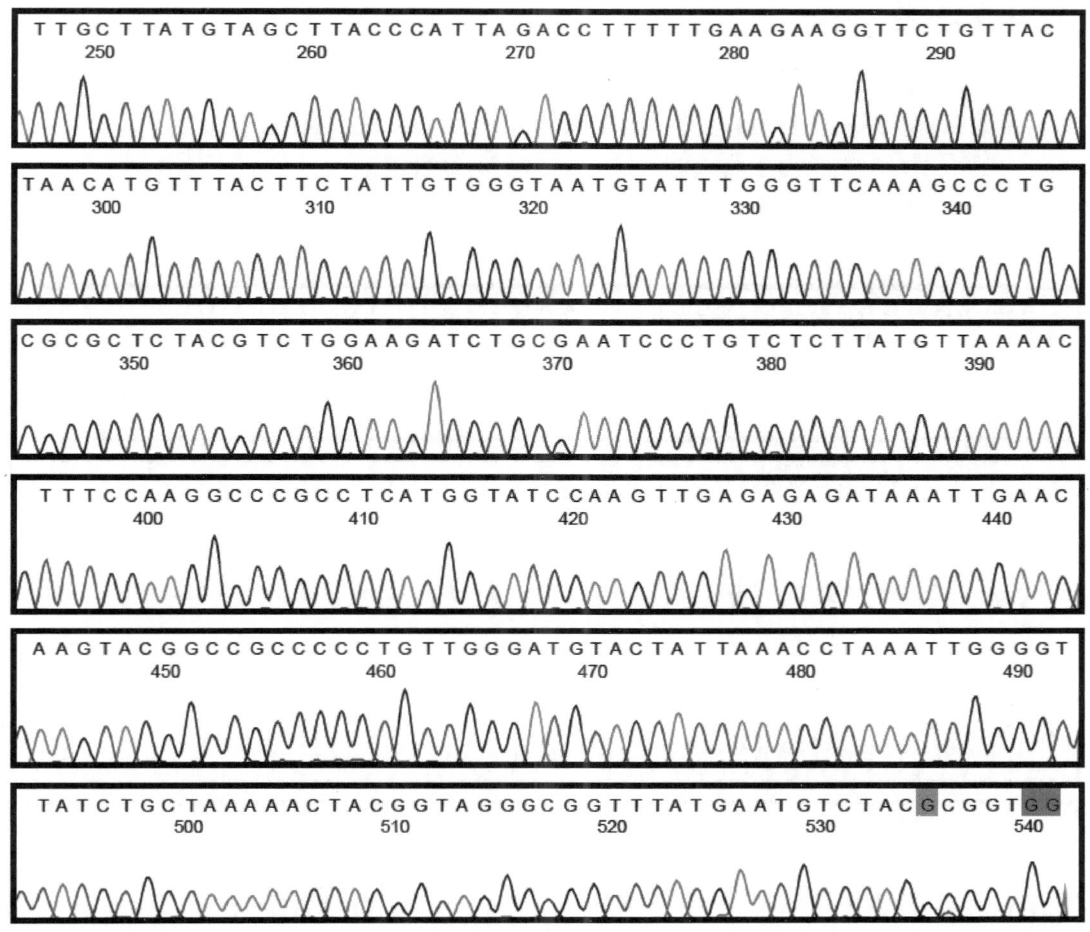

【*rbcL* 条形码序列】

1 - 50　GGTGTTAAGATTACAAATTGACTTATTATACTCCTGACTATGAAACCAAA

51 - 100　GATACTGATATCTTGGCAGCATTCCGAGTAACTCCTCAACCCGGAGTTCC

101 - 150　GCCTGAAGAAGCGGGGGCCGCGGTAGCTGCTGAATCTTCAACCGGTACAT

151 - 200　GGACAACTGTGTGGACCGATGGACTTACCAGCCTTGATCGTTACAAAGGG

201 - 250　CGATGCTACCACATCGAGCCCGTTGCTGGAGAAGAAAATCAATTTATTGC

251 - 300　TTATGTAGCTTACCCATTAGACCTTTTTGAAGAAGGTTCTGTTACTAACA

301 - 350　TGTTTACTTCTATTGTGGGTAATGTATTTGGGTTCAAAGCCCTGCGCGCT

351 - 400　CTACGTCTGGAAGATCTGCGAATCCCTGTCTCTTATGTTAAAACTTTCCA

401 - 450　AGGCCCGCCTCATGGTATCCAAGTTGAGAGAGATAAATTGAACAAGTACG

451 - 500　GCCGCCCCCTGTTGGGATGTACTATTAAACCTAAATTGGGGTTATCTGCT

501 - 541　AAAAACTACGGTAGGGCGGTTTATGAATGTCTACGCGGTGG

单叶铁线莲

本品为毛茛科植物单叶铁线莲 *Clematis henryi* Oliv. 的干燥根。

【材料来源】 单叶铁线莲新鲜叶片采自安徽省黄山世界地质公园。

经度：118°8′30″，纬度：30°5′10″，海拔：690 m，鉴定人：杨青山。

【ITS2 序列峰图】 长度：218 bp；GC 含量：66.9%。

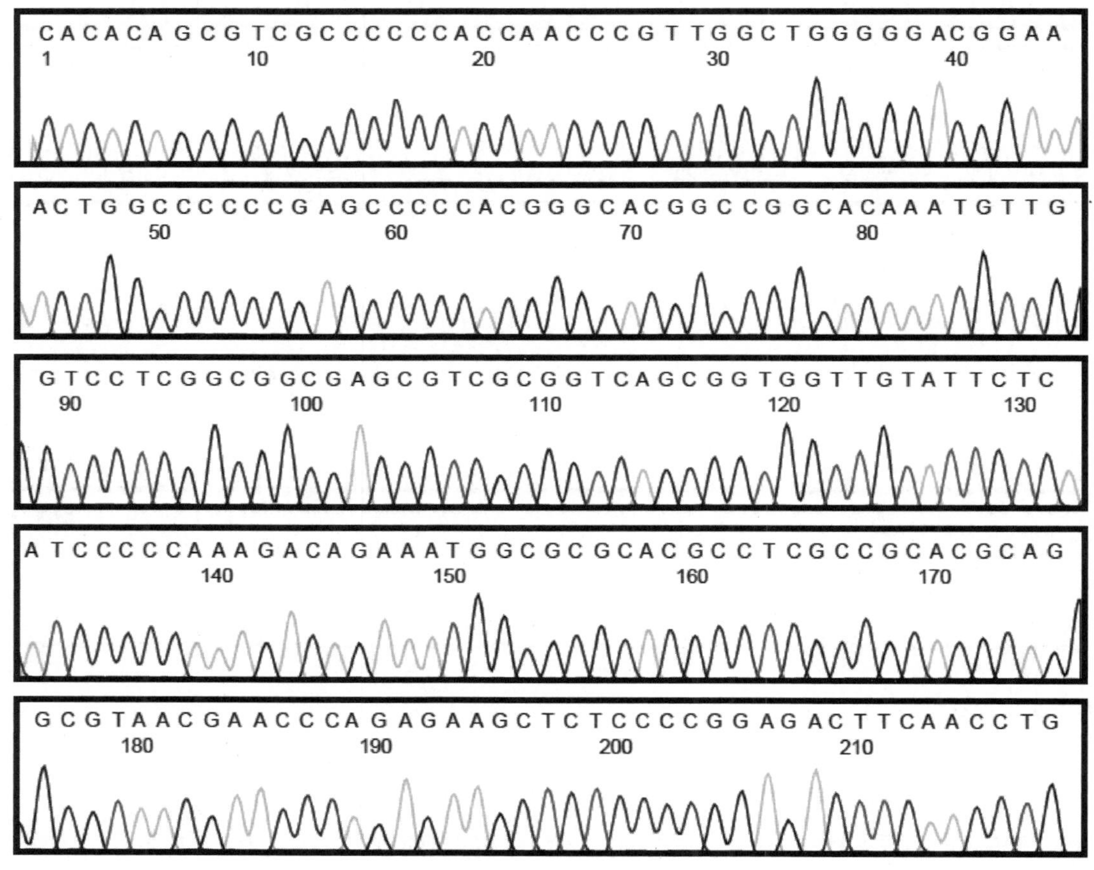

【ITS2 条形码序列】

1－50	CACACAGCGTCGCCCCCACCAACCCGTTGGCTGGGGGACGGAAACTGGC
51－100	CCCCCGAGCCCCCACGGGCACGGCCGGCACAAATGTTGGTCCTCGGCGGC
101－150	GAGCGTCGCGGTCAGCGGTGGTTGTATTCTCATCCCCCAAAGACAGAAAT
151－200	GGCGCGCACGCCTCGCCGCACGCAGGCGTAACGAACCCAGAGAAGCTCTC
201－218	CCCGGAGACTTCAACCTG

【ITS2 序列二级结构】

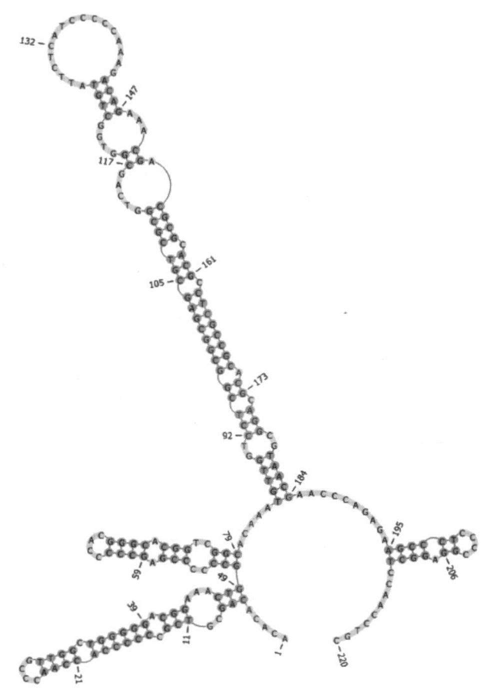

【*psbA* - *TrnH* 序列峰图】 长度:326 bp;GC 含量:46.0%。

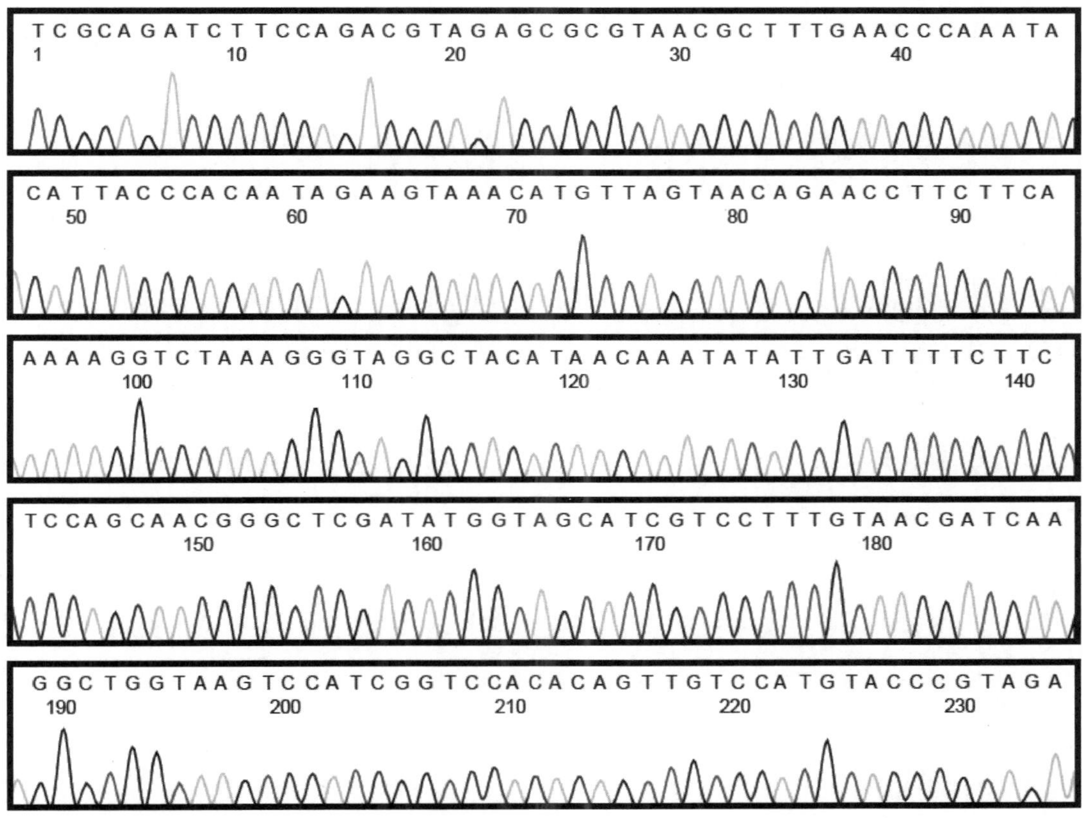

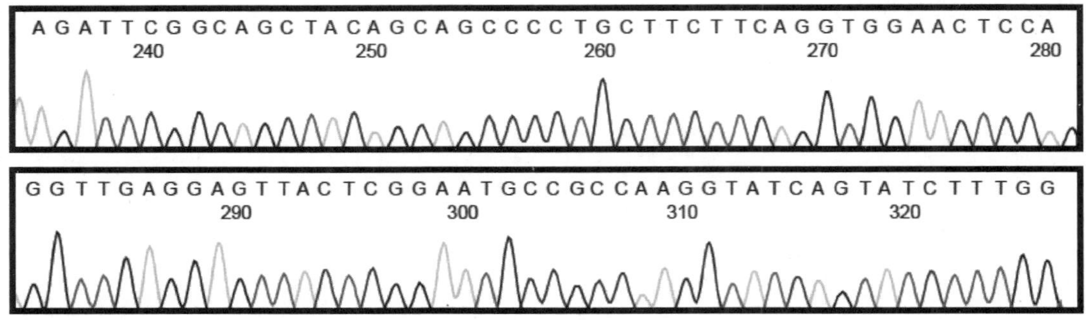

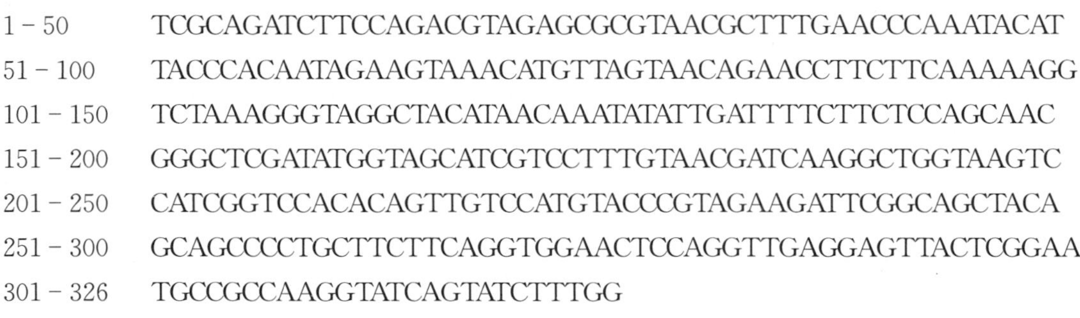

【*psbA* - *TrnH* 条形码序列】

1 - 50　TCGCAGATCTTCCAGACGTAGAGCGCGTAACGCTTTGAACCCAAATACAT
51 - 100　TACCCACAATAGAAGTAAACATGTTAGTAACAGAACCTTCTTCAAAAAGG
101 - 150　TCTAAAGGGTAGGCTACATAACAAATATATTGATTTTCTTCTCCAGCAAC
151 - 200　GGGCTCGATATGGTAGCATCGTCCTTTGTAACGATCAAGGCTGGTAAGTC
201 - 250　CATCGGTCCACACAGTTGTCCATGTACCCGTAGAAGATTCGGCAGCTACA
251 - 300　GCAGCCCCTGCTTCTTCAGGTGGAACTCCAGGTTGAGGAGTTACTCGGAA
301 - 326　TGCCGCCAAGGTATCAGTATCTTTGG

【*rbcL* 序列峰图】　长度:326 bp;GC 含量:46.0%。

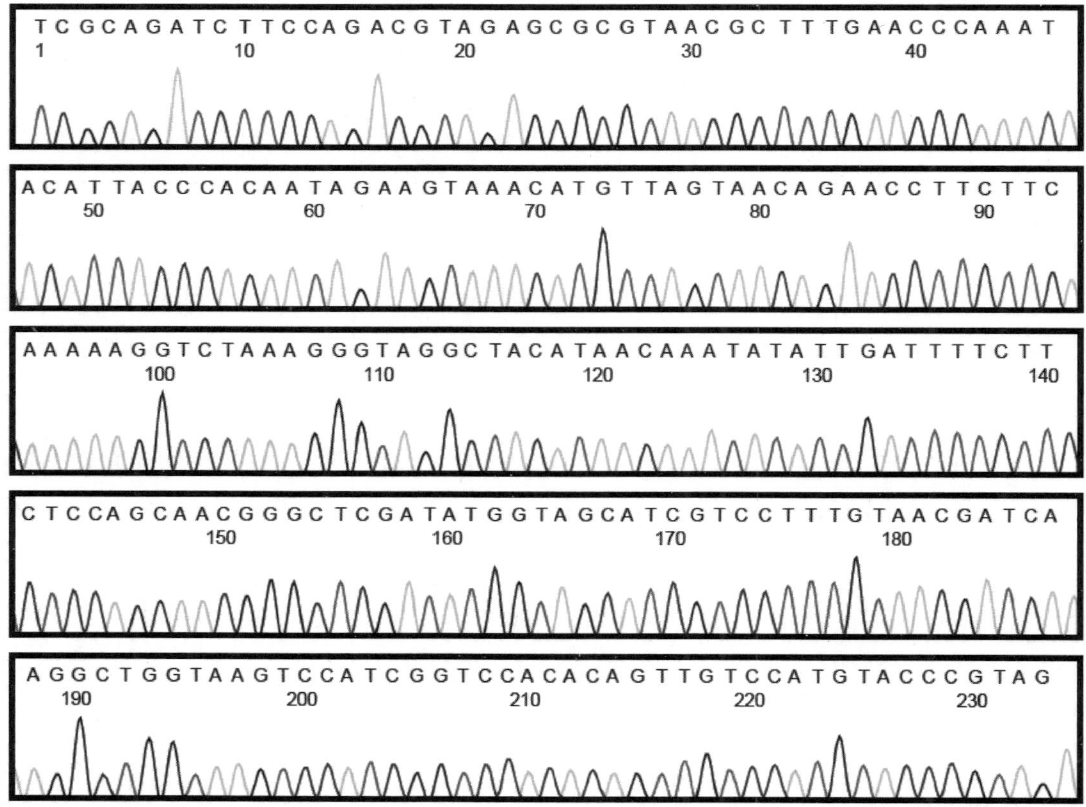

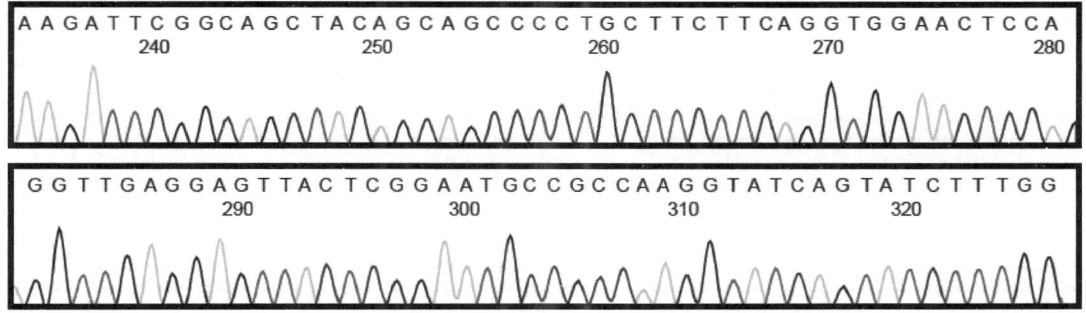

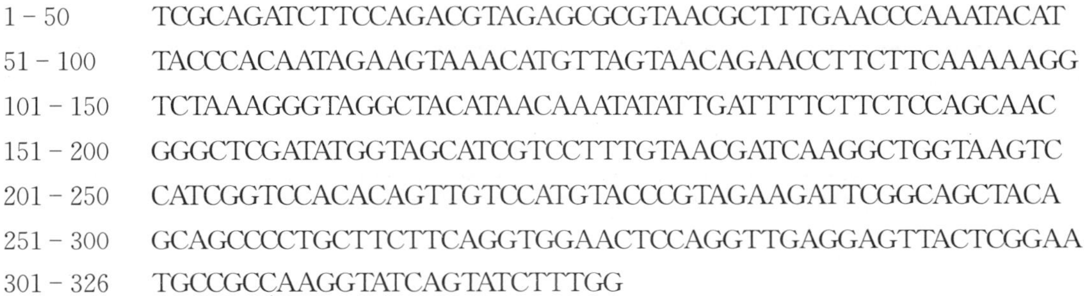

【*rbcL* 条形码序列】

1 - 50 TCGCAGATCTTCCAGACGTAGAGCGCGTAACGCTTTGAACCCAAATACAT
51 - 100 TACCCACAATAGAAGTAAACATGTTAGTAACAGAACCTTCTTCAAAAAGG
101 - 150 TCTAAAGGGTAGGCTACATAACAAATATATTGATTTTCTTCTCCAGCAAC
151 - 200 GGGCTCGATATGGTAGCATCGTCCTTTGTAACGATCAAGGCTGGTAAGTC
201 - 250 CATCGGTCCACACAGTTGTCCATGTACCCGTAGAAGATTCGGCAGCTACA
251 - 300 GCAGCCCCTGCTTCTTCAGGTGGAACTCCAGGTTGAGGAGTTACTCGGAA
301 - 326 TGCCGCCAAGGTATCAGTATCTTTGG

【*matK* 序列峰图】 长度：756 bp；GC 含量：30.9%。

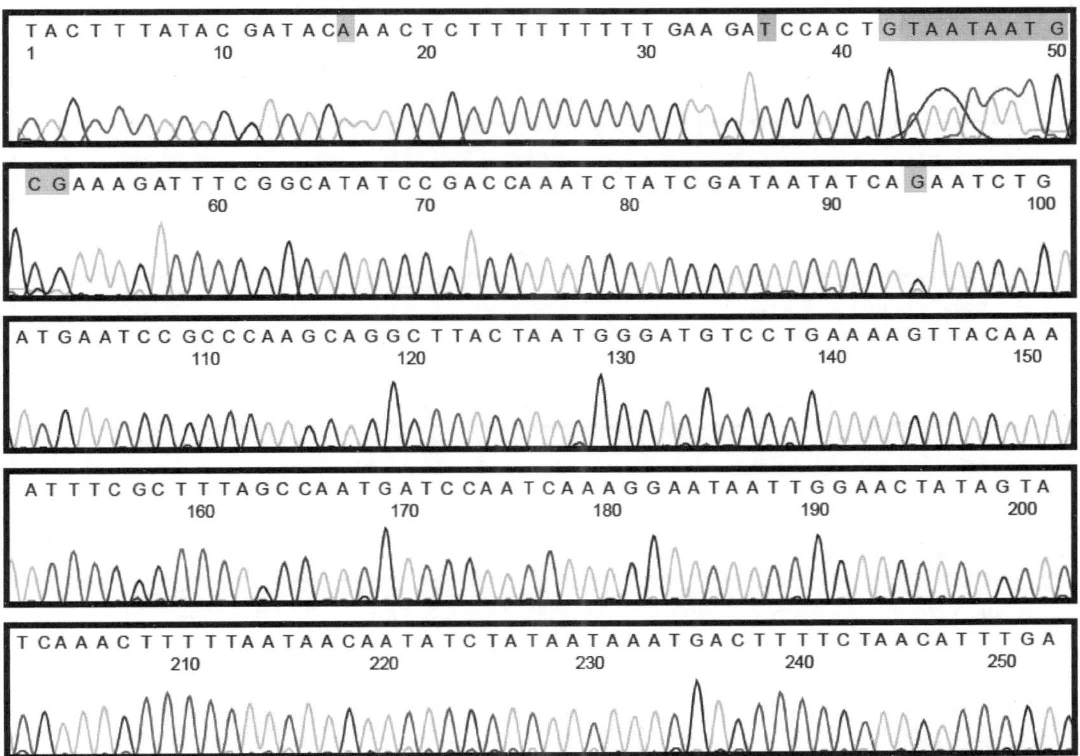

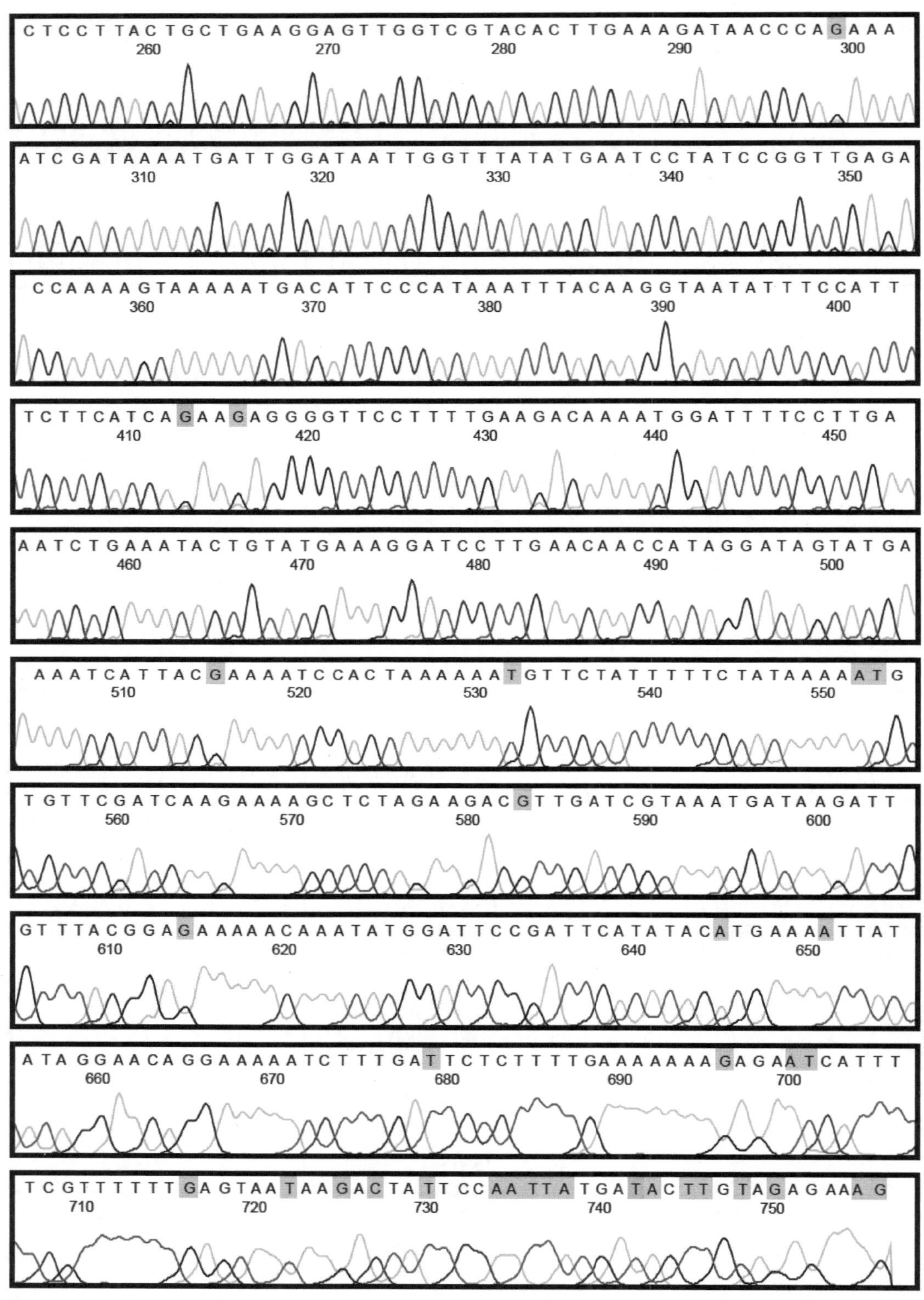

【*matK* 条形码序列】

1 – 50　TACTTTATACGATACAAACTCTTTTTTTTTGAAGATCCACTGTAATAATG

51 - 100　CGAAAGATTTCGGCATATCCGACCAAATCTATCGATAATATCAGAATCTG
101 - 150　ATGAATCCGCCCAAGCAGGCTTACTAATGGGATGTCCTGAAAAGTTACAA
151 - 200　AATTTCGCTTTAGCCAATGATCCAATCAAAGGAATAATTGGAACTATAGT
201 - 250　ATCAAACTTTTTAATAACAATATCTATAATAAATGACTTTTCTAACATTT
251 - 300　GACTCCTTACTGCTGAAGGAGTTGGTCGTACACTTGAAAGATAACCCAGA
301 - 350　AAATCGATAAAATGATTGGATAATTGGTTTATATGAATCCTATCCGGTTG
351 - 400　AGACCAAAAGTAAAAATGACATTCCCATAAATTTACAAGGTAATATTTCC
401 - 450　ATTTCTTCATCAGAAGAGGGGTTCCTTTTGAAGACAAAATGGATTTTCCT
451 - 500　TGAAATCTGAAATACTGTATGAAAGGATCCTTGAACAACCATAGGATAGT
501 - 550　ATGAAAATCATTACGAAAATCCACTAAAAAATGTTCTATTTTTCTATAAA
551 - 600　AATGTGTTCGATCAAGAAAAGCTCTAGAAGACGTTGATCGTAAATGATAA
601 - 650　GATTGTTTACGGAGAAAAACAAATATGGATTCCGATTCATATACATGAAA
651 - 700　ATTATATAGGAACAGGAAAAATCTTTGATTCTCTTTTGAAAAAAAGAGAA
701 - 750　TCATTTTCGTTTTTTGAGTAATAAGACTATTCCAATTATGATACTTGTAG
751 - 756　AGAAAG

河柏

本品为柽柳科植物宽苞水柏枝 *Myricaria bracteata* Royle 的干燥嫩枝叶。

【材料来源】 宽苞水柏枝新鲜叶片采自内蒙古通辽市科尔沁区。

经度:122°14′42″,纬度:43°38′49″,海拔:213 m,鉴定人:吴香杰。

【ITS2 序列峰图】 长度:257 bp;GC 含量:49.0%。

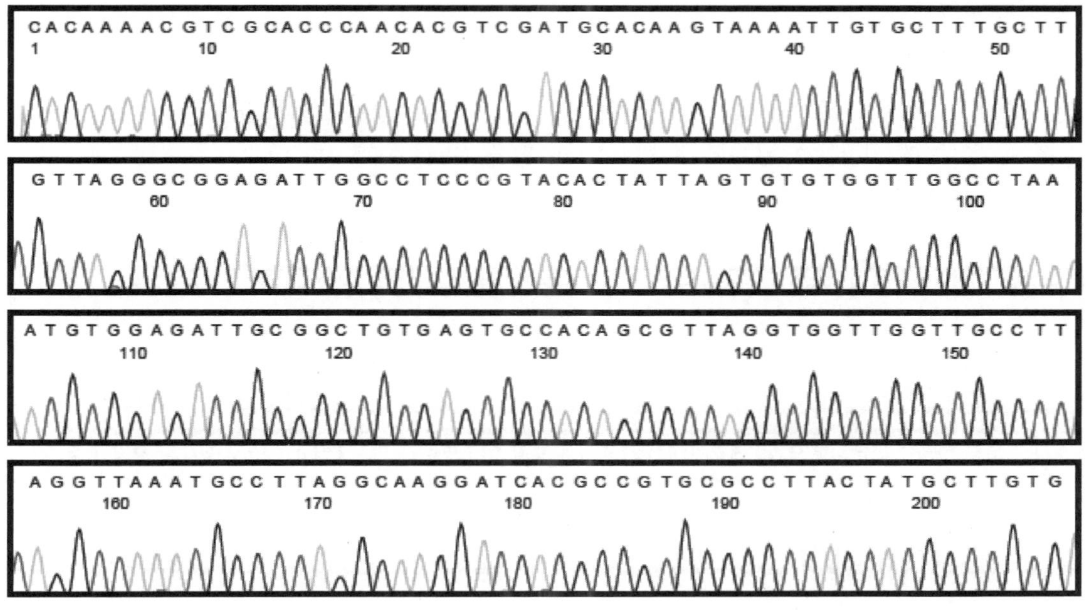

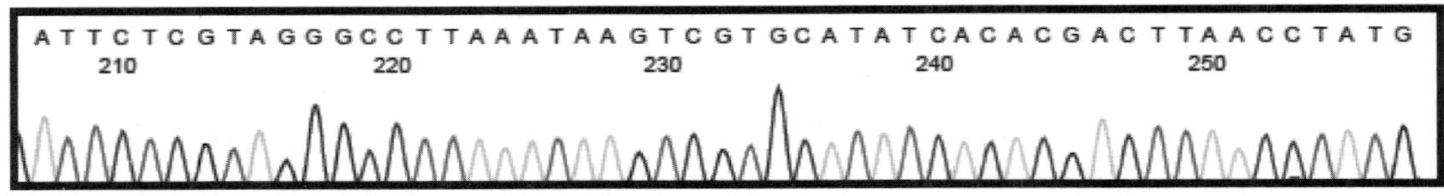

【ITS2 条形码序列】

1 - 50　CACAAAACGTCGCACCCAACACGTCGATGCACAAGTAAAATTGTGCTTTG

51 - 100　CTTGTTAGGGCGGAGATTGGCCTCCCGTACACTATTAGTGTGTGGTTGGC

101 - 150　CTAAATGTGGAGATTGCGGCTGTGAGTGCCACAGCGTTAGGTGGTTGGTT

151 - 200　GCCTTAGGTTAAATGCCTTAGGCAAGGATCACGCCGTGCGCCTTACTATG

201 - 250　CTTGTGATTCTCGTAGGGCCTTAAATAAGTCGTGCATATCACACGACTTA

251 - 257　ACCTATG

【ITS2 序列二级结构】

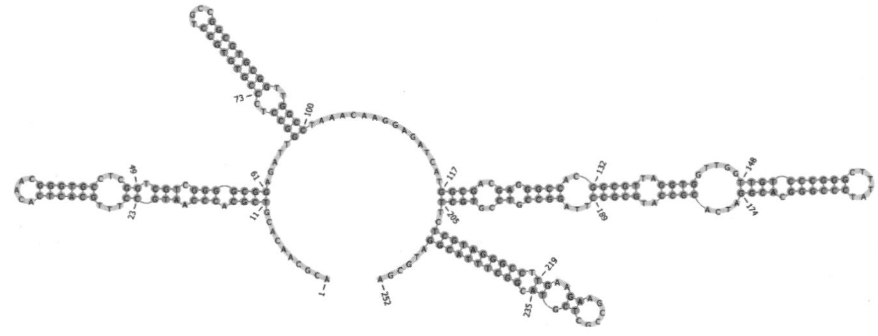

细叶益母草

本品为唇形科植物细叶益母草 *Leonurus sibiricus* L. 的干燥全草。

【材料来源】 细叶益母草新鲜叶片采自内蒙古特金罕山国家级自然保护区。经度:119°50′16″,纬度:45°12′12″,海拔:927 m,鉴定人:包书茵。

【ITS2 序列峰图】 长度:238 bp;GC 含量:65.5%。

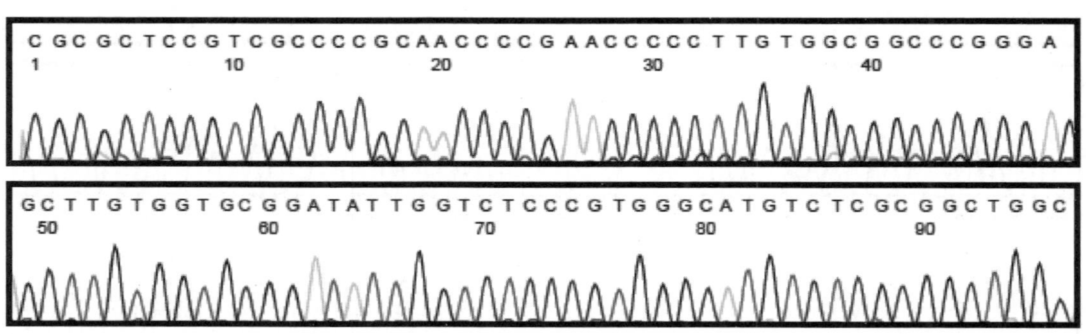

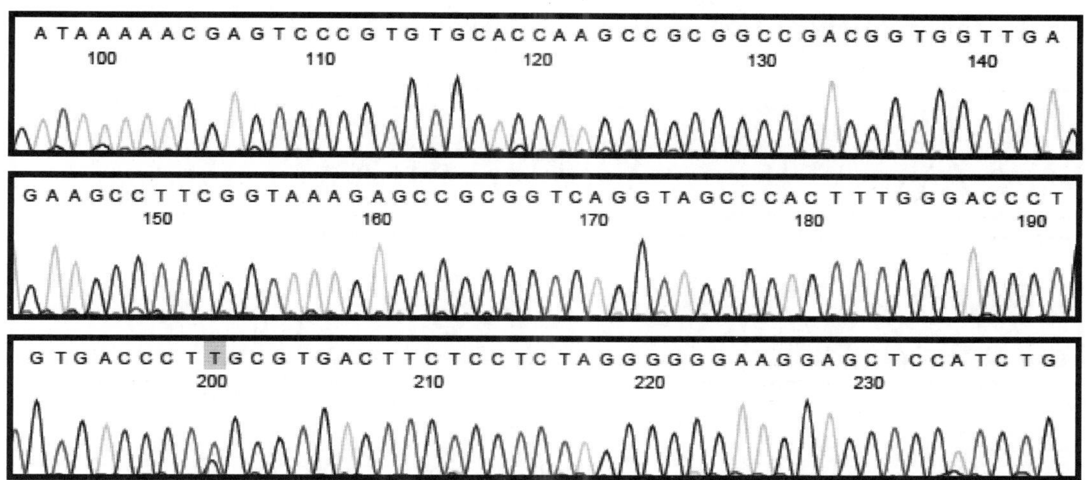

【ITS2 条形码序列】

1－50　CGCGCTCCGTCGCCCCGCAACCCCGAACCCCCTTGTGGCGGCCCGGGAGC

51－100　TTGTGGTGCGGATATTGGTCTCCCGTGGGCATGTCTCGCGGCTGGCATAA

101－150　AAACGAGTCCCGTGTGCACCAAGCCGCGGCCGACGGTGGTTGAGAAGCCT

151－200　TCGGTAAAGAGCCGCGGTCAGGTAGCCCACTTTGGGACCCTGTGACCCTT

201－238　GCGTGACTTCTCCTCTAGGGGGGAAGGAGCTCCATCTG

【ITS2 序列二级结构】

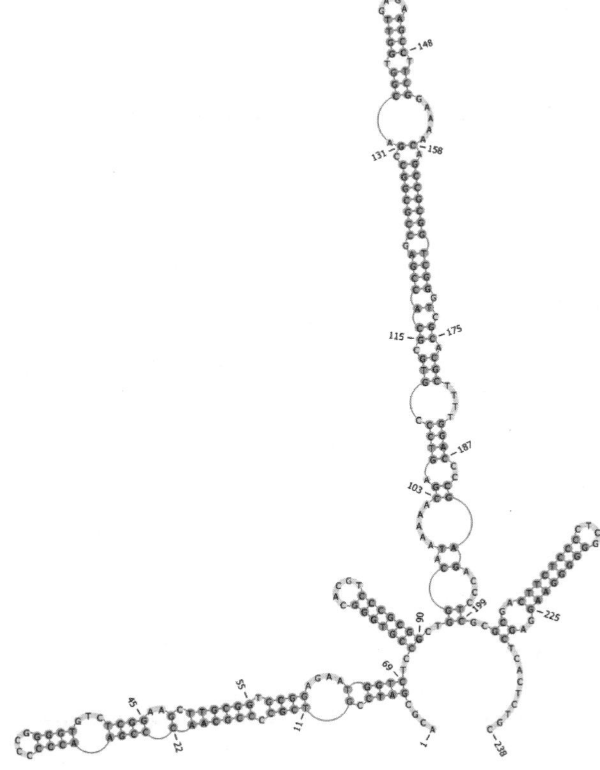

【*psbA* - *TrnH* 序列峰图】 长度:311 bp;GC 含量:29.5%。

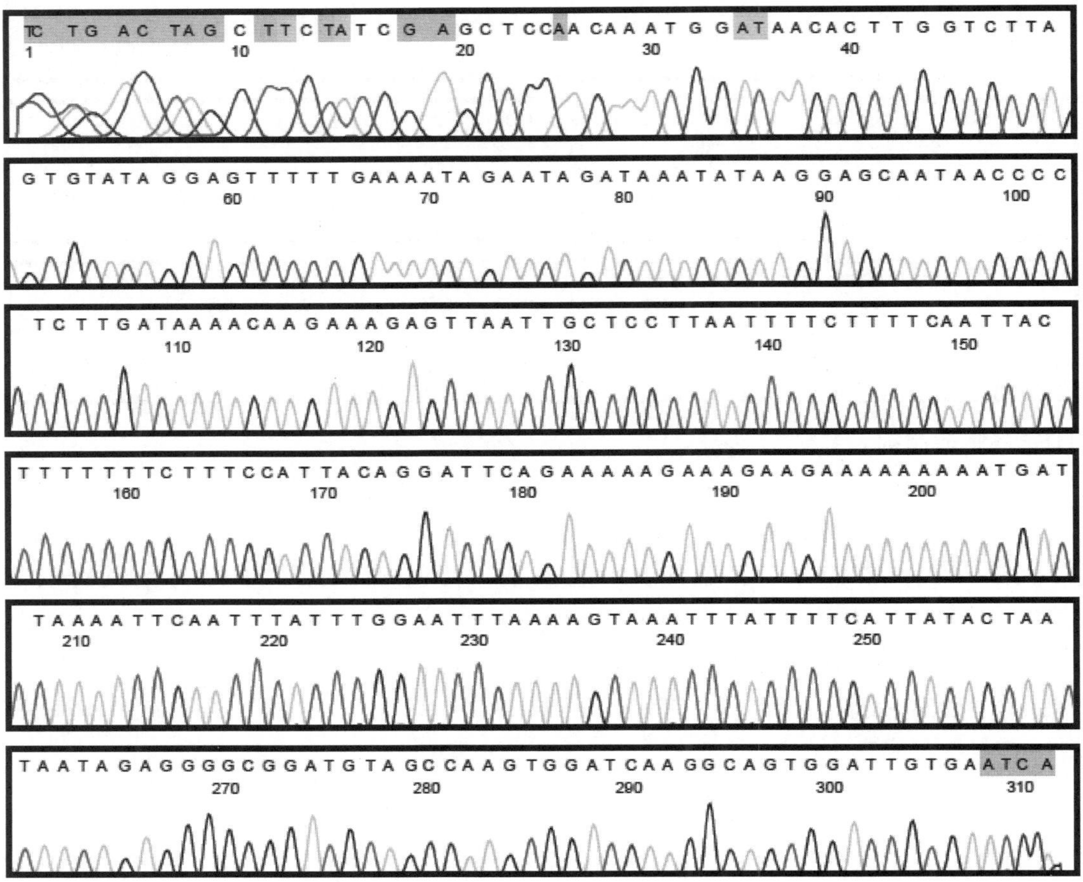

【*psbA* - *TrnH* 条形码序列】

1 - 50 TCTGACTAGCTTCTATCGAGCTCCAACAAATGGATAACACTTGGTCTTAG

51 - 100 TGTATAGGAGTTTTTGAAAATAGAATAGATAAATATAAGGAGCAATAACC

101 - 150 CCTCTTGATAAAACAAGAAAGAGTTAATTGCTCCTTAATTTTCTTTTCAA

151 - 200 TTACTTTTTTTCTTTCCATTACAGGATTCAGAAAAAGAAAGAAGAAAAAA

201 - 250 AAATGATTAAAATTCAATTTATTTGGAATTTAAAAGTAAATTTATTTTCA

251 - 300 TTATACTAATAATAGAGGGGCGGATGTAGCCAAGTGGATCAAGGCAGTGG

301 - 311 ATTGTGAATCA

【*matK* 序列峰图】 长度:793 bp;GC 含量:33.5%。

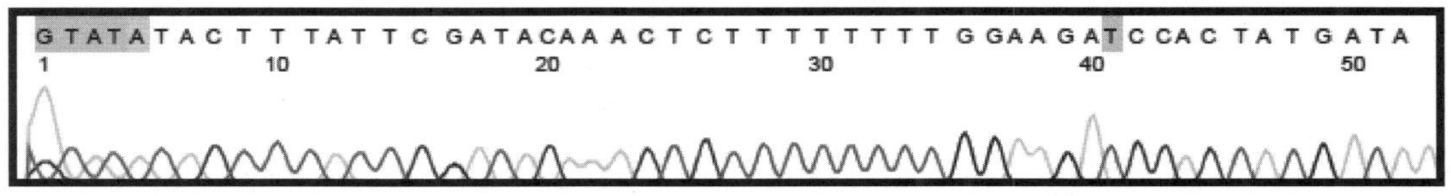

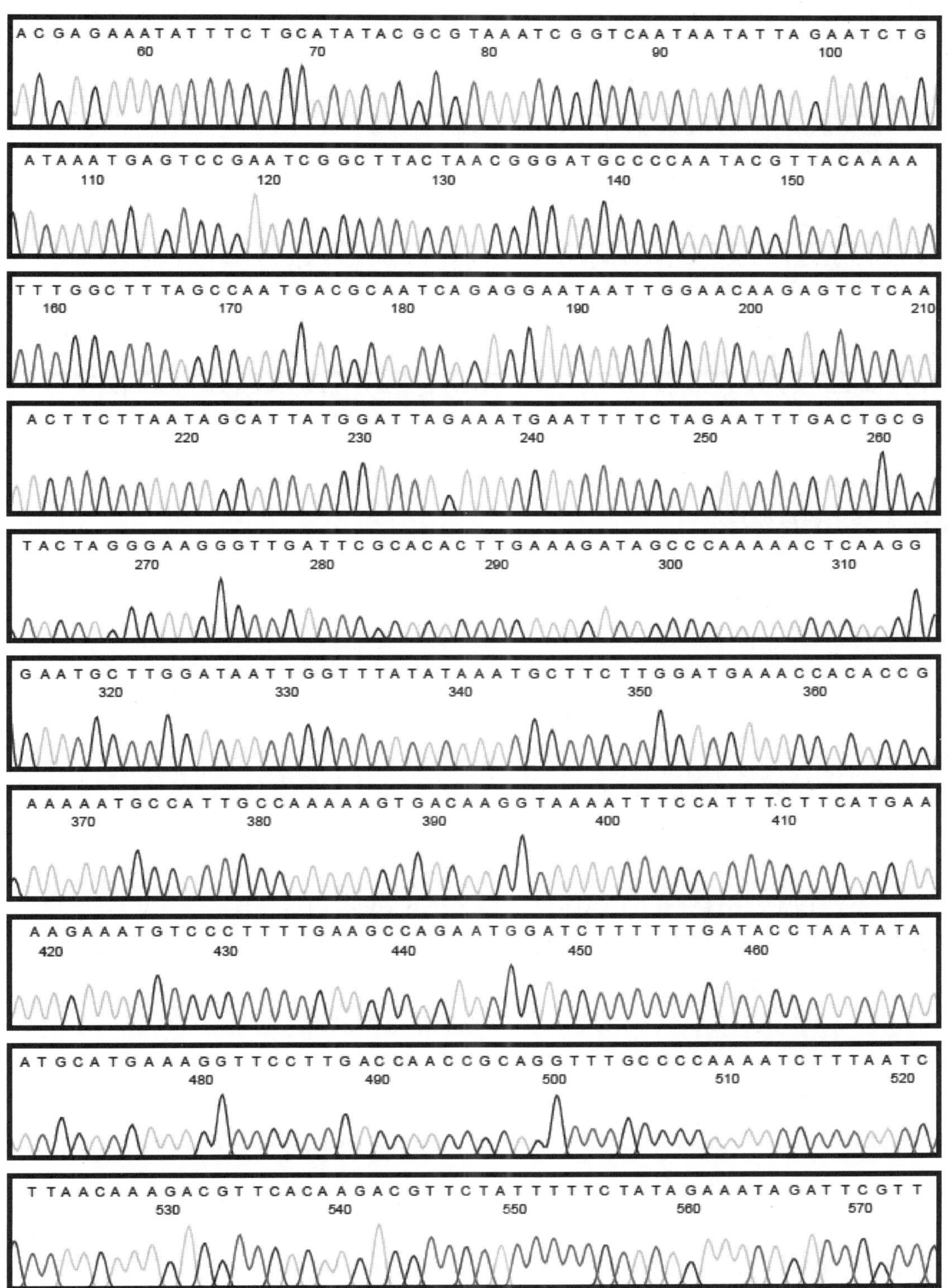
A C G A G A A A T A T T T C T G C A T A T A C G C G T A A A T C G G T C A A T A A T A T T A G A A T C T G
60 70 80 90 100
A T A A A T G A G T C C G A A T C G G C T T A C T A A C G G G A T G C C C C A A T A C G T T A C A A A A
110 120 130 140 150
T T T G G C T T T A G C C A A T G A C G C A A T C A G A G G A A T A A T T G G A A C A A G A G T C T C A A
160 170 180 190 200 210
A C T T C T T A A T A G C A T T A T G G A T T A G A A A T G A A T T T T C T A G A A T T T G A C T G C G
220 230 240 250 260
T A C T A G G G A A G G G T T G A T T C G C A C A C T T G A A A G A T A G C C C A A A A A C T C A A G G
270 280 290 300 310
G A A T G C T T G G A T A A T T G G T T T A T A T A A A T G C T T C T T G G A T G A A A C C A C A C C G
320 330 340 350 360
A A A A A T G C C A T T G C C A A A A A G T G A C A A G G T A A A A T T T C C A T T T C T T C A T G A A
370 380 390 400 410
A A G A A A T G T C C C T T T T G A A G C C A G A A T G G A T C T T T T T T G A T A C C T A A T A T A
420 430 440 450 460
A T G C A T G A A A G G T T C C T T G A C C A A C C G C A G G T T T G C C C C A A A A T C T T T A A T C
480 490 500 510 520
T T A A C A A A G A C G T T C A C A A G A C G T T C T A T T T T T C T A T A G A A A T A G A T T C G T T
530 540 550 560 570

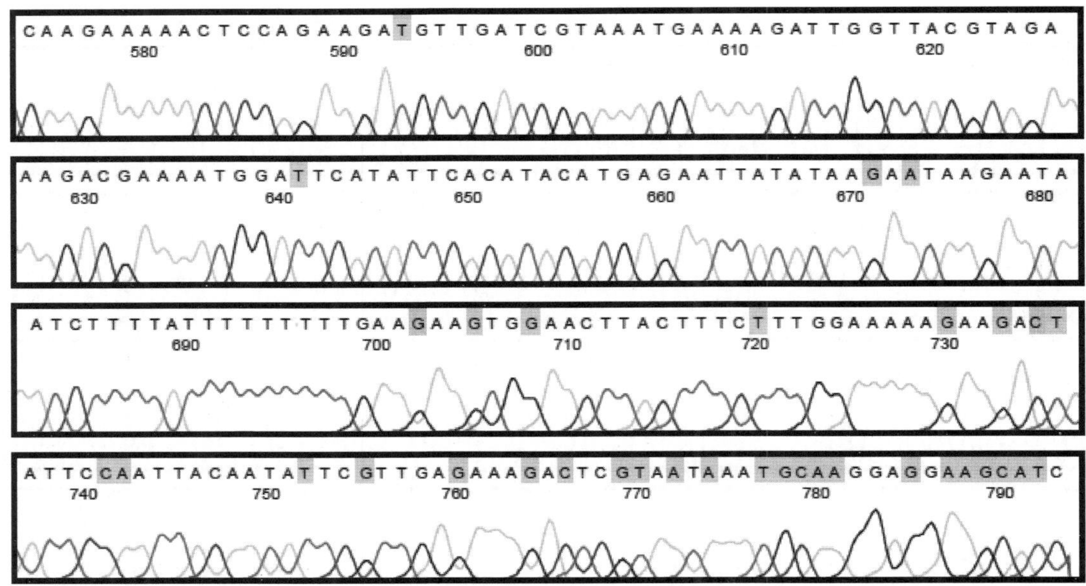

【*matK* 条形码序列】

1 - 50	GTATATACTTTATTCGATACAAACTCTTTTTTTTGGAAGATCCACTATGA
51 - 100	TAACGAGAAATATTTCTGCATATACGCGTAAATCGGTCAATAATATTAGA
101 - 150	ATCTGATAAATGAGTCCGAATCGGCTTACTAACGGGATGCCCCAATACGT
151 - 200	TACAAAATTTGGCTTTAGCCAATGACGCAATCAGAGGAATAATTGGAACA
201 - 250	AGAGTCTCAAACTTCTTAATAGCATTATGGATTAGAAATGAATTTTCTAG
251 - 300	AATTTGACTGCGTACTAGGGAAGGGTTGATTCGCACACTTGAAAGATAGC
301 - 350	CCAAAAACTCAAGGGAATGCTTGGATAATTGGTTTATATAAATGCTTCTT
351 - 400	GGATGAAACCACACCGAAAAATGCCATTGCCAAAAAGTGACAAGGTAAAA
401 - 450	TTTCCATTTCTTCATGAAAAGAAATGTCCCTTTTGAAGCCAGAATGGATC
451 - 500	TTTTTTGATACCTAATATAATGCATGAAAGGTTCCTTGACCAACCGCAGG
501 - 550	TTTGCCCCAAAATCTTTAATCTTAACAAAGACGTTCACAAGACGTTCTAT
551 - 600	TTTTCTATAGAAATAGATTCGTTCAAGAAAAACTCCAGAAGATGTTGATC
601 - 650	GTAAATGAAAAGATTGGTTACGTAGAAAGACGAAAATGGATTCATATTCA
651 - 700	CATACATGAGAATTATATAAGAATAAGAATAATCTTTTATTTTTTTTTGA
701 - 750	AGAAGTGGAACTTACTTTCTTTGGAAAAAGAAGACTATTCCAATTACAAT
751 - 793	ATTCGTTGAGAAAGACTCGTAATAAATGCAAGGAGGAAGCATC

草乌

本品为毛茛科植物北乌头 *Aconitum kusnezoffii* Reichb. 的干燥块根。

【材料来源】 北乌头新鲜叶片采自内蒙古特金罕山国家级自然保护区。经度：119°50′16″，纬度：45°12′12″，海拔：927 m，鉴定人：包桂花。

【ITS 序列峰图】 长度：627 bp；GC 含量：57.7%。

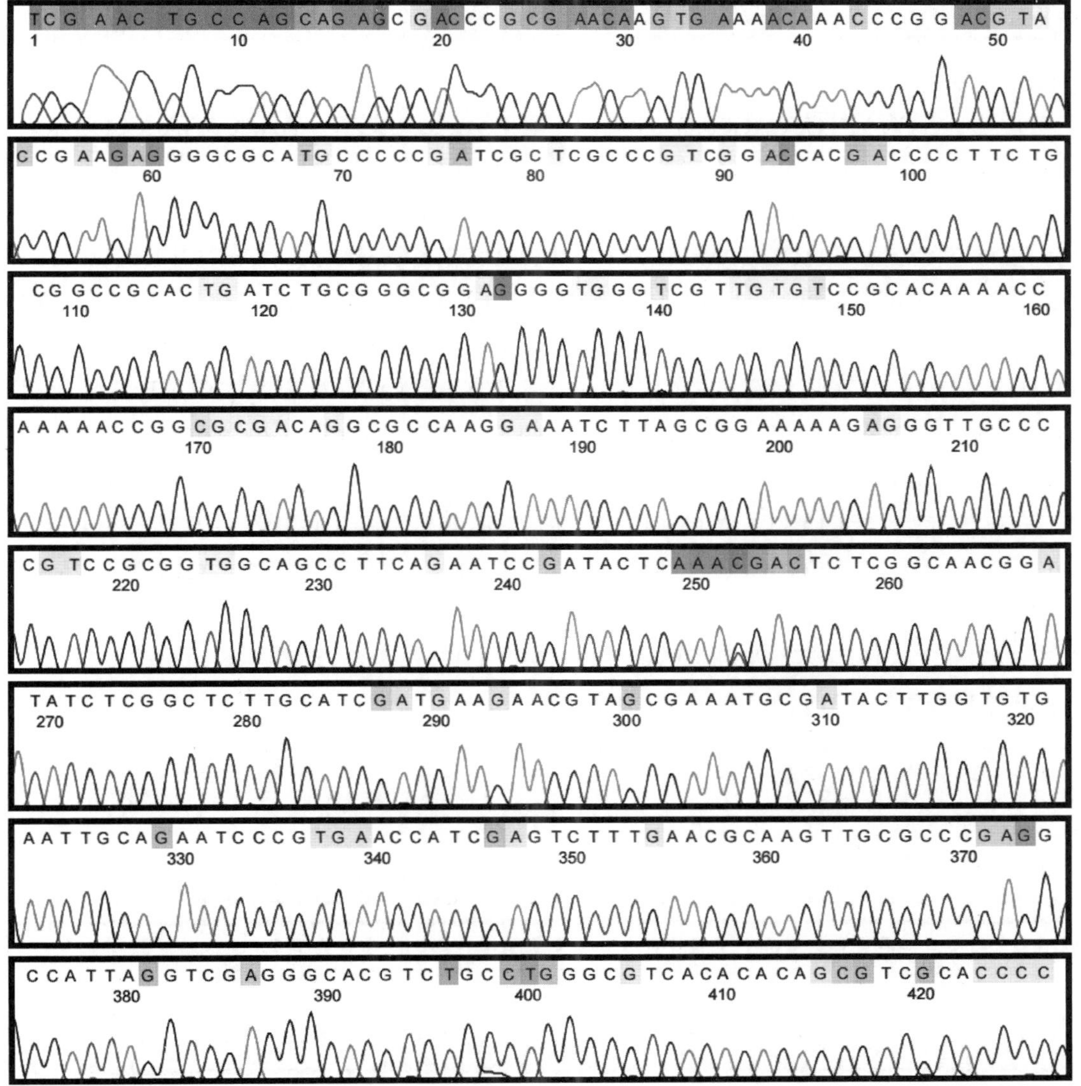

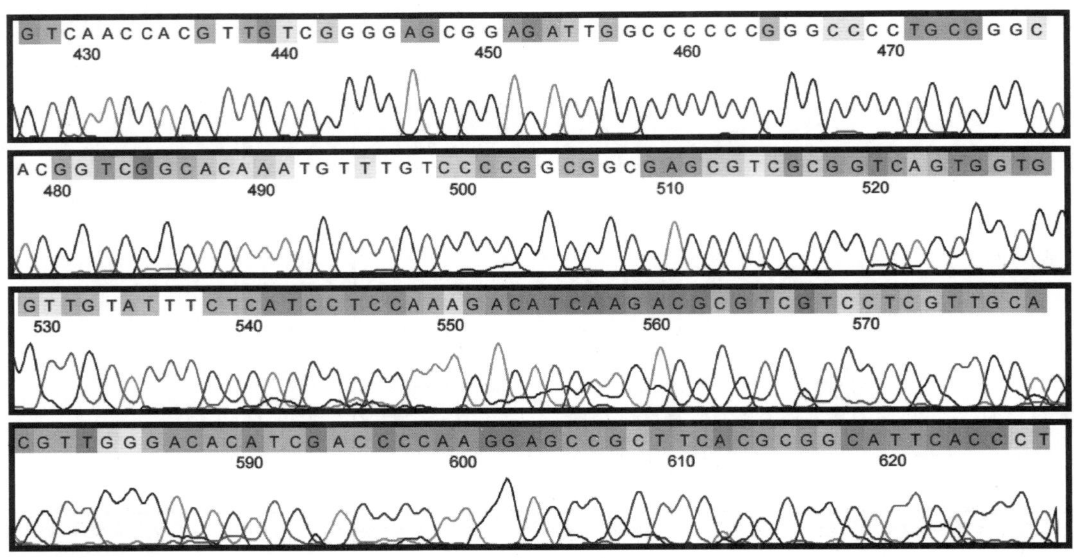

【ITS 条形码序列】

1－50　TCGACTGCCAGCAGAGCGACCCGCGAACAAGTGAAAACAAACCCGGACGT
51－100　ACCGAAGAGGGGCGCATGCCCCCGATCGCTCGCCCGTCGGACCACGACCC
101－150　CTTCTGCGGCCGCACTGATCTGCGGGCGGAGGGGTGGGTCGTTGTGTCCG
151－200　CACAAAACCAAAAACCGGCGCGACAGGCGCCAAGGAAATCTTAGCGGAAA
201－250　AAGAGGGTTGCCCCGTCCGCGGTGGCAGCCTTCAGAATCCGATACTCAAA
251－300　CGACTCTCGGCAACGGATATCTCGGCTCTTGCATCGATGAAGAACGTAGC
301－350　GAAATGCGATACTTGGTGTGAATTGCAGAATCCCGTGAACCATCGAGTCT
351－400　TTGAACGCAAGTTGCGCCCGAGGCCATTAGGTCGAGGGCACGTCTGCCTG
401－450　GGCGTCACACACAGCGTCGCACCCCGTCAACCACGTTGTCGGGGAGCGGA
451－500　GATTGGCCCCCCGGGCCCCTGCGGGCACGGTCGGCACAAATGTTTGTCCC
501－550　CGGCGGCGAGCGTCGCGGTCAGTGGTGGTTGTATTTCTCATCCTCCAAAG
551－600　ACATCAAGACGCGTCGTCCTCGTTGCACGTTGGGACACATCGACCCCAAG
601－627　TAGCCGCTTCAGCGCGGCATTCACCCT

【ITS2 序列峰图】 长度：220 bp；GC 含量：64.6％。

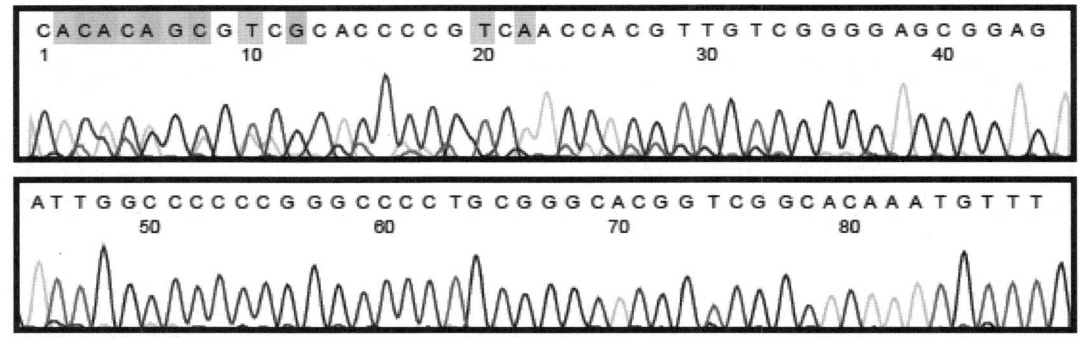

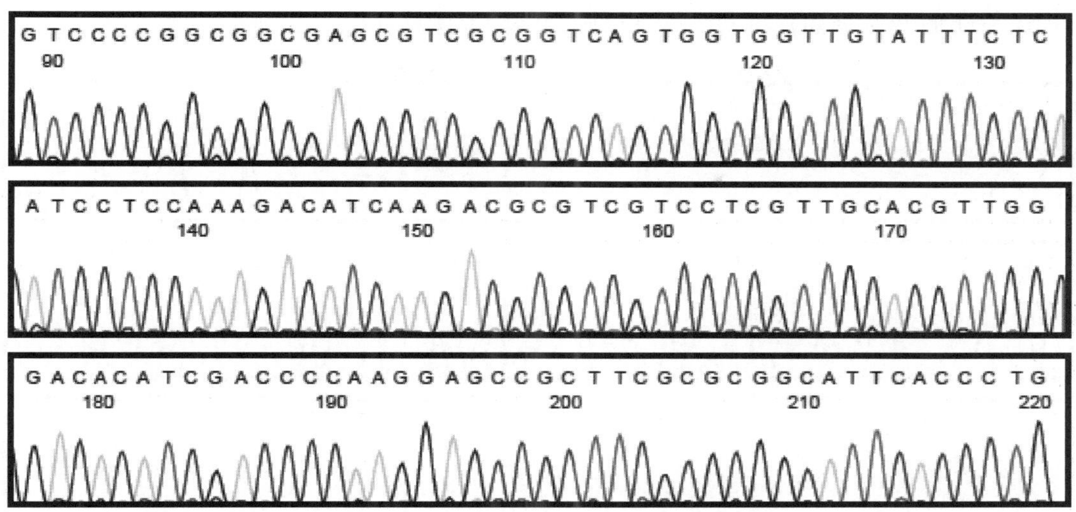

【ITS2 条形码序列】

1－50　CACACAGCGTCGCACCCCGTCAACCACGTTGTCGGGGAGCGGAGATTGGC

51－100　CCCCCGGGCCCCTGCGGGCACGGTCGGCACAAATGTTTGTCCCCGGCGGC

101－150　GAGCGTCGCGGTCAGTGGTGGTTGTATTTCTCATCCTCCAAAGACATCAA

151－200　GACGCGTCGTCCTCGTTGCACGTTGGGACACATCGACCCCAAGGAGCCGC

201－220　TTCGCGCGGCATTCACCCTG

【ITS2 序列二级结构】

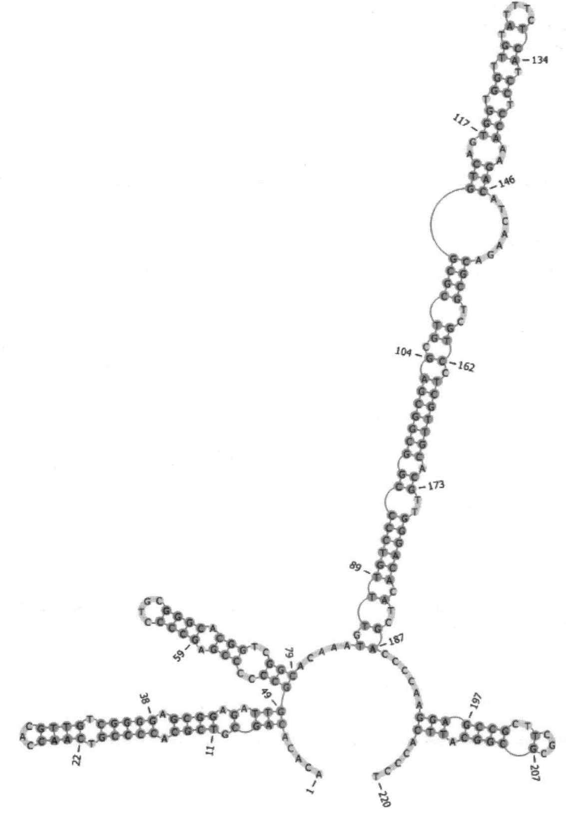

【*psbA* - *TrnH* 序列峰图】 长度:289 bp;GC 含量:34.9%。

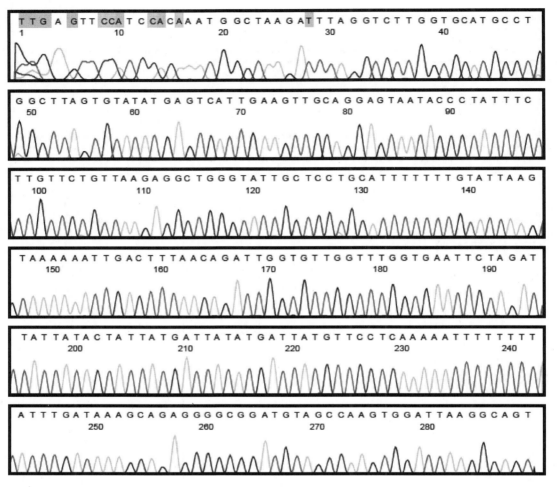

【*psbA* - *TrnH* 条形码序列】

1 - 50	TTGAGTTCCATCCACAAATGGCTAAGATTTAGGTCTTGGTGCATGCCTGG
51 - 100	CTTAGTGTATATGAGTCATTGAAGTTGCAGGAGTAATACCCTATTTCTTG
101 - 150	TTCTGTTAAGAGGCTGGGTATTGCTCCTGCATTTTTTTGTATTAAGTAAA
151 - 200	AAATTGACTTTAACAGATTGGTGTTGGTTTGGTGAATTCTAGATTATTAT
201 - 250	ACTATTATGATTATATGATTATGTTCCTCAAAAATTTTTTTTATTTGATA
251 - 289	AAGCAGAGGGGCGGATGTAGCCAAGTGGATTAAGGCAGT

【*rbcL* 序列峰图】 长度:501 bp;GC 含量:42.9%。

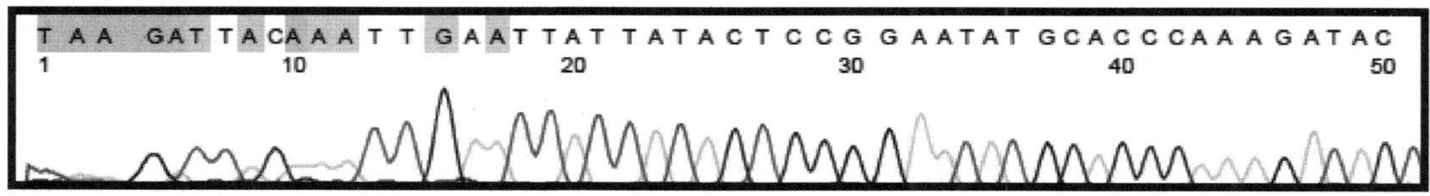

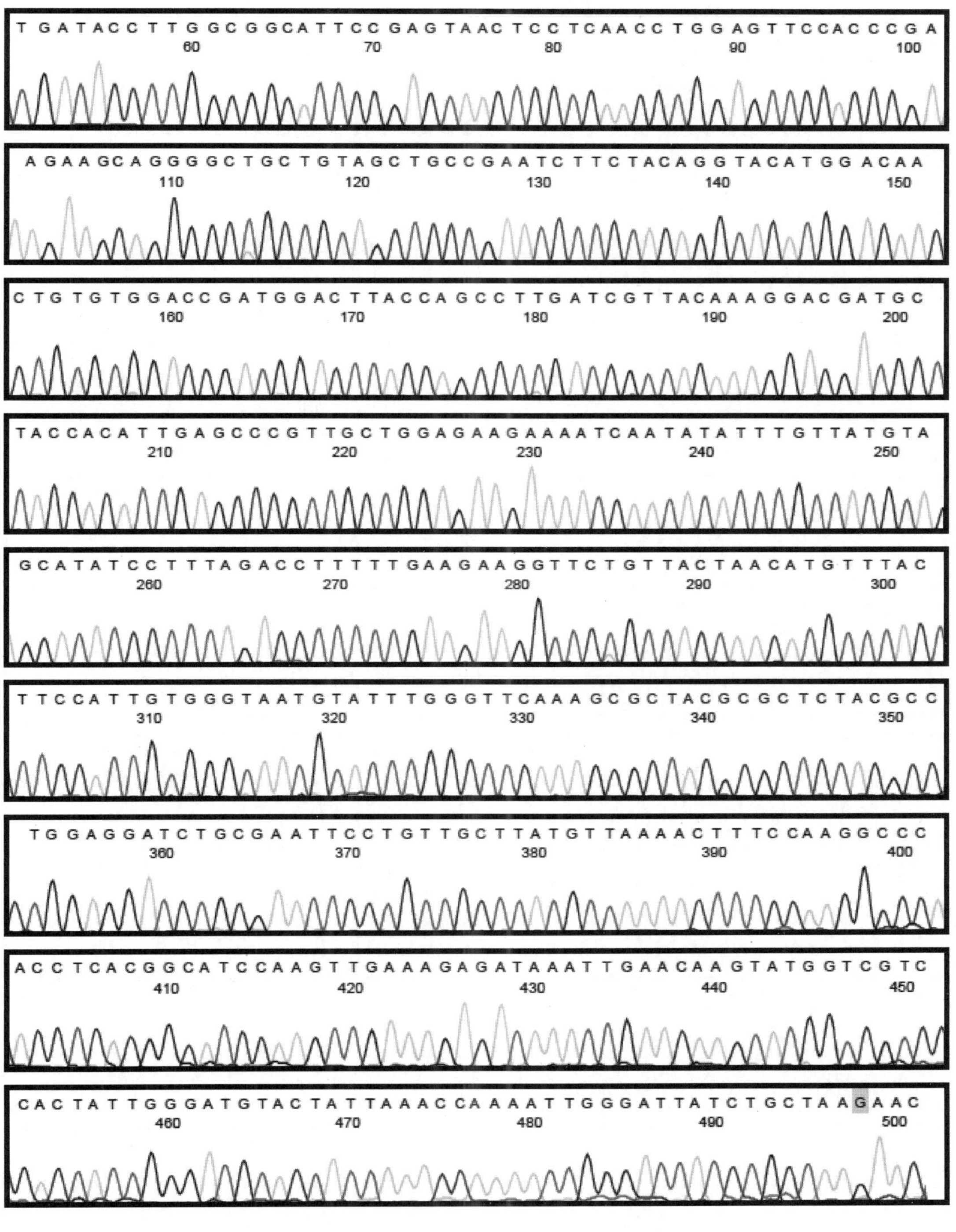

【*rbcL* 条形码序列】

1－50　　TAAGATTACAAATTGAATTATTATACTCCGGAATATGCACCCAAAGATAC

51－100　　TGATACCTTGGCGGCATTCCGAGTAACTCCTCAACCTGGAGTTCCACCCG

101－150　　AAGAAGCAGGGGCTGCTGTAGCTGCCGAATCTTCTACAGGTACATGGACA

151 - 200　ACTGTGTGGACCGATGGACTTACCAGCCTTGATCGTTACAAAGGACGATG

201 - 250　CTACCACATTGAGCCCGTTGCTGGAGAAGAAAATCAATATATTTGTTATG

251 - 300　TAGCATATCC TTTAGACCTTTTTGAAGAAGGTTCTGTTACTAACATGTTT

301 - 350　ACTTCCATTGTGGGTAATGTATTTGGGTTCAAAGCGCTACGCGCTCTACG

351 - 400　CCTGGAGGATCTGCGAATTCCTGTTGCTTATGTTAAAACTTTCCAAGGCC

401 - 450　CACCTCACGGCATCCAAGTTGAAAGAGATAAATTGAACAAGTATGGTCGT

451 - 501　CCACTATTGGGATGTACTATTAAACCAAAATTGGGATTATCTGCTAAGAAC

【*matK* 序列峰图】 长度：784 bp；GC 含量：30.4%。

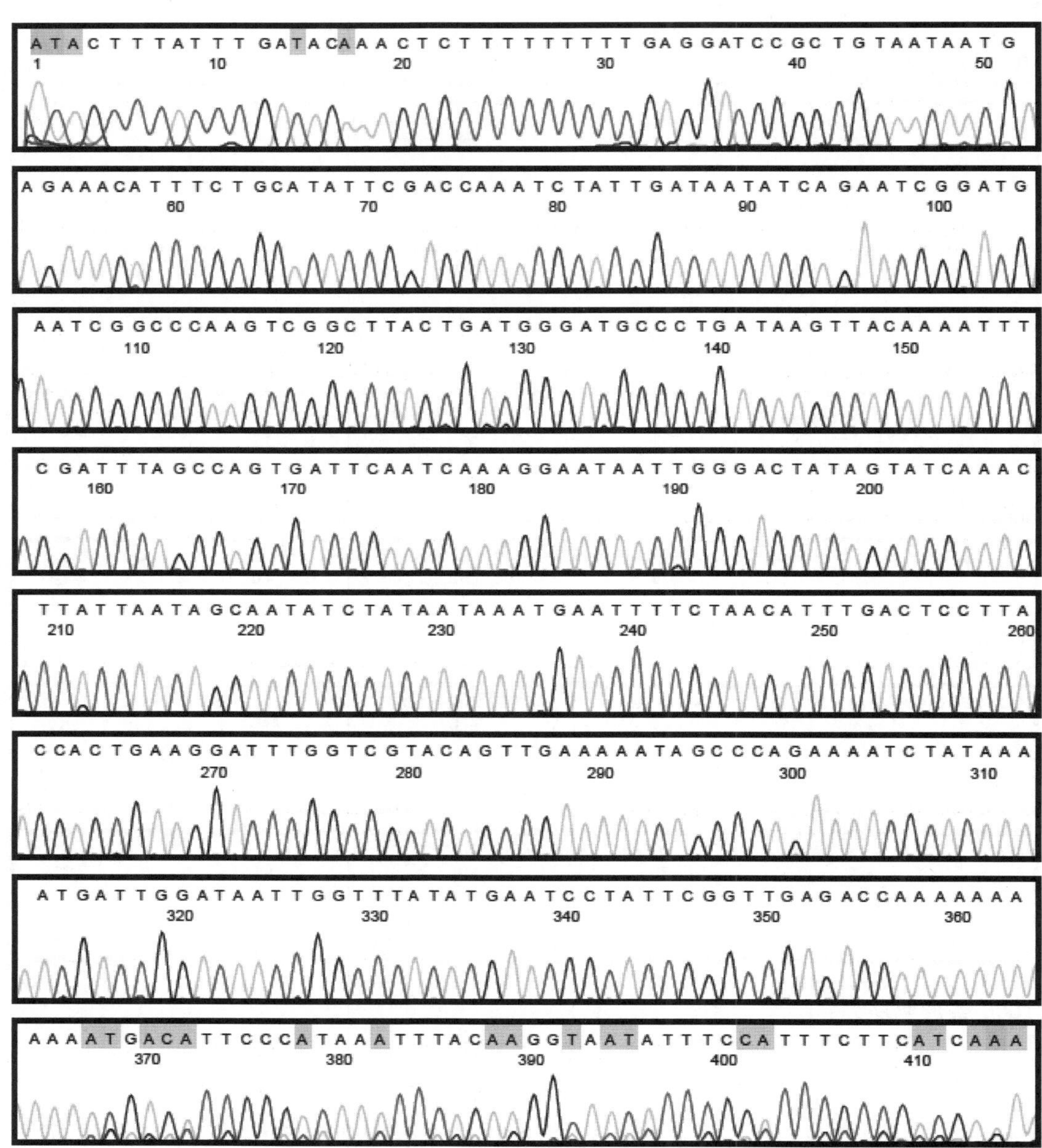

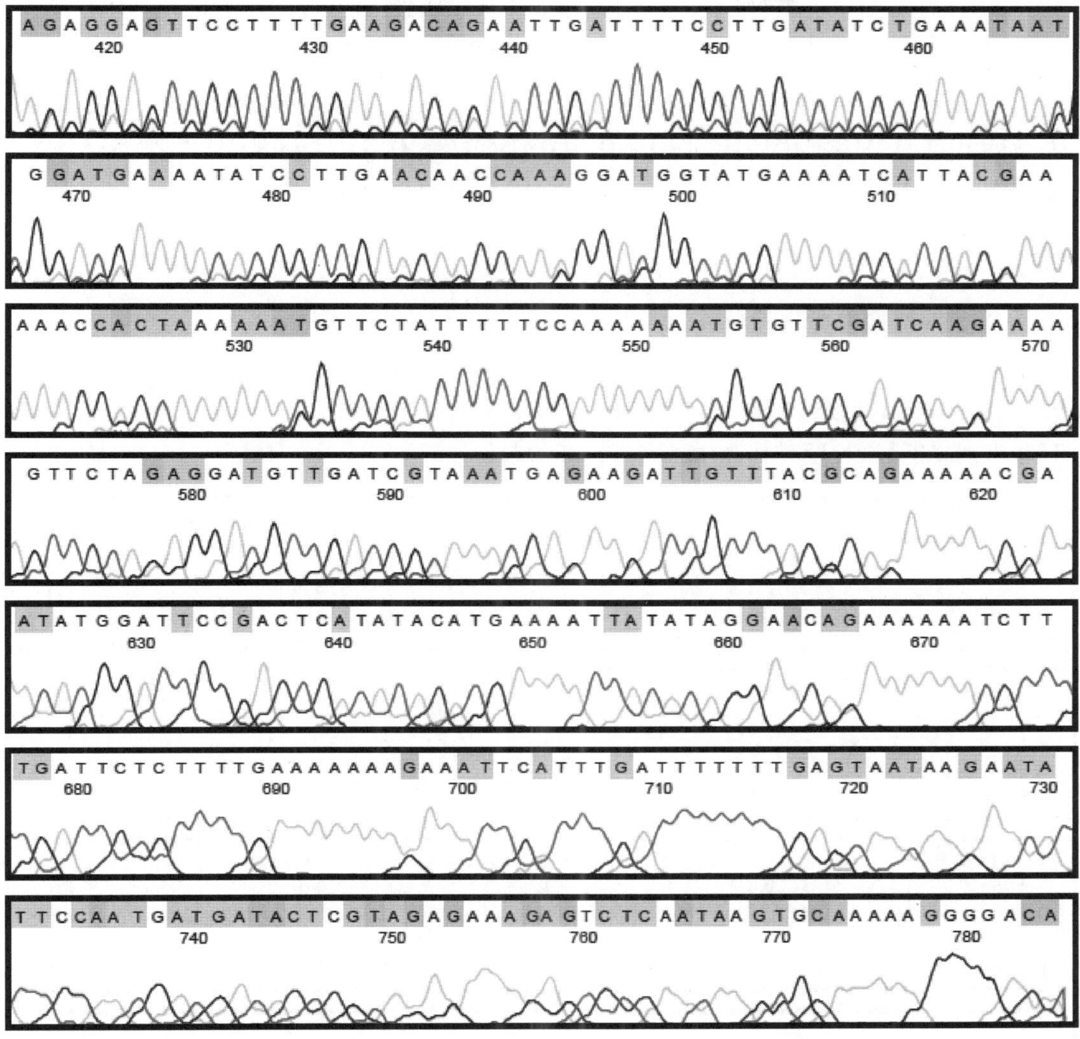

【*matK* 条形码序列】

1 - 50　ATACTTTATTTGATACAAACTCTTTTTTTTTGAGGATCCGCTGTAATAAT

51 - 100　GAGAAACATTTCTGCATATTCGACCAAATCTATTGATAATATCAGAATCG

101 - 150　GATGAATCGGCCCAAGTCGGCTTACTGATGGGATGCCCTGATAAGTTACA

151 - 200　AAATTTCGATTTAGCCAGTGATTCAATCAAAGGAATAATTGGGACTATAG

201 - 250　TATCAAACTTATTAATAGCAATATCTATAATAAATGAATTTTCTAACATT

251 - 300　TGACTCCTTACCACTGAAGGATTTGGTCGTACAGTTGAAAAATAGCCCAG

301 - 350　AAAATCTATAAAATGATTGGATAATTGGTTTATATGAATCCTATTCGGTT

351 - 400　GAGACCAAAAAAAAAAAATGACATTCCCATAAATTTACAAGGTAATATTTC

401 - 450　CATTTCTTCATCAAAAGAGGAGTTCCTTTTGAAGACAGAATTGATTTTCC

451 - 500　TTGATATCTGAAATAATGGATGAAAATATCCTTGAACAACCAAAGGATGG

501 - 550　TATGAAAATCATTACGAAAAACCACTAAAAAATGTTCTATTTTTCCAAAA

551 - 600　AAATGTGTTCGATCAAGAAAAGTTCTAGAGGATGTTGATCGTAAATGAGA
601 - 650　AGATTGTTTACGCAGAAAAACGAATATGGATTCCGACTCATATACATGAA
651 - 700　AATTATATAGGAACAGAAAAAATCTTTGATTCTCTTTTGAAAAAAAGAAA
701 - 750　TTCATTTGATTTTTTTGAGTAATAAGAATATTCCAATGATGATACTCGTA
751 - 784　GAGAAAGAGTCTCAATAAGTGCAAAAAGGGGACA

香青兰

本品为唇形科植物香青兰 *Dracocephalum moldavica* L. 的干燥地上部分。

【材料来源】 香青兰新鲜叶片采自内蒙古特金罕山国家级自然保护区。

经度：119°59′43″，纬度：42°26′41″，海拔：965 m，鉴定人：包桂花。

【ITS2 序列峰图】 长度：219 bp；GC 含量：66.2%。

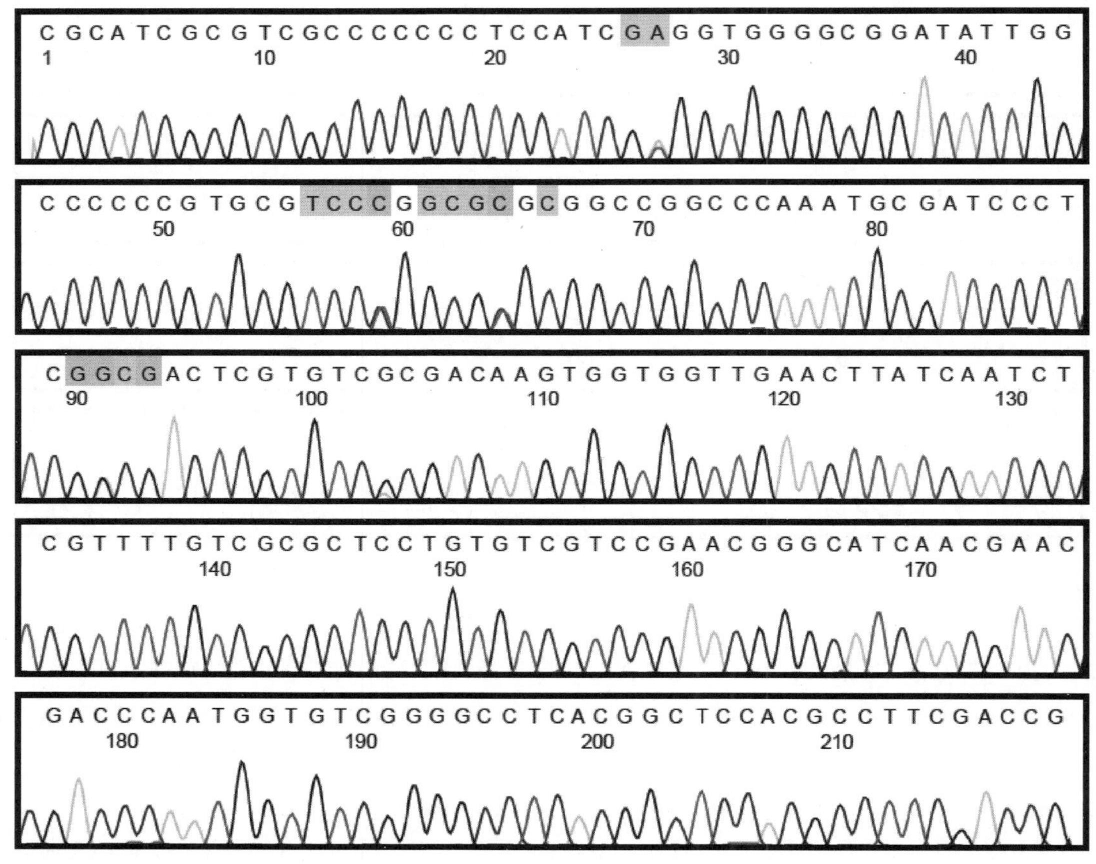

【ITS2 条形码序列】

1 - 50　CGCATCGCGTCGCCCCCCCTCCATCGAGGTGGGGCGGATATTGGCCCCCC
51 - 100　GTGCGTCCCGGCGCGCGGCCGGCCCAAATGCGATCCCTCGGCGACTCGTG
101 - 150　TCGCGACAAGTGGTGGTTGAACTTATCAATCTCGTTTTGTCGCGCTCCTG
151 - 200　TGTCGTCCGAACGGGCATCAACGAACGACCCAATGGTGTCGGGGCCTCAC

201 - 219　GGCTCCACGCCTTCGACCG

【ITS2 序列二级结构】

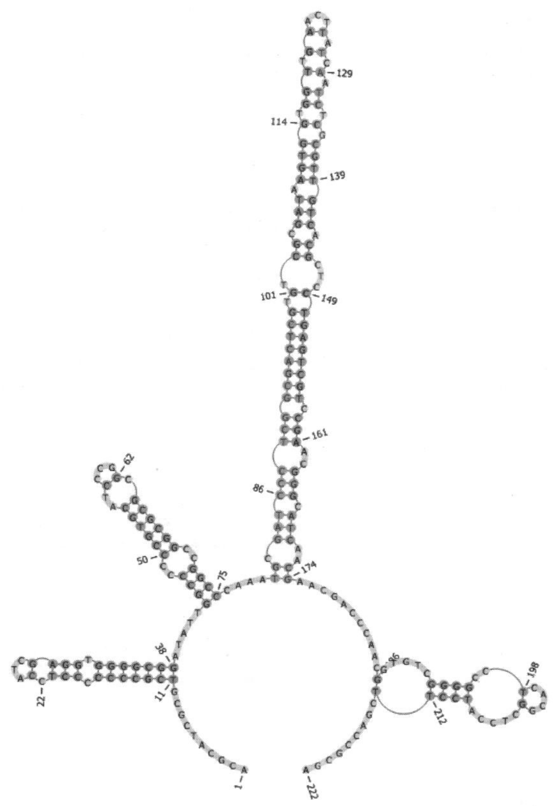

【*psbA - TrnH* 序列峰图】 长度:433 bp;GC 含量:27.7%。

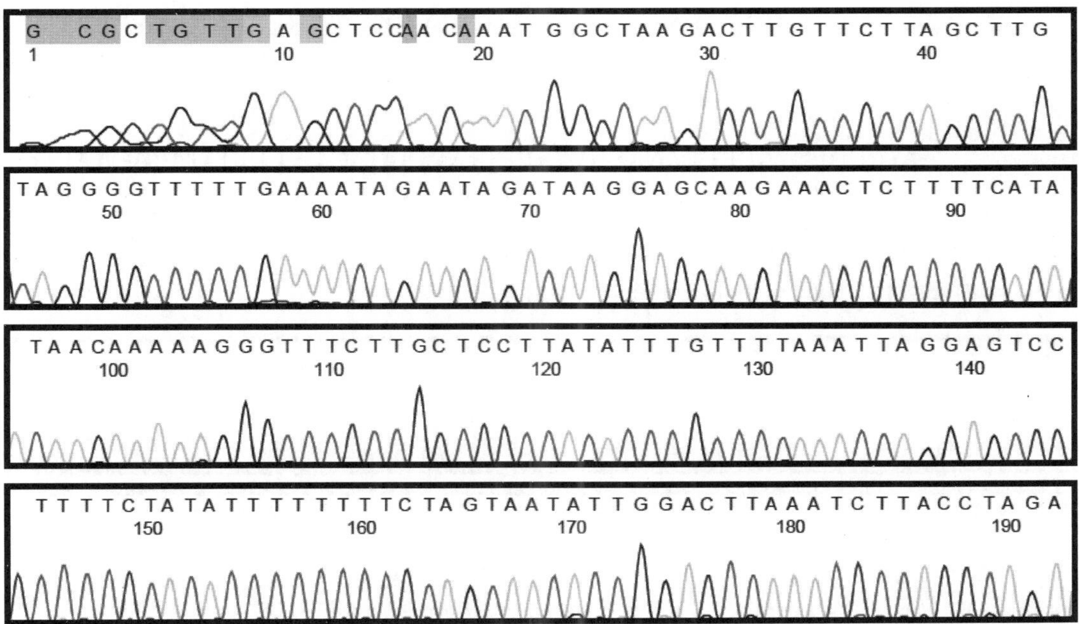

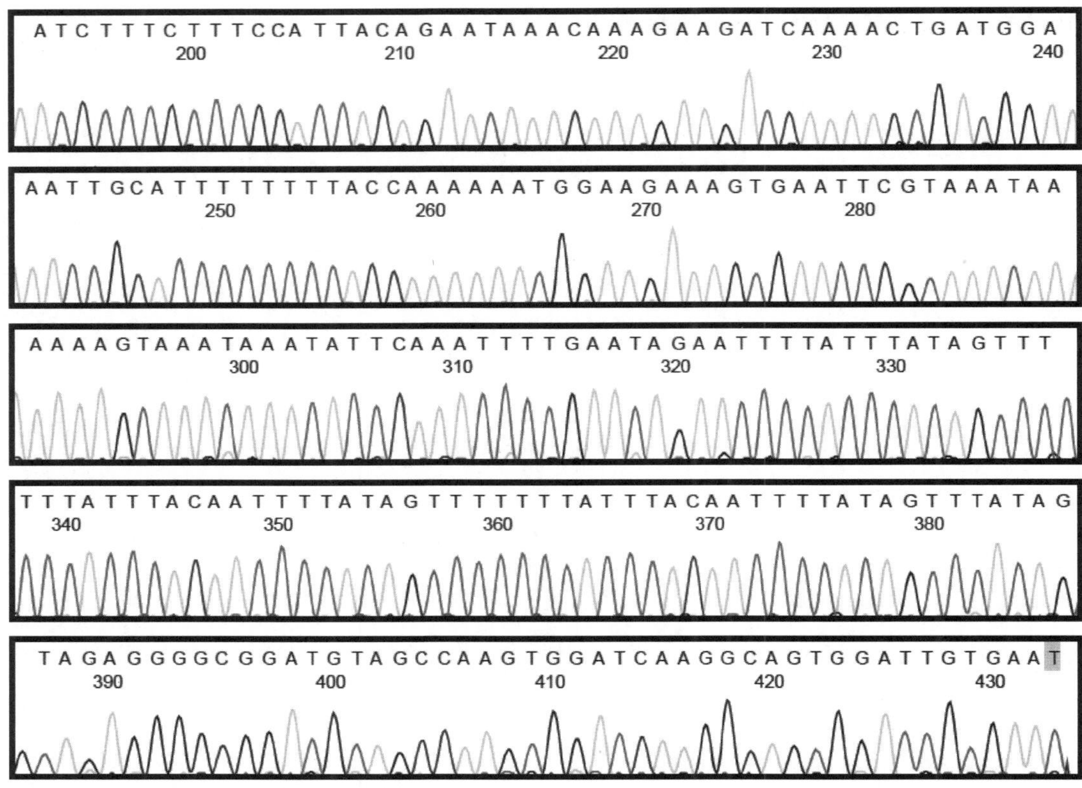

【*psbA* - *TrnH* 条形码序列】

1 - 50　GCGCTGTTGAGCTCCAACAAATGGCTAAGACTTGTTCTTAGCTTGTAGGG
51 - 100　GTTTTTGAAAATAGAATAGATAAGGAGCAAGAAACTCTTTTCATATAACA
101 - 150　AAAAGGGTTTCTTGCTCCTTATATTTGTTTTAAATTAGGAGTCCTTTTCT
151 - 200　ATATTTTTTTTCTAGTAATATTGGACTTAAATCTTACCTAGAATCTTTCT
201 - 250　TTCCATTACAGAATAAACAAAGAAGATCAAAACTGATGGAAATTGCATTT
251 - 300　TTTTTACCAAAAAATGGAAGAAAGTGAATTCGTAAATAAAAAAGTAAATA
301 - 350　AATATTCAAATTTTGAATAGAATTTTATTTATAGTTTTTTATTTACAATT
351 - 400　TTATAGTTTTTTTATTTACAATTTTATAGTTTATAGTAGAGGGGCGGATG
401 - 433　TAGCCAAGTGGATCAAGGCAGTGGATTGTGAAT

【*rbcL* 序列峰图】 长度：503 bp；GC 含量：42.3%。

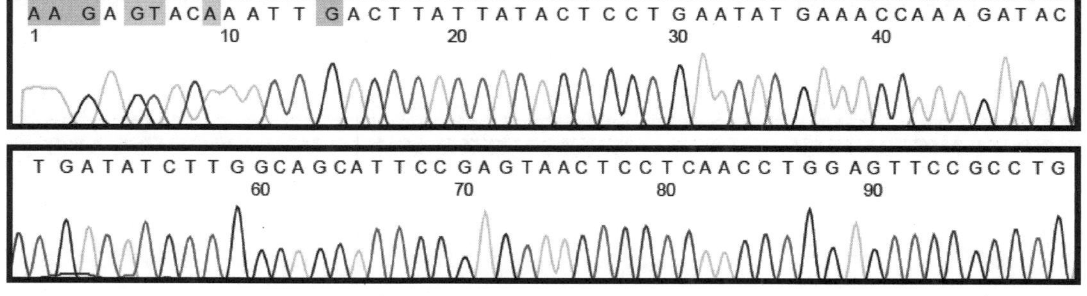

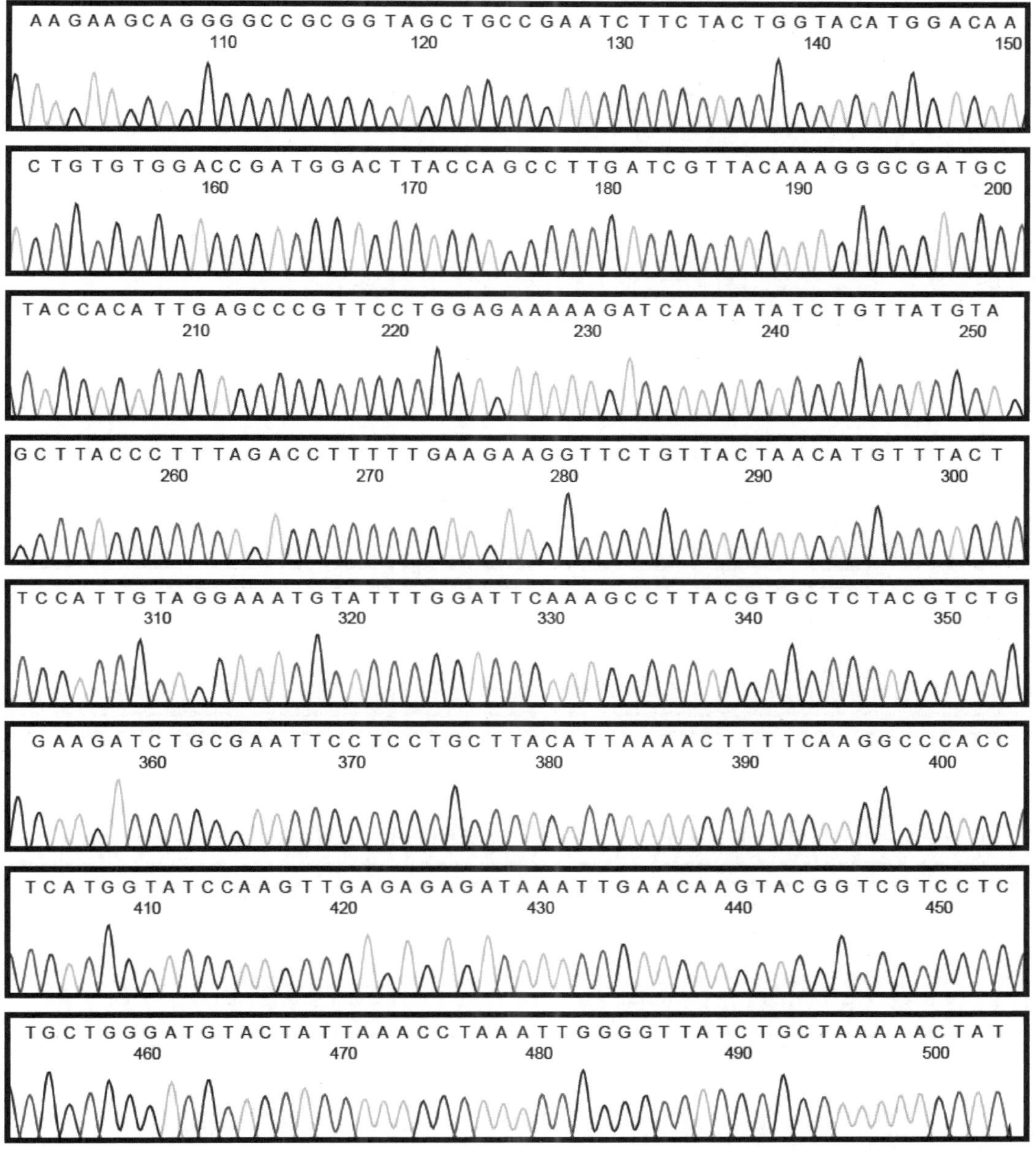

【*rbcL* 条形码序列】

1-50 AAGAGTACAAATTGACTTATTATACTCCTGAATATGAAACCAAAGATACT

51-100 GATATCTTGGCAGCATTCCGAGTAACTCCTCAACCTGGAGTTCCGCCTGA

101-150 AGAAGCAGGGGCCGCGGTAGCTGCCGAATCTTCTACTGGTACATGGACAA

151-200 CTGTGTGGACCGATGGACTTACCAGCCTTGATCGTTACAAAGGGCGATGC

201-250 TACCACATTGAGCCCGTTCCTGGAGAAAAAGATCAATATATCTGTTATGT

251-300 AGCTTACCCTTTAGACCTTTTTGAAGAAGGTTCTGTTACTAACATGTTTA

301－350　CTTCCATTGTAGGAAATGTATTTGGATTCAAAGCCTTACGTGCTCTACGT
351－400　CTGGAAGATCTGCGAATTCCTCCTGCTTACATTAAAACTTTTCAAGGCCC
401－450　ACCTCATGGTATCCAAGTTGAGAGAGATAAATTGAACAAGTACGGTCGTC
451－503　CTCTGCTGGGATGTACTATTAAACCTAAATTGGGGTTATCTGCTAAAAACTAT

狭叶荨麻

本品为荨麻科植物狭叶荨麻 *Urtica cannabina* L. 的干燥全草。

【材料来源】 狭叶荨麻新鲜叶片采自内蒙古特金罕山国家级自然保护区。

经度：119°49′17″，纬度：45°09′14″，海拔：935 m，鉴定人：包书茵。

【ITS2 序列峰图】 长度：243 bp；GC 含量：57.6%。

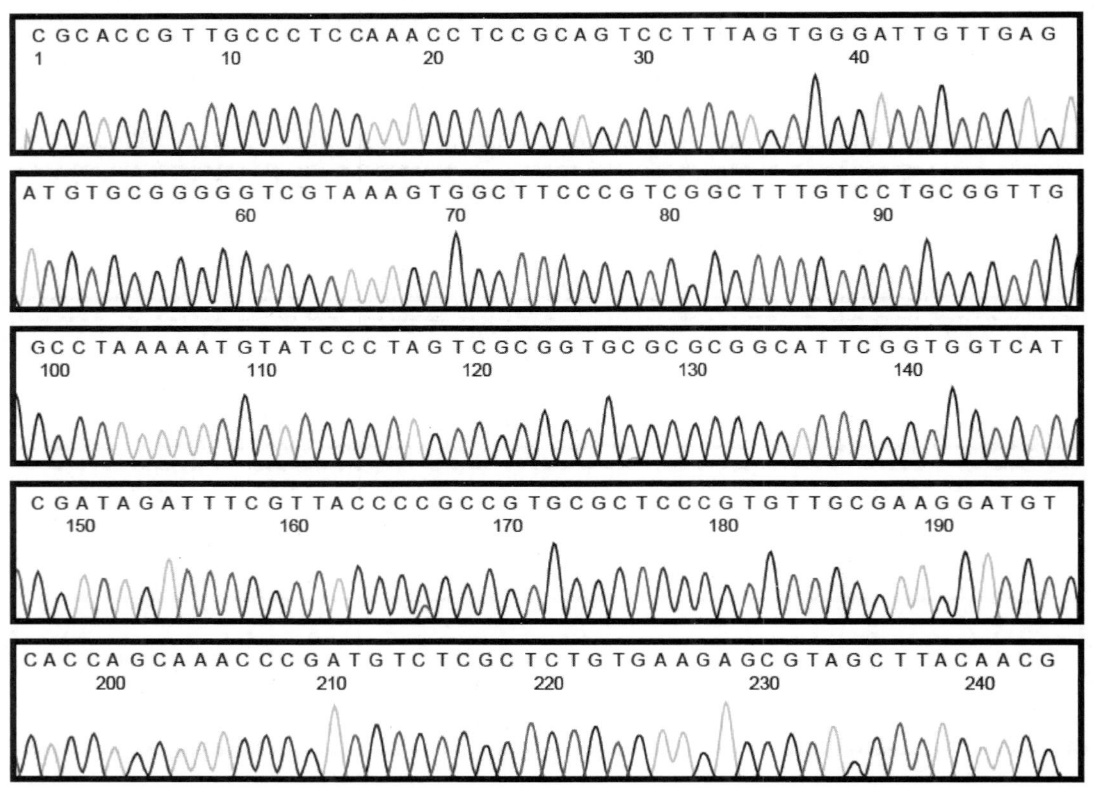

【ITS2 条形码序列】

1－50　CGCACCGTTGCCCTCCAAACCTCCGCAGTCCTTTAGTGGGATTGTTGAGA
51－100　TGTGCGGGGGTCGTAAAGTGGCTTCCCGTCGGCTTTGTCCTGCGGTTGGC
101－150　CTAAAAATGTATCCCTAGTCGCGGTGCGCGCGGCATTCGGTGGTCATCGA
151－200　TAGATTTCGTTACCCCGCCGTGCGCTCCCGTGTTGCGAAGGATGTCACCA
201－243　GCAAACCCGATGTCTCGCTCTGTGAAGAGCGTAGCTTACAACG

【ITS2 序列二级结构】

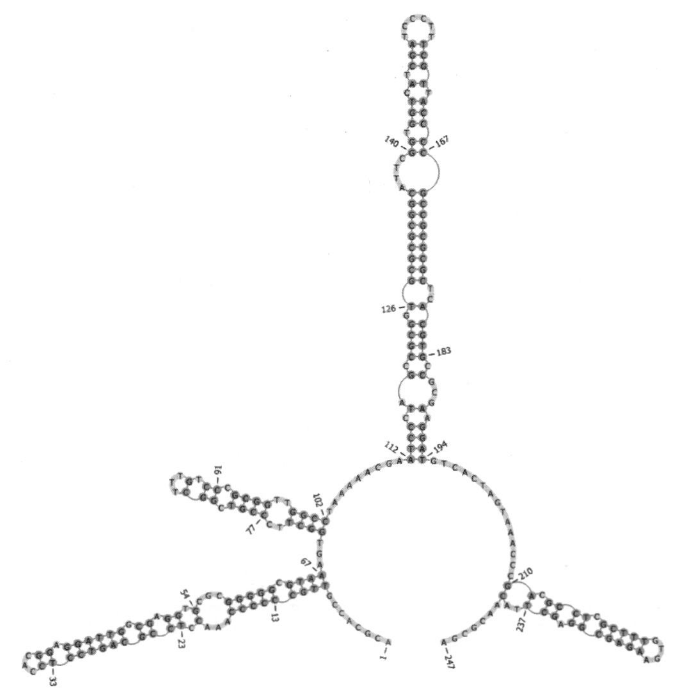

【*psbA - TrnH* 序列峰图】 长度:246 bp;GC 含量:26.4%。

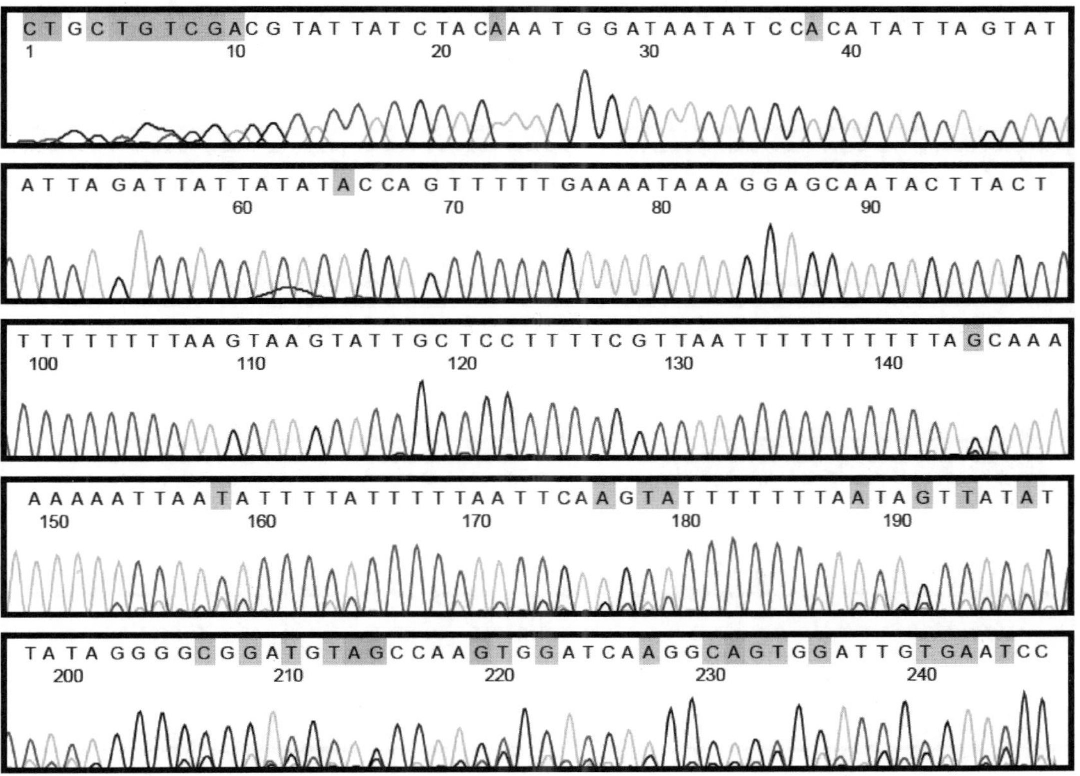

【*psbA* - *TrnH* 条形码序列】

1 - 50　CTGCTGTCGACGTATTATCTACAAATGGATAATATCCACATATTAGTATA
51 - 100　TTAGATTATTATATACCAGTTTTTGAAAATAAAGGAGCAATACTTACTTT
101 - 150　TTTTTTAAGTAAGTATTGCTCCTTTTCGTTAATTTTTTTTTTAGCAAAAA
151 - 200　AAATTAATATTTTATTTTTAATTCAAGTATTTTTTTAATAGTTATATTAT
201 - 246　AGGGGCGGATGTAGCCAAGTGGATCAAGGCAGTGGATTGTGAATCC

【*rbcL* 序列峰图】 长度:493 bp;GC 含量:43.8%。

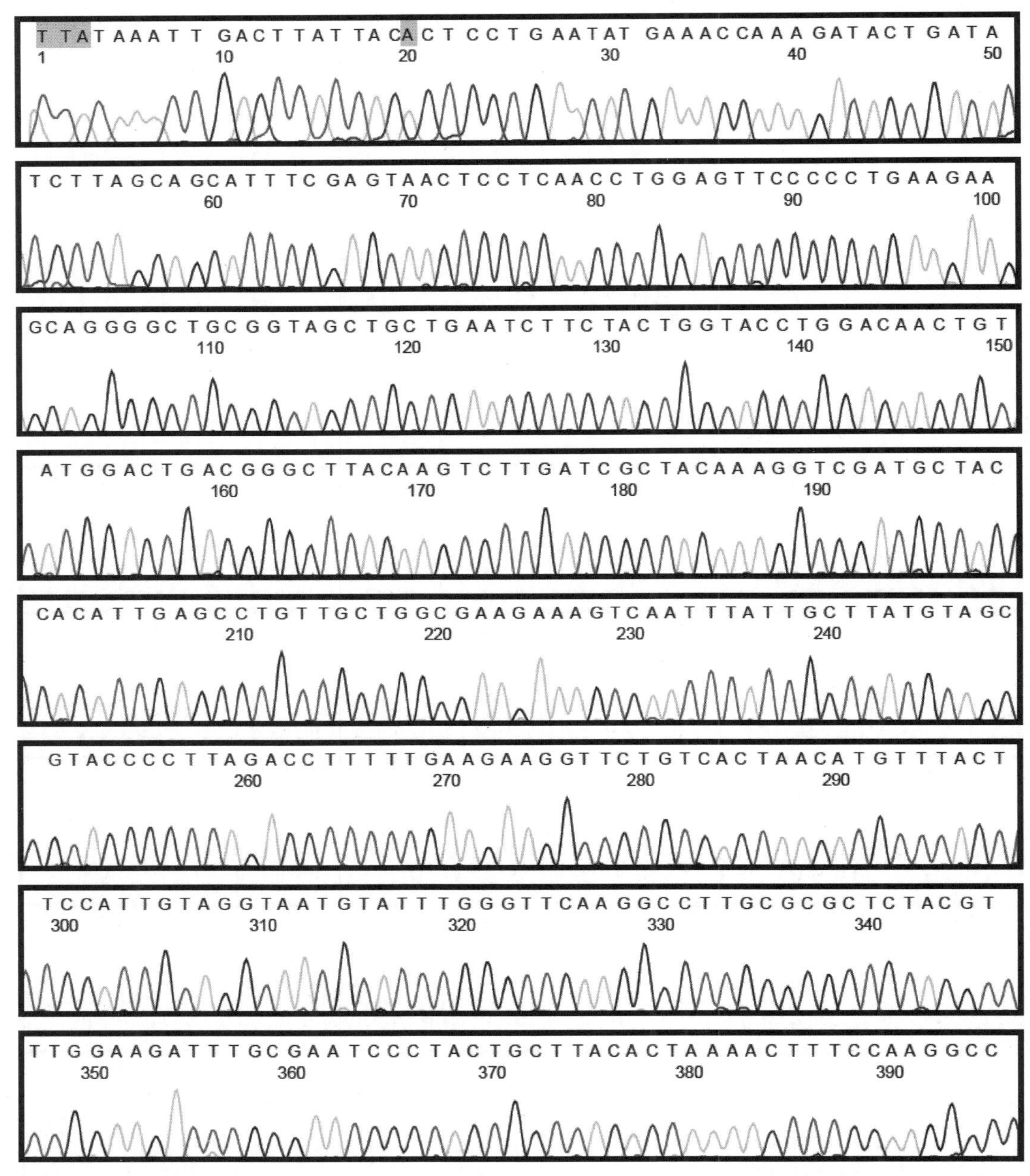

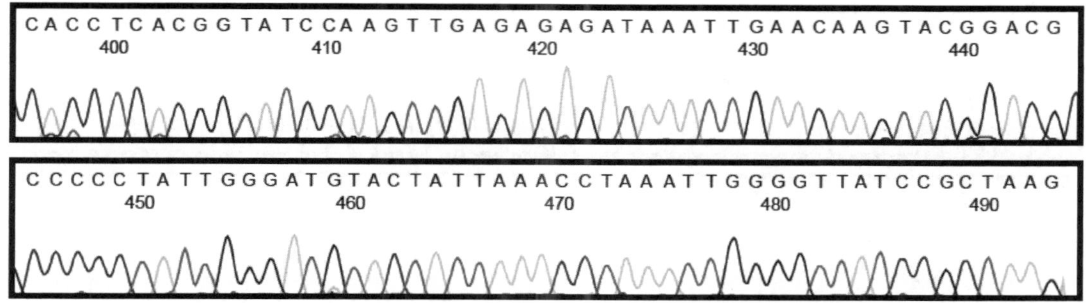

【*rbcL* 条形码序列】

1-50 TTATAAATTGACTTATTACACTCCTGAATATGAAACCAAAGATACTGATA

51-100 TCTTAGCAGCATTTCGAGTAACTCCTCAACCTGGAGTTCCCCCTGAAGAA

101-150 GCAGGGGCTGCGGTAGCTGCTGAATCTTCTACTGGTACCTGGACAACTGT

151-200 ATGGACTGACGGGCTTACAAGTCTTGATCGCTACAAAGGTCGATGCTACC

201-250 ACATTGAGCCTGTTGCTGGCGAAGAAAGTCAATTTATTGCTTATGTAGCG

251-300 TACCCCTTAGACCTTTTTGAAGAAGGTTCTGTCACTAACATGTTTACTTC

301-350 CATTGTAGGTAATGTATTTGGGTTCAAGGCCTTGCGCGCTCTACGTTTGG

351-400 AAGATTTGCGAATCCCTACTGCTTACACTAAAACTTTCCAAGGCCCACCT

401-450 CACGGTATCCAAGTTGAGAGAGATAAATTGAACAAGTACGGACGCCCCCT

451-493 ATTGGGATGTACTATTAAACCTAAATTGGGGTTATCCGCTAAG

扁蕾

本品为龙胆科植物扁蕾 *Gentianopsis barbata*（Froel.）Ma 的干燥全草。

【材料来源】 扁蕾新鲜叶片采自内蒙古特金罕山国家级自然保护区。

经度：119°50′16″，纬度：45°12′12″，海拔：927 m，鉴定人：包桂花。

【ITS2 序列峰图】 长度：229 bp；GC 含量：58.5%。

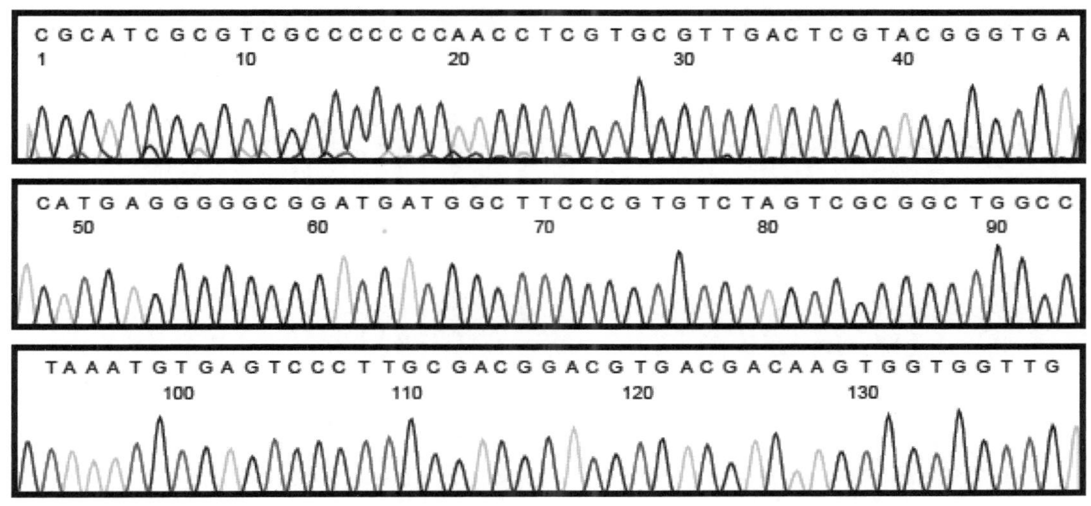

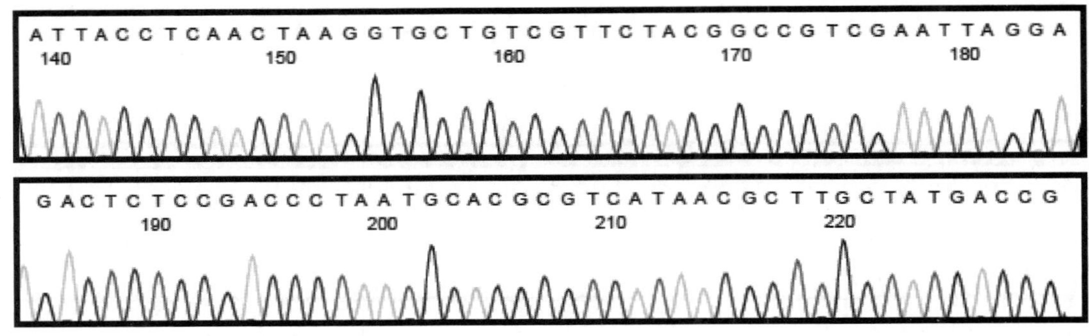

【ITS2条形码序列】

1－50 CGCATCGCGTCGCCCCCCAACCTCGTGCGTTGACTCGTACGGGTGACAT

51－100 GAGGGGGCGGATGATGGCTTCCCGTGTCTAGTCGCGGCTGGCCTAAATGT

101－150 GAGTCCCTTGCGACGGACGTGACGACAAGTGGTGGTTGATTACCTCAACT

151－200 AAGGTGCTGTCGTTCTACGGCCGTCGAATTAGGAGACTCTCCGACCCTAA

201－229 TGCACGCGTCATAACGCTTGCTATGACCG

【ITS2序列二级结构】

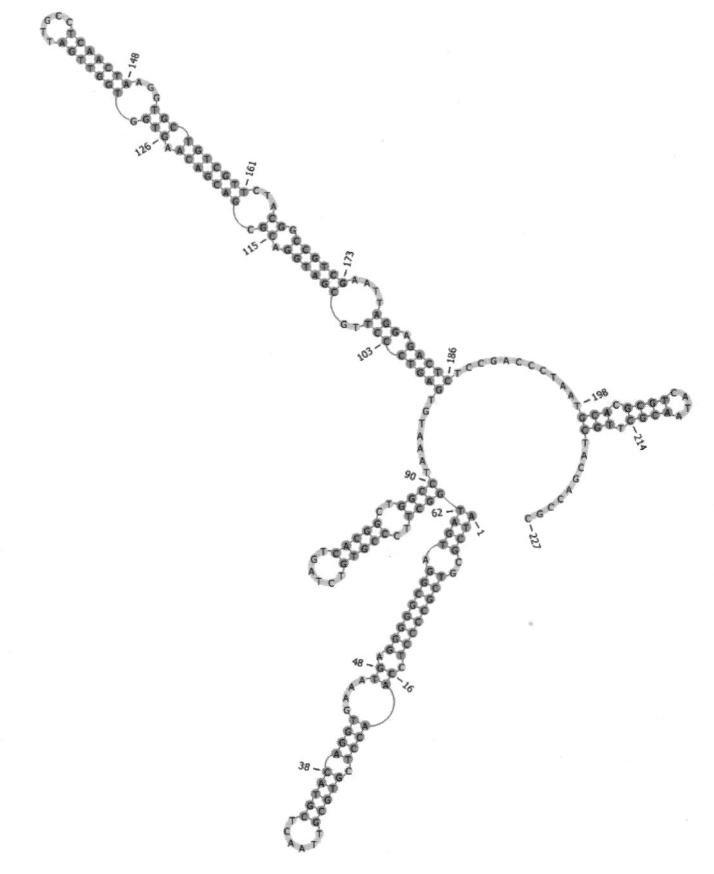

【*psbA-TrnH* 序列峰图】 长度:399 bp;GC 含量:25.8%。

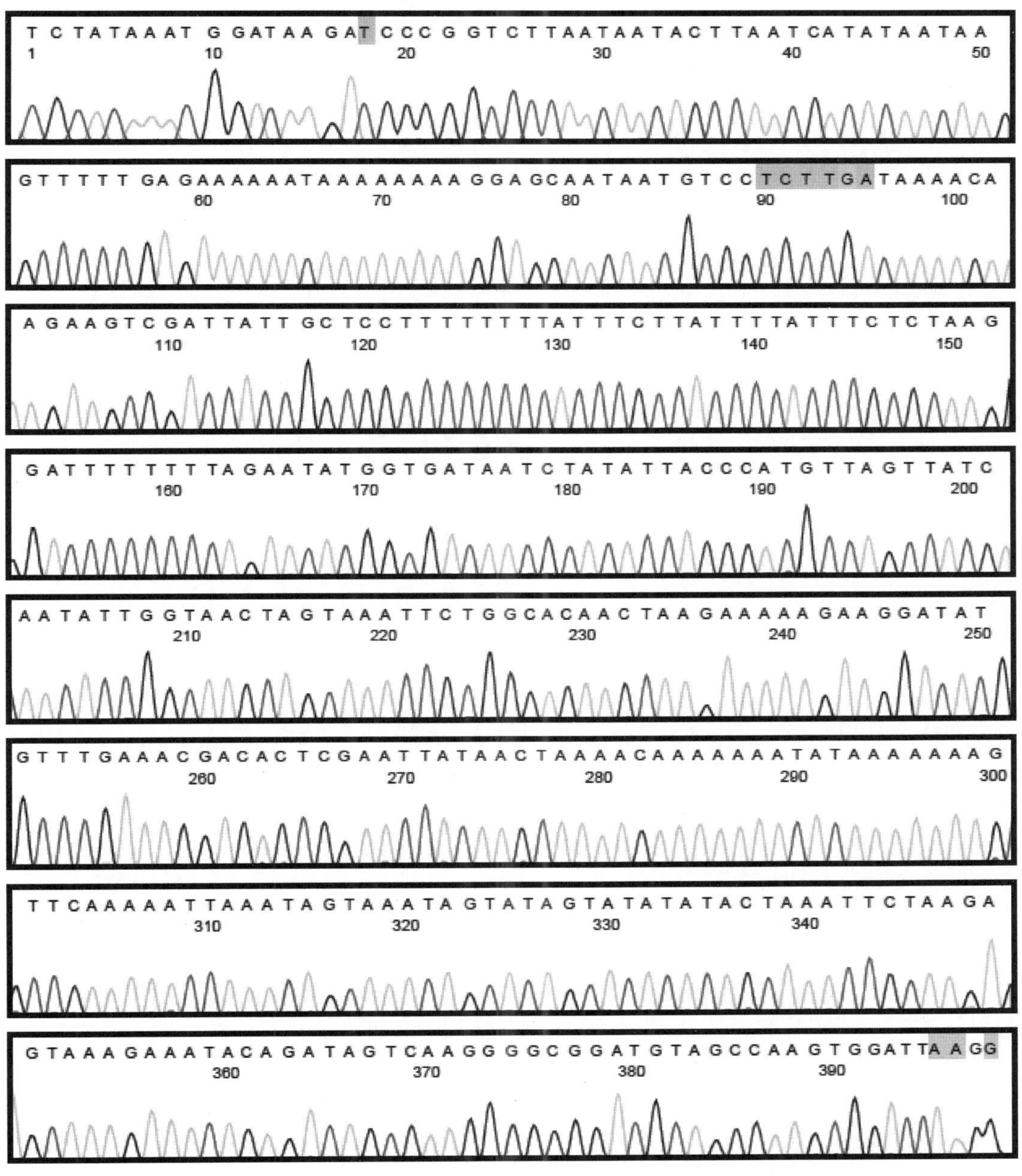

【*psbA-TrnH* 条形码序列】

1-50　TCTATAAATGGATAAGATCCCGGTCTTAATAATACTTAATCATATAATAA

51-100　GTTTTTGAGAAAAAATAAAAAAAAGGAGCAATAATGTCCTCTTGATAAAA

101-150　CAAGAAGTCGATTATTGCTCCTTTTTTTTATTTCTTATTTTATTTCTCTA

151-200　AGGATTTTTTTTAGAATATGGTGATAATCTATATTACCCATGTTAGTTAT

201 - 250　CAATATTGGTAACTAGTAAATTCTGGCACAACTAAGAAAAAGAAGGATAT

251 - 300　GTTTGAAACGACACTCGAATTATAACTAAAACAAAAAAATATAAAAAAAG

301 - 350　TTCAAAAATTAAATAGTAAATAGTATAGTATATATACTAAATTCTAAGAG

351 - 399　TAAAGAAATACAGATAGTCAAGGGGCGGATGTAGCCAAGTGGATTAAGG

十　画

桔梗

本品为桔梗科植物桔梗 *Platycidon grandiflorus*（Jacq.）A. DC. 的干燥根。

【材料来源】 桔梗新鲜叶片采自内蒙古通辽市奈曼旗沙日浩来镇药材种植基地。

经度：120°45′31″，纬度：42°34′39″，海拔：440 m，鉴定人：包书茵。

【ITS2 序列峰图】 长度：261 bp；GC 含量：64.3%。

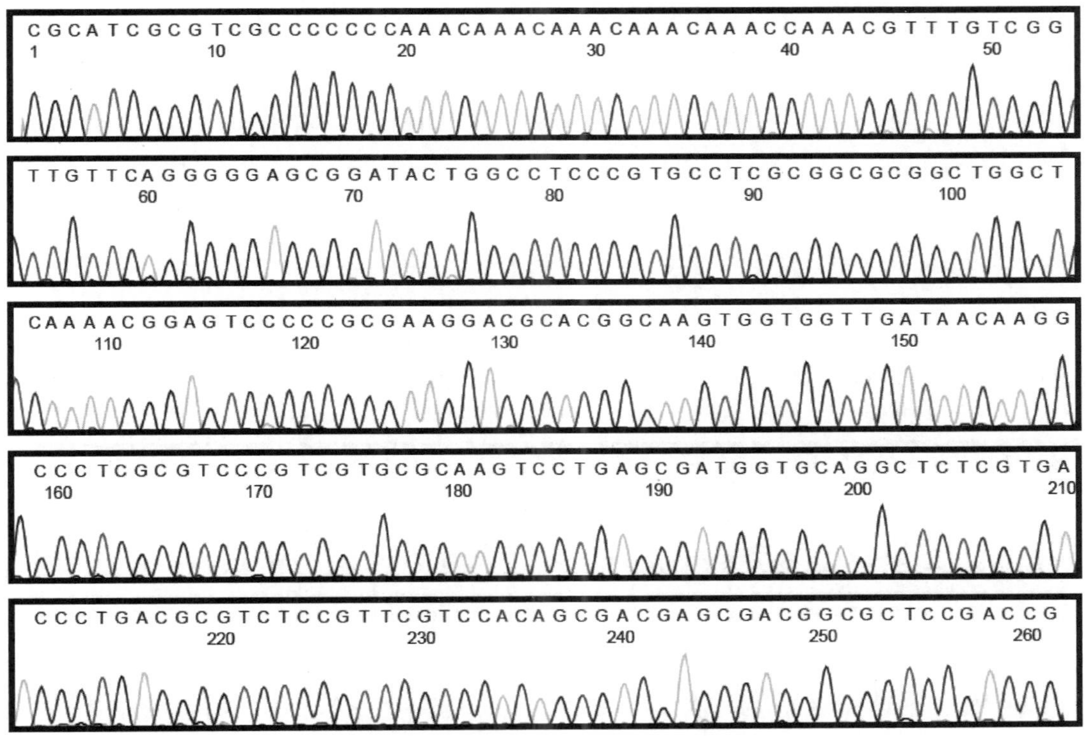

【ITS2 条形码序列】

1 - 50　CGCATCGCGTCGCCCCCCAAACAAACAAACAAACAAACCAAACGTTTGT

51 - 100　CGGTTGTTCAGGGGGAGCGGATACTGGCCTCCCGTGCCTCGCGGCGCGGC

101 - 150　TGGCTCAAAACGGAGTCCCCCGCGAAGGACGCACGGCAAGTGGTGGTTGA

151 - 200　TAACAAGGCCCTCGCGTCCCGTCGTGCGCAAGTCCTGAGCGATGGTGCAG

201 - 250　GCTCTCGTGACCCTGACGCGTCTCCGTTCGTCCACAGCGACGAGCGACGG

251 - 261　CGCTCCGACCG

【ITS2 序列二级结构】

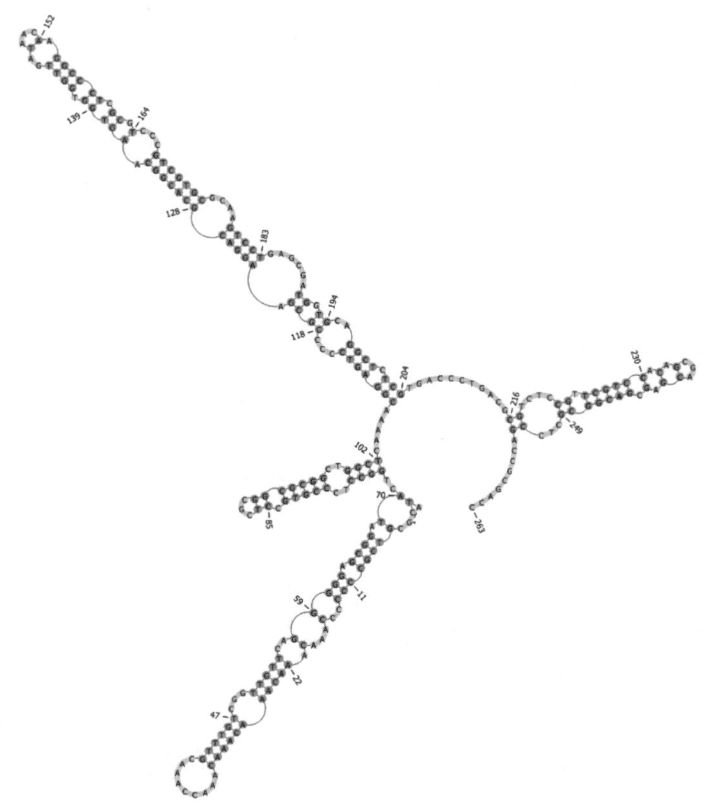

【*psbA* - *TrnH* 序列峰图】 长度:405 bp;GC 含量:34.0%。

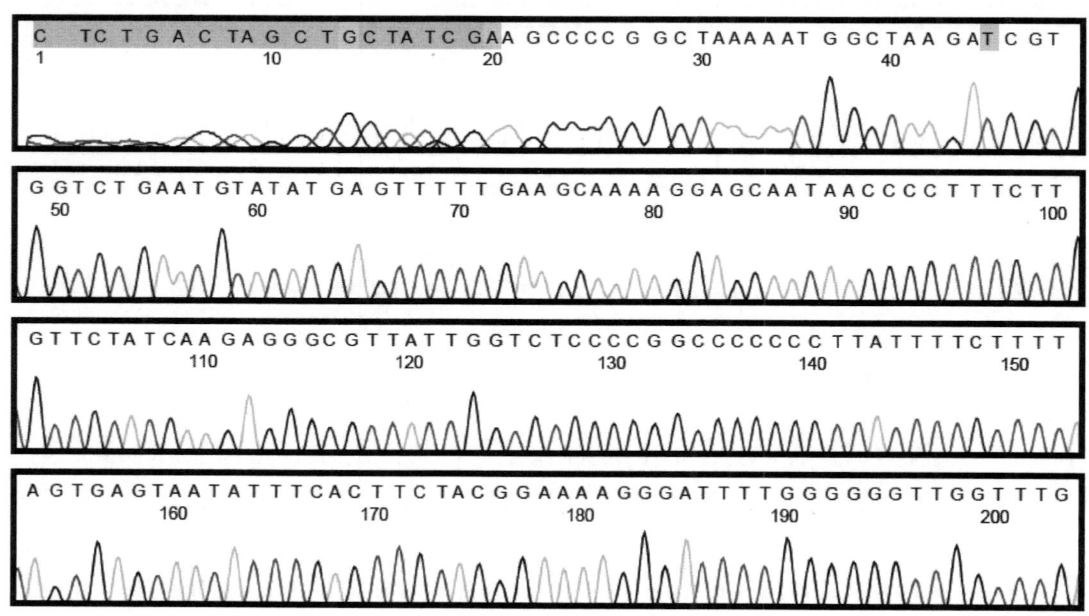

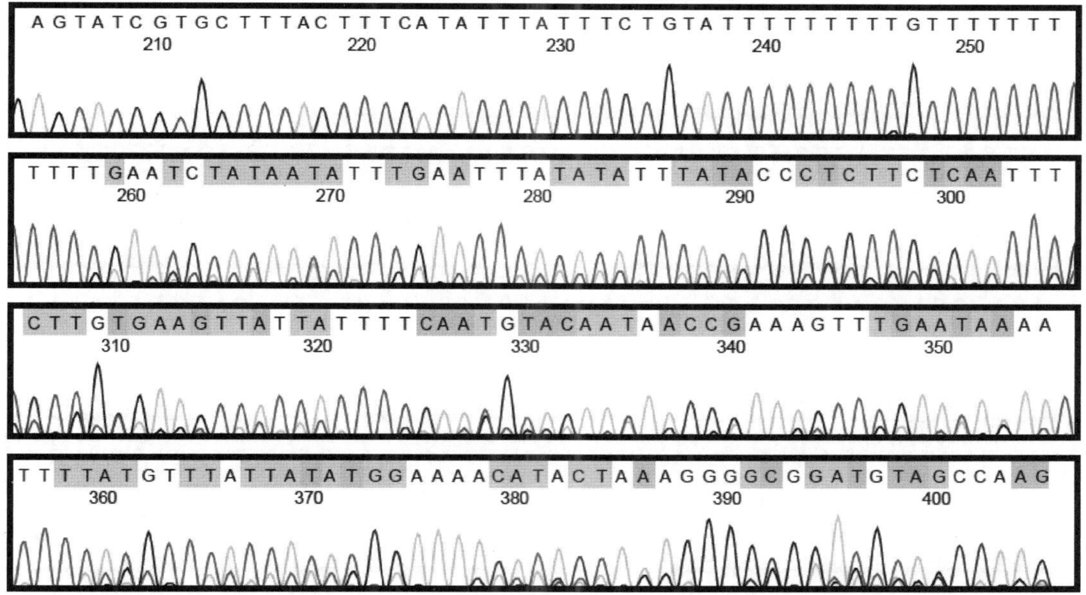

【*psbA* - *TrnH* 条形码序列】

1 - 50 CTCTGACTAGCTGCTATCGAAGCCCCGGCTAAAAATGGCTAAGATCGTGG
51 - 100 TCTGAATGTATATGAGTTTTTGAAGCAAAAGGAGCAATAACCCCTTTCTT
101 - 150 GTTCTATCAAGAGGGCGTTATTGGTCTCCCCGGCCCCCCCTTATTTTCTT
151 - 200 TTAGTGAGTAATATTTCACTTCTACGGAAAAGGGATTTGGGGGGTTGGT
201 - 250 TTGAGTATCGTGCTTTACTTTCATATTTATTTCTGTATTTTTTTTTGTTT
251 - 300 TTTTTTTTGAATCTATAATATTTGAATTTATATATTTATACCCTCTTCTC
301 - 350 AATTTCTTGTGAAGTTATTATTTTCAATGTACAATAACCGAAAGTTTGAA
351 - 400 TAAAATTTTATGTTTATTATATGGAAAACATACTAAAGGGGCGGATGTAG
401 - 405 CCAAG

【*rbcL* 序列峰图】 长度:503 bp;GC 含量:44.1%。

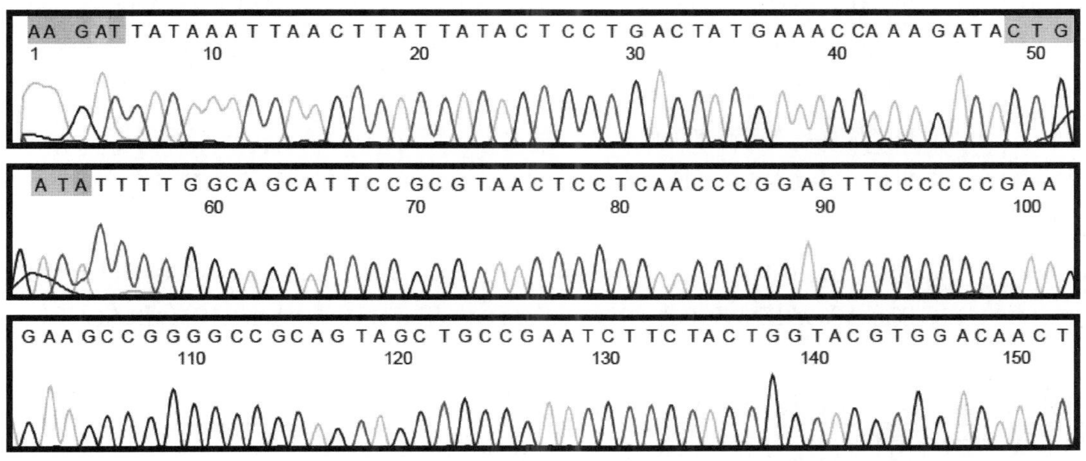

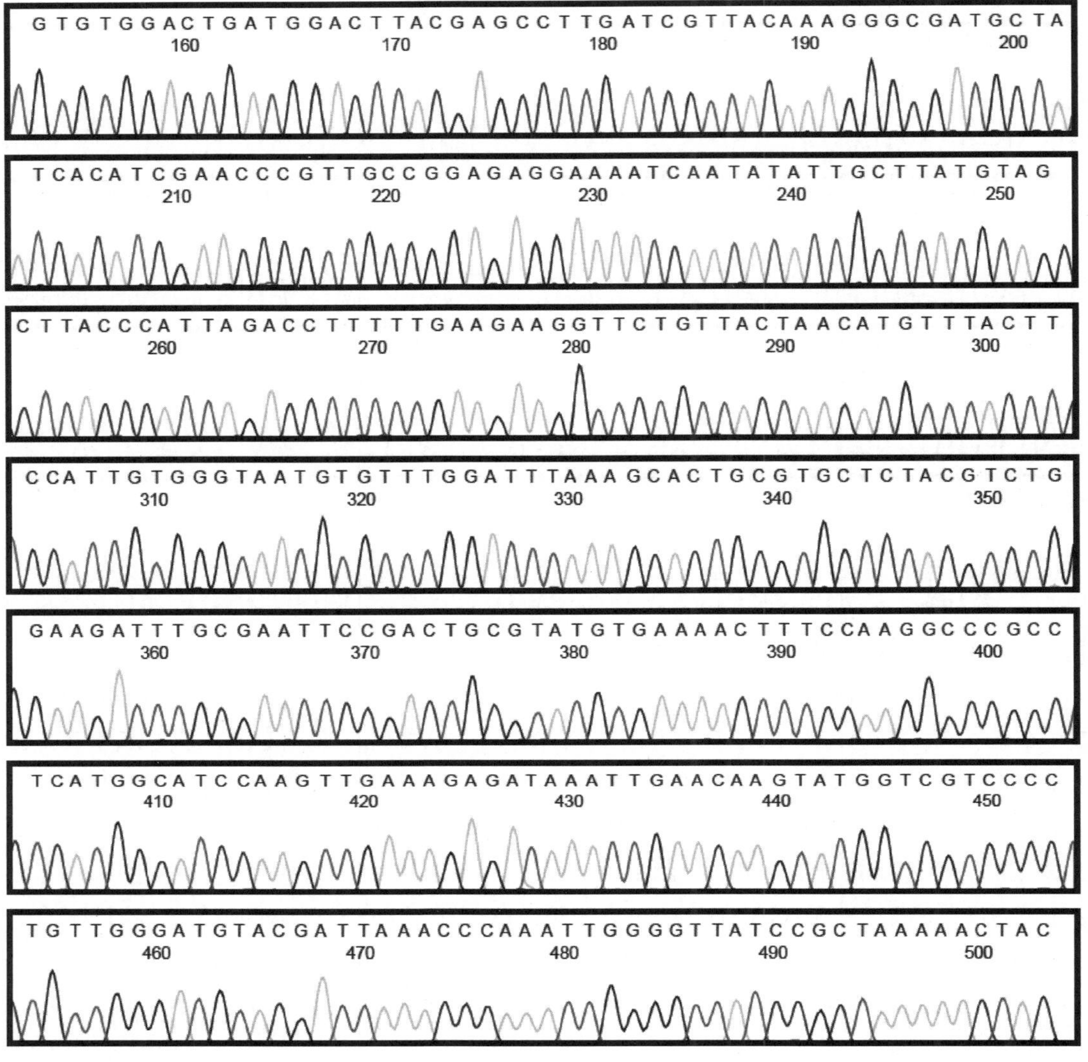

【*rbcL* 条形码序列】

1 - 50　AAGATTATAAATTAACTTATTATACTCCTGACTATGAAACCAAAGATACT

51 - 100　GATATTTTGGCAGCATTCCGCGTAACTCCTCAACCCGGAGTTCCCCCCGA

101 - 150　AGAAGCCGGGGCCGCAGTAGCTGCCGAATCTTCTACTGGTACGTGGACAA

151 - 200　CTGTGTGGACTGATGGACTTACGAGCCTTGATCGTTACAAAGGGCGATGC

201 - 250　TATCACATCGAACCCGTTGCCGGAGAGGAAAATCAATATATTGCTTATGT

251 - 300　AGCTTACCCATTAGACCTTTTTGAAGAAGGTTCTGTTACTAACATGTTTA

301 - 350　CTTCCATTGTGGGTAATGTGTTTGGATTTAAAGCACTGCGTGCTCTACGT

351 - 400　CTGGAAGATTTGCGAATTCCGACTGCGTATGTGAAAACTTTCCAAGGCCC

401 - 450　GCCTCATGGCATCCAAGTTGAAAGAGATAAATTGAACAAGTATGGTCGTC

451 - 503　CCCTGTTGGGATGTACGATTAAACCCAAATTGGGGTTATCCGCTAAAAACTAC

【*matK* 序列峰图】 长度：787 bp；GC 含量：34.8%。

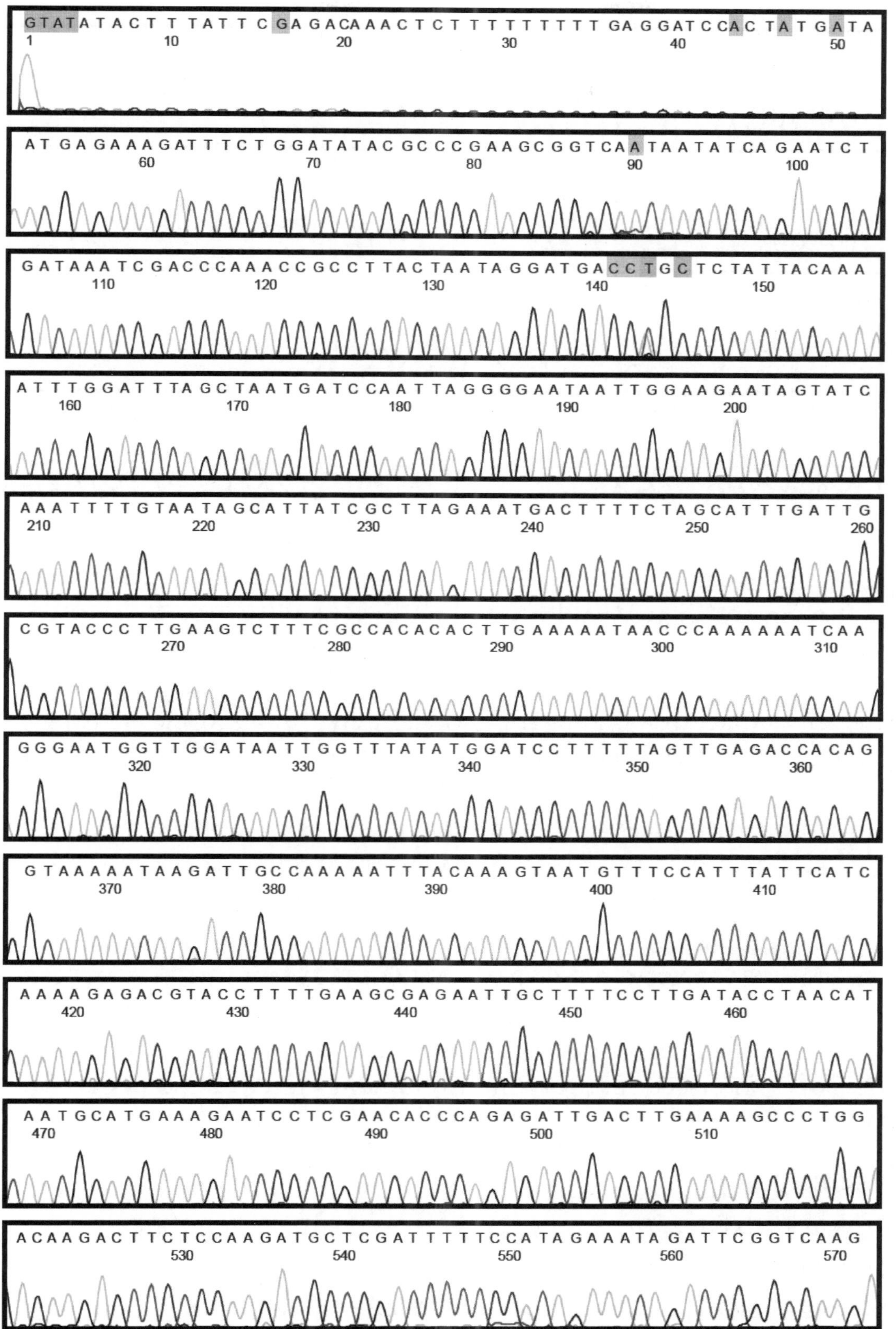

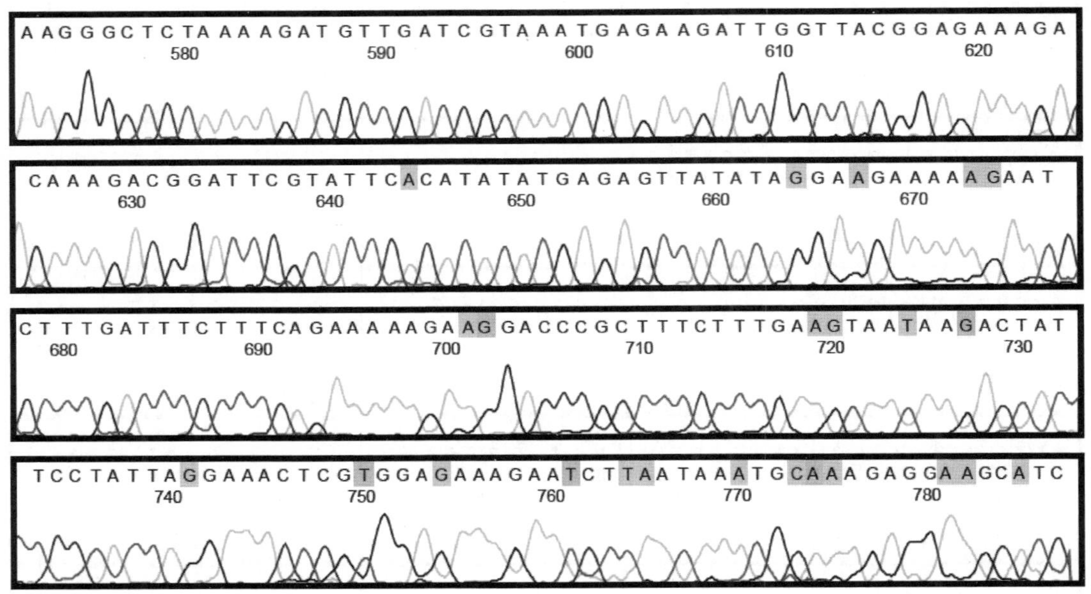

【*matK* 条形码序列】

1 - 50	GTATATACTTTATTCGAGACAAACTCTTTTTTTTTGAGGATCCACTATGA
51 - 100	TAATGAGAAAGATTTCTGGATATACGCCCGAAGCGGTCAATAATATCAGA
101 - 150	ATCTGATAAA TCGACCCAAACCGCCTTACTAATAGGATGACCTGCTCTAT
151 - 200	TACAAAATTTGGATTTAGCTAATGATCCAATTAGGGGAATAATTGGAAGA
201 - 250	ATAGTATCAAATTTTGTAATAGCATTATCGCTTAGAAATGACTTTTCTAG
251 - 300	CATTTGATTGCGTACCCTTGAAGTCTTTCGCCACACACTTGAAAAATAAC
301 - 350	CCAAAAAATCAAGGGAATGGTTGGATAATTGGTTTATATGGATCCTTTTT
351 - 400	AGTTGAGACCACAGGTAAAAATAAGATTGCCAAAAATTTACAAAGTAATG
401 - 450	TTTCCATTTATTCATCAAAAGAGACGTACCTTTTGAAGCGAGAATTGCTT
451 - 500	TTCCTTGATACCTAACATAATGCATGAAAGAATCCTCGAACACCCAGAGA
501 - 550	TTGACTTGAAAAGCCCTGGACAAGACTTCTCCAAGATGCTCGATTTTTCC
551 - 600	ATAGAAATAGATTCGGTCAAGAAGGGCTCTAAAAGATGTTGATCGTAAAT
601 - 650	GAGAAGATTGGTTACGGAGAAAGACAAAGACGGATTCGTATTCACATATA
651 - 700	TGAGAGTTATATAGGAAGAAAAAGAATCTTTGATTTCTTTCAGAAAAAGA
701 - 750	AGGACCCGCTTTCTTTGAAGTAATAAGACTATTCCTATTAGGAAACTCGT
751 - 787	GGAGAAAGAATCTTAATAAATGCAAAGAGGAAGCATC

夏至草

本品为唇形科植物夏至草 *Lagopsis supina*（Steph. ex Wild.）Ik. -Gal. 的干燥全草。

【材料来源】 夏至草新鲜叶片采自内蒙古通辽市科尔沁区内蒙古民族大学北区校园内。经度：122°14′55″，纬度：43°37′44″，海拔：180 m，鉴定人：吴香杰。

【*psbA - TrnH* 序列峰图】 长度:323 bp;GC 含量:28.0%。

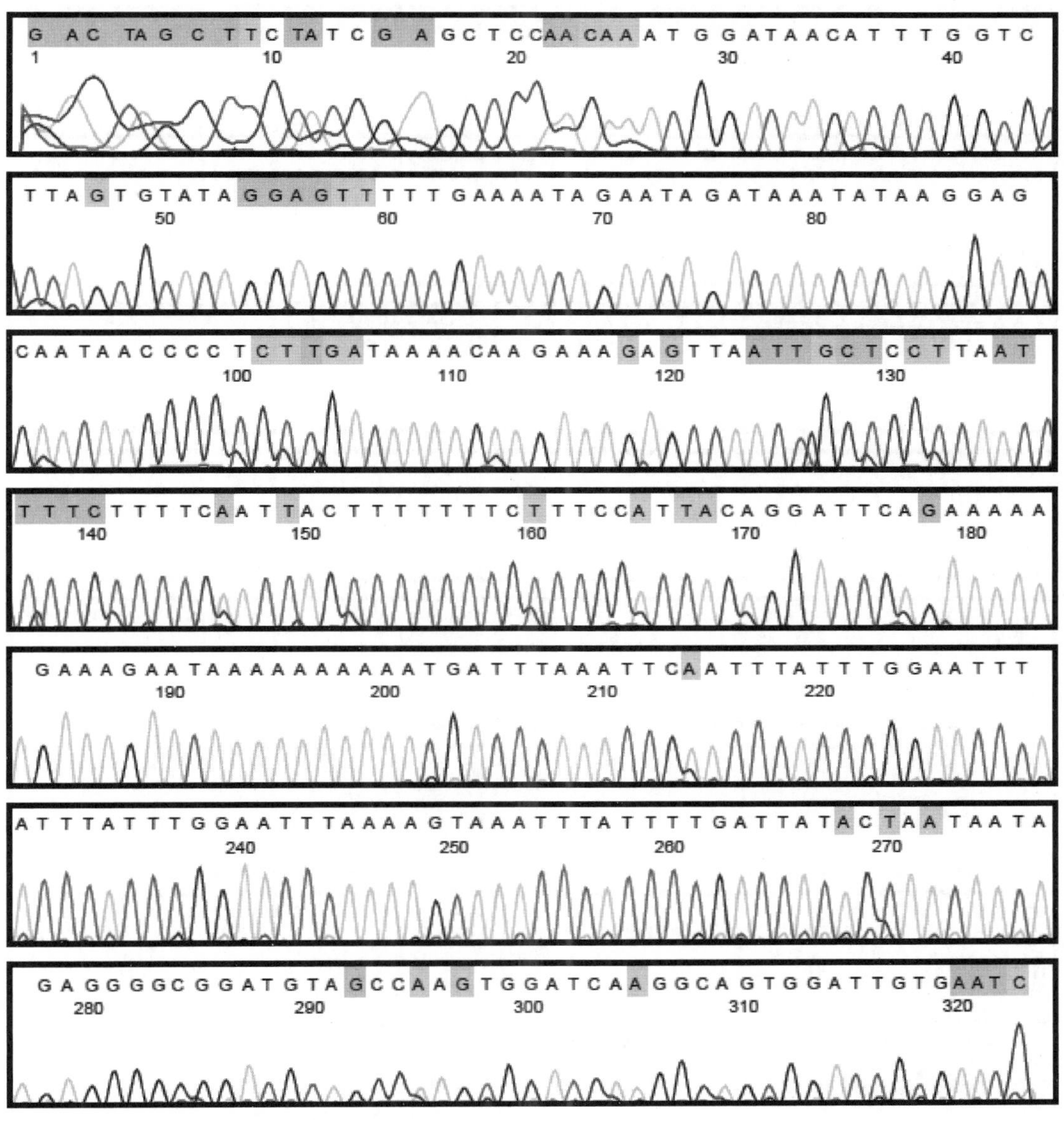

【*psbA - TrnH* 条形码序列】

1 - 50 GACTAGCTTCTATCGAGCTCCAACAAATGGATAACATTTGGTCTTAGTGT
51 - 100 ATAGGAGTTTTTGAAAATAGAATAGATAAATATAAGGAGCAATAACCCCT
101 - 150 CTTGATAAAACAAGAAAGAGTTAATTGCTCCTTAATTTTCTTTTCAATTA
151 - 200 CTTTTTTTCTTTCCATTACAGGATTCAGAAAAAGAAAGAATAAAAAAAAA
201 - 250 ATGATTTAAATTCAATTTATTTGGAATTTATTTATTTGGAATTTAAAAGT
251 - 300 AAATTTATTTTGATTATACTAATAATAGAGGGGCGGATGTAGCCAAGTGG
301 - 323 ATCAAGGCAGTGGATTGTGAATC

【*matK* 序列峰图】 长度:825 bp;GC 含量:34.0%。

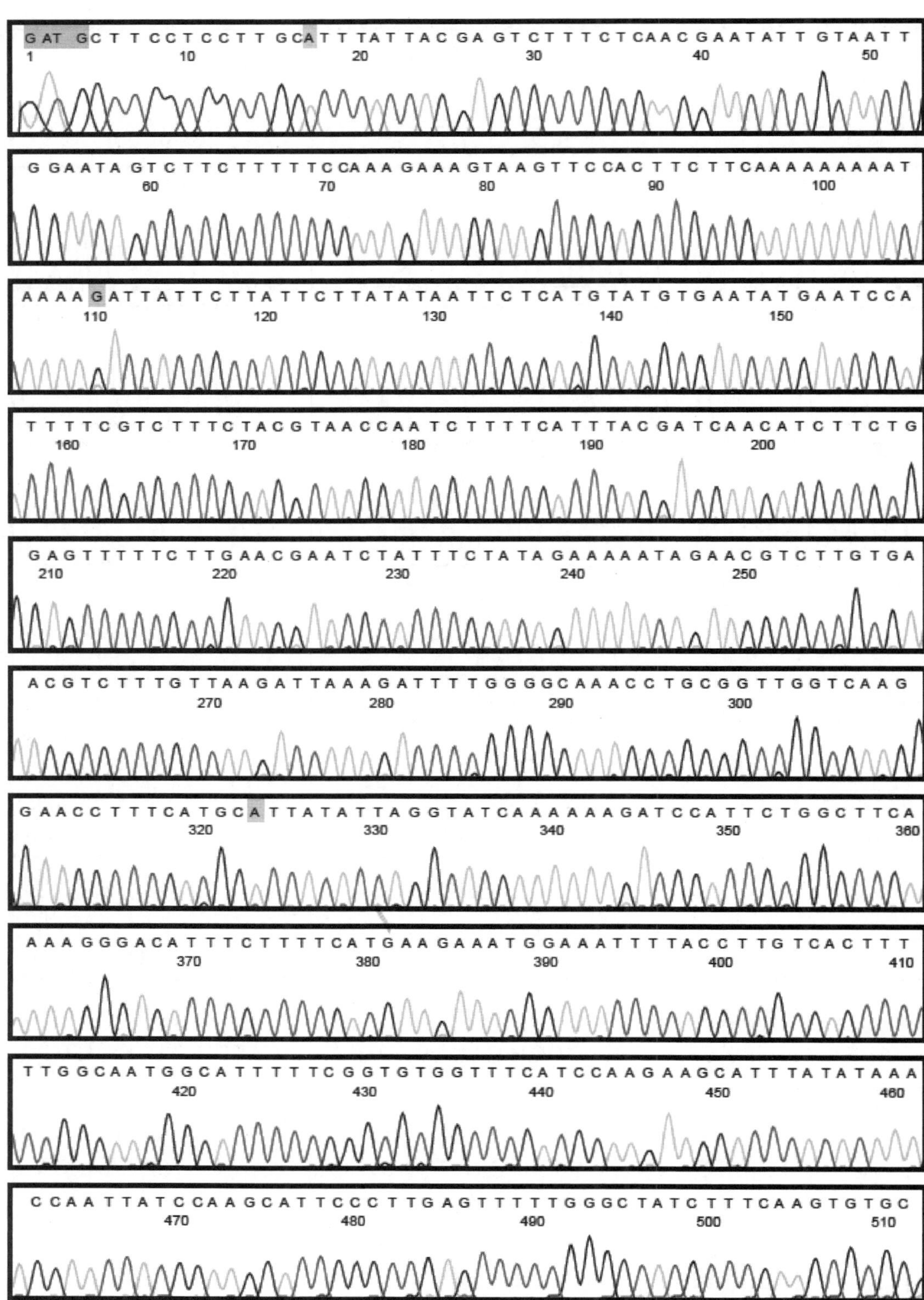
GATGCTTCCTCCTTGCATTTATTACGAGTCTTTCTCAACGAATATTGTAATT
1 10 20 30 40 50
GGAATAGTCTTCTTTTTCCAAAGAAAGTAAGTTCCACTTCTTCAAAAAAAAAT
60 70 80 90 100
AAAAGATTATTCTTATTCTTATATAATTCTCATGTATGTGAATATGAATCCA
110 120 130 140 150
TTTTCGTCTTTCTACGTAACCAATCTTTTCATTTACGATCAACATCTTCTG
160 170 180 190 200
GAGTTTTTCTTGAACGAATCTATTTCTATAGAAAAATAGAACGTCTTGTGA
210 220 230 240 250
ACGTCTTTGTTAAGATTAAAGATTTTGGGGCAAACCTGCGGTTGGTCAAG
270 280 290 300
GAACCTTTCATGCATTATATTAGGTATCAAAAAAGATCCATTCTGGCTTCA
320 330 340 350 360
AAAGGGACATTTCTTTTCATGAAGAAATGGAAATTTTACCTTGTCACTTT
370 380 390 400 410
TTGGCAATGGCATTTTTCGGTGTGGTTTCATCCAAGAAGCATTTATATAAA
420 430 440 450 460
CCAATTATCCAAGCATTCCCTTGAGTTTTTGGGCTATCTTTCAAGTGTGC
470 480 490 500 510

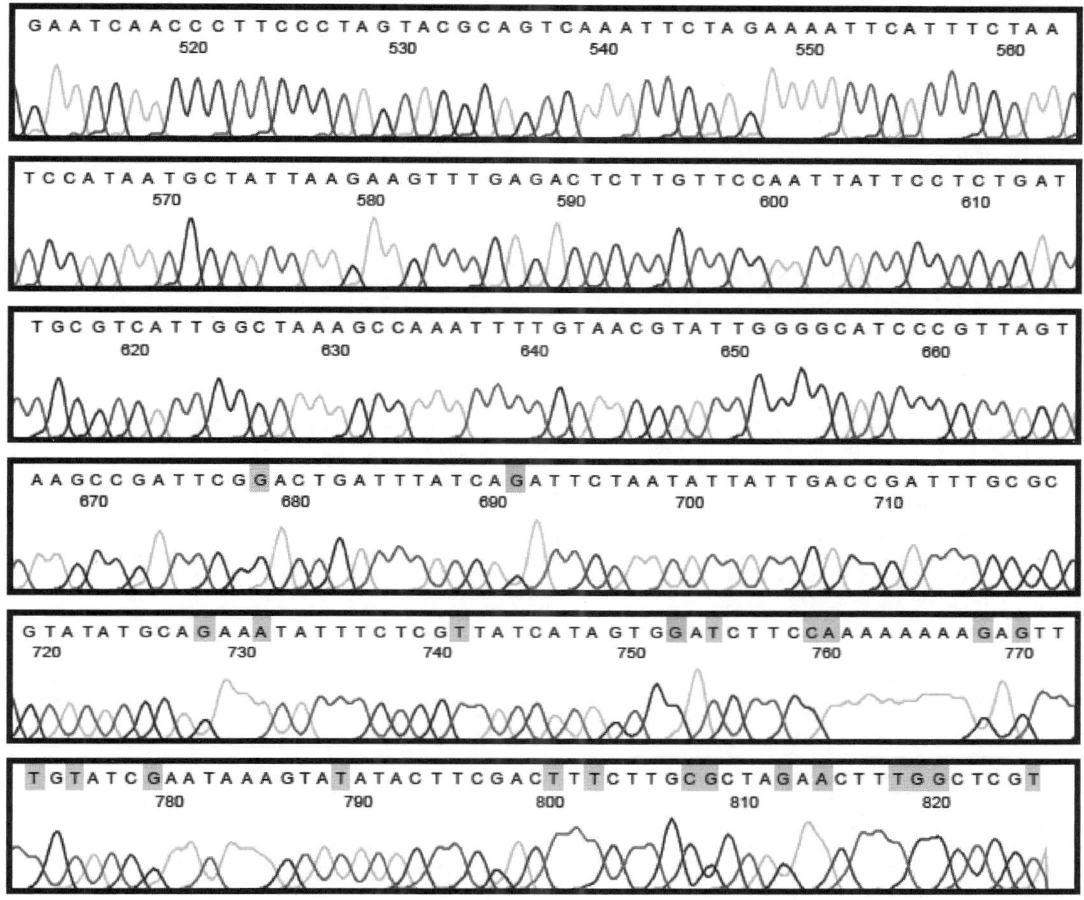

【*matK* 条形码序列】

1－50　GATGCTTCCTCCTTGCATTTATTACGAGTCTTTCTCAACGAATATTGTAA

51－100　TTGGAATAGTCTTCTTTTTCCAAAGAAAGTAAGTTCCACTTCTTCAAAAA

101－150　AAAATAAAAGATTATTCTTATTCTTATATAATTCTCATGTATGTGAATAT

151－200　GAATCCATTTTCGTCTTTCTACGTAACCAATCTTTTCATTTACGATCAAC

201－250　ATCTTCTGGAGTTTTTCTTGAACGAATCTATTTCTATAGAAAAATAGAAC

251－300　GTCTTGTGAACGTCTTTGTTAAGATTAAAGATTTTGGGGCAAACCTGCGG

301－350　TTGGTCAAGGAACCTTTCATGCATTATATTAGGTATCAAAAAAGATCCAT

351－400　TCTGGCTTCAAAAGGGACATTTCTTTTCATGAAGAAATGGAAATTTTACC

401－450　TTGTCACTTTTTGGCAATGGCATTTTTCGGTGTGGTTTCATCCAAGAAGC

451－500　ATTTATATAAACCAATTATCCAAGCATTCCCTTGAGTTTTTGGGCTATCT

501－550　TTCAAGTGTGCGAATCAACCCTTCCCTAGTACGCAGTCAAATTCTAGAAA

551－600　ATTCATTTCTAATCCATAATGCTATTAAGAAGTTTGAGACTCTTGTTCCA

601－650　ATTATTCCTCTGATTGCGTCATTGGCTAAAGCCAAATTTTGTAACGTATT

651－700　GGGGCATCCCGTTAGTAAGCCGATTCGGACTGATTTATCAGATTCTAATA

701 - 750　TTATTGACCGATTTGCGCGTATATGCAGAAATATTTCTCGTTATCATAGT
751 - 800　GGATCTTCCAAAAAAAAGAGTTTGTATCGAATAAAGTATATACTTCGACT
801 - 825　TTCTTGCGCTAGAACTTTGGCTCGT

高乌头

本品为毛茛科植物高乌头 *Aconitum sinomontanum* Nakai 的干燥根。

【材料来源】 高乌头新鲜叶片采自湖北省神农架林区天门垭景区。

经度：110°26′46″，纬度：31°41′43″，海拔：2 140 m，鉴定人：纪少波。

【ITS 序列峰图】 长度：629 bp；GC 含量：58.6%。

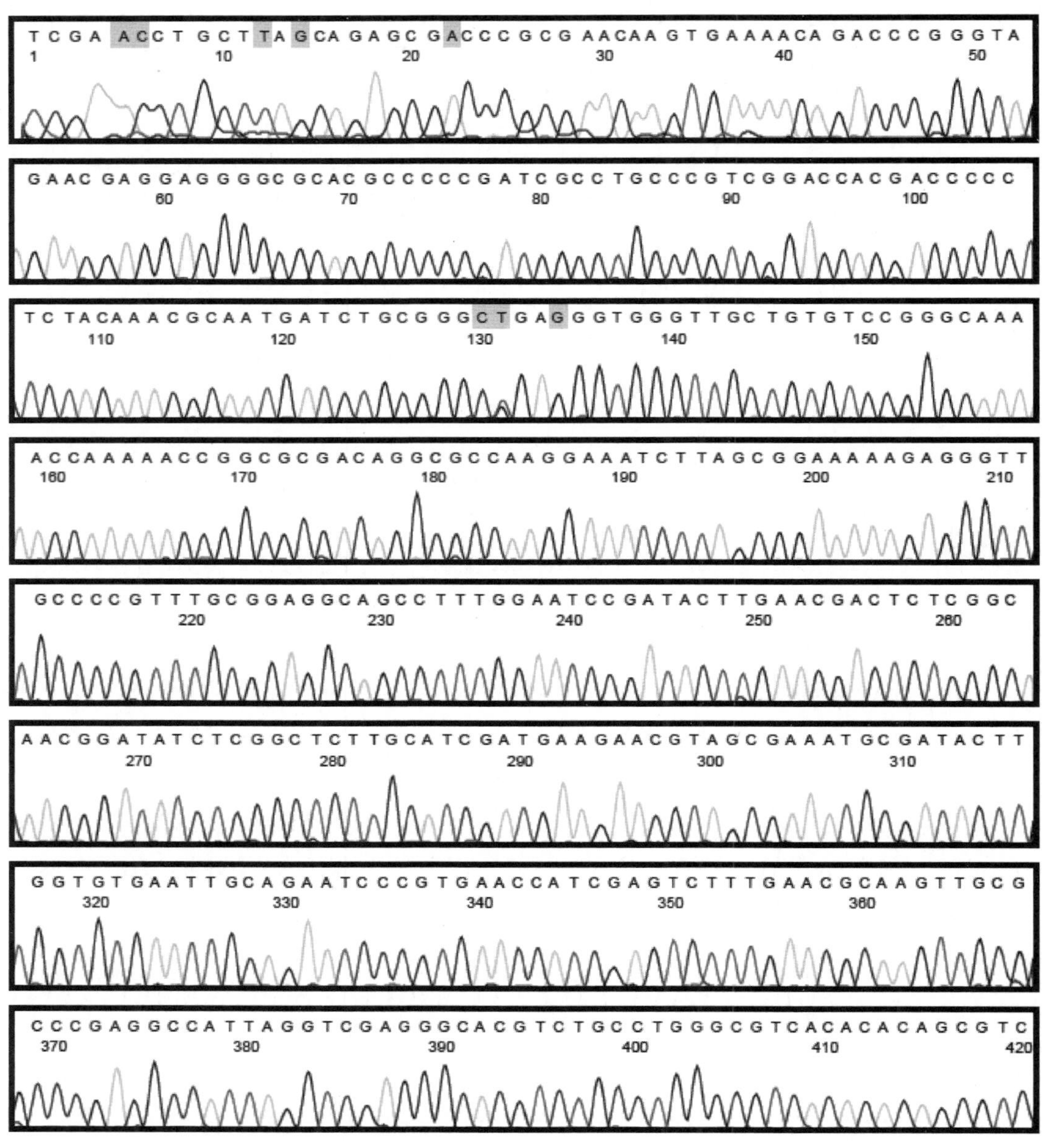

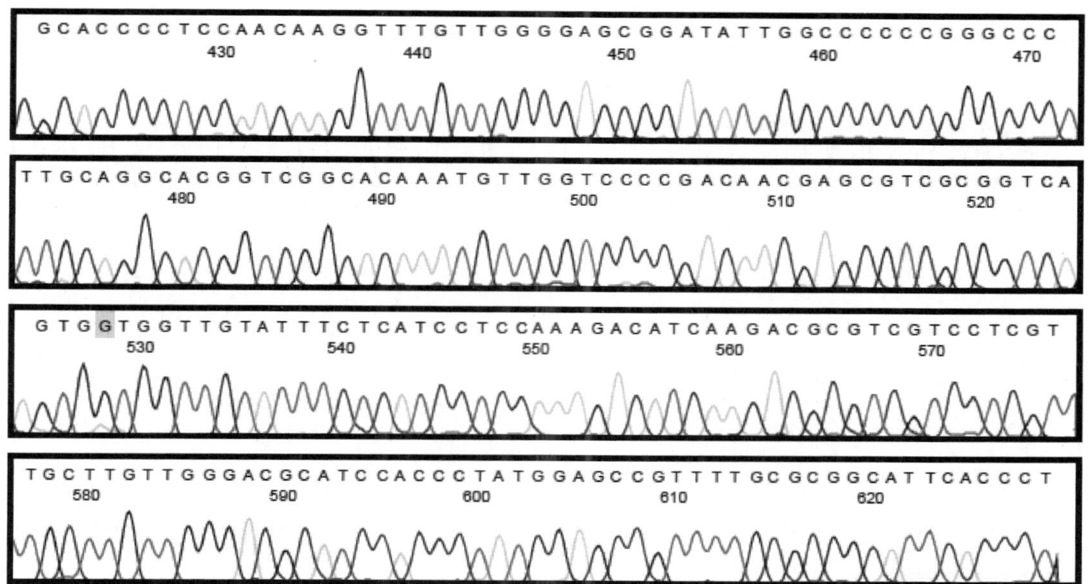

【ITS 条形码序列】

1－50　TCGAACCTGCTTAGCAGAGCGACCCGCGAACAAGTGAAAACAGACCCGGG
51－100　TAGAACGAGGAGGGGCGCACGCCCCCGATCGCCTGCCCGTCGGACCACGA
101－150　CCCCCTCTACAAACGCAATGATCTGCGGGCGGAGGGTGGGTTGCTGTGTC
151－200　CGGGCAAAACCAAAAACCGGCGCGACAGGCGCCAAGGAAATCTTAGCGGA
201－250　AAAAGAGGGTTGCCCCGTTTGCGGAGGCAGCCTTTGGAATCCGATACTTG
251－300　AACGACTCTCGGCAACGGATATCTCGGCTCTTGCATCGATGAAGAACGTA
301－350　GCGAAATGCGATACTTGGTGTGAATTGCAGAATCCCGTGAACCATCGAGT
351－400　CTTTGAACGCAAGTTGCGCCCGAGGCCATTAGGTCGAGGGCACGTCTGCC
401－450　TGGGCGTCACACACAGCGTCGCACCCCTCCAACAAGGTTTGTTGGGGAGC
451－500　GGATATTGGCCCCCCGGGCCCTTGCAGGCACGGTCGGCACAAATGTTGGT
501－550　CCCCGACAACGAGCGTCGCGGTCAGTGGTGGTTGTATTTCTCATCCTCCA
551－600　AAGACATCAAGACGCGTCGTCCTCGTTGCTTGTTGGGACGCATCCACCCT
601－629　ATGGAGCCGTTTTGCGCGGCATTCACCCT

【ITS2 序列峰图】　长度：221 bp；GC 含量：59.7%。

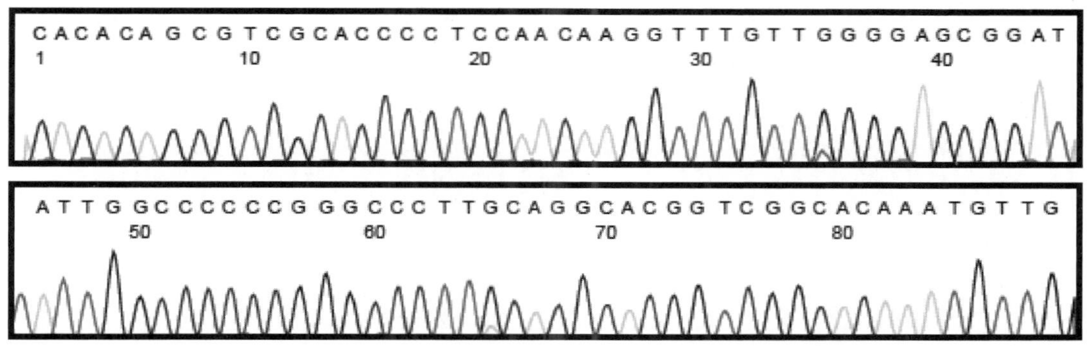

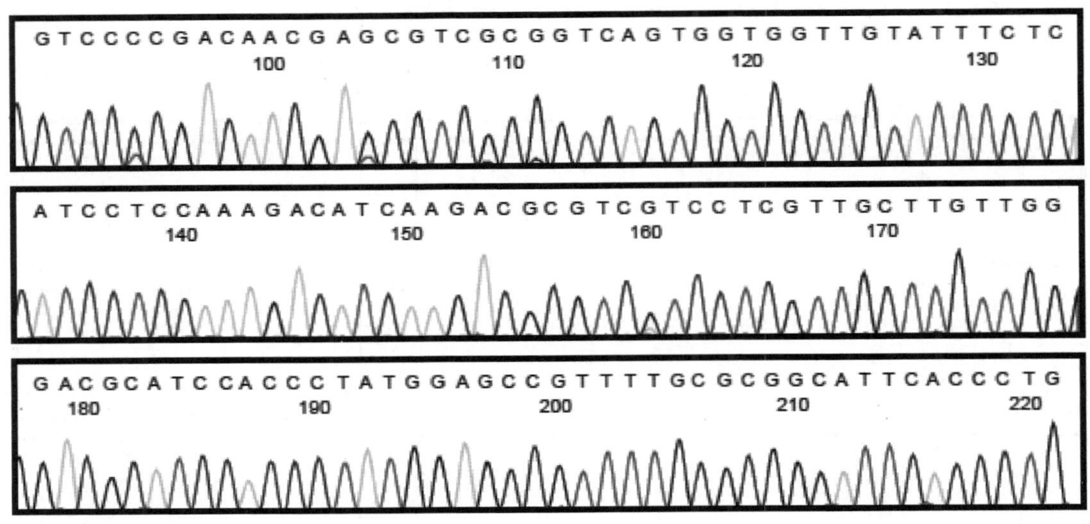

【ITS2条形码序列】

1－50　CACACAGCGTCGCACCCCTCCAACAAGGTTTGTTGGGGAGCGGATATTGG
51－100　CCCCCCGGGCCCTTGCAGGCACGGTCGGCACAAATGTTGGTCCCCGACAA
101－150　CGAGCGTCGCGGTCAGTGGTGGTTGTATTTCTCATCCTCCAAAGACATCA
151－200　AGACGCGTCGTCCTCGTTGCTTGTTGGGACGCATCCACCCTATGGAGCCG
201－221　TTTTGCGCGGCATTCACCCTG

【ITS2序列二级结构】

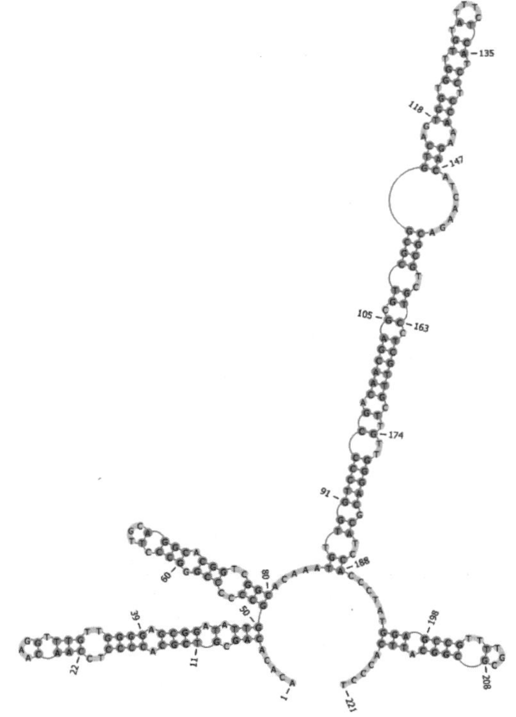

【*psbA* - *TrnH* 序列峰图】 长度：290 bp；GC 含量：34.8%。

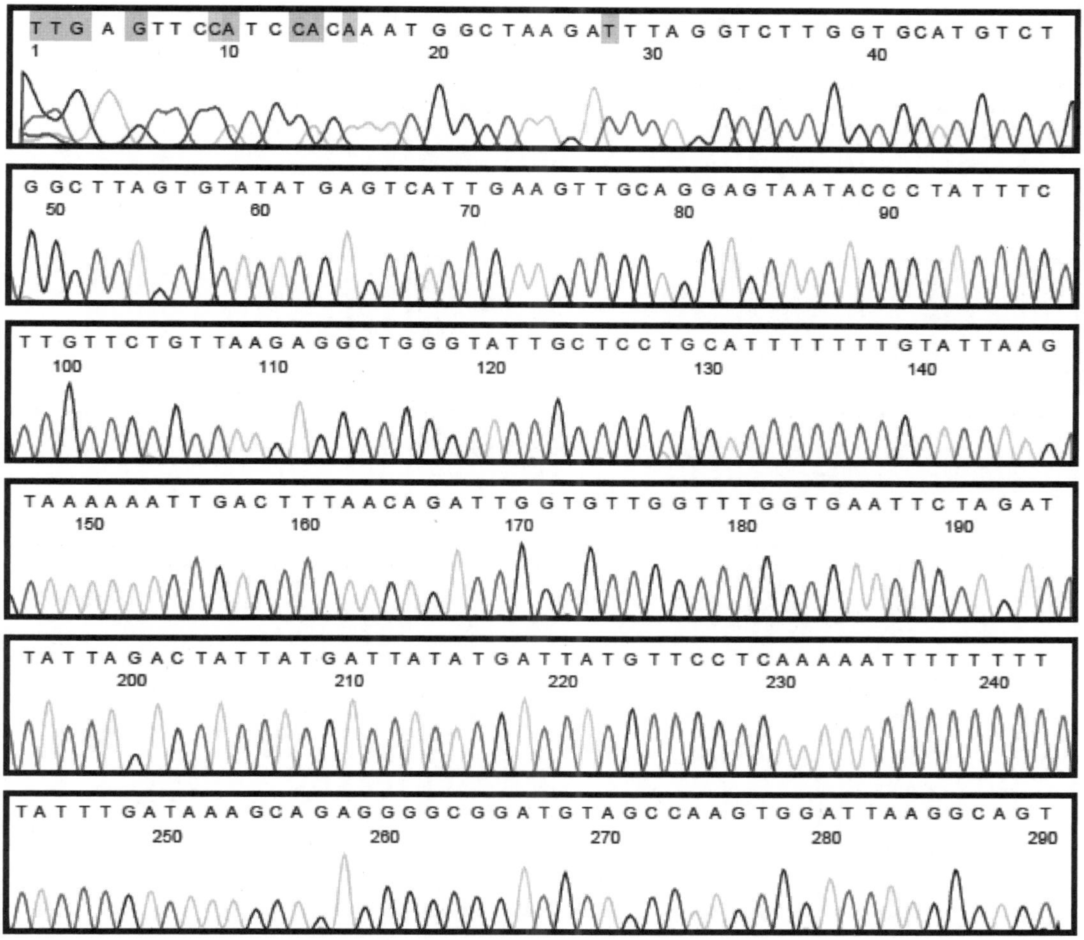

【*psbA* - *TrnH* 条形码序列】

1 - 50 TTGAGTTCCATCCACAAATGGCTAAGATTTAGGTCTTGGTGCATGTCTGG

51 - 100 CTTAGTGTATATGAGTCATTGAAGTTGCAGGAGTAATACCCTATTTCTTG

101 - 150 TTCTGTTAAGAGGCTGGGTATTGCTCCTGCATTTTTTTGTATTAAGTAAA

151 - 200 AAATTGACTTTAACAGATTGGTGTTGGTTTGGTGAATTCTAGATTATTAG

201 - 250 ACTATTATGATTATATGATTATGTTCCTCAAAAATTTTTTTTTATTTGAT

251 - 290 AAAGCAGAGGGGCGGATGTAGCCAAGTGGATTAAGGCAGT

【*rbcL* 序列峰图】 长度：501 bp；GC 含量：42.9%。

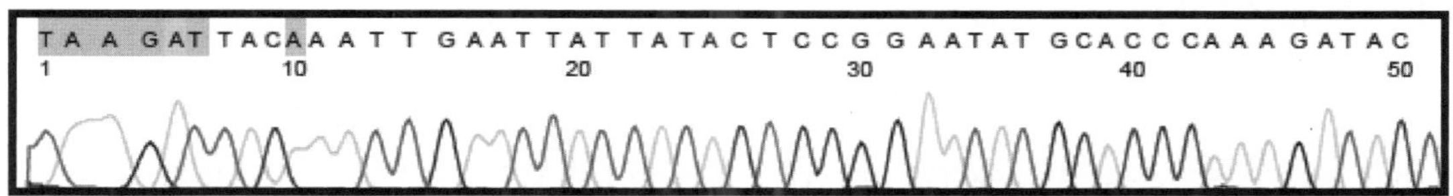

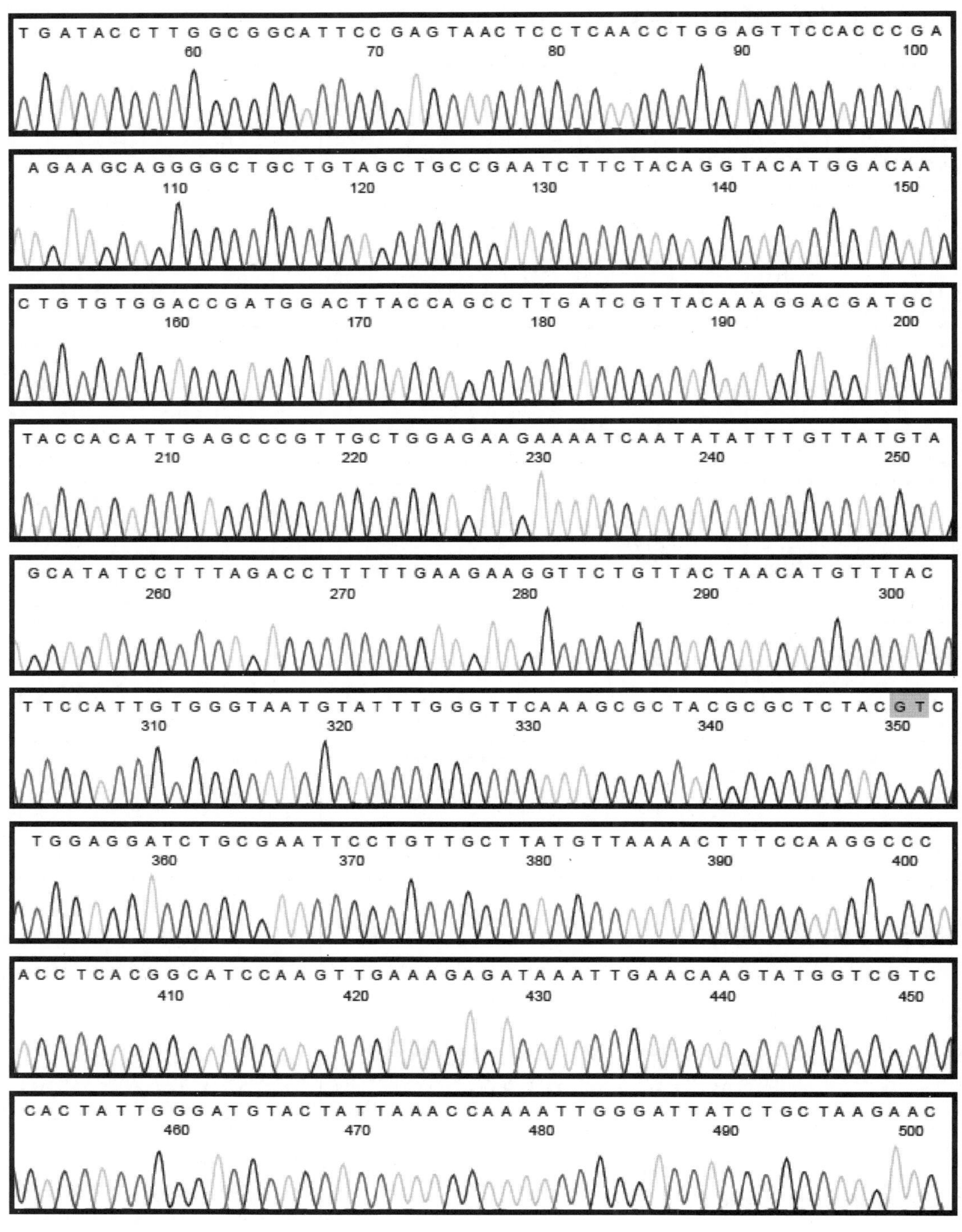

【*rbcL* 条形码序列】

1 - 50　TAAGATTACAAATTGAATTATTATACTCCGGAATATGCACCCAAAGATAC

51 - 100　TGATACCTTGGCGGCATTCCGAGTAACTCCTCAACCTGGAGTTCCACCCG

101 - 150　AAGAAGCAGGGGCTGCTGTAGCTGCCGAATCTTCTACAGGTACATGGACA

151-200 ACTGTGTGGACCGATGGACTTACCAGCCTTGATCGTTACAAAGGACGATG
201-250 CTACCACATTGAGCCCGTTGCTGGAGAAGAAAATCAATATATTTGTTATG
251-300 TAGCATATCCTTTAGACCTTTTTGAAGAAGGTTCTGTTACTAACATGTTT
301-350 ACTTCCATTGTGGGTAATGTATTTGGGTTCAAAGCGCTACGCGCTCTACG
351-400 TCTGGAGGATCTGCGAATTCCTGTTGCTTATGTTAAAACTTTCCAAGGCC
401-450 CACCTCACGGCATCCAAGTTGAAAGAGATAAATTGAACAAGTATGGTCGT
451-501 CCACTATTGGGATGTACTATTAAACCAAAATTGGGATTATCTGCTAAGAAC

【*matK* 序列峰图】 长度:742 bp;GC 含量:31.2%。

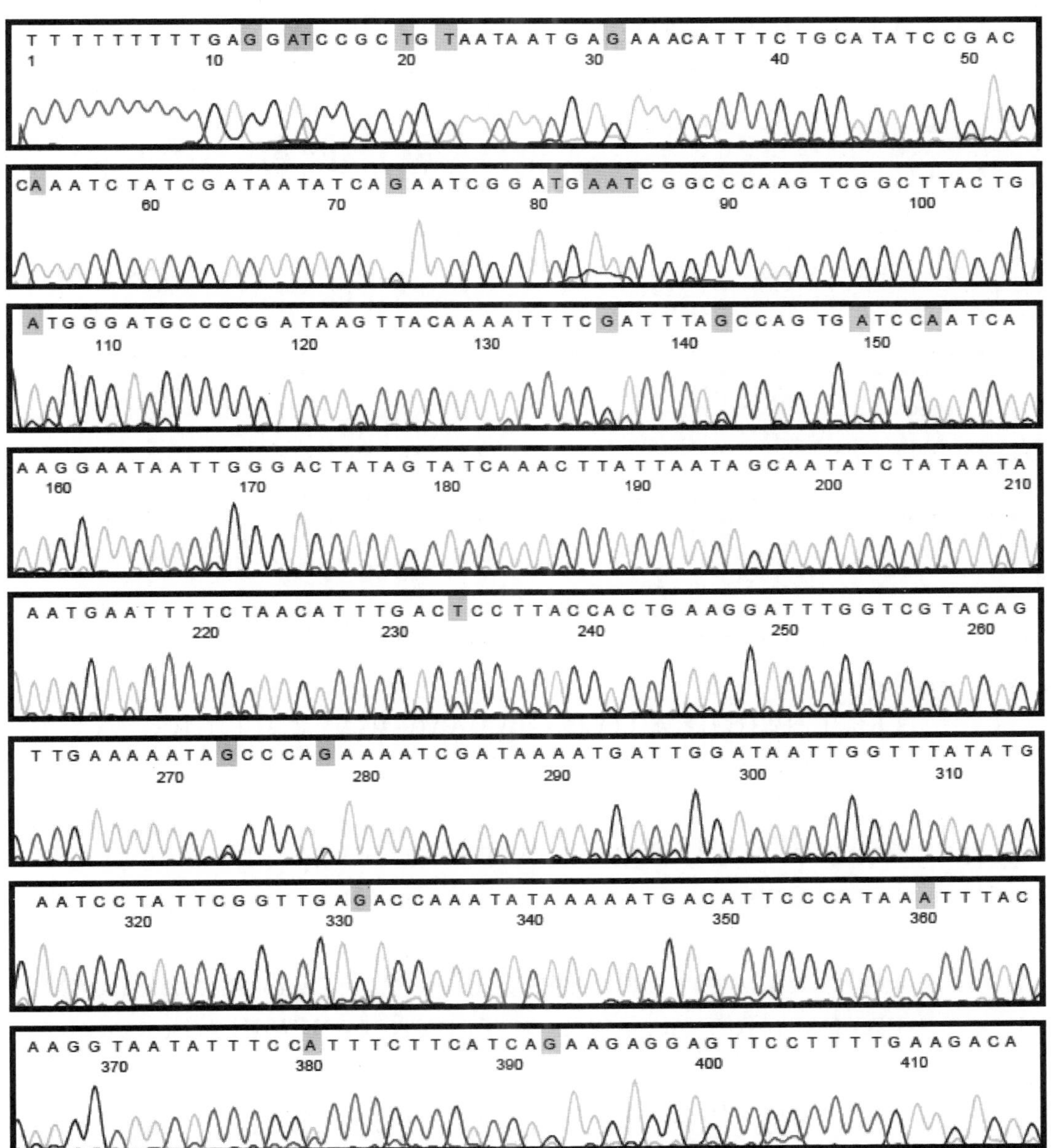

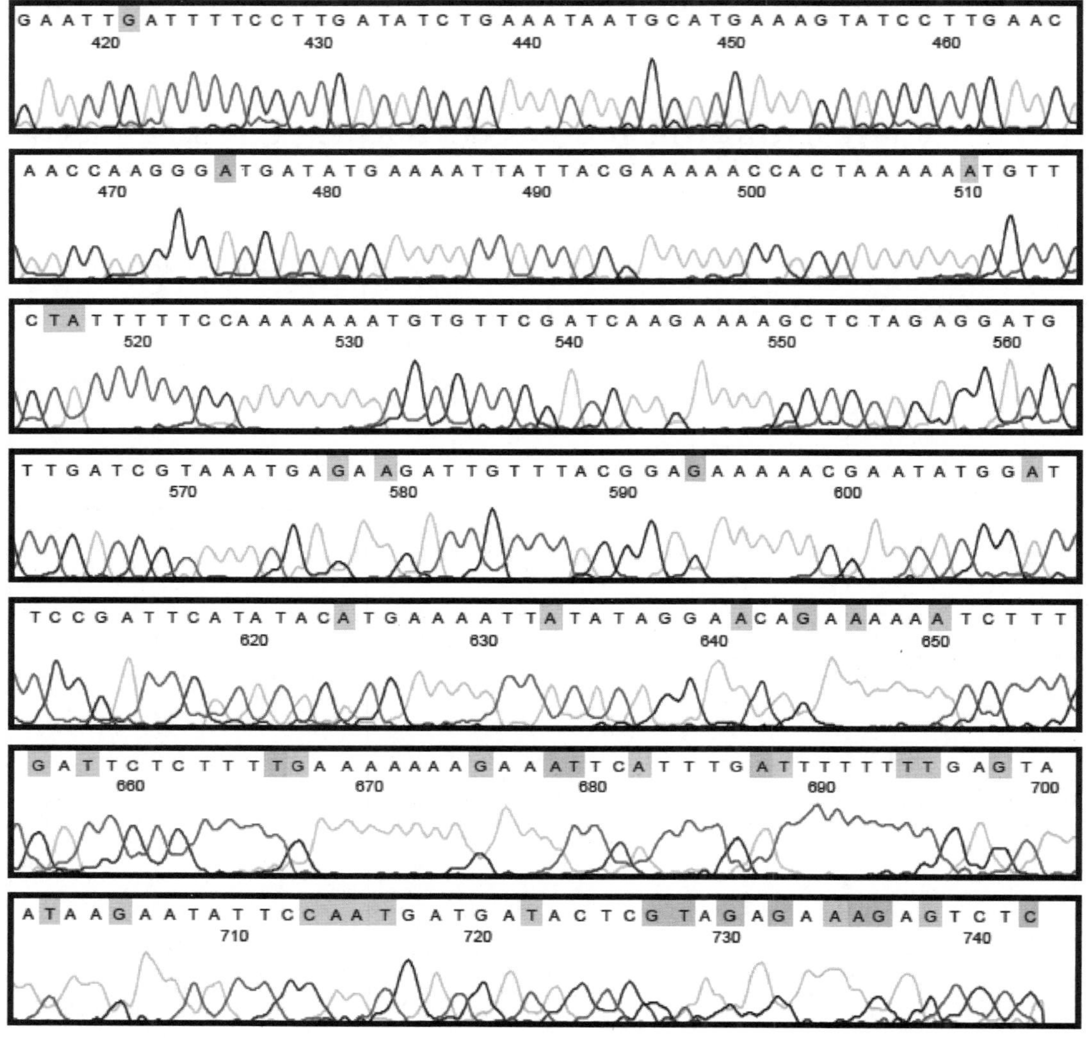

【*matK* 条形码序列】

1 - 50	TTTTTTTTTGAGGATCCGCTGTAATAATGAGAAACATTTCTGCATATCCG
51 - 100	ACCAAATCTATCGATAATATCAGAATCGGATGAATCGGCCCAAGTCGGCT
101 - 150	TACTGATGGGATGCCCCGATAAGTTACAAAATTTCGATTTAGCCAGTGAT
151 - 200	CCAATCAAAGGAATAATTGGGACTATAGTATCAAACTTATTAATAGCAAT
201 - 250	ATCTATAATAAATGAATTTTCTAACATTTGACTCCTTACCACTGAAGGAT
251 - 300	TTGGTCGTACAGTTGAAAAATAGCCCAGAAAATCGATAAAATGATTGGAT
301 - 350	AATTGGTTTATATGAATCCTATTCGGTTGAGACCAAATATAAAAATGACA
351 - 400	TTCCCATAAATTTACAAGGTAATATTTCCATTTCTTCATCAGAAGAGGAG
401 - 450	TTCCTTTTGAAGACAGAATTGATTTTCCTTGATATCTGAAATAATGCATG
451 - 500	AAAGTATCCTTGAACAACCAAGGGATGATATGAAAATTATTACGAAAAAC
501 - 550	CACTAAAAAATGTTCTATTTTTCCAAAAAAATGTGTTCGATCAAGAAAAG

551 - 600 CTCTAGAGGATGTTGATCGTAAATGAGAAGATTGTTTACGGAGAAAAACG

601 - 650 AATATGGATTCCGATTCATATACATGAAAATTATATAGGAACAGAAAAAA

651 - 700 TCTTTGATTCTCTTTTGAAAAAAAGAAATTCATTTGATTTTTTTTGAGTA

701 - 742 ATAAGAATATTCCAATGATGATACTCGTAGAGAAAGAGTCTC

黄花铁线莲

本品为毛茛科植物黄花铁线莲 *Clematis intricata* Bunge. 的干燥地上部分。

【材料来源】 黄花铁线莲新鲜叶片采自内蒙古呼和浩特市金山开发区内蒙古医科大学金山校区。

经度：110°90′10″，纬度：40°63′02″，海拔：900 m，鉴定人：岳鑫。

【ITS2 序列峰图】 长度：228 bp；GC 含量：65.3%。

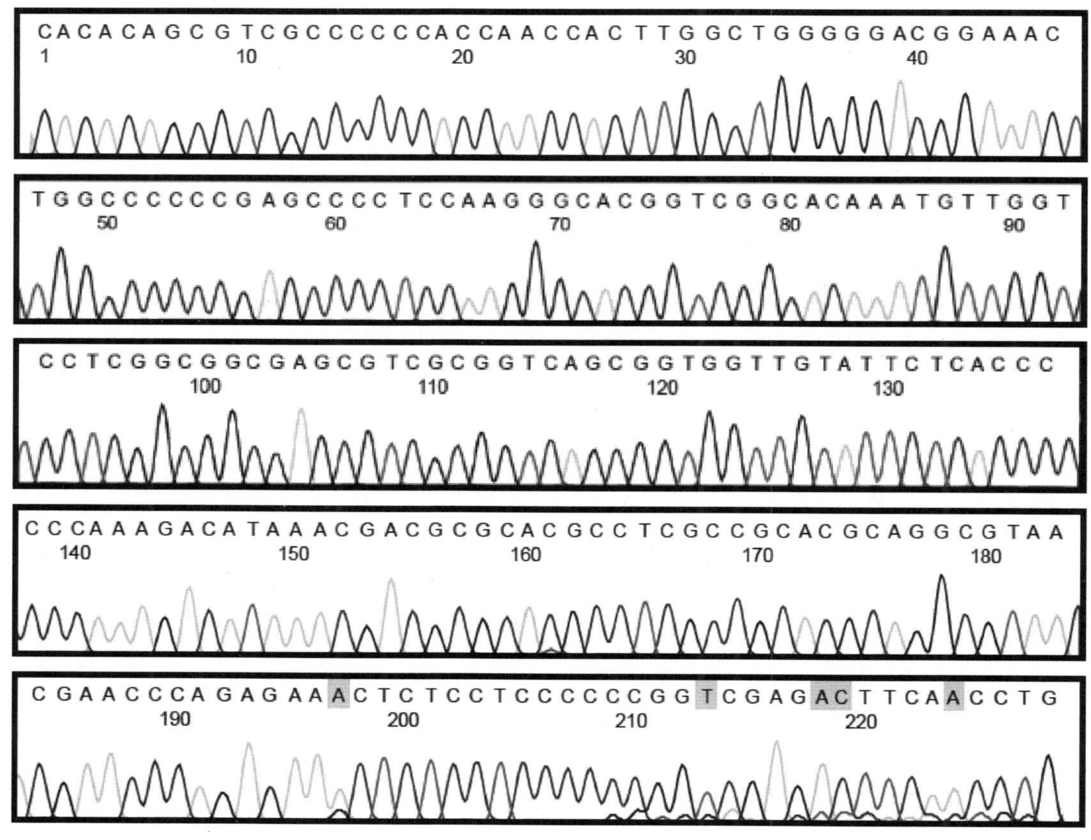

【ITS2 条形码序列】

1－50　CACACAGCGTCGCCCCCCACCAACCACTTGGCTGGGGGACGGAAACTGGC

51－100　CCCCCGAGCCCCTCCAAGGGCACGGTCGGCACAAATGTTGGTCCTCGGCG

101－150　GCGAGCGTCGCGGTCAGCGGTGGTTGTATTCTCACCCCCCAAAGACATAA

151 - 200　ACGACGCGCACGCCTCGCCGCACGCAGGCGTAACGAACCCAGAGAAACTC

201 - 228　TCCTCCCCCCGGTCGAGACTTCAACCTG

【ITS2 序列二级结构】

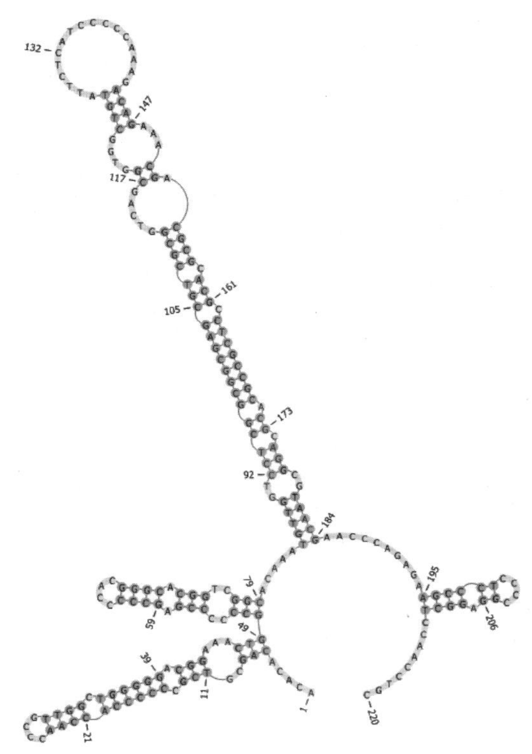

【*psbA* - *TrnH* 序列峰图】 长度:546 bp;GC 含量:42.6%。

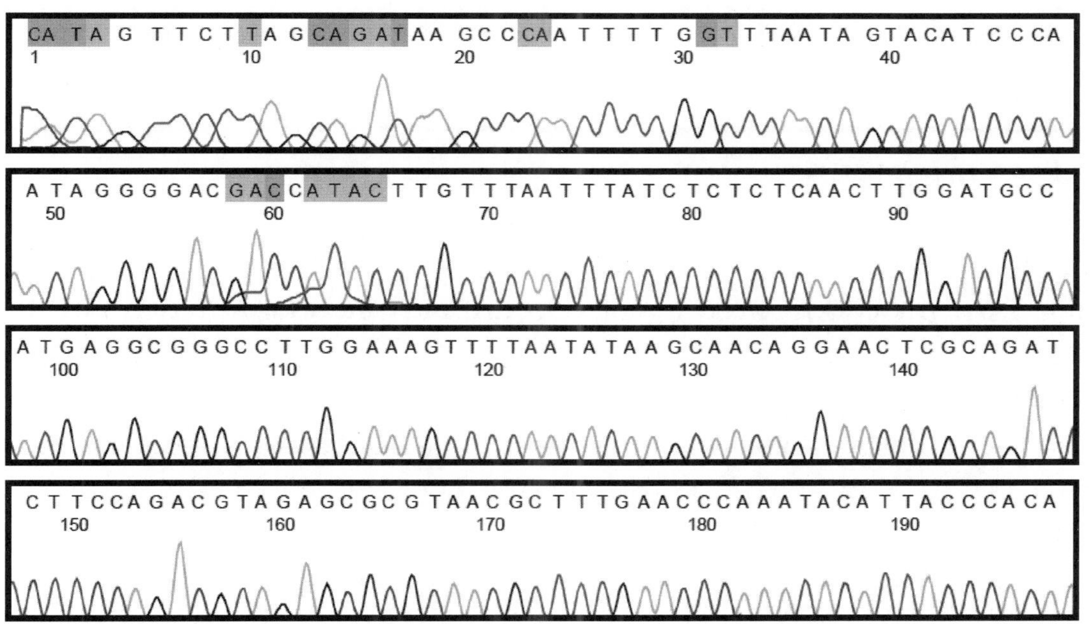

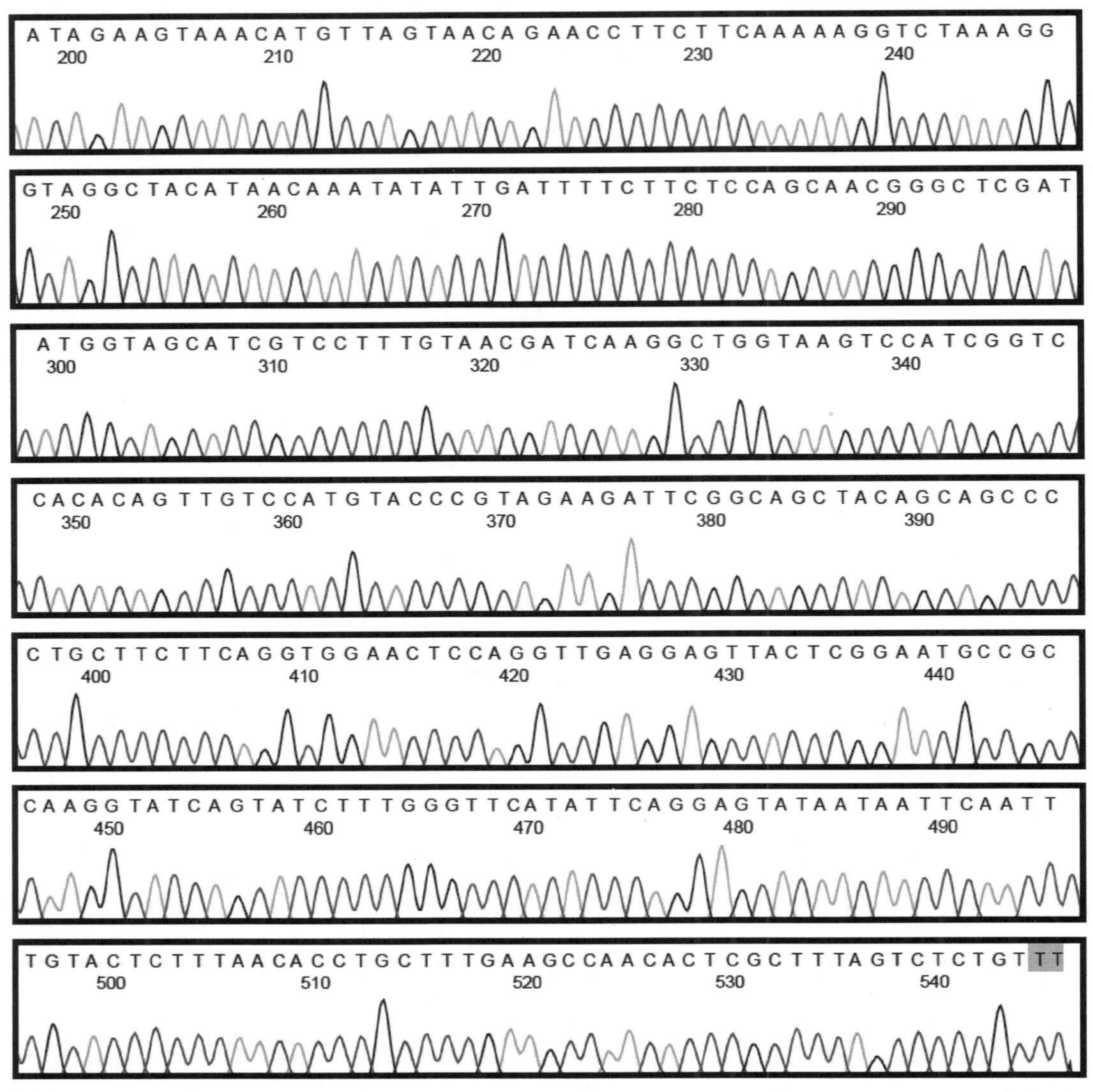

【*psbA - TrnH* 条形码序列】

1 - 50　CATAGTTCTTAGCAGATAAGCCCAATTTTGGTTTAATAGTACATCCCAAT

51 - 100　AGGGGACGACCATACTTGTTTAATTTATCTCTCTCAACTTGGATGCCATG

101 - 150　AGGCGGGCCTTGGAAAGTTTTAATATAAGCAACAGGAACTCGCAGATCTT

151 - 200　CCAGACGTAGAGCGCGTAACGCTTTGAACCCAAATACATTACCCACAATA

201 - 250　GAAGTAAACATGTTAGTAACAGAACCTTCTTCAAAAAGGTCTAAAGGGTA

251 - 300　GGCTACATAACAAATATATTGATTTTCTTCTCCAGCAACGGGCTCGATAT

301 - 350　GGTAGCATCGTCCTTTGTAACGATCAAGGCTGGTAAGTCCATCGGTCCAC

351 - 400　ACAGTTGTCCATGTACCCGTAGAAGATTCGGCAGCTACAGCAGCCCCTGC

401 - 450　TTCTTCAGGTGGAACTCCAGGTTGAGGAGTTACTCGGAATGCCGCCAAGG

451 - 500　TATCAGTATCTTTGGGTTCATATTCAGGAGTATAATAATTCAATTTGTAC

501－546　TCTTTAACACCTGCTTTGAAGCCAACACTCGCTTTAGTCTCTGTTT

【*rbcL* 序列峰图】 长度:551 bp;GC 含量:42.6%。

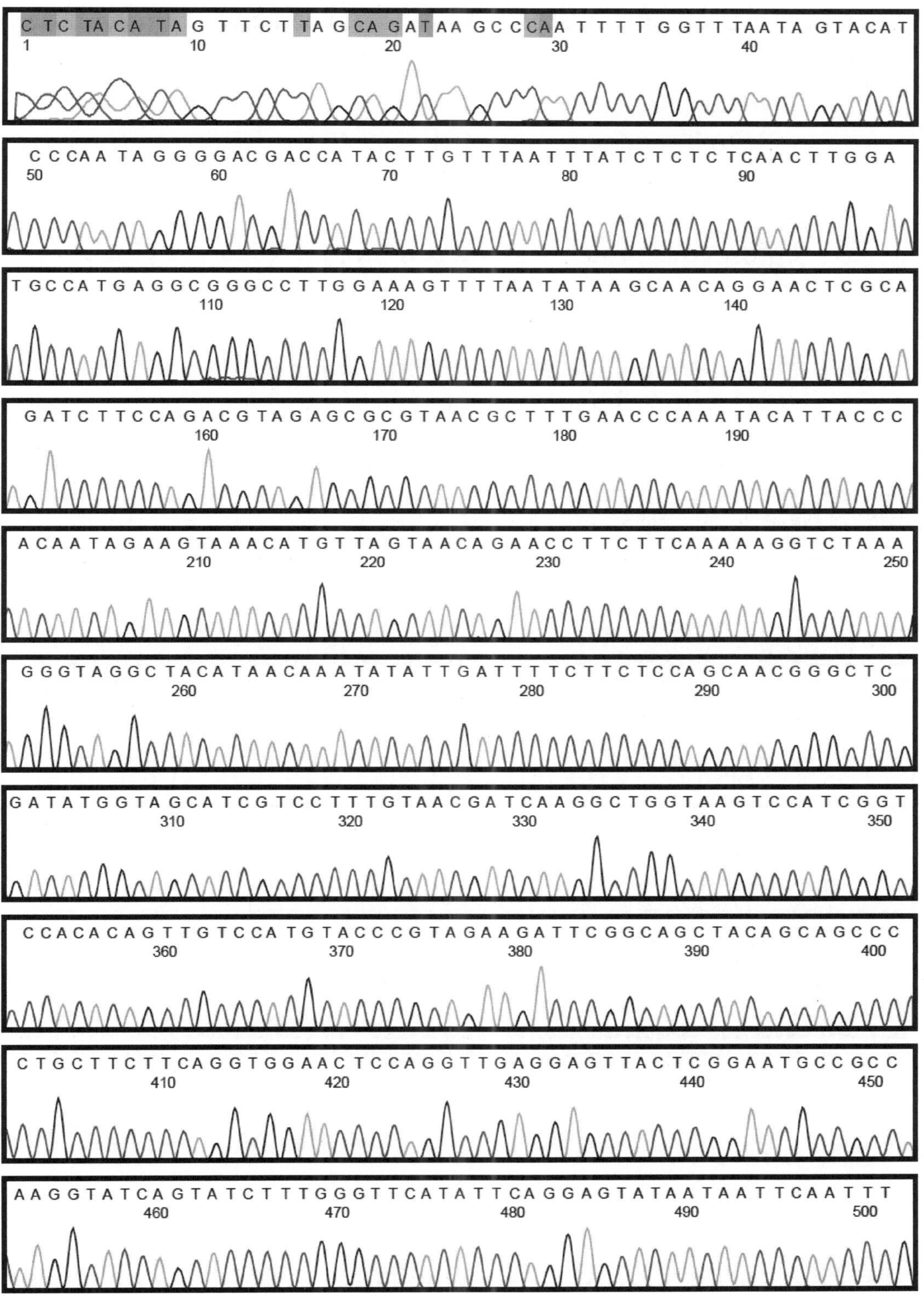

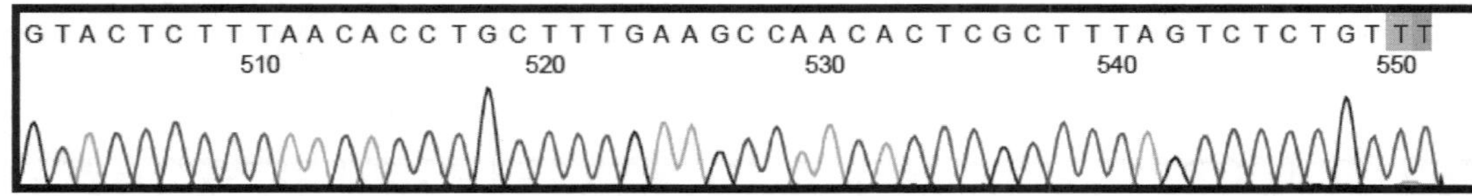

【*rbcL* 条形码序列】

1－50　　CTCTACATAGTTCTTAGCAGATAAGCCCAATTTTGGTTTAATAGTACATC

51－100　　CCAATAGGGGACGACCATACTTGTTTAATTTATCTCTCTCAACTTGGATG

101－150　　CCATGAGGCGGGCCTTGGAAAGTTTTAATATAAGCAACAGGAACTCGCAG

151－200　　ATCTTCCAGACGTAGAGCGCGTAACGCTTTGAACCCAAATACATTACCCA

201－250　　CAATAGAAGTAAACATGTTAGTAACAGAACCTTCTTCAAAAAGGTCTAAA

251－300　　GGGTAGGCTACATAACAAATATATTGATTTTCTTCTCCAGCAACGGGCTC

301－350　　GATATGGTAGCATCGTCCTTTGTAACGATCAAGGCTGGTAAGTCCATCGG

351－400　　TCCACACAGTTGTCCATGTACCCGTAGAAGATTCGGCAGCTACAGCAGCC

401－450　　CCTGCTTCTTCAGGTGGAACTCCAGGTTGAGGAGTTACTCGGAATGCCGC

451－500　　CAAGGTATCAGTATCTTTGGGTTCATATTCAGGAGTATAATAATTCAATT

501－551　　TGTACTCTTTAACACCTGCTTTGAAGCCAACACTCGCTTTAGTCTCTGTTT

【*matK* 序列峰图】　长度：698 bp；GC 含量：31.8%。

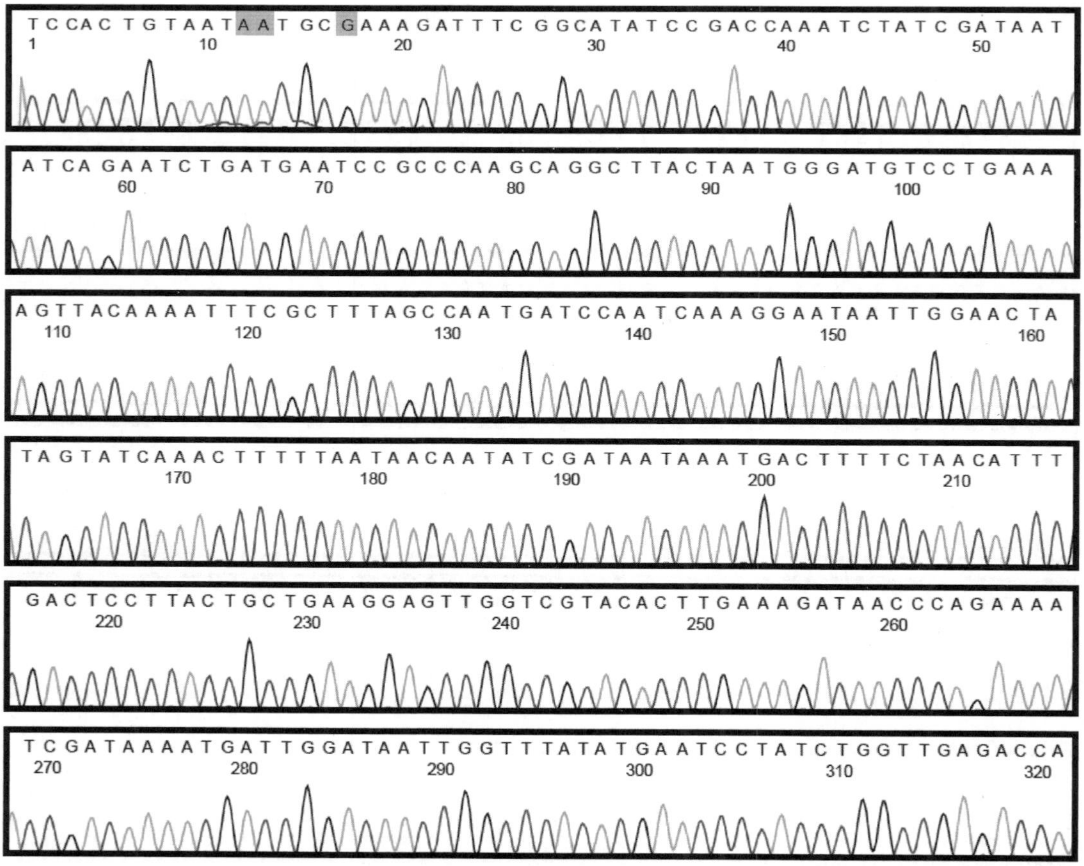

TCCACTGTAATAATGCGAAAGATTTCGGCATATCCGACCAAATCTATCGATAAT
1 10 20 30 40 50

ATCAGAATCTGATGAATCCGCCCAAGCAGGCTTACTAATGGGATGTCCTGAAA
60 70 80 90 100

AGTTACAAAATTTCGCTTTAGCCAATGATCCAATCAAAGGAATAATTGGAACTA
110 120 130 140 150 160

TAGTATCAAACTTTTTAATAACAATATCGATAATAAATGACTTTTCTAACATTT
170 180 190 200 210

GACTCCTTACTGCTGAAGGAGTTGGTCGTACACTTGAAAGATAACCCAGAAAA
220 230 240 250 260

TCGATAAAATGATTGGATAATTGGTTTATATGAATCCTATCTGGTTGAGACCA
270 280 290 300 310 320

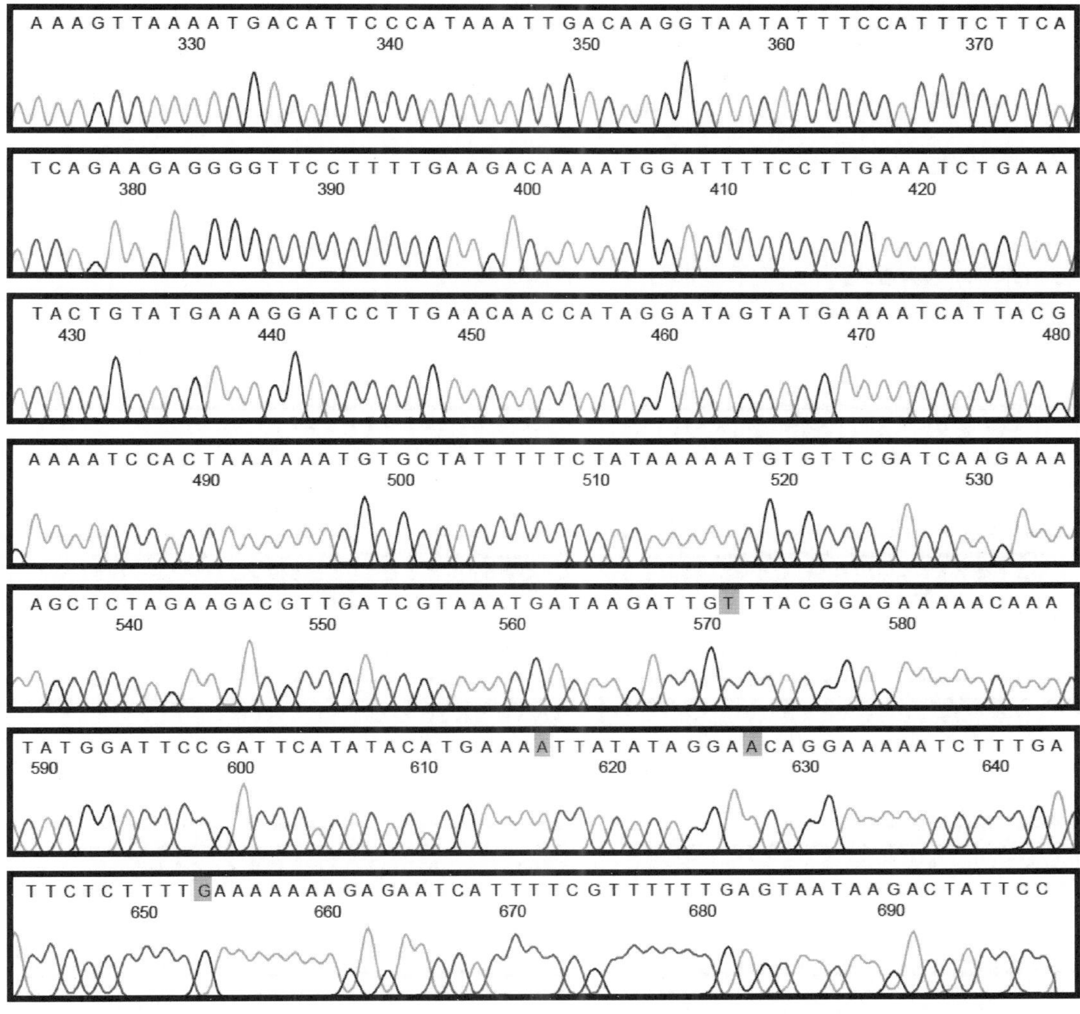

【*matK* 条形码序列】

1 - 50 TCCACTGTAATAATGCGAAAGATTTCGGCATATCCGACCAAATCTATCGA
51 - 100 TAATATCAGAATCTGATGAATCCGCCCAAGCAGGCTTACTAATGGGATGT
101 - 150 CCTGAAAAGTTACAAAATTTCGCTTTAGCCAATGATCCAATCAAAGGAAT
151 - 200 AATTGGAACTATAGTATCAAACTTTTTAATAACAATATCGATAATAAATG
201 - 250 ACTTTTCTAACATTTGACTCCTTACTGCTGAAGGAGTTGGTCGTACACTT
251 - 300 GAAAGATAACCCAGAAAATCGATAAAATGATTGGATAATTGGTTTATATG
301 - 350 AATCCTATCTGGTTGAGACCAAAAGTTAAAATGACATTCCCATAAATTGA
351 - 400 CAAGGTAATATTTCCATTTCTTCATCAGAAGAGGGGTTCCTTTTGAAGAC
401 - 450 AAAATGGATTTTCCTTGAAATCTGAAATACTGTATGAAAGGATCCTTGAA
451 - 500 CAACCATAGGATAGTATGAAAATCATTACGAAAATCCACTAAAAAATGTG
501 - 550 CTATTTTTCTATAAAAATGTGTTCGATCAAGAAAAGCTCTAGAAGACGTT

551－600　GATCGTAAATGATAAGATTGTTTACGGAGAAAAACAAATATGGATTCCGA
601－650　TTCATATACATGAAAATTATATAGGAACAGGAAAAATCTTTGATTCTCTT
651－698　TTGAAAAAAAGAGAATCATTTTCGTTTTTTGAGTAATAAGACTATTCC

黄花乌头

本品为毛茛科植物黄花乌头 *Aconitum coreanum*（Lévl.）Rapaics 的干燥块根。

【材料来源】 黄花乌头新鲜叶片采自辽宁省千山风景区。

经度：123°08′09″，纬度：41°03′49″，海拔：499 m，鉴定人：许亮。

【ITS 序列峰图】 长度：629 bp；GC 含量：59.4％。

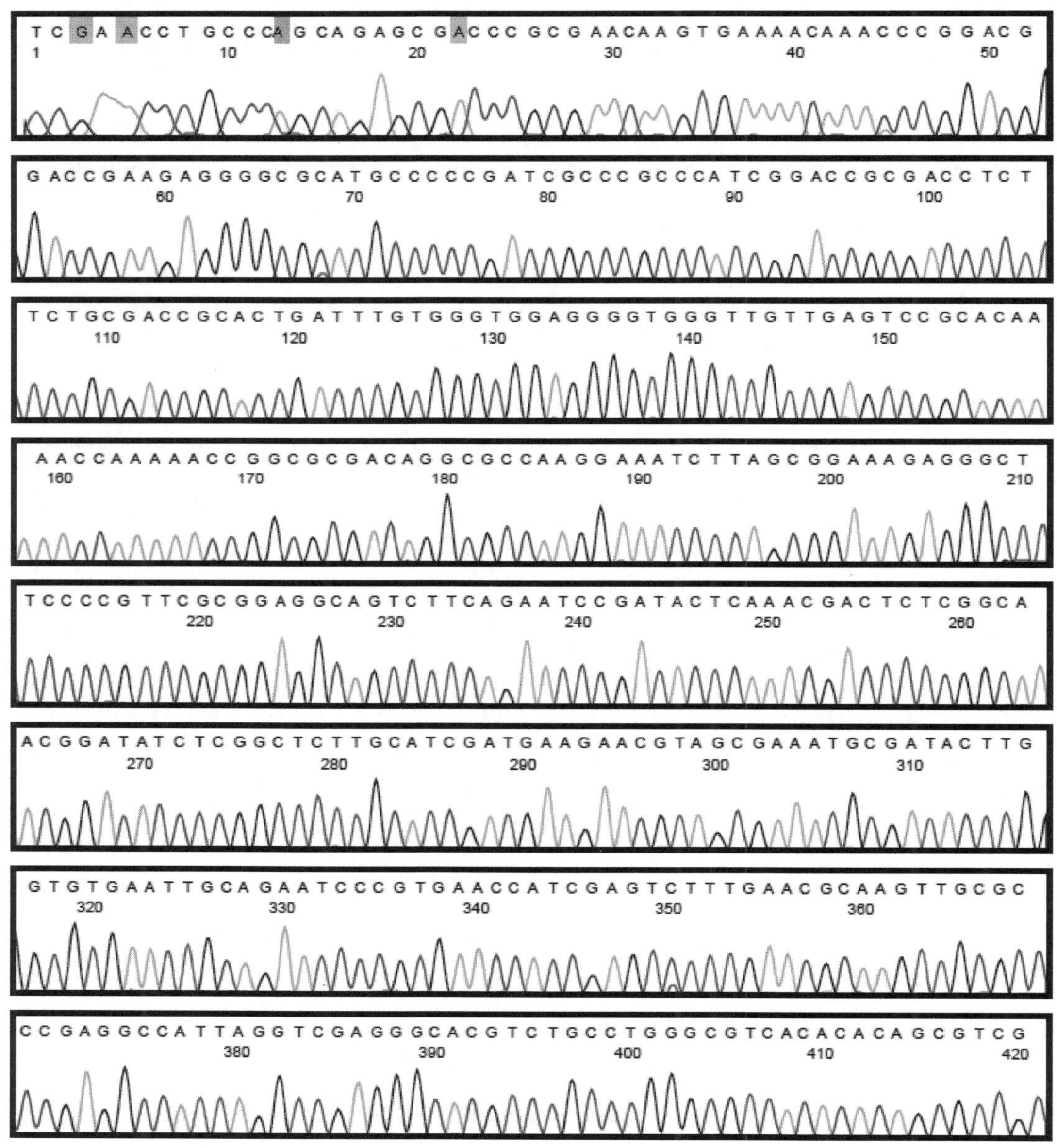

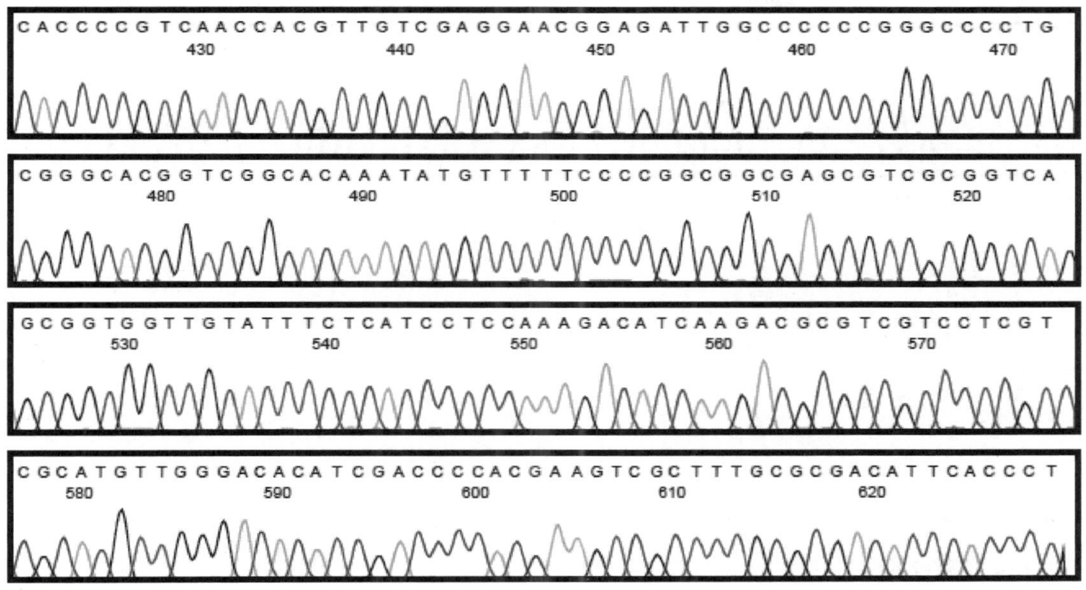

【ITS 条形码序列】

1 - 50　TCGAACCTGCCCAGCAGAGCGACCCGCGAACAAGTGAAAACAAACCCGGA
51 - 100　CGGACCGAAGAGGGGCGCATGCCCCCGATCGCCCGCCCATCGGACCGCGA
101 - 150　CCTCTTCTGCGACCGCACTGATTTGTGGGTGGAGGGGTGGGTTGTTGAGT
151 - 200　CCGCACAAAACCAAAAACCGGCGCGACAGGCGCCAAGGAAATCTTAGCGG
201 - 250　AAAGAGGGCTTCCCCGTTCGCGGAGGCAGTCTTCAGAATCCGATACTCAA
251 - 300　ACGACTCTCGGCAACGGATATCTCGGCTCTTGCATCGATGAAGAACGTAG
301 - 350　CGAAATGCGATACTTGGTGTGAATTGCAGAATCCCGTGAACCATCGAGTC
351 - 400　TTTGAACGCAAGTTGCGCCCGAGGCCATTAGGTCGAGGGCACGTCTGCCT
401 - 450　GGGCGTCACACACAGCGTCGCACCCCGTCAACCACGTTGTCGAGGAACGG
451 - 500　AGATTGGCCCCCCGGGCCCCTGCGGGCACGGTCGGCACAAATATGTTTTT
501 - 550　CCCCGGCGGCGAGCGTCGCGGTCAGCGGTGGTTGTATTTCTCATCCTCCA
551 - 600　AAGACATCAAGACGCGTCGTCCTCGTCGCATGTTGGGACACATCGACCCC
601 - 629　ACGAAGTCGCTTTGCGCGACATTCACCCT

【ITS2 序列峰图】 长度:220 bp;GC 含量:64.6%。

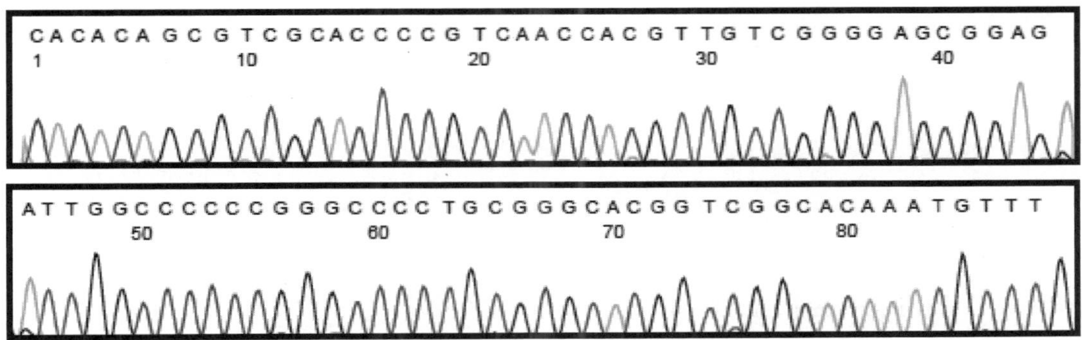

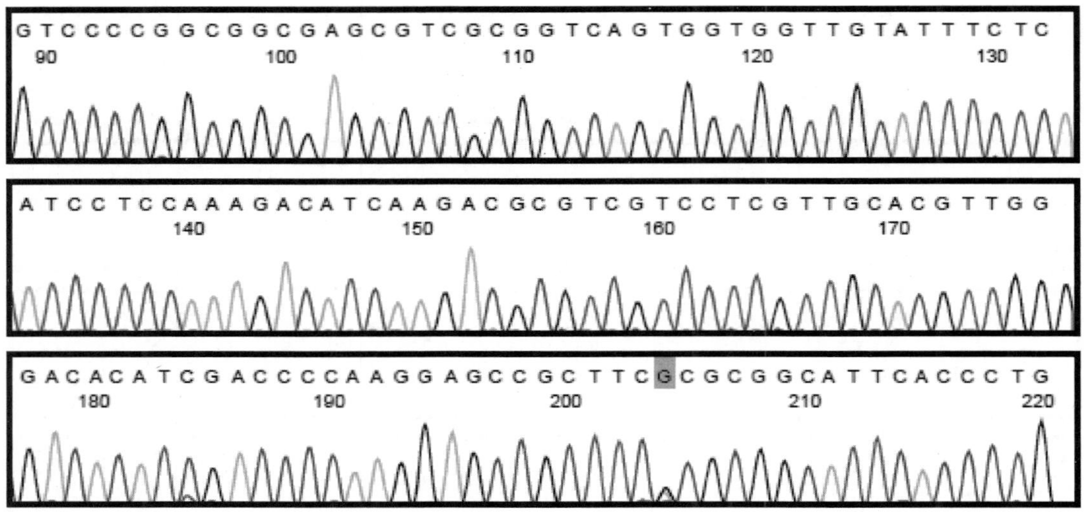

【ITS2 条形码序列】

1 - 50　CACACAGCGTCGCACCCCGTCAACCACGTTGTCGGGGAGCGGAGATTGGC

51 - 100　CCCCCGGGCCCCTGCGGGCACGGTCGGCACAAATGTTTGTCCCCGGCGGC

101 - 150　GAGCGTCGCGGTCAGTGGTGGTTGTATTTCTCATCCTCCAAAGACATCAA

150 - 200　GACGCGTCGTCCTCGTTGCACGTTGGGACACATCGACCCCAAGGAGCCGC

201 - 220　TTCGCGCGGCATTCACCCTG

【ITS2 序列二级结构】

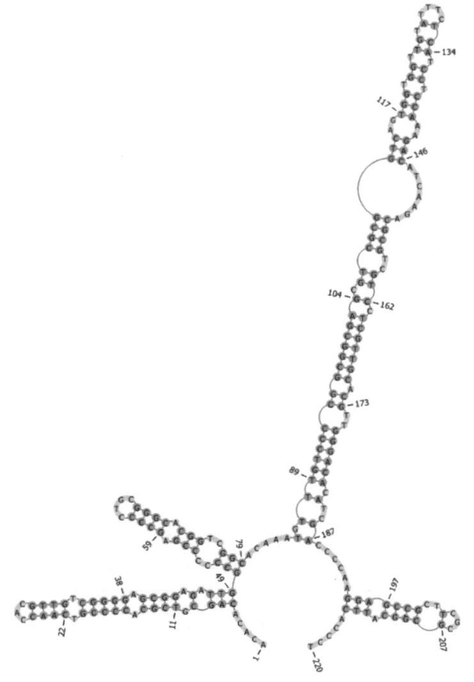

【*psbA* - *TrnH* 序列峰图】 长度:310 bp;GC 含量:36.7%。

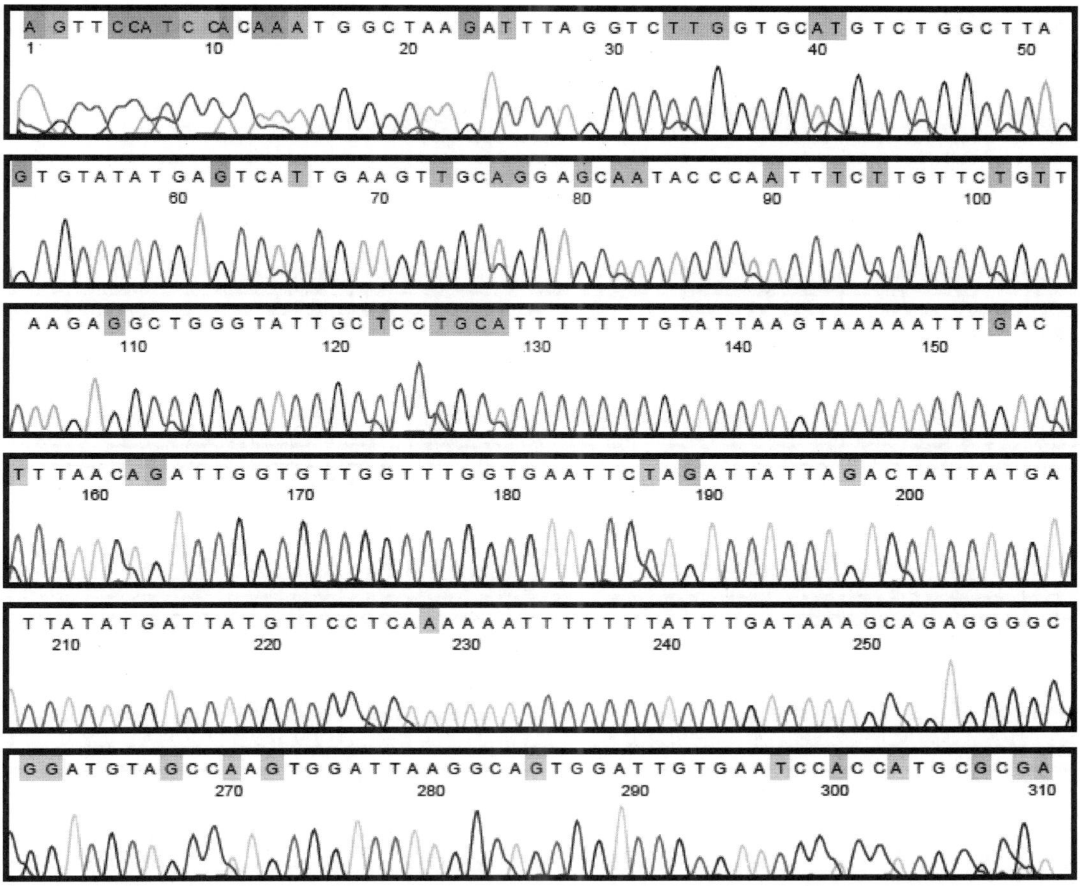

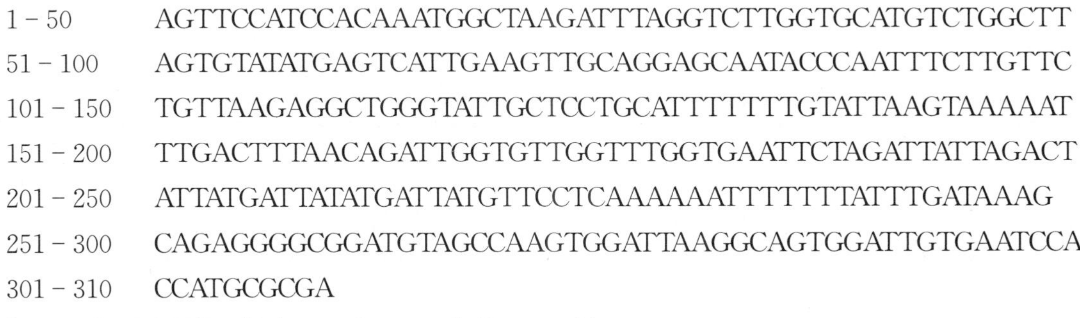

【*psbA-TrnH* 条形码序列】

1-50　AGTTCCATCCACAAATGGCTAAGATTTAGGTCTTGGTGCATGTCTGGCTT

51-100　AGTGTATATGAGTCATTGAAGTTGCAGGAGCAATACCCAATTTCTTGTTC

101-150　TGTTAAGAGGCTGGGTATTGCTCCTGCATTTTTTTGTATTAAGTAAAAAT

151-200　TTGACTTTAACAGATTGGTGTTGGTTTGGTGAATTCTAGATTATTAGACT

201-250　ATTATGATTATATGATTATGTTCCTCAAAAAATTTTTTATTTGATAAAG

251-300　CAGAGGGGCGGATGTAGCCAAGTGGATTAAGGCAGTGGATTGTGAATCCA

301-310　CCATGCGCGA

【*rbcL* 序列峰图】 长度:502 bp;GC 含量:42.6%。

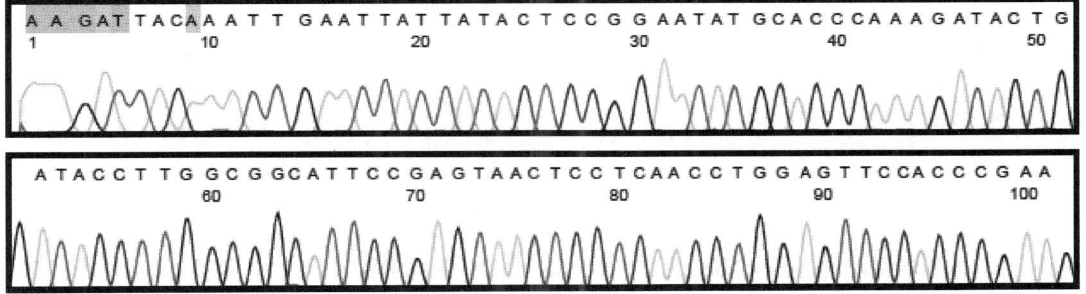

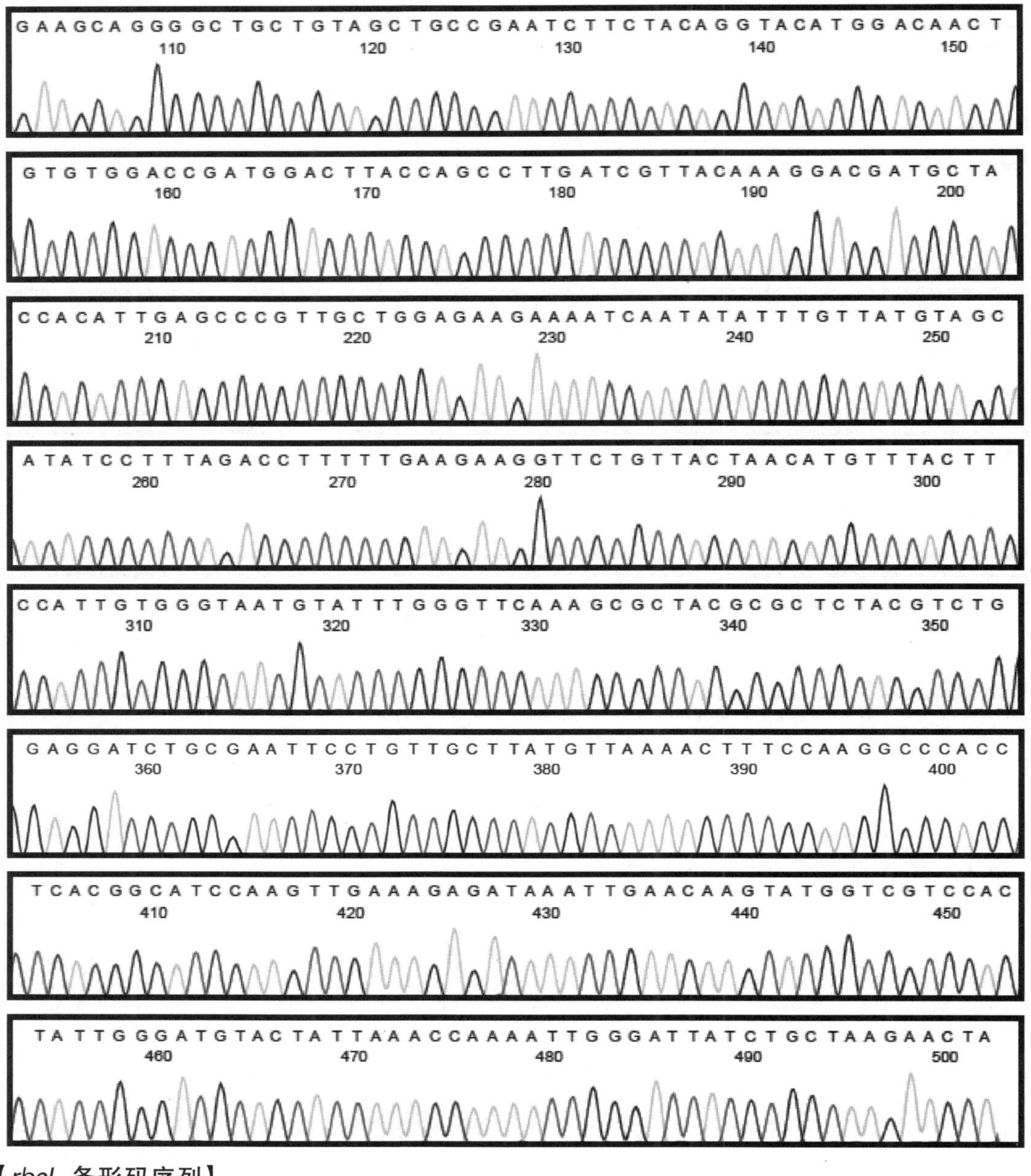

【*rbcL* 条形码序列】

1－50　AAGATTACAAATTGAATTATTATACTCCGGAATATGCACCCAAAGATACT
51－100　GATACCTTGGCGGCATTCCGAGTAACTCCTCAACCTGGAGTTCCACCCGA
101－150　AGAAGCAGGGGCTGCTGTAGCTGCCGAATCTTCTACAGGTACATGGACAA
151－200　CTGTGTGGACCGATGGACTTACCAGCCTTGATCGTTACAA AGGACGATGC
201－250　TACCACATTGAGCCCGTTGCTGGAGAAGAAAATCAATATATTTGTTATGT
251－300　AGCATATCCTTTAGACCTTTTTGAAGAAGGTTCTGTTACTAACATGTTTA
301－350　CTTCCATTGTGGGTAATGTATTTGGGTTCAAAGCGCTACGCGCTCTACGT
351－400　CTGGAGGATCTGCGAATTCCTGTTGCTTATGTTAAAACTTTCCAAGGCCC

401 - 450　ACCTCACGGCATCCAAGTTGAAAGAGATAAATTGAACAAGTATGGTCGTC
451 - 502　CACTATTGGGATGTACTATTAAACCAAAATTGGGATTATCTGCTAAGAACTA

梅花草

本品为虎耳草科植物梅花草 *Parnassia palustris* L. 的干燥全草。

【材料来源】 梅花草新鲜叶片采自内蒙古特金罕山国家级自然保护区。经度:119°48′34″,纬度:45°09′12″,海拔:940 m,鉴定人:包桂花。

【*rbcL* 序列峰图】 长度:497 bp;GC 含量:43.6%。

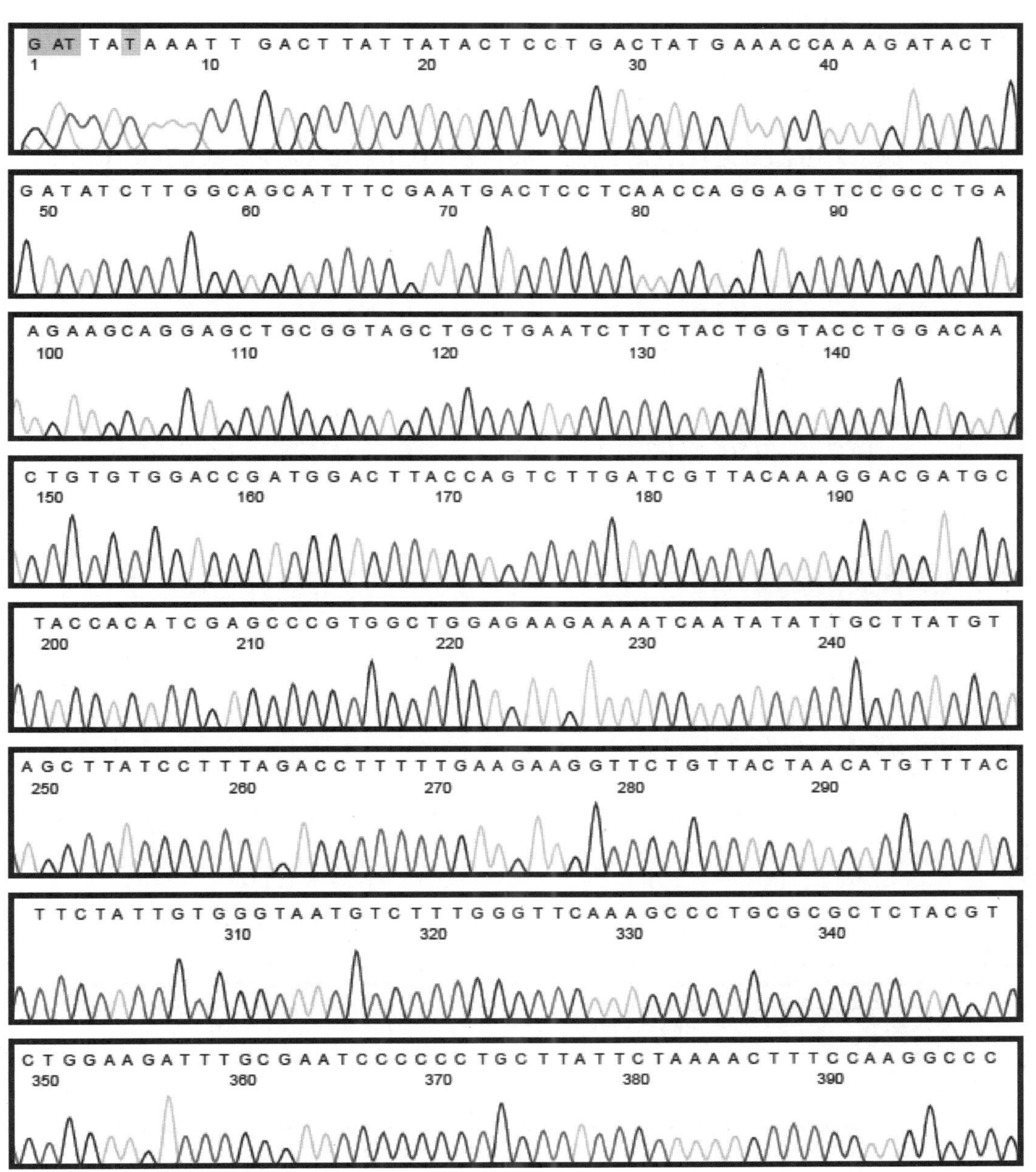

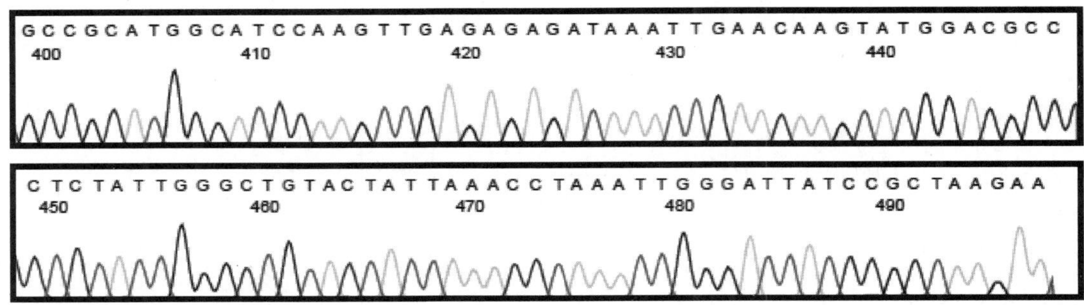

【*rbcL* 条形码序列】

1 - 50　GATTATAAATTGACTTATTATACTCCTGACTATGAAACCA AAGATACTGA
51 - 100　TATCTTGGCAGCATTTCGAATGACTCCTCAACCAGGAGTTCCGCCTGAAG
101 - 150　AAGCAGGAGCTGCGGTAGCTGCTGAATCTTCTACTGGTACCTGGACAACT
151 - 200　GTGTGGACCGATGGACTTACCAGTCTTGATCGTTACAAAGGACGATGCTA
201 - 250　CCACATCGAGCCCGTGGCTGGAGAAGAAAATCAATATATTGCTTATGTAG
251 - 300　CTTATCCTTTAGACCTTTTTGAAGAAGGTTCTGTTACTAACATGTTTACT
301 - 350　TCTATTGTGGGTAATGTCTTTGGGTTCAAAGCCCTGCGCGCTCTACGTCT
351 - 400　GGAAGATTTGCGAATCCCCCCTGCTTATTCTAAAACTTTCCAAGGCCCGC
401 - 450　CGCATGGCATCCAAGTTGAGAGAGATAAATTGAACAAGTATGGACGCCCT
451 - 497　CTATTGGGCTGTACTATTAAACCTAAATTGGGATTATCCGCTAAGAA

粗齿铁线莲

本品为毛茛科植物粗齿铁线莲 *Clematis gandiden*（Rehder & E. H. Wilson）W. T. Wang 的干燥根。

【材料来源】 粗齿铁线莲新鲜叶片采自安徽省黄山世界地质公园。

经度：118°8′47″，纬度：30°4′6″，海拔：580 m，鉴定人：杨青山。

【ITS2 序列峰图】 长度：219 bp；GC 含量：68.0%。

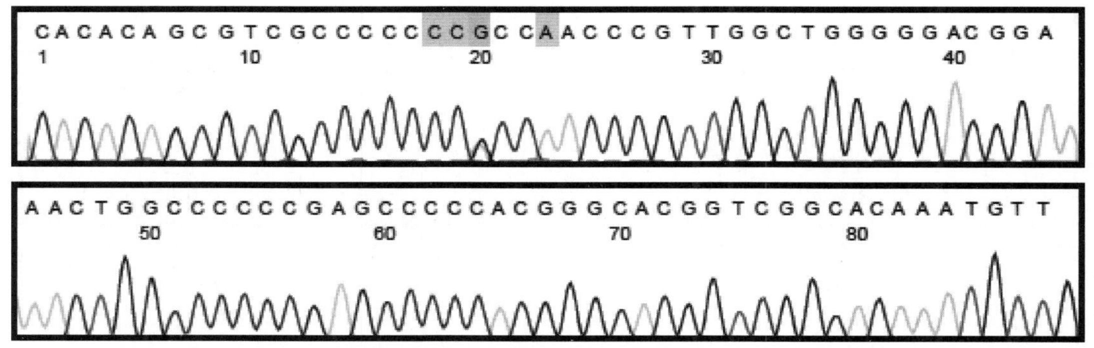

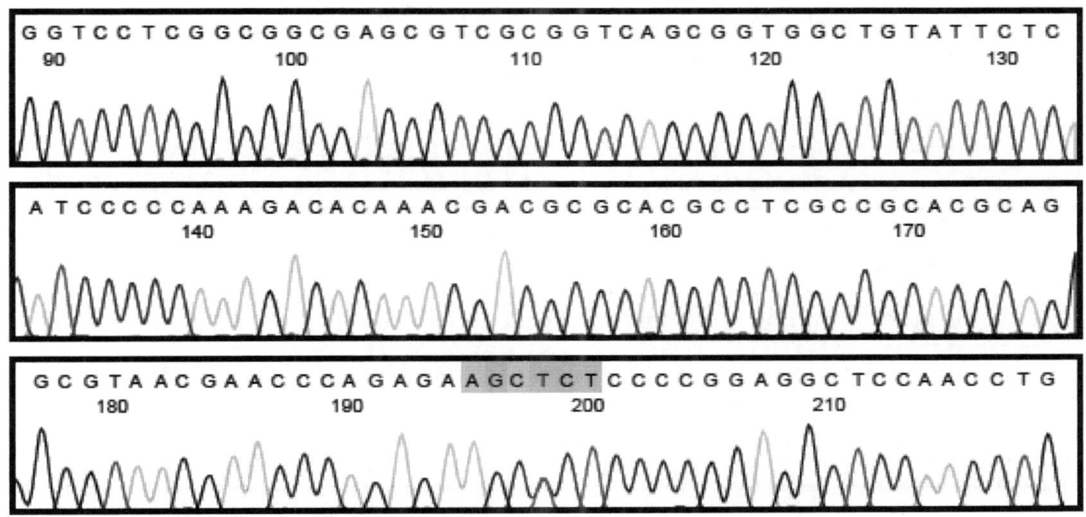

【ITS2 条形码序列】

1 - 50 CACACAGCGTCGCCCCCCCACCAACCCGTTGGCTGGGGGACGGAAACTGG

51 - 100 CCCCCCGAGCCCCCACGGGCACGGTCGGCACAAATGTTGGTCCTCGGCGG

101 - 150 CGAGCGTCGCGGTCAGCGGTGGCTGTATTCTCATCCCCCAAAGACACAAA

151 - 200 CGACGCGCACGCCTCGCCGCACGCAGGCGTAACGAACCCAGAGAAGCTCT

201 - 219 CCCCGGAGGCTCCAACCTG

【ITS2 序列二级结构】

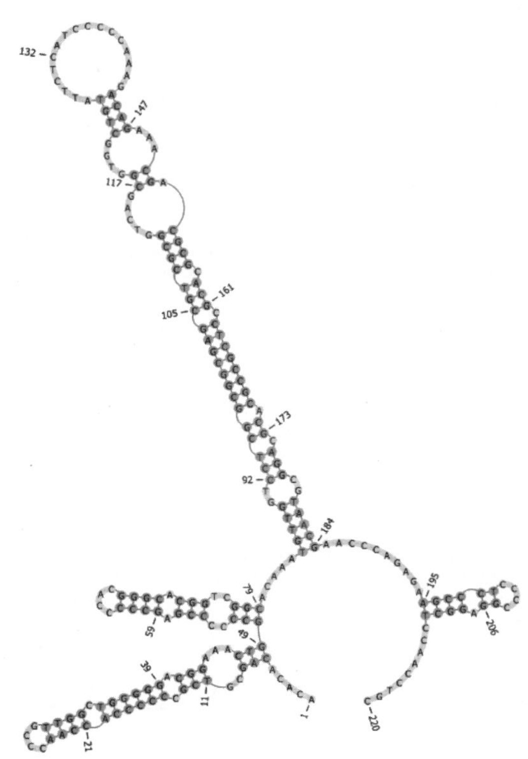

【*psbA - TrnH* 序列峰图】 长度:560 bp;GC 含量:43.5%。

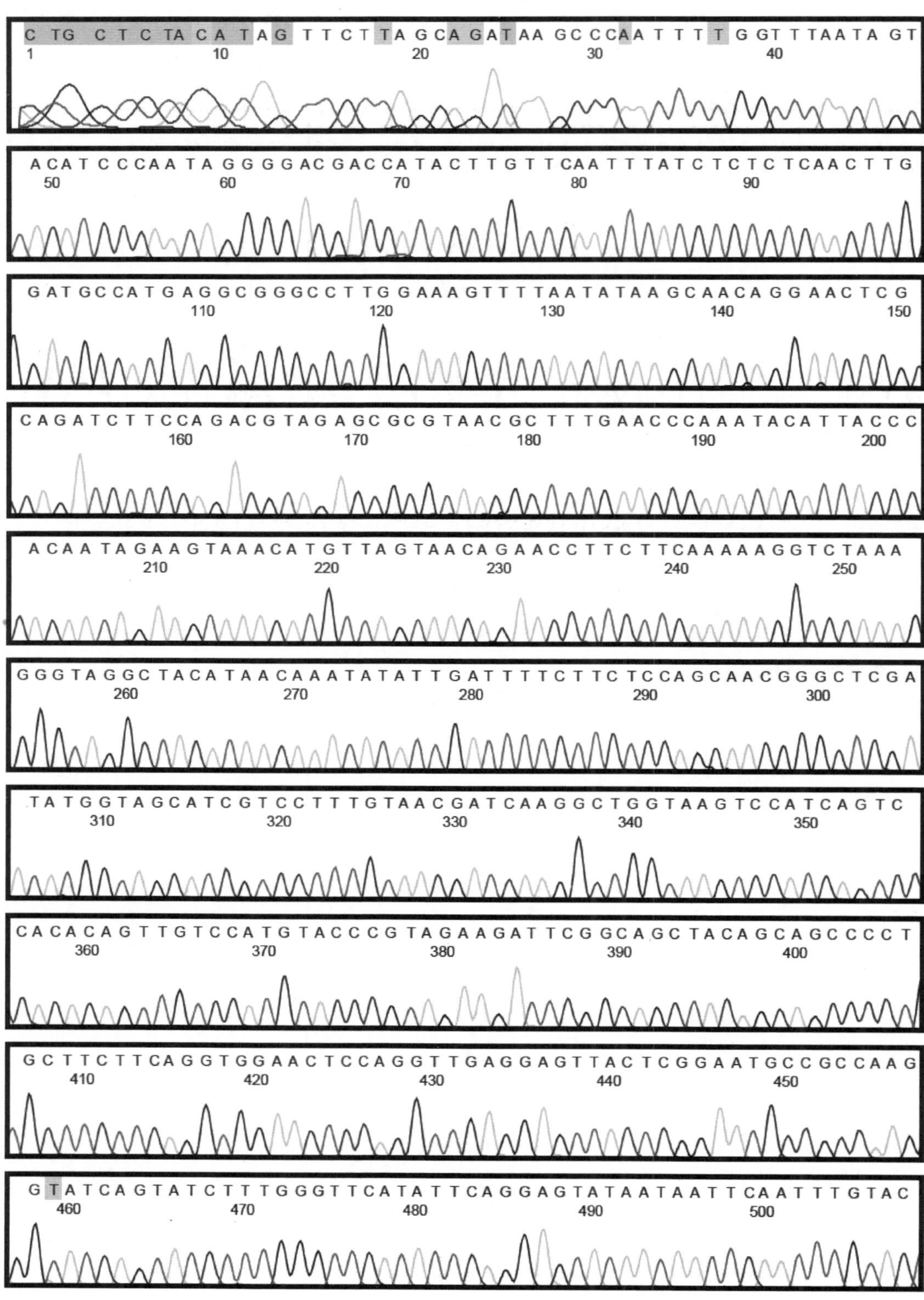

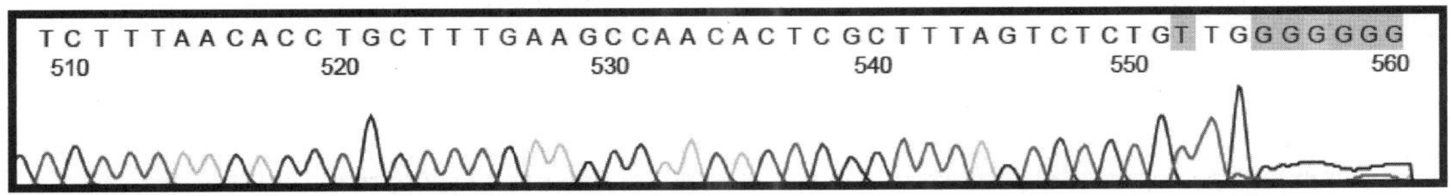

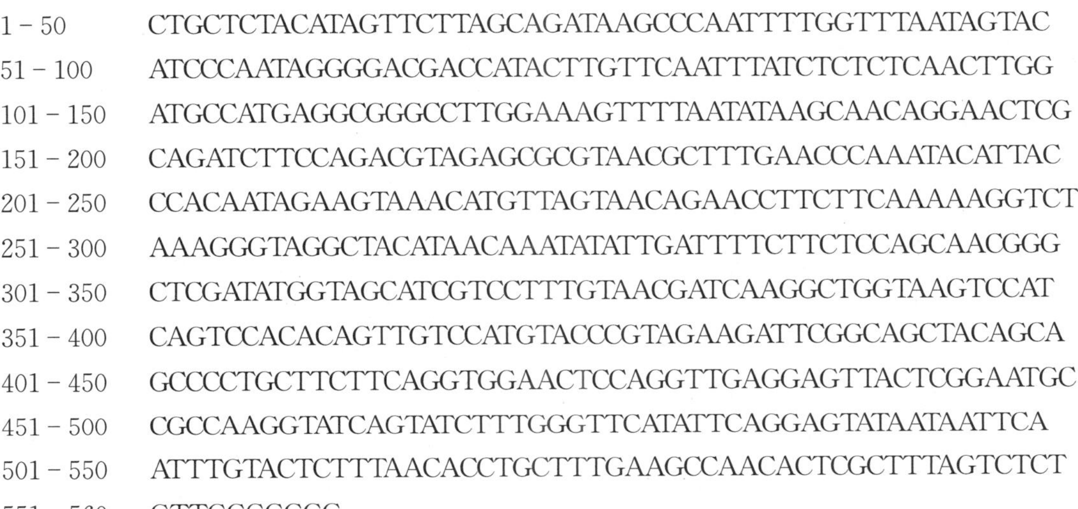

【*psbA* - *TrnH* 条形码序列】

1 - 50　CTGCTCTACATAGTTCTTAGCAGATAAGCCCAATTTTGGTTTAATAGTAC

51 - 100　ATCCCAATAGGGGACGACCATACTTGTTCAATTTATCTCTCTCAACTTGG

101 - 150　ATGCCATGAGGCGGGCCTTGGAAAGTTTTAATATAAGCAACAGGAACTCG

151 - 200　CAGATCTTCCAGACGTAGAGCGCGTAACGCTTTGAACCCAAATACATTAC

201 - 250　CCACAATAGAAGTAAACATGTTAGTAACAGAACCTTCTTCAAAAAGGTCT

251 - 300　AAAGGGTAGGCTACATAACAAATATATTGATTTTCTTCTCCAGCAACGGG

301 - 350　CTCGATATGGTAGCATCGTCCTTTGTAACGATCAAGGCTGGTAAGTCCAT

351 - 400　CAGTCCACACAGTTGTCCATGTACCCGTAGAAGATTCGGCAGCTACAGCA

401 - 450　GCCCCTGCTTCTTCAGGTGGAACTCCAGGTTGAGGAGTTACTCGGAATGC

451 - 500　CGCCAAGGTATCAGTATCTTTGGGTTCATATTCAGGAGTATAATAATTCA

501 - 550　ATTTGTACTCTTTAACACCTGCTTTGAAGCCAACACTCGCTTTAGTCTCT

551 - 560　GTTGGGGGGG

【*rbcL* 序列峰图】 长度:374 bp;GC 含量:36.3%。

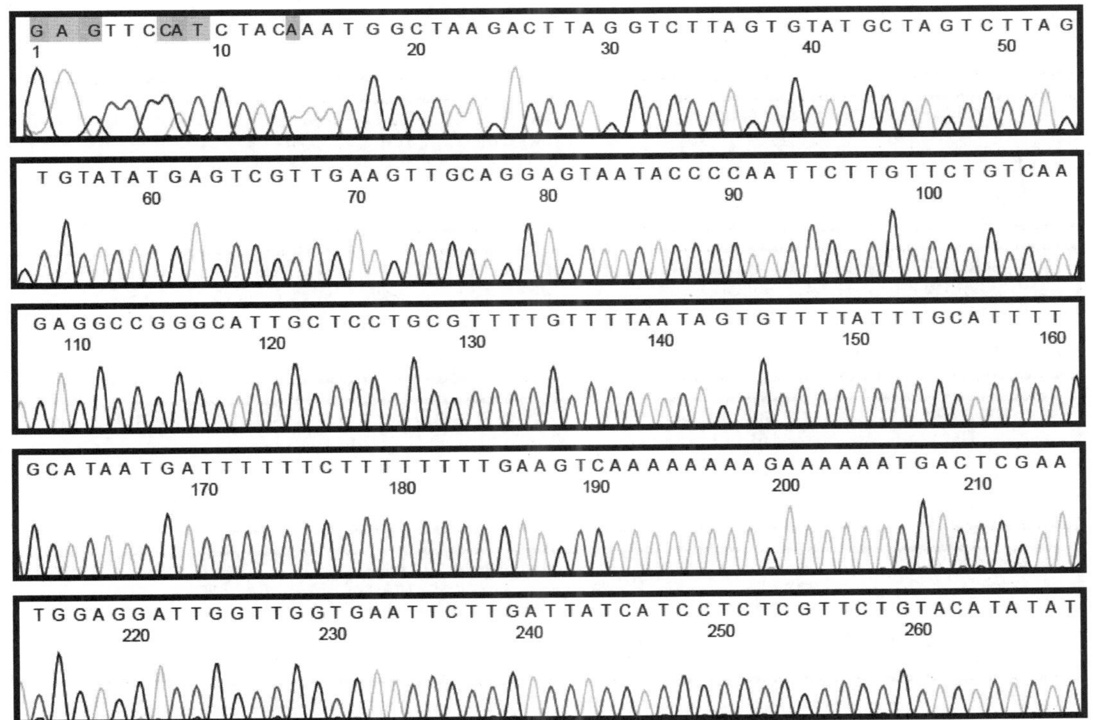

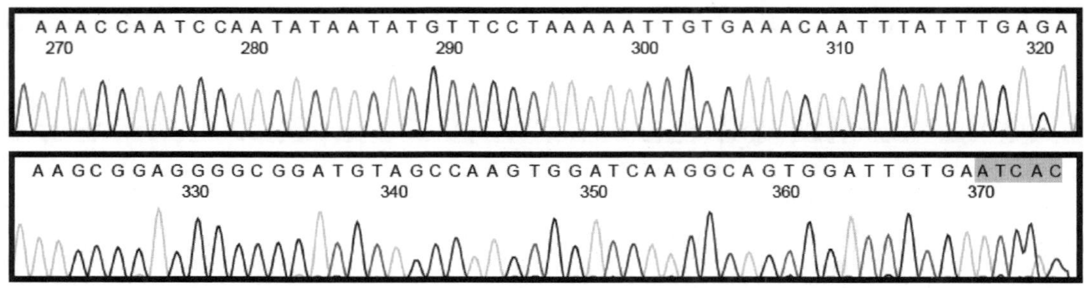

【*rbcL* 条形码序列】

1-50　GAGTTCCATCTACAAATGGCTAAGACTTAGGTCTTAGTGTATGCTAGTCT
51-100　TAGTGTATATGAGTCGTTGAAGTTGCAGGAGTAATACCCCAATTCTTGTT
101-150　CTGTCAAGAGGCCGGGCATTGCTCCTGCGTTTTGTTTTAATAGTGTTTTA
151-200　TTTGCATTTTGCATAATGATTTTTTCTTTTTTTTGAAGTCAAAAAAAAGA
201-250　AAAAATGACTCGAATGGAGGATTGGTTGGTGAATTCTTGATTATCATCCT
251-300　CTCGTTCTGTACATATATAAACCAATCCAATATAATATGTTCCTAAAAAT
301-350　TGTGAAACAATTTATTTGAGAAAGCGGAGGGGCGGATGTAGCCAAGTGGA
351-374　TCAAGGCAGTGGATTGTGAATCAC

【*matK* 序列峰图】 长度:775 bp;GC含量:30.5%。

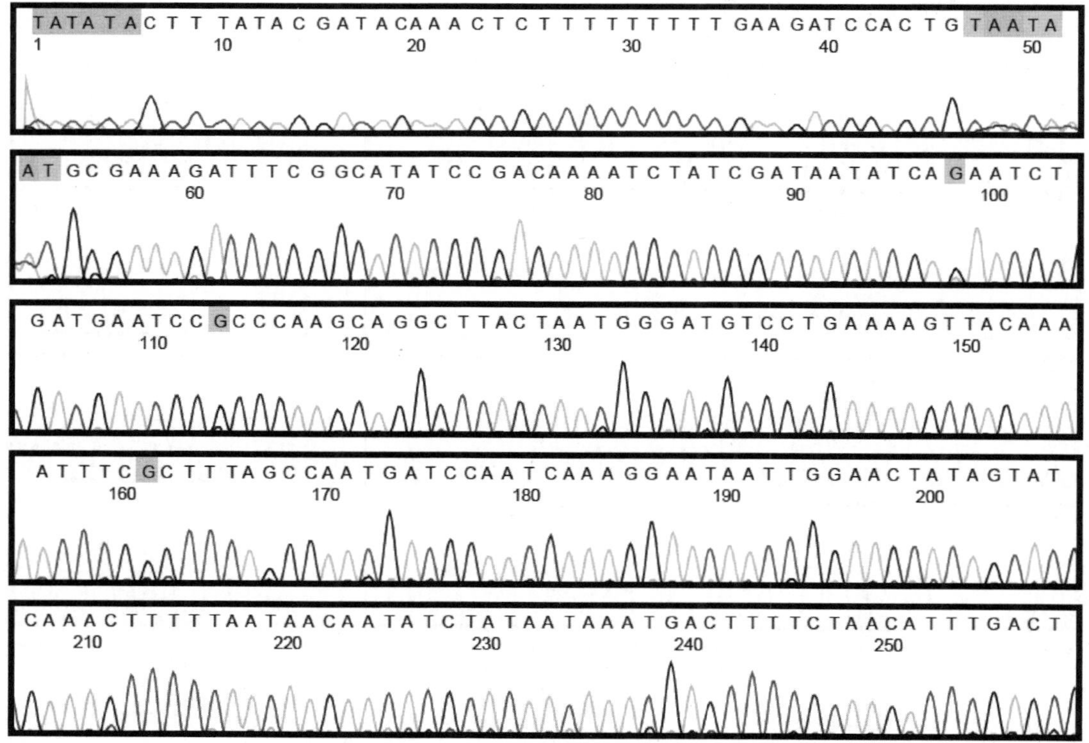

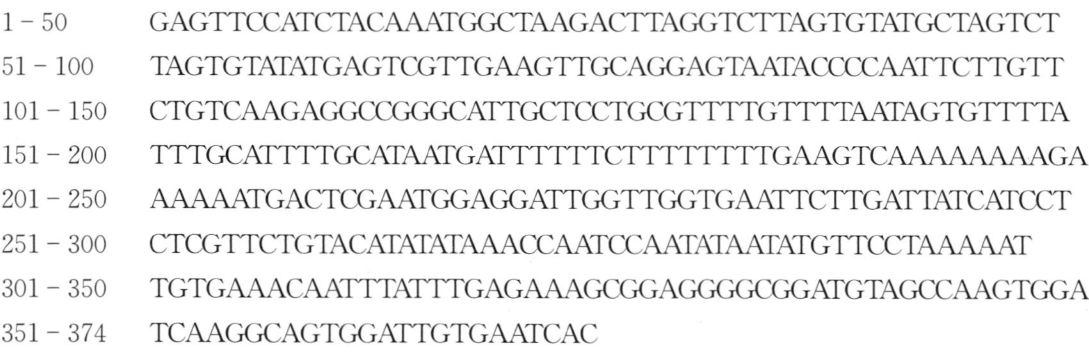

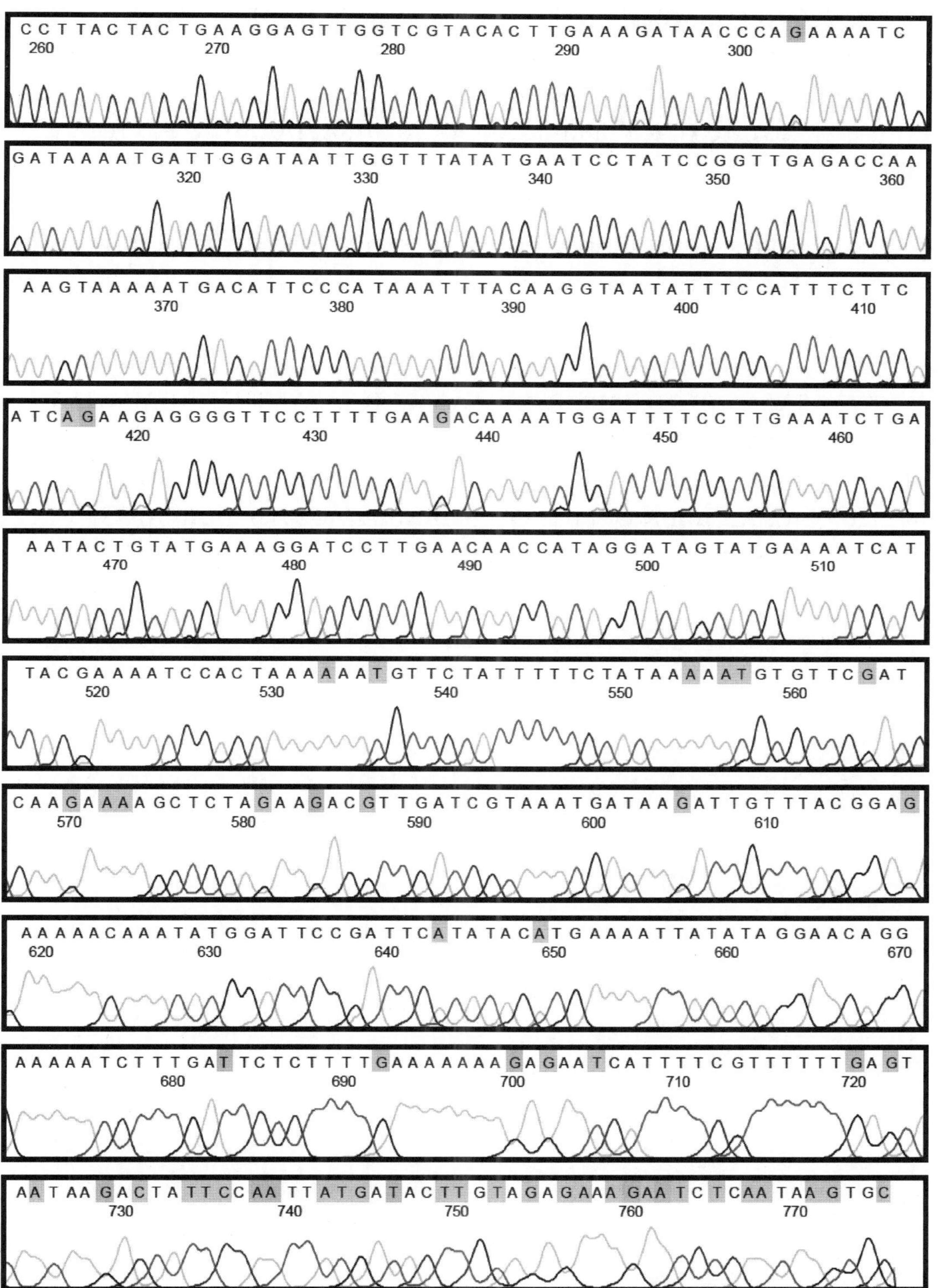

【*matK* 条形码序列】

1－50 TATATACTTTATACGATACAAACTCTTTTTTTTTGAAGATCCACTGTAAT

51 - 100　AATGCGAAAGATTTCGGCATATCCGACAAAATCTATCGATAATATCAGAA
101 - 150　TCTGATGAATCCGCCCAAGCAGGCTTACTAATGGGATGTCCTGAAAAGTT
151 - 200　ACAAAATTTCGCTTTAGCCAATGATCCAATCAAAGGAATAATTGGAACTA
201 - 250　TAGTATCAAACTTTTTAATAACAATATCTATAATAAATGACTTTTCTAAC
251 - 300　ATTTGACTCCTTACTACTGAAGGAGTTGGTCGTACACTTGAAAGATAACC
301 - 350　CAGAAAATCGATAAAATGATTGGATAATTGGTTTATATGAATCCTATCCG
351 - 400　GTTGAGACCAAAAGTAAAAATGACATTCCCATAAATTTACAAGGTAATAT
401 - 450　TTCCATTTCTTCATCAGAAGAGGGGTTCCTTTTGAAGACAAAATGGATTT
451 - 500　TCCTTGAAATCTGAAATACTGTATGAAAGGATCCTTGAACAACCATAGGA
501 - 550　TAGTATGAAAATCATTACGAAAATCCACTAAAAAATGTTCTATTTTTCTA
551 - 600　TAAAAATGTGTTCGATCAAGAAAAGCTCTAGAAGACGTTGATCGTAAATG
601 - 650　ATAAGATTGTTTACGGAGAAAAACAAATATGGATTCCGATTCATATACAT
651 - 700　GAAAATTATATAGGAACAGGAAAAATCTTTGATTCTCTTTTGAAAAAAAG
701 - 750　AGAATCATTTTCGTTTTTTGAGTAATAAGACTATTCCAATTATGATACTT
751 - 775　GTAGAGAAAGAATCTCAATAAGTGC

十 二 画

葶苈子

本品为十字花科植物腺茎独行菜 *Lepidium apetalum* Willd. 的干燥成熟种子。

【材料来源】 腺茎独行菜新鲜叶片采自内蒙古通辽市科尔沁区内蒙古民族大学西拉木伦校区。

经度:122°14′55″,纬度:43°37′44″,海拔:180 m,鉴定人:包书茵。

【*psbA* - *TrnH* 序列峰图】 长度:263 bp;GC 含量:30.5%。

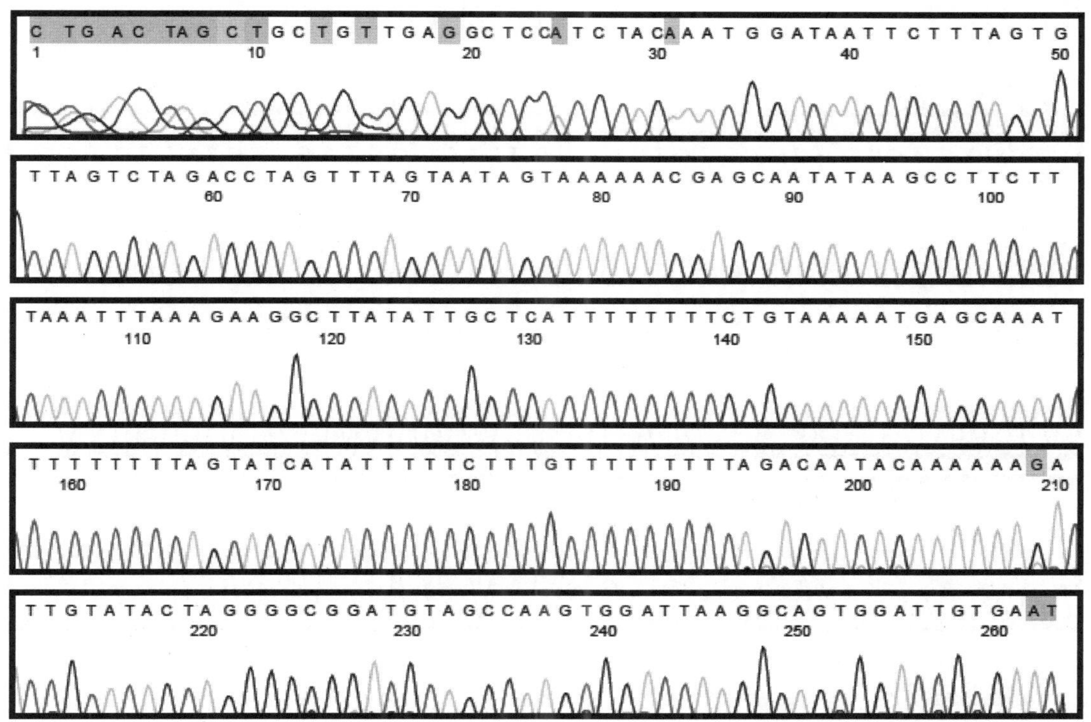

【*psbA* - *TrnH* 条形码序列】

1 - 50　CTGACTAGCTGCTGTTGAGGCTCCATCTACAAATGGATAATTCTTTAGTG

51 - 100　TTAGTCTAGACCTAGTTTAGTAATAGTAAAAAACGAGCAATATAAGCCTT

101 - 150　CTTTAAATTTAAAGAAGGCTTATATTGCTCATTTTTTTTCTGTAAAAATG

151 - 200　AGCAAATTTTTTTTTAGTATCATATTTTTCTTTGTTTTTTTTTAGACAAT

201 - 250　ACAAAAAAGATTGTATACTAGGGGCGGATGTAGCCAAGTGGATTAAGGCA

251 - 263　GTGGATTGTGAAT

棉团铁线莲

本品为毛茛科植物棉团铁线莲 *Clematis hexapetala* Pall. 的干燥地上部分。

【材料来源】 棉团铁线莲新鲜叶片采自内蒙古特金罕山国家级自然保护区。经度：119°59′43″，纬度：42°26′41″，海拔：965 m，鉴定人：包桂花。

【ITS2 序列峰图】 长度：220 bp；GC 含量：69.0%。

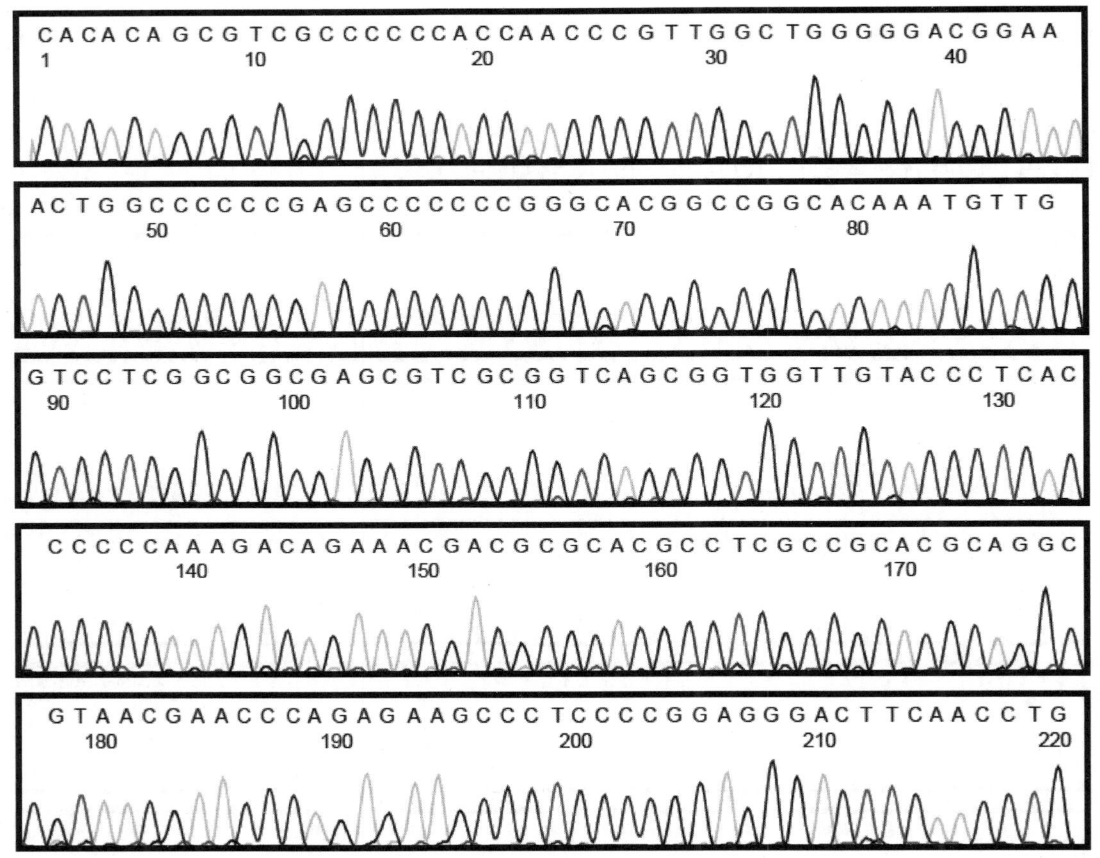

【ITS2 条形码序列】

1 - 50　CACACAGCGTCGCCCCCCACCAACCCGTTGGCTGGGGGACGGAAACTGGC
51 - 100　CCCCCGAGCCCCCCCGGGCACGGCCGGCACAAATGTTGGTCCTCGGCGGC
101 - 150　GAGCGTCGCGGTCAGCGGTGGTTGTACCCTCACCCCCCAAAGACAGAAAC
151 - 200　GACGCGCACGCCTCGCCGCACGCAGGAGTAACGAACCCAGAGAAGCCCTC
201 - 220　CCCGGAGGGACTTCAACCTG

【ITS2 序列二级结构】

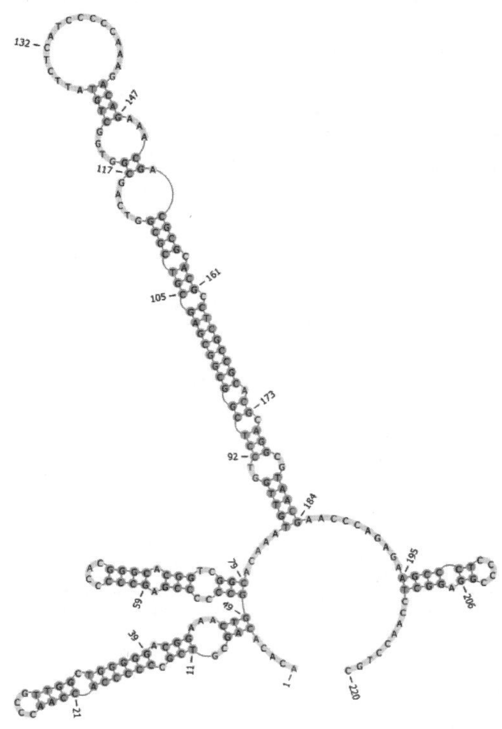

【*psbA* - *TrnH* 序列峰图】 长度:548 bp;GC 含量:42.7%。

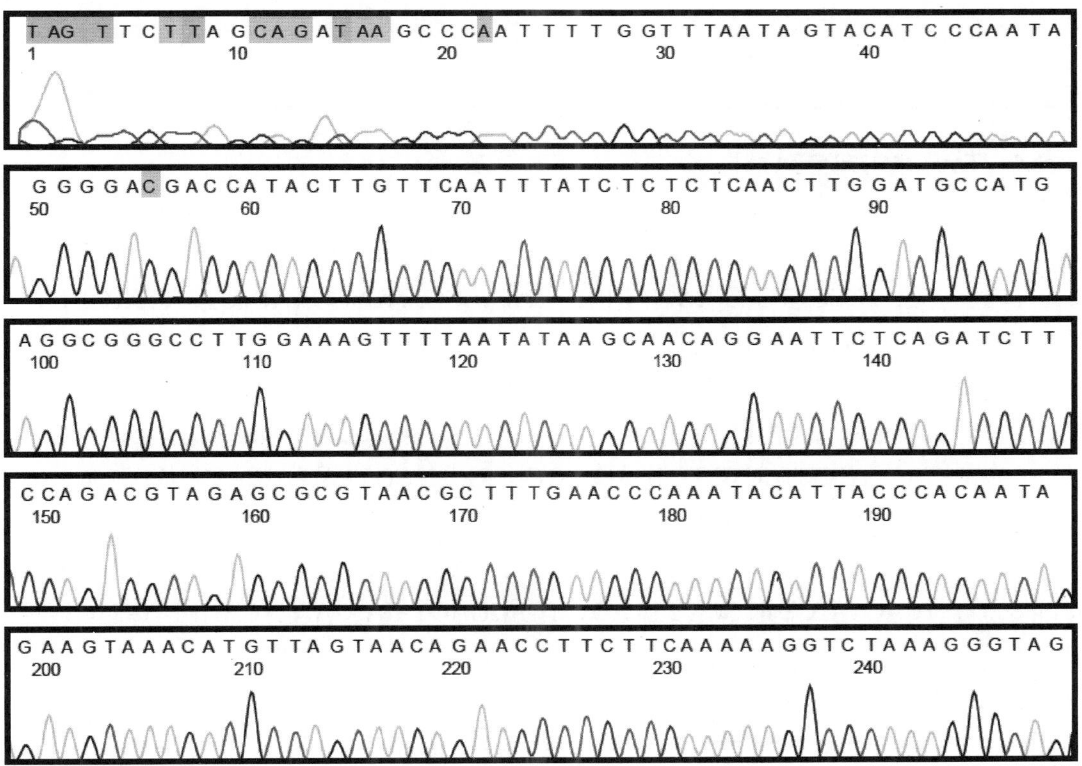

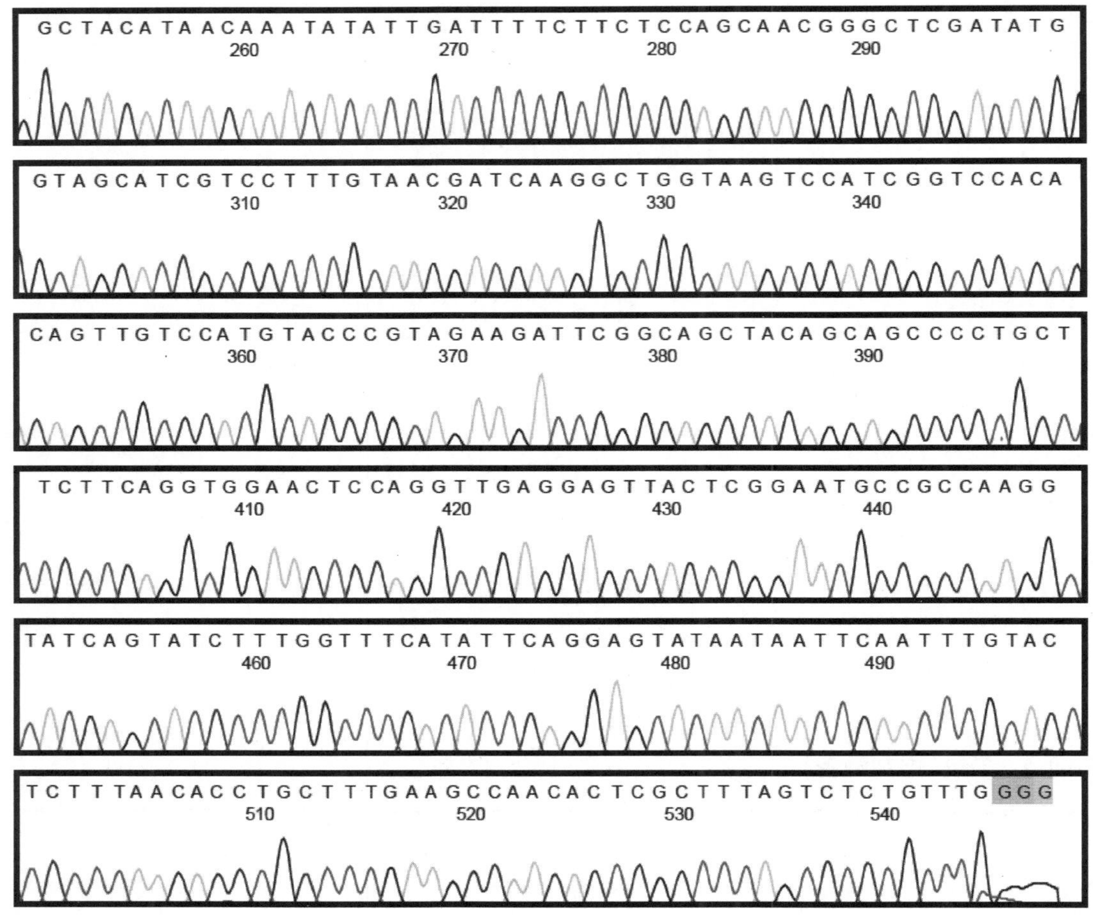

【*psbA* - *TrnH* 条形码序列】

1 - 50	TAGTTCTTAGCAGATAAGCCCAATTTTGGTTTAATAGTACATCCCAATAG
51 - 100	GGGACGACCATACTTGTTCAATTTATCTCTCTCAACTTGGATGCCATGAG
101 - 150	GCGGGCCTTGGAAAGTTTTAATATAAGCAACAGGAATTCTCAGATCTTCC
151 - 200	AGACGTAGAGCGCGTAACGCTTTGAACCCAAATACATTACCCACAATAGA
201 - 250	AGTAAACATGTTAGTAACAGAACCTTCTTCAAAAAGGTCTAAAGGGTAGG
251 - 300	CTACATAACAAATATATTGATTTTCTTCTCCAGCAACGGGCTCGATATGG
301 - 350	TAGCATCGTCCTTTGTAACGATCAAGGCTGGTAAGTCCATCGGTCCACAC
351 - 400	AGTTGTCCATGTACCCGTAGAAGATTCGGCAGCTACAGCAGCCCCTGCTT
401 - 450	CTTCAGGTGGAACTCCAGGTTGAGGAGTTACTCGGAATGCCGCCAAGGTA
451 - 500	TCAGTATCTTTGGTTTCATATTCAGGAGTATAATAATTCAATTTGTACTC
501 - 548	TTTAACACCTGCTTTGAAGCCAACACTCGCTTTAGTCTCTGTTTGGGG

【*rbcL* 序列峰图】 长度：503 bp；GC 含量：42.1%。

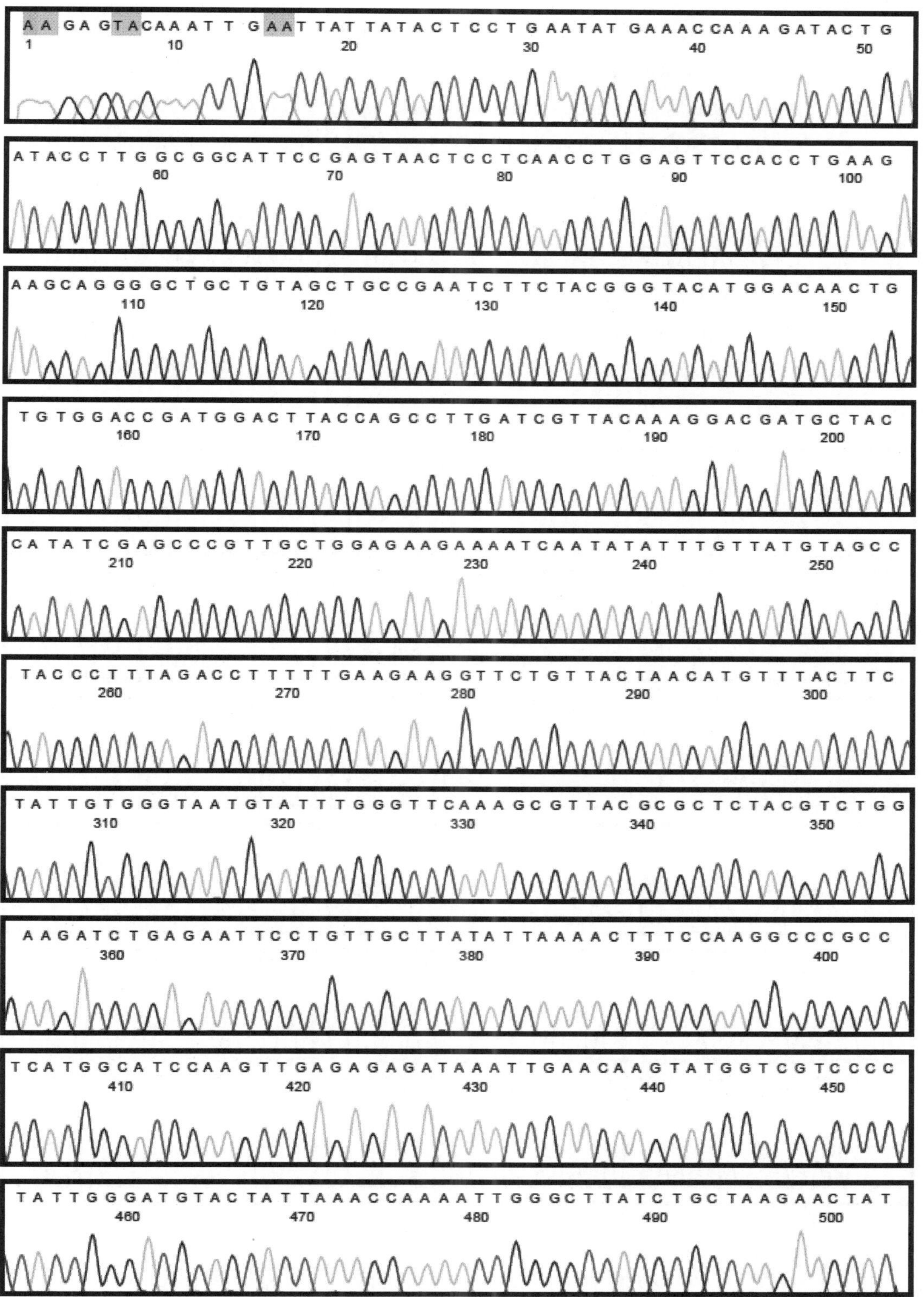

AAGAGTACAAATTGAATTATTATACTCCTGAATATGAAACCAAAGATACTG
ATACCTTGGCGGCATTCCGAGTAACTCCTCAACCTGGAGTTCCACCTGAAG
AAGCAGGGGCTGCTGTAGCTGCCGAATCTTCTACGGGTACATGGACAACTG
TGTGGACCGATGGACTTACCAGCCTTGATCGTTACAAAGGACGATGCTAC
CATATCGAGCCCGTTGCTGGAGAAGAAATCAATATATTTGTTATGTAGCC
TACCCTTTAGACCTTTTTGAAGAAGGTTCTGTTACTAACATGTTTACTTC
TATTGTGGGTAATGTATTTGGGTTCAAAGCGTTACGCGCTCTACGTCTGG
AAGATCTGAGAATTCCTGTTGCTTATATTAAAACTTTCCAAGGCCCGCC
TCATGGCATCCAAGTTGAGAGAGATAAATTGAACAAGTATGGTCGTCCCC
TATTGGGATGTACTATTAAACCAAAATTGGGCTTATCTGCTAAGAACTAT

【*rbcL* 条形码序列】

1 - 50　AAGAGTACAAATTGAATTATTATACTCCTGAATATGAAACCAAAGATACT
51 - 100　GATACCTTGGCGGCATTCCGAGTAACTCCTCAACCTGGAGTTCCACCTGA
101 - 150　AGAAGCAGGGGCTGCTGTAGCTGCCGAATCTTCTACGGGTACATGGACAA
151 - 200　CTGTGTGGACCGATGGACTTACCAGCCTTGATCGTTACAAAGGACGATGC
201 - 250　TACCATATCGAGCCCGTTGCTGGAGAAGAAAATCAATATATTTGTTATGT
251 - 300　AGCCTACCCTTTAGACCTTTTTGAAGAAGGTTCTGTTACTAACATGTTTA
301 - 350　CTTCTATTGTGGGTAATGTATTTGGGTTCAAAGCGTTACGCGCTCTACGT
351 - 400　CTGGAAGATCTGAGAATTCCTGTTGCTTATATTAAAACTTTCCAAGGCCC
401 - 450　GCCTCATGGCATCCAAGTTGAGAGAGATAAATTGAACAAGTATGGTCGTC
451 - 503　CCCTATTGGGATGTACTATTAAACCAAAATTGGGCTTATCTGCTAAGAACTAT

【*matK* 序列峰图】 长度:788 bp;GC 含量:31.0%。

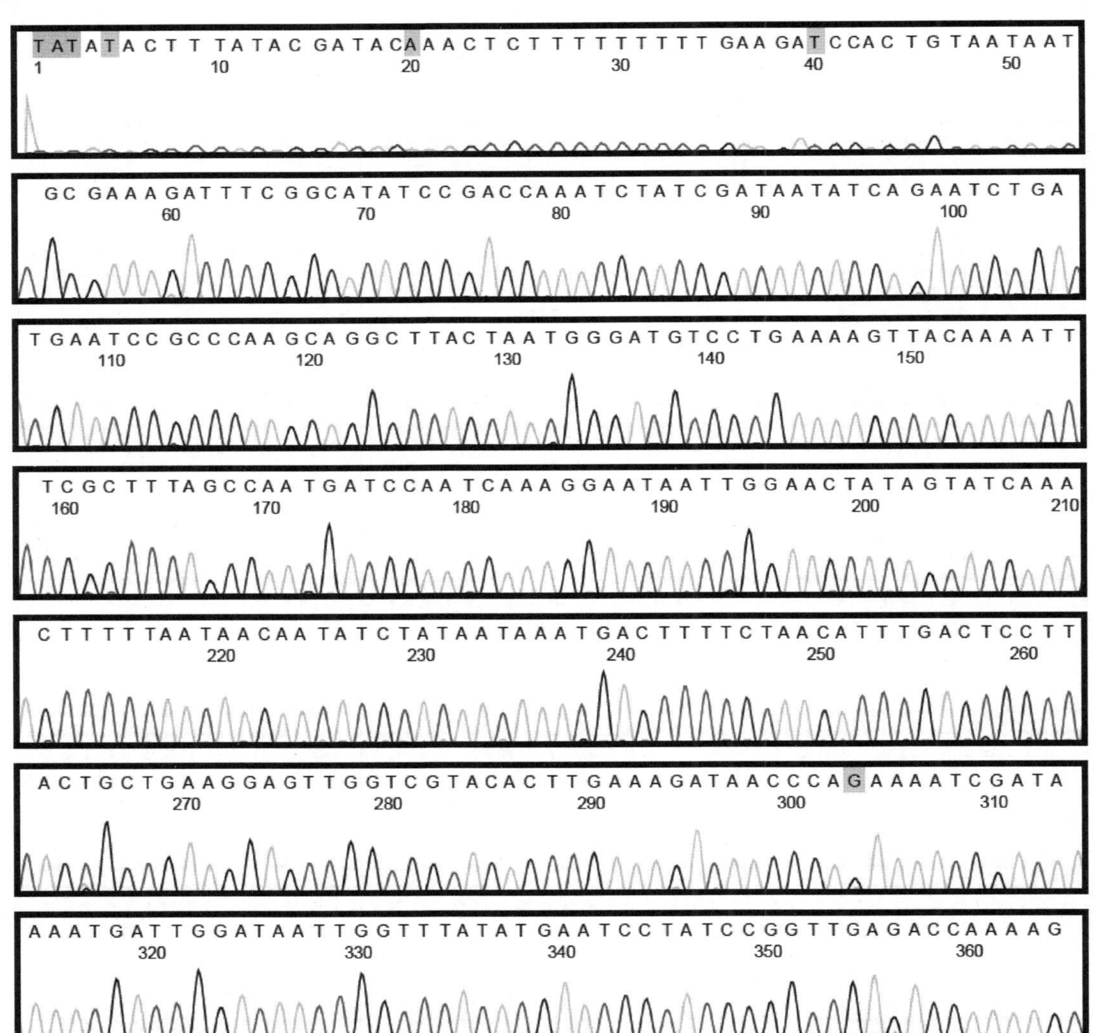

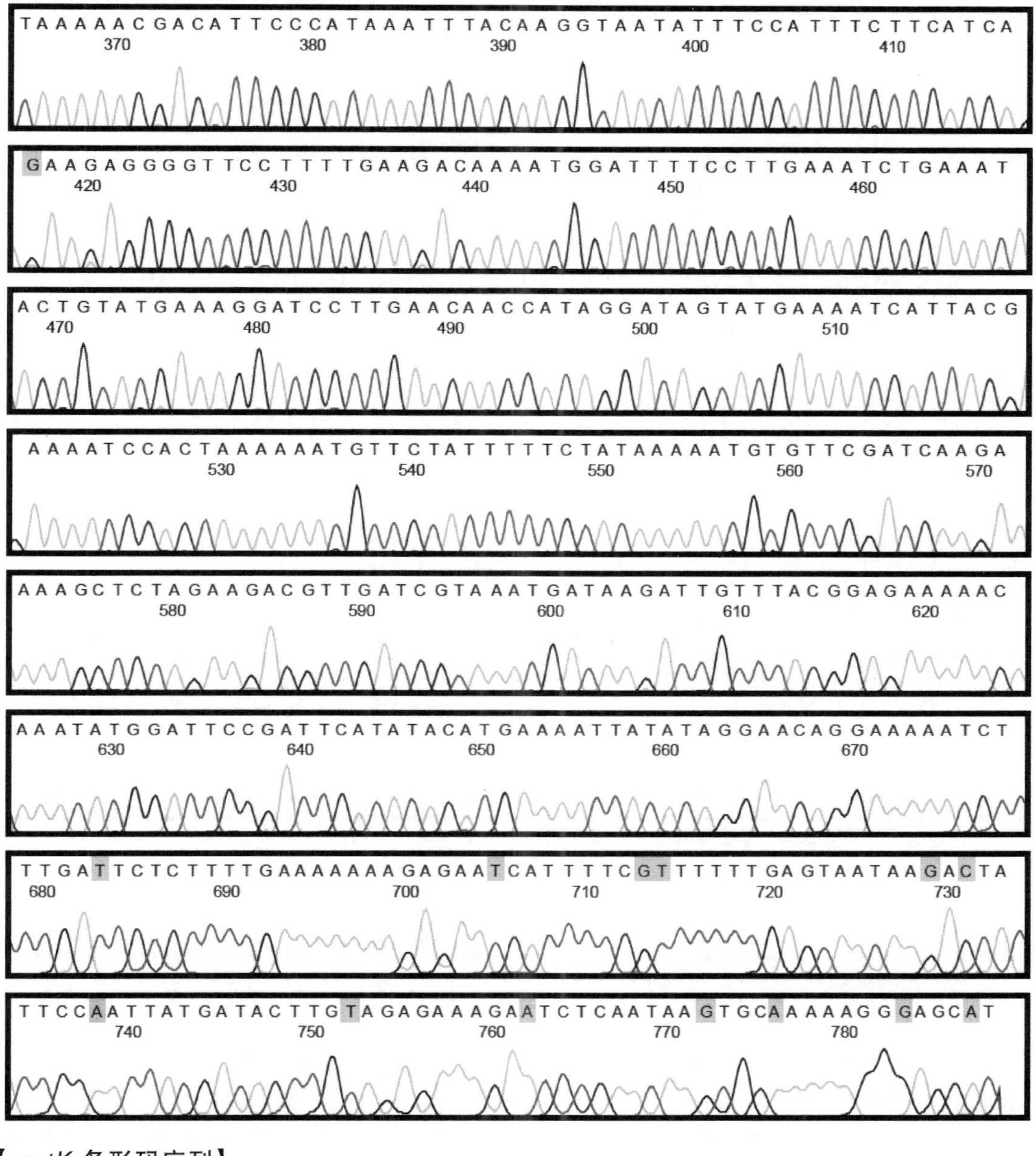

【*matK* 条形码序列】

1－50　TATATACTTTATACGATACAAACTCTTTTTTTTTGAAGATCCACTGTAAT

51－100　AATGCGAAAGATTTCGGCATATCCGACCAAATCTATCGATAATATCAGAA

101－150　TCTGATGAATCCGCCCAAGCAGGCTTACTAATGGGATGTCCTGAAAAGTT

151－200　ACAAAATTTCGCTTTAGCCAATGATCCAATCAAAGGAATAATTGGAACTA

201－250　TAGTATCAAACTTTTTAATAACAATATCTATAATAAATGACTTTTCTAAC

251－300　ATTTGACTCCTTACTGCTGAAGGAGTTGGTCGTACACTTGAAAGATAACC

301－350　CAGAAAATCGATAAAATGATTGGATAATTGGTTTATATGAATCCTATCCG

351－400　GTTGAGACCAAAAGTAAAAACGACATTCCCATAAATTTACAAGGTAATAT

401 - 450　TTCCATTTCTTCATCAGAAGAGGGGTTCCTTTTGAAGACAAAATGGATTT
451 - 500　TCCTTGAAATCTGAAATACTGTATGAAAGGATCCTTGAACAACCATAGGA
501 - 550　TAGTATGAAAATCATTACGAAAATCCACTAAAAAATGTTCTATTTTTCTA
551 - 600　TAAAAATGTGTTCGATCAAGAAAAGCTCTAGAAGACGTTGATCGTAAATG
601 - 650　ATAAGATTGTTTACGGAGAAAAACAAATATGGATTCCGATTCATATACAT
651 - 700　GAAAATTATATAGGAACAGGAAAAATCTTTGATTCTCTTTTGAAAAAAAG
701 - 750　AGAATCATTTTCGTTTTTTGAGTAATAAGACTATTCCAATTATGATACTT
751 - 788　GTAGAGAAAGAATCTCAATAAGTGCAAAAAGGGAGCAT

紫萼铁线莲

本品为毛茛科植物紫萼铁线莲 *Clematis intricata* var. *purpurea* Y. Z. Zhao 的干燥地上部分。

【材料来源】 紫萼铁线莲新鲜叶片采自内蒙古呼和浩特市金山开发区内蒙古医科大学金山校区。

经度：110°90′10″，纬度：40°63′02″，海拔：900 m，鉴定人：岳鑫。

【ITS2序列峰图】 长度：228 bp；GC含量：65.7%。

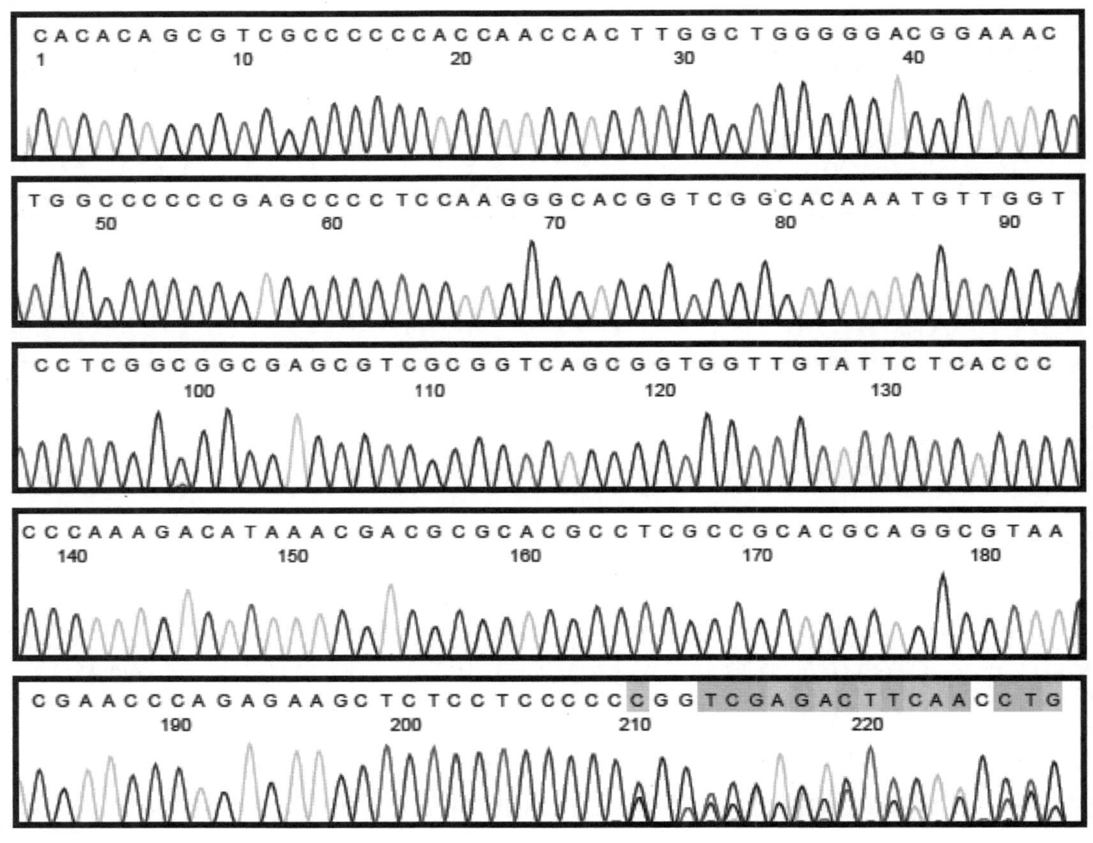

【ITS2条形码序列】

1 - 50　CACACAGCGTCGCCCCCCACCAACCACTTGGCTGGGGGACGGAAACTGGC

51－100　CCCCCGAGCCCCTCCAAGGGCACGGTCGGCACAAATGTTGGTCCTCGGCG
101－150　GCGAGCGTCGCGGTCAGCGGTGGTTGTATTCTCACCCCCCAAAGACATAA
151－200　ACGACGCGCACGCCTCGCCGCACGCAGGCGTAACGAACCCAGAGAAGCTC
201－228　TCCTCCCCCCGGTCGAGACTTCAACCTG

【ITS2 序列二级结构】

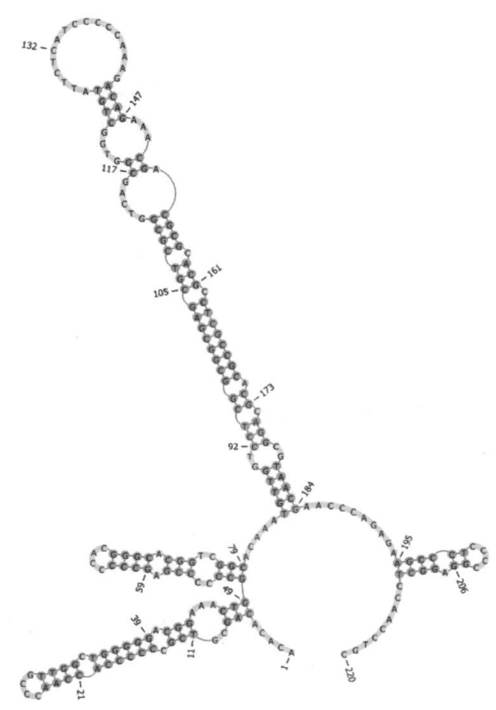

【*psbA*－*TrnH* 序列峰图】 长度:299 bp;GC 含量:35.1%。

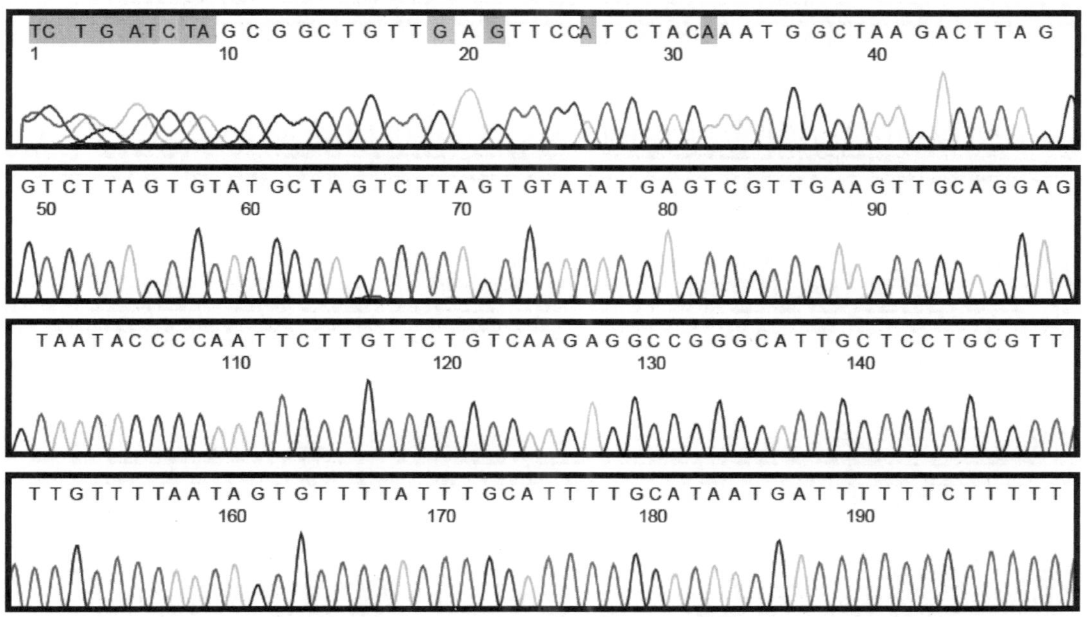

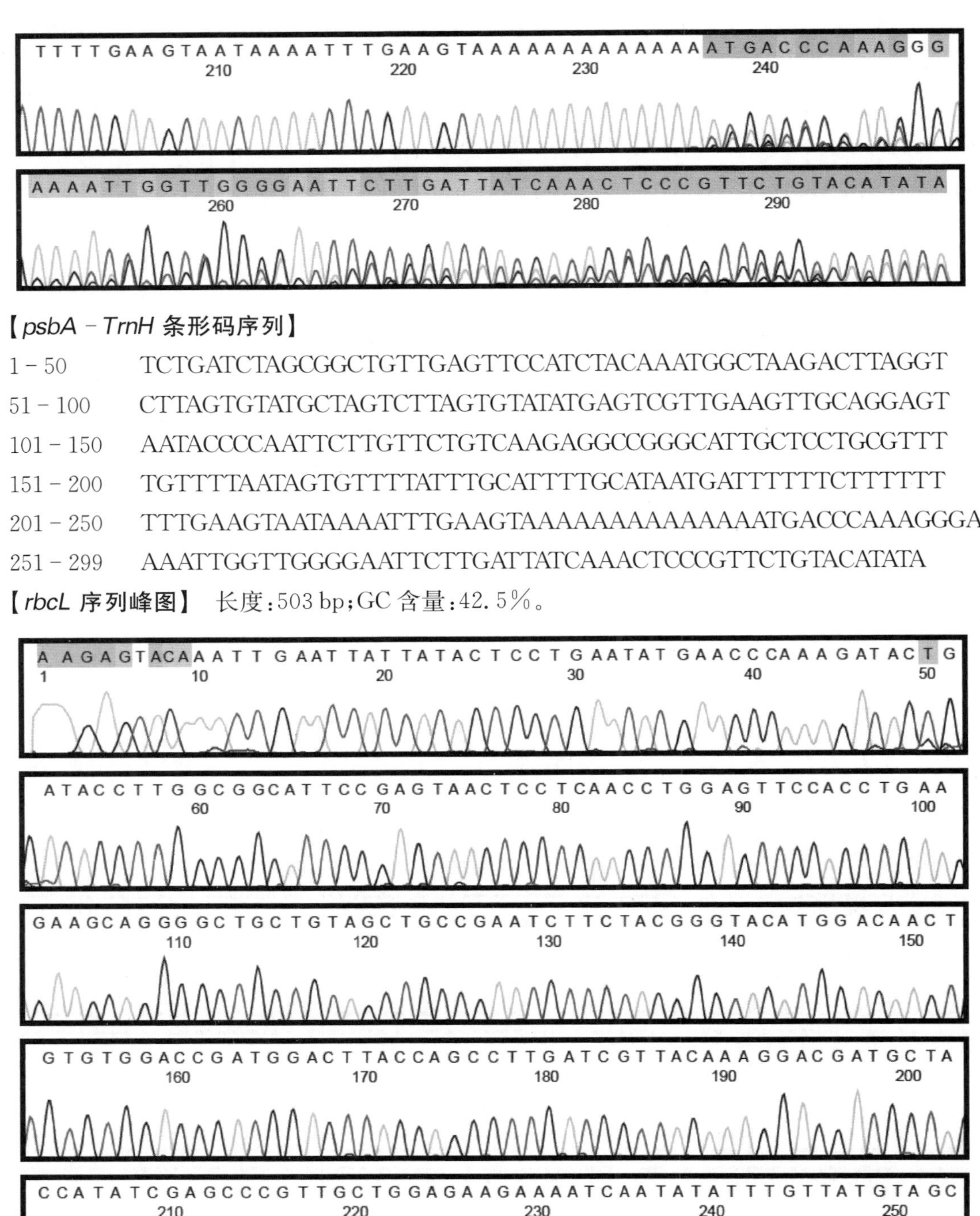

【*psbA - TrnH* 条形码序列】

1 - 50　TCTGATCTAGCGGCTGTTGAGTTCCATCTACAAATGGCTAAGACTTAGGT
51 - 100　CTTAGTGTATGCTAGTCTTAGTGTATATGAGTCGTTGAAGTTGCAGGAGT
101 - 150　AATACCCCAATTCTTGTTCTGTCAAGAGGCCGGGCATTGCTCCTGCGTTT
151 - 200　TGTTTTAATAGTGTTTTATTTGCATTTTGCATAATGATTTTTTCTTTTTT
201 - 250　TTTGAAGTAATAAAATTTGAAGTAAAAAAAAAAAAAAATGACCCAAAGGGA
251 - 299　AAATTGGTTGGGGAATTCTTGATTATCAAACTCCCGTTCTGTACATATA

【*rbcL* 序列峰图】　长度：503 bp；GC 含量：42.5%。

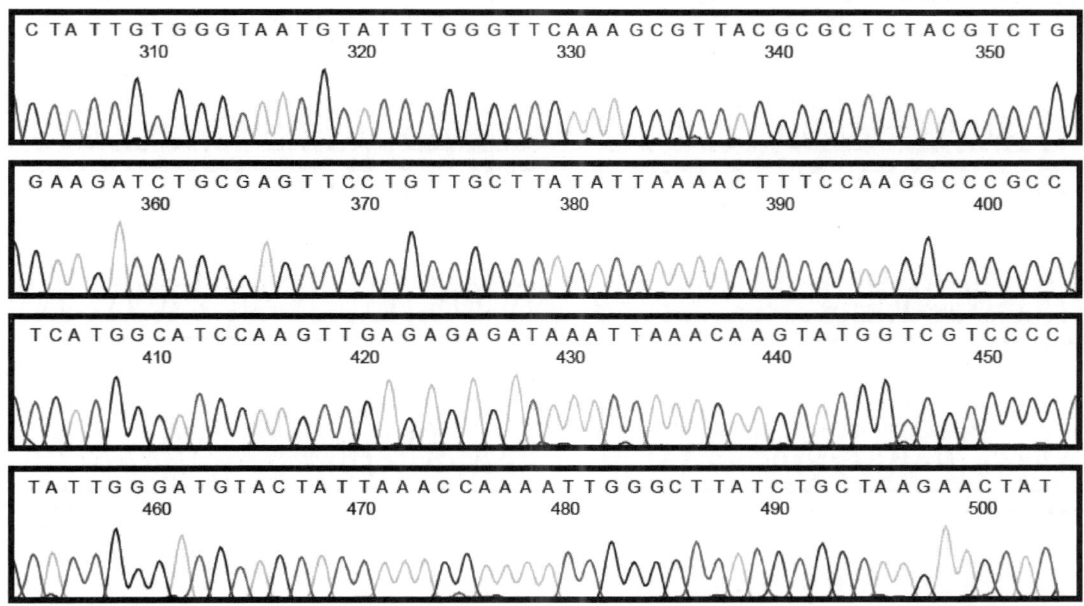

【*rbcL* 条形码序列】

1-50　AAGAGTACAAATTGAATTATTATACTCCTGAATATGAACCCAAAGATACT
51-100　GATACCTTGGCGGCATTCCGAGTAACTCCTCAACCTGGAGTTCCACCTGA
101-150　AGAAGCAGGGGCTGCTGTAGCTGCCGAATCTTCTACGGGTACATGGACAA
151-200　CTGTGTGGACCGATGGACTTACCAGCCTTGATCGTTACAAAGGACGATGC
201-250　TACCATATCGAGCCCGTTGCTGGAGAAGAAAATCAATATATTTGTTATGT
251-300　AGCCTACCCTTTAGACCTTTTTGAAGAAGGTTCTGTTACTAACATGTTTA
301-350　CTTCTATTGTGGGTAATGTATTTGGGTTCAAAGCGTTACGCGCTCTACGT
351-400　CTGGAAGATCTGCGAGTTCCTGTTGCTTATATTAAAACTTTCCAAGGCCC
401-450　GCCTCATGGCATCCAAGTTGAGAGAGATAAATTAAACAAGTATGGTCGTC
451-503　CCCTATTGGGATGTACTATTAAACCAAAATTGGGCTTATCTGCTAAGAACTAT

紫花地丁

本品为堇菜科植物紫花地丁 *Viola philippica* Cav. 的干燥全草。

【材料来源】 紫花地丁新鲜叶片采自内蒙古通辽市科尔沁区。

经度:122°14′41″,纬度:43°38′51″,海拔:200 m,鉴定人:包桂花。

【ITS2 序列峰图】 长度:222 bp;GC 含量:62.6%。

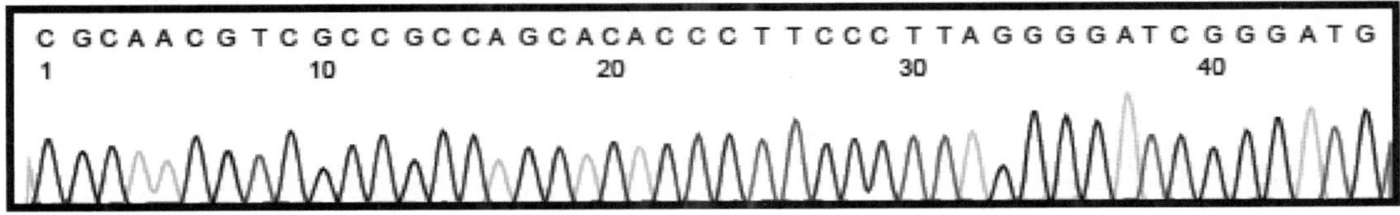

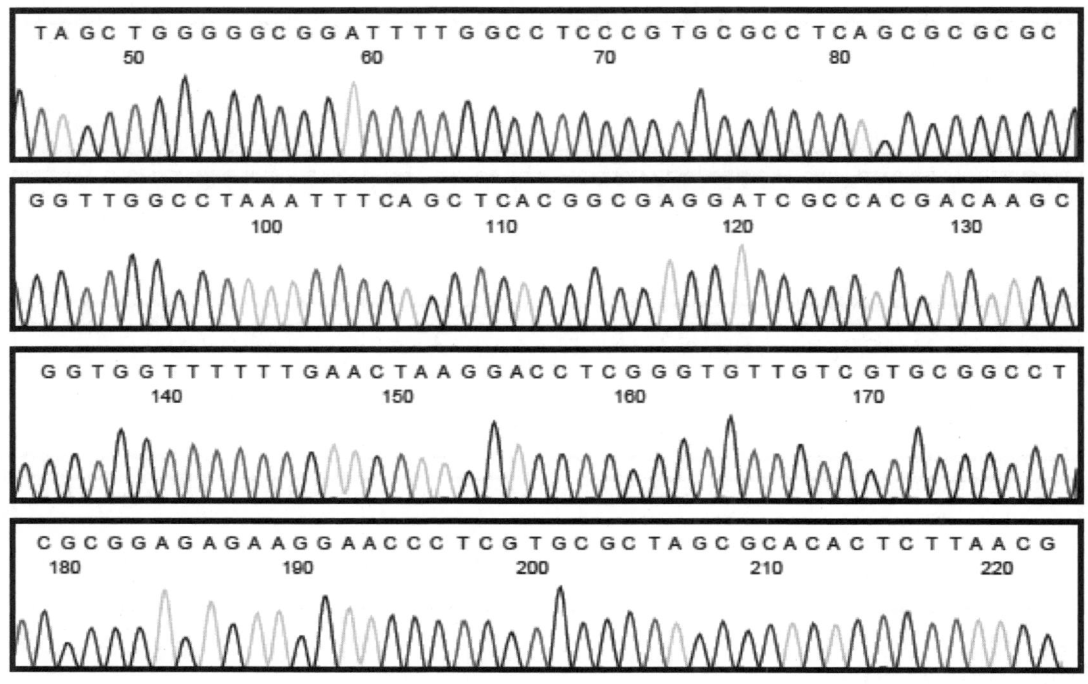

【ITS2条形码序列】

1－50　CGCAACGTCGCCGCCAGCACACCCTTCCCTTAGGGGATCGGGATGTAGCT
51－100　GGGGGCGGATTTTGGCCTCCCGTGCGCCTCAGCGCGCGCGGTTGGCCTAA
101－150　ATTTCAGCTCACGGCGAGGATCGCCACGACAAGCGGTGGTTTTTTGAACT
151－200　AAGGACCTCGGGTGTTGTCGTGCGGCCTCGCGGAGAGAAGGAACCCTCGT
201－222　GCGCTAGCGCACACTCTTAACG

【ITS2序列二级结构】

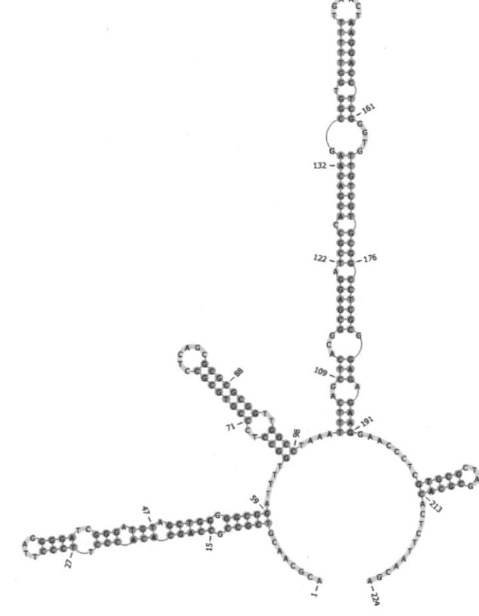

短尾铁线莲

本品为毛茛科植物短尾铁线莲 *Clematis brevicaudata* DC. 的干燥地上部分。

【材料来源】 短尾铁线莲新鲜叶片采自内蒙古特金罕山国家级自然保护区。经度：119°49′49″，纬度：45°8′49″，海拔：960 m，鉴定人：布和巴特尔。

【ITS2 序列峰图】 长度：243 bp；GC 含量：71.6%。

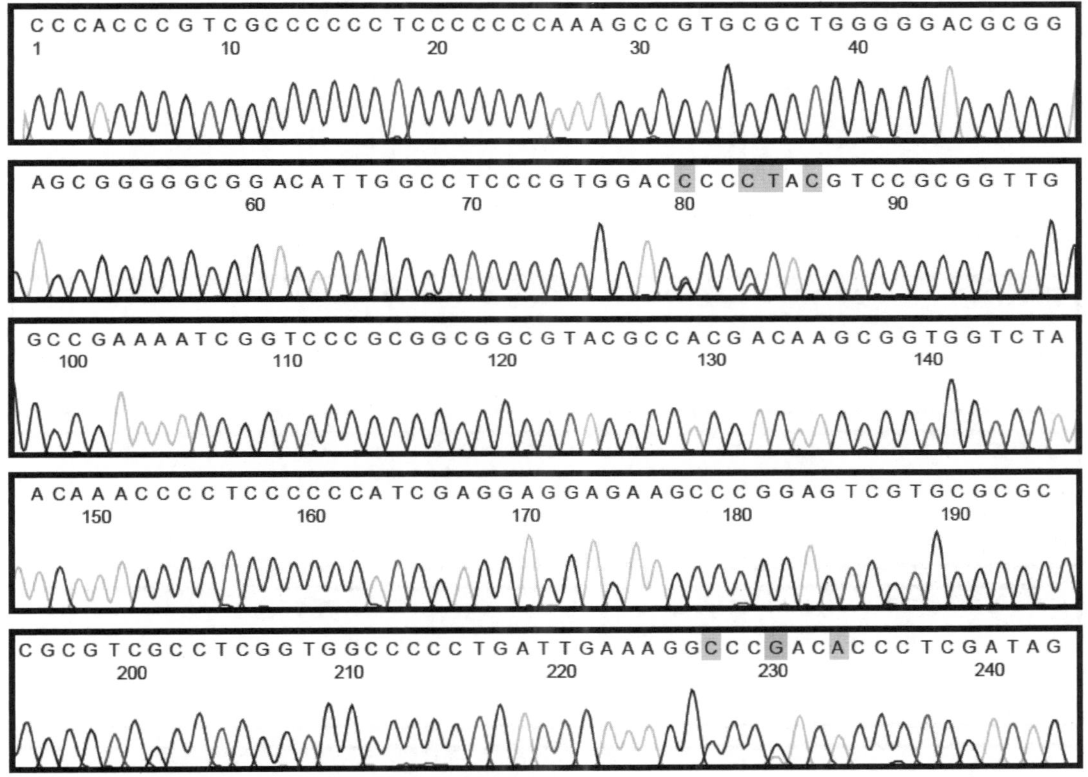

【ITS2 条形码序列】

1－50　CCCACCCGTCGCCCCCCTCCCCCCCAAAGCCGTGCGCTGGGGGACGCGGA

51－100　GCGGGGGCGGACATTGGCCTCCCGTGGACCCCCTACGTCCGCGGTTGGCC

101－150　GAAAATCGGTCCCGCGGCGGCGTACGCCACGACAAGCGGTGGTCTAACAA

151－200　ACCCCTCCCCCCATCGAGGAGGAGAAGCCCGGAGTCGTGCGCGCCGCGTC

201－243　GCCTCGGTGGCCCCCTGATTGAAAGGCCCGACACCCTCGATAG

【ITS2 序列二级结构】

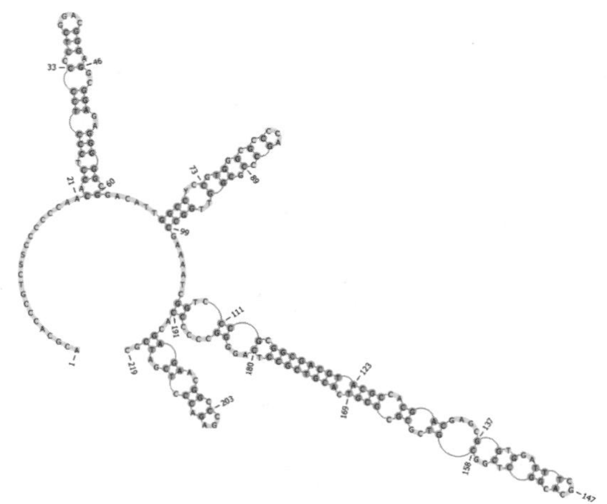

【*psbA* - *TrnH* 序列峰图】 长度:246 bp;GC 含量:28.0%。

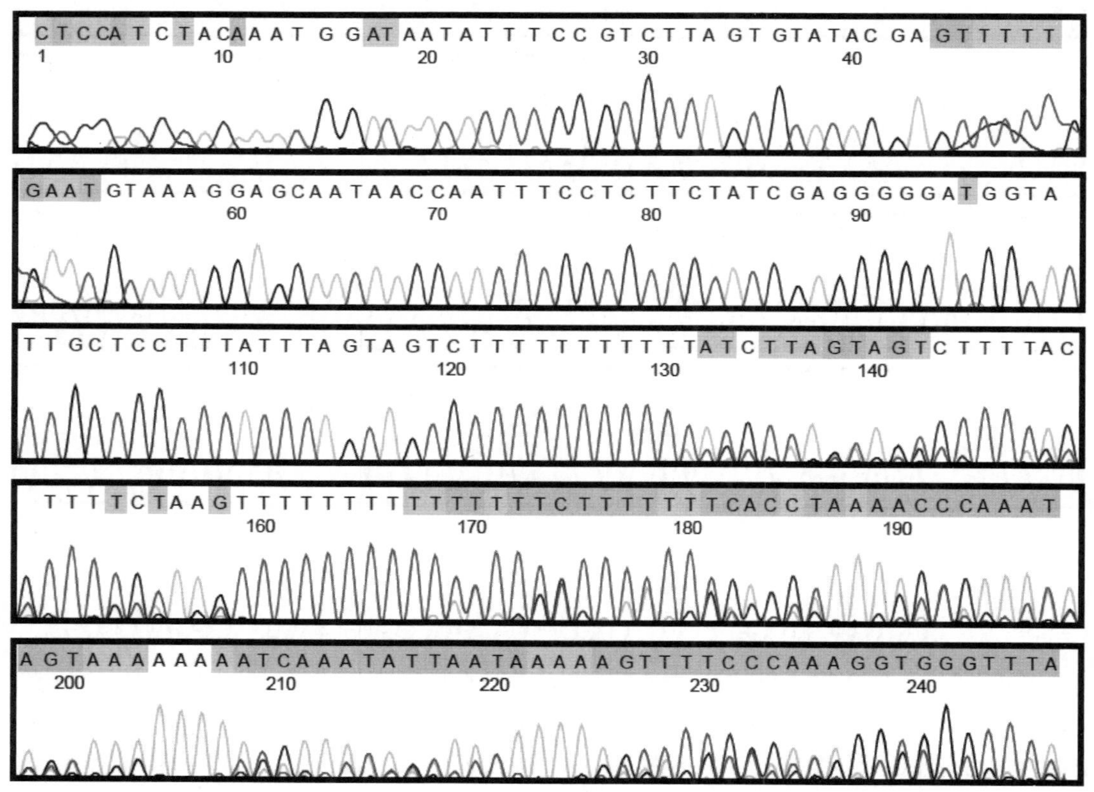

【*psbA* - *TrnH* 条形码序列】

1 - 50　CTCCATCTACAAATGGATAATATTTCCGTCTTAGTGTATACGAGTTTTTG

51 - 100　AATGTAAAGGAGCAATAACCAATTTCCTCTTCTATCGAGGGGGATGGTAT

101 - 150　TGCTCCTTTATTTAGTAGTCTTTTTTTTTTTATCTTAGTAGTCTTTTACT

151 - 200　TTTCTAAGTTTTTTTTTTTTTTTCTTTTTTTCACCTAAAACCCAAATAGT

201 - 246　AAAAAAAATCAAATATTAATAAAAAGTTTTCCCAAAGGTGGGTTTA

【*rbcL* 序列峰图】 长度：535 bp；GC 含量：43.5%。

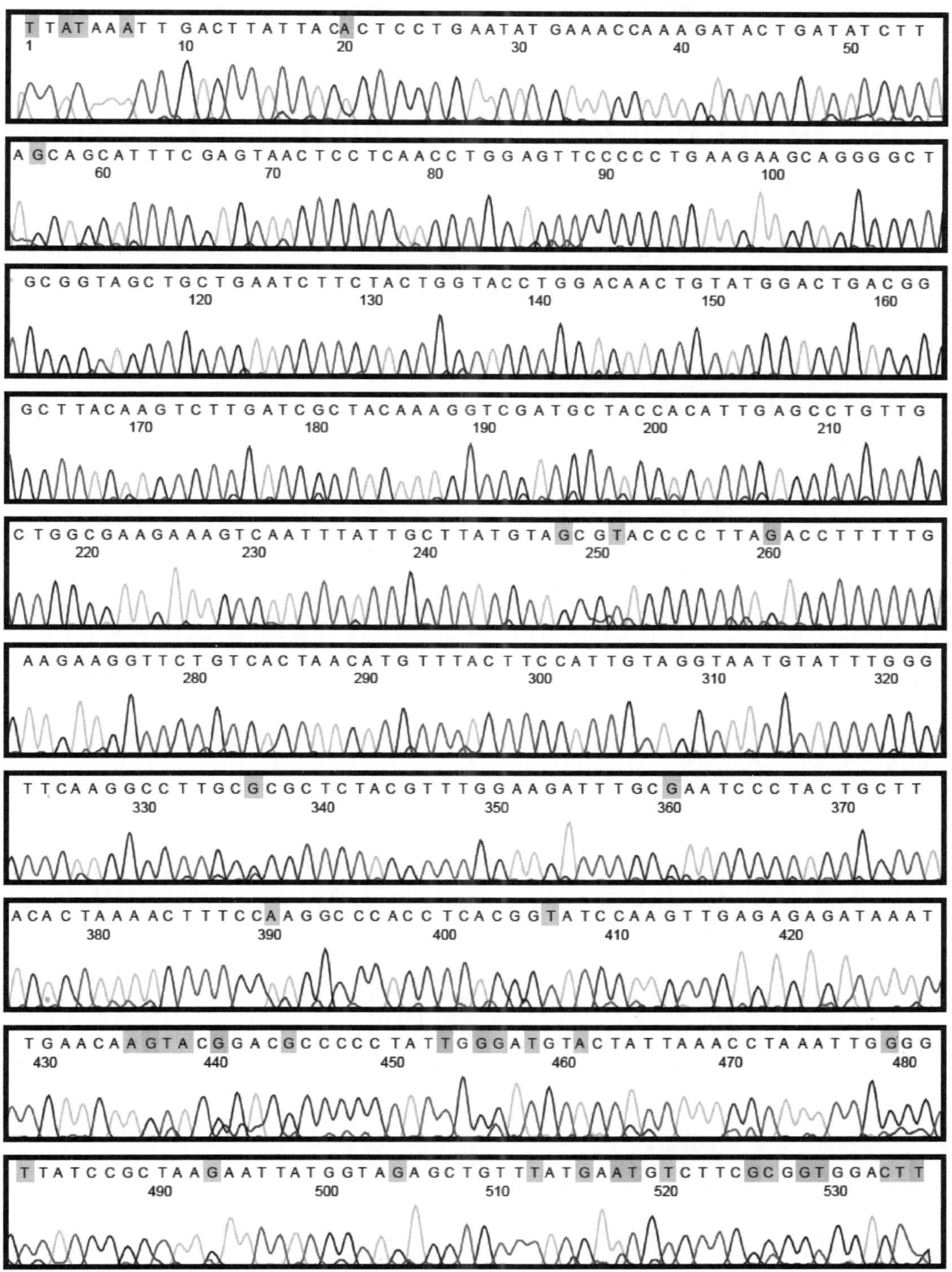

【*rbcL* 条形码序列】

1 - 50　TTATAAATTGACTTATTACACTCCTGAATATGAAACCAAAGATACTGATA

51 - 100　TCTTAGCAGCATTTCGAGTAACTCCTCAACCTGGAGTTCCCCCTGAAGAA

101 - 150　GCAGGGGCTGCGGTAGCTGCTGAATCTTCTACTGGTACCTGGACAACTGT

151 - 200　ATGGACTGACGGGCTTACAAGTCTTGATCGCTACAAAGGTCGATGCTACC

201 - 250　ACATTGAGCCTGTTGCTGGCGAAGAAAGTCAATTTATTGCTTATGTAGCG

251 - 300　TACCCCTTAGACCTTTTTGAAGAAGGTTCTGTCACTAACATGTTTACTTC

301 - 350　CATTGTAGGTAATGTATTTGGGTTCAAGGCCTTGCGCGCTCTACGTTTGG

351 - 400　AAGATTTGCGAATCCCTACTGCTTACACTAAAACTTTCCAAGGCCCACCT

401 - 450　CACGGTATCCAAGTTGAGAGAGATAAATTGAACAAGTACGGACGCCCCCT

451 - 500　ATTGGGATGTACTATTAAACCTAAATTGGGGTTATCCGCTAAGAATTATG

501 - 535　GTAGAGCTGTTTATGAATGTCTTCGCGGTGGACTT

【*matK* 序列峰图】　长度:758 bp;GC 含量:34.5%。

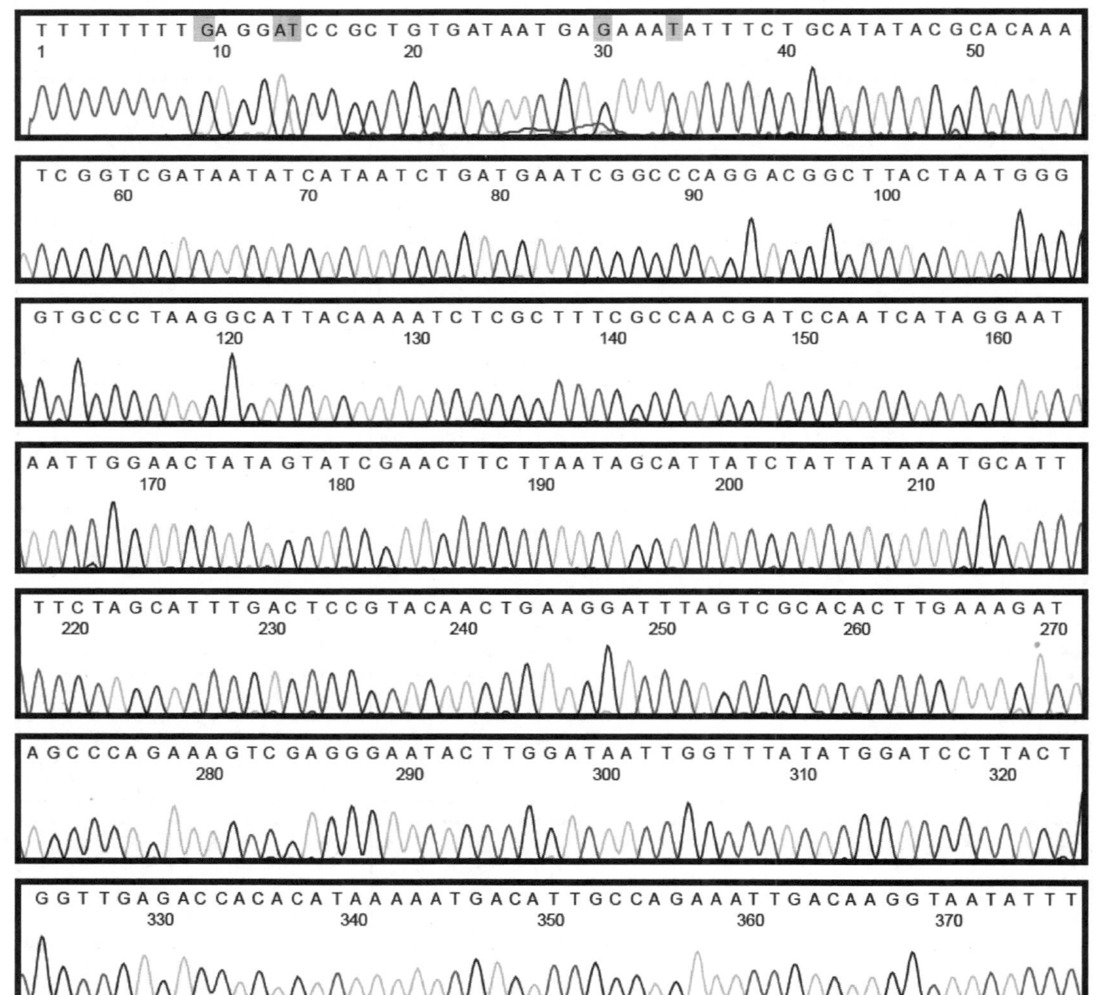

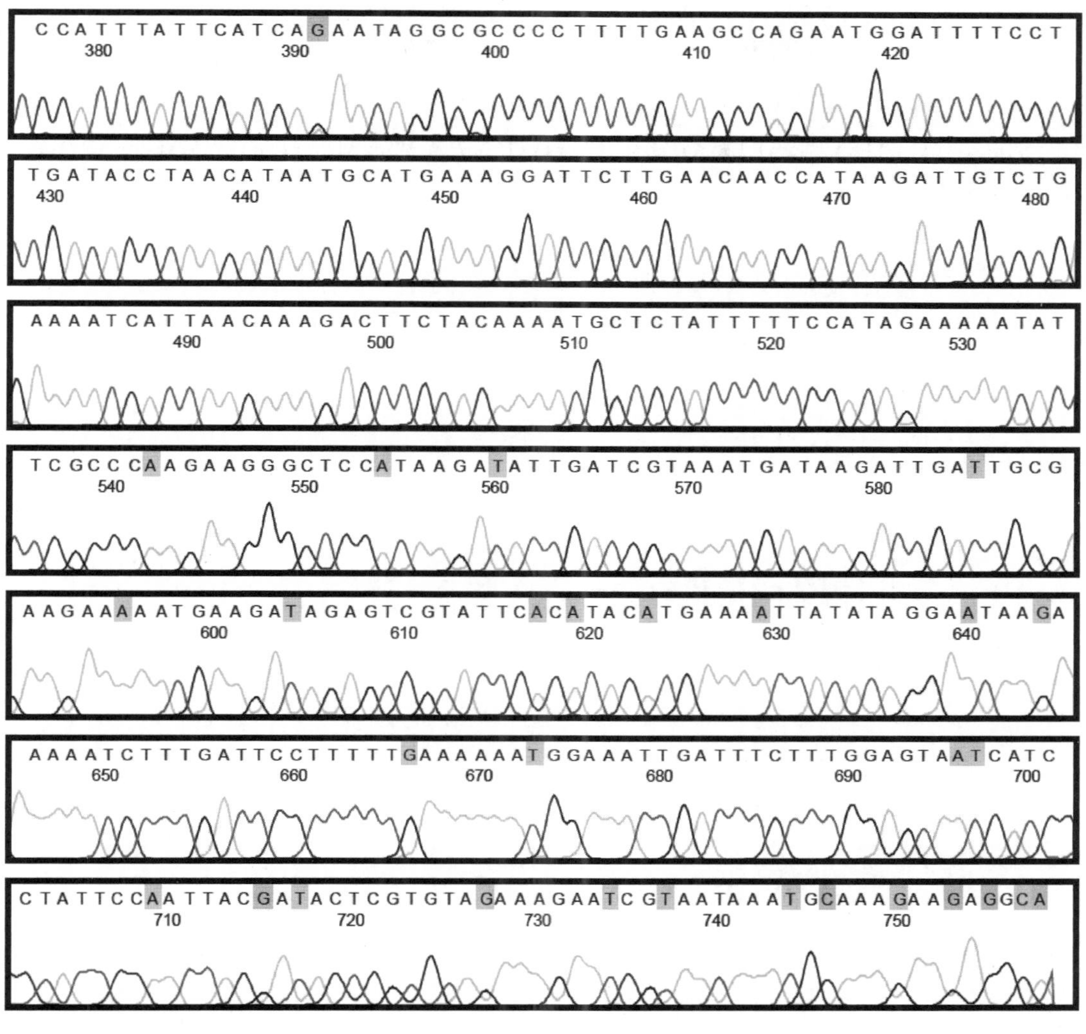

【*matK* 条形码序列】

1－50　TTTTTTTTGAGGATCCGCTGTGATAATGAGAAATATTTCTGCATATACGC

51－100　ACAAATCGGTCGATAATATCATAATCTGATGAATCGGCCCAGGACGGCTT

101－150　ACTAATGGGGTGCCCTAAGGCATTACAAAATCTCGCTTTCGCCAACGATC

151－200　CAATCATAGGAATAATTGGAACTATAGTATCGAACTTCTTAATAGCATTA

201－250　TCTATTATAAATGCATTTTCTAGCATTTGACTCCGTACAACTGAAGGATT

251－300　TAGTCGCACACTTGAAAGATAGCCCAGAAAGTCGAGGGAATACTTGGATA

301－350　ATTGGTTTATATGGATCCTTACTGGTTGAGACCACACATAAAAATGACAT

351－400　TGCCAGAAATTGACAAGGTAATATTTCCATTTATTCATCAGAATAGGCGC

401－450　CCCTTTTGAAGCCAGAATGGATTTTCCTTGATACCTAACATAATGCATGA

451－500　AAGGATTCTTGAACAACCATAAGATTGTCTGAAAATCATTAACAAAGACT

501－550　TCTACAAAATGCTCTATTTTTCCATAGAAAAATATTCGCCCAAGAAGGGC

551 - 600　TCCATAAGATATTGATCGTAAATGATAAGATTGATTGCGAAGAAAAATGA
601 - 650　AGATAGAGTCGTATTCACATACATGAAAATTATATAGGAATAAGAAAAAT
651 - 700　CTTTGATTCCTTTTTGAAAAAATGGAAATTGATTTCTTTGGAGTAATCAT
701 - 750　CCTATTCCAATTACGATACTCGTGTAGAAAGAATCGTAATAAATGCAAAG
751 - 758　AAGAGGCA

蒙古黄芪

本品为豆科植物蒙古黄芪 *Astragalus membranaceus* var. *mongholicus* (Bunge) P. K. Hsiao 的干燥根。

【材料来源】 蒙古黄芪新鲜叶片采自内蒙古通辽市奈曼旗北老贵嘎查药材种植基地。经度:120°37′42″,纬度:42°51′44″,海拔:370 m,鉴定人:包书茵。

【ITS2 序列峰图】 长度:191 bp;GC 含量:56.5%。

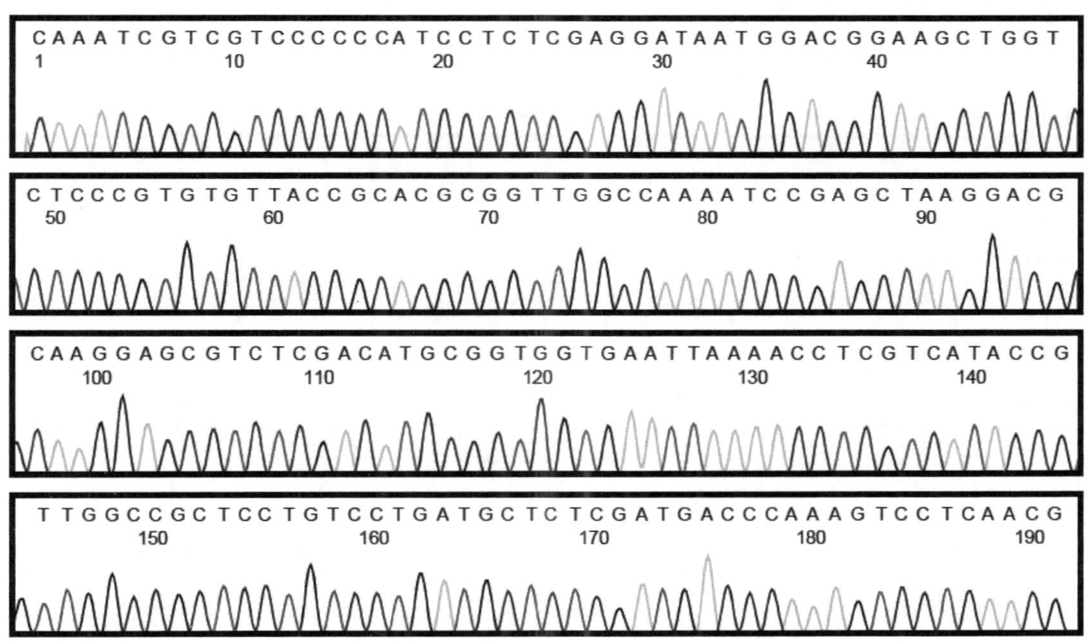

【ITS2 条形码序列】

1 - 50 CAAATCGTCGTCCCCCCATCCTCTCGAGGATAATGGACGGAAGCTGGTCT

51 - 100 CCCGTGTGTTACCGCACGCGGTTGGCCAAAATCCGAGCTAAGGACGCAAG

101 - 150 GAGCGTCTCGACATGCGGTGGTGAATTAAAACCTCGTCATACCGTTGGCC

151 - 191 GCTCCTGTCCTGATGCTCTCGATGACCCAAAGTCCTCAACG

【ITS2 序列二级结构】

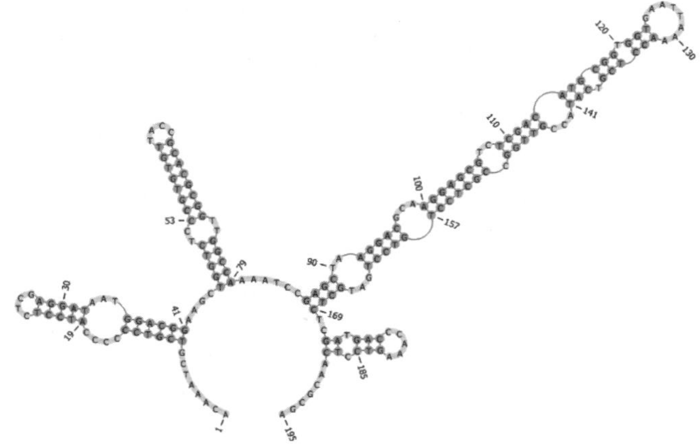

【*psbA* - *TrnH* 序列峰图】 长度:371 bp;GC 含量:26.4%。

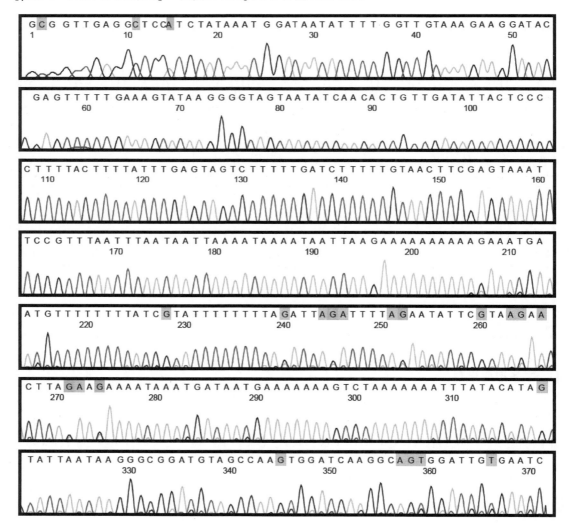

GCG GTTGAGGCTCCATCTATAAAT GGATAATATTTT GGTT GTAA GAAGGATAC
1 10 20 30 40 50

GAGTTTTT GAAAGTATAA GGGGTAGTAATATCAACACTGTTGATATTACTCCC
60 70 80 90 100

CTTTTACTTTTATTTGAGTAGTCTTTTTGATCTTTTTGTAACTTCGAGTAAAT
110 120 130 140 150 160

TCCGTTTAATTTAATAATTAAAATAAAATAATTAAGAAAAAAAAAAGAAATGA
170 180 190 200 210

ATGTTTTTTTTATCGTATTTTTTTTAGATTAGATTTTAGAATATTCGTAAGAA
220 230 240 250 260

CTTAGAAGAAAATAAATGATAATGAAAAAAAGTCTAAAAAAAATTTATACATAG
270 280 290 300 310

TATTAATAAGGGCGGATGTAGCCAAGTGGATCAAGGCAGTGGATTGTGAATC
330 340 350 360 370

【*psbA* - *TrnH* 条形码序列】

1 - 50 GCGGTTGAGGCTCCATCTATAAATGGATAATATTTTGGTTGTAAAGAAGG

51 - 100 ATACGAGTTTTTGAAAGTATAAGGGGTAGTAATATCAACACTGTTGATAT

101 - 150 TACTCCCCTTTTACTTTTATTTGAGTAGTCTTTTTGATCTTTTTGTAACT

151 - 200 TCGAGTAAATTCCGTTTAATTTAATAATTAAAATAAAATAATTAAGAAAA

201 - 250 AAAAAAGAAATGAATGTTTTTTTTATCGTATTTTTTTTAGATTAGATTTT

251 - 300 AGAATATTCGTAAGAACTTAGAAGAAAATAAATGATAATGAAAAAAAGTC

301 - 350 TAAAAAAATTTATACATAGTATTAATAAGGGCGGATGTAGCCAAGTGGAT

351 - 371 CAAGGCAGTGGATTGTGAATC

【*rbcL* 序列峰图】 长度:499 bp;GC 含量:43.0%。

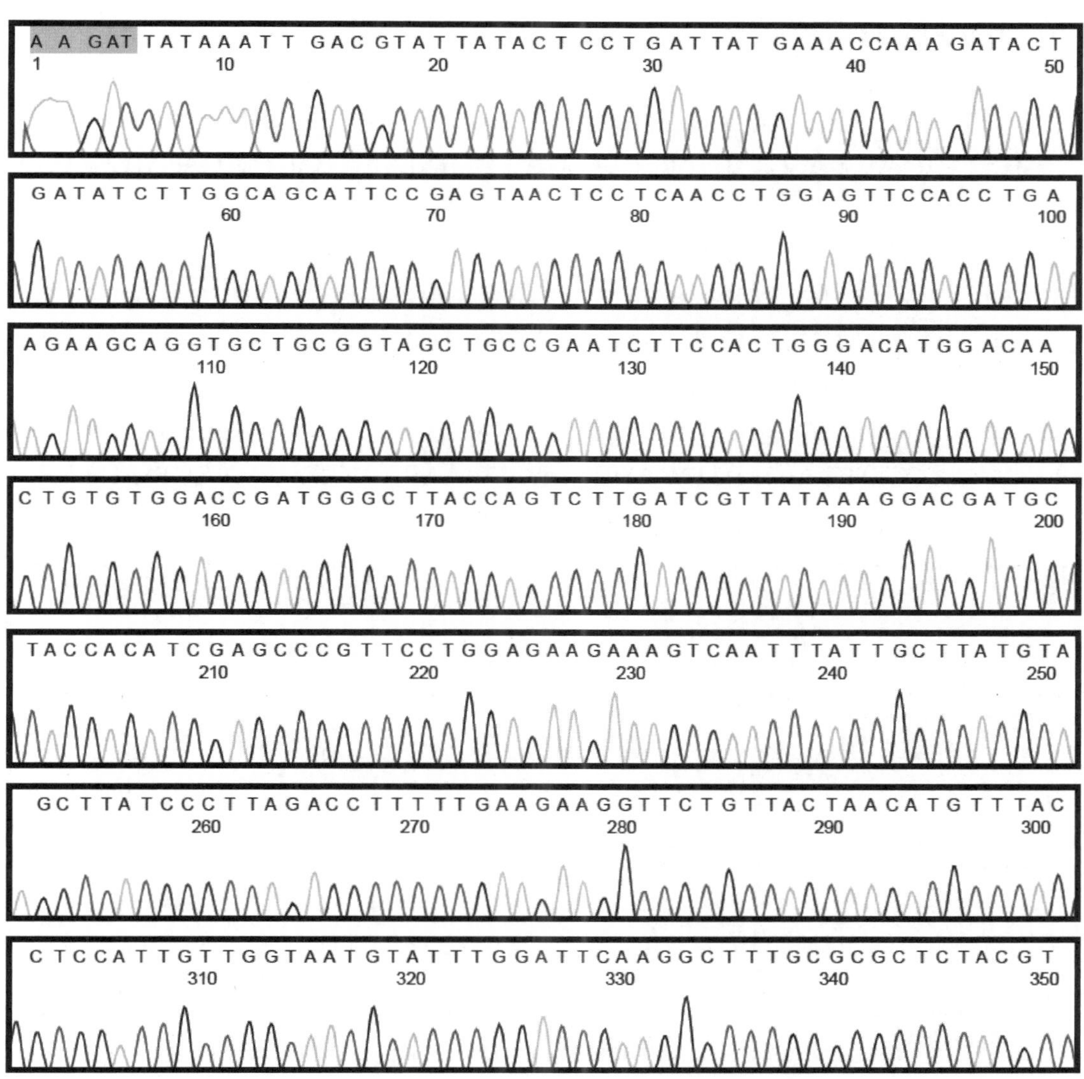

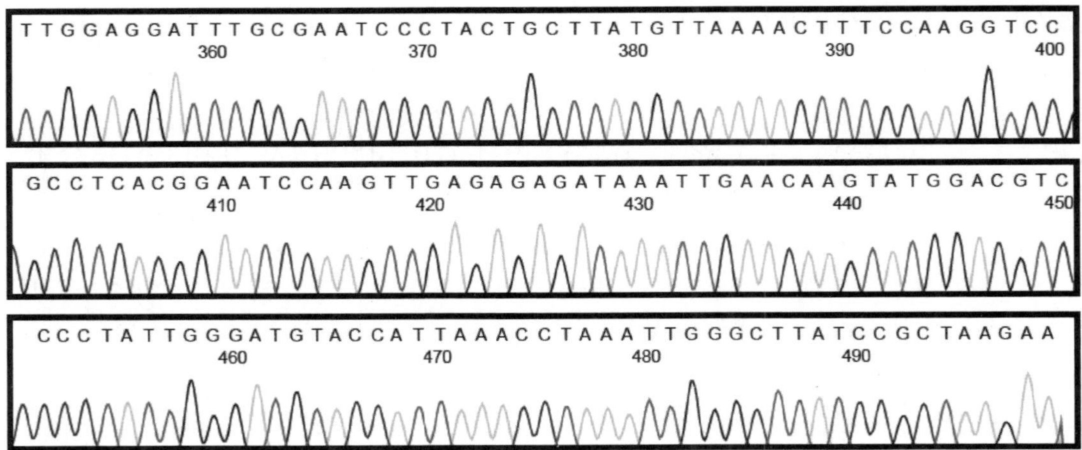

【*rbcL* 条形码序列】

1 - 50　AAGATTATAAATTGACGTATTATACTCCTGATTATGAAACCAAAGATACT
51 - 100　GATATCTTGGCAGCATTCCGAGTAACTCCTCAACCTGGAGTTCCACCTGA
101 - 150　AGAAGCAGGTGCTGCGGTAGCTGCCGAATCTTCCACTGGGACATGGACAA
151 - 200　CTGTGTGGACCGATGGGCTTACCAGTCTTGATCGTTATAAAGGACGATGC
201 - 250　TACCACATCGAGCCCGTTCCTGGAGAAGAAAGTCAATTTATTGCTTATGT
251 - 300　AGCTTATCCCTTAGACCTTTTTGAAGAAGGTTCTGTTACTAACATGTTTA
301 - 350　CCTCCATTGTTGGTAATGTATTTGGATTCAAGGCTTTGCGCGCTCTACGT
351 - 400　TTGGAGGATTTGCGAATCCCTACTGCTTATGTTAAAACTTTCCAAGGTCC
401 - 450　GCCTCACGGAATCCAAGTTGAGAGAGATAAATTGAACAAGTATGGACGTC
451 - 499　CCCTATTGGGATGTACCATTAAACCTAAATTGGGCTTATCCGCTAAGAA

【*matK* 序列峰图】　长度：735 bp；GC 含量：31.4%。

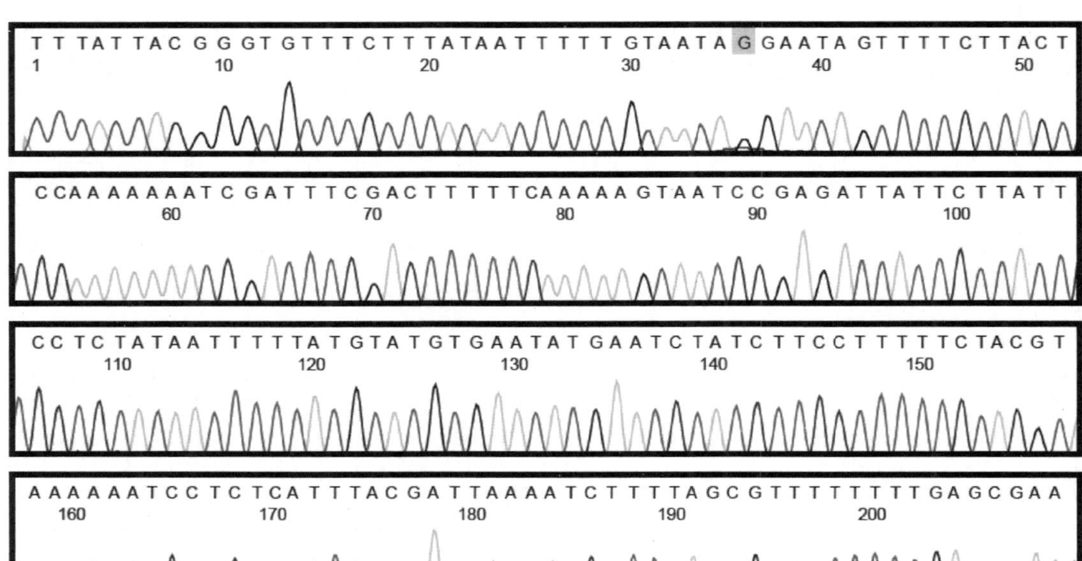

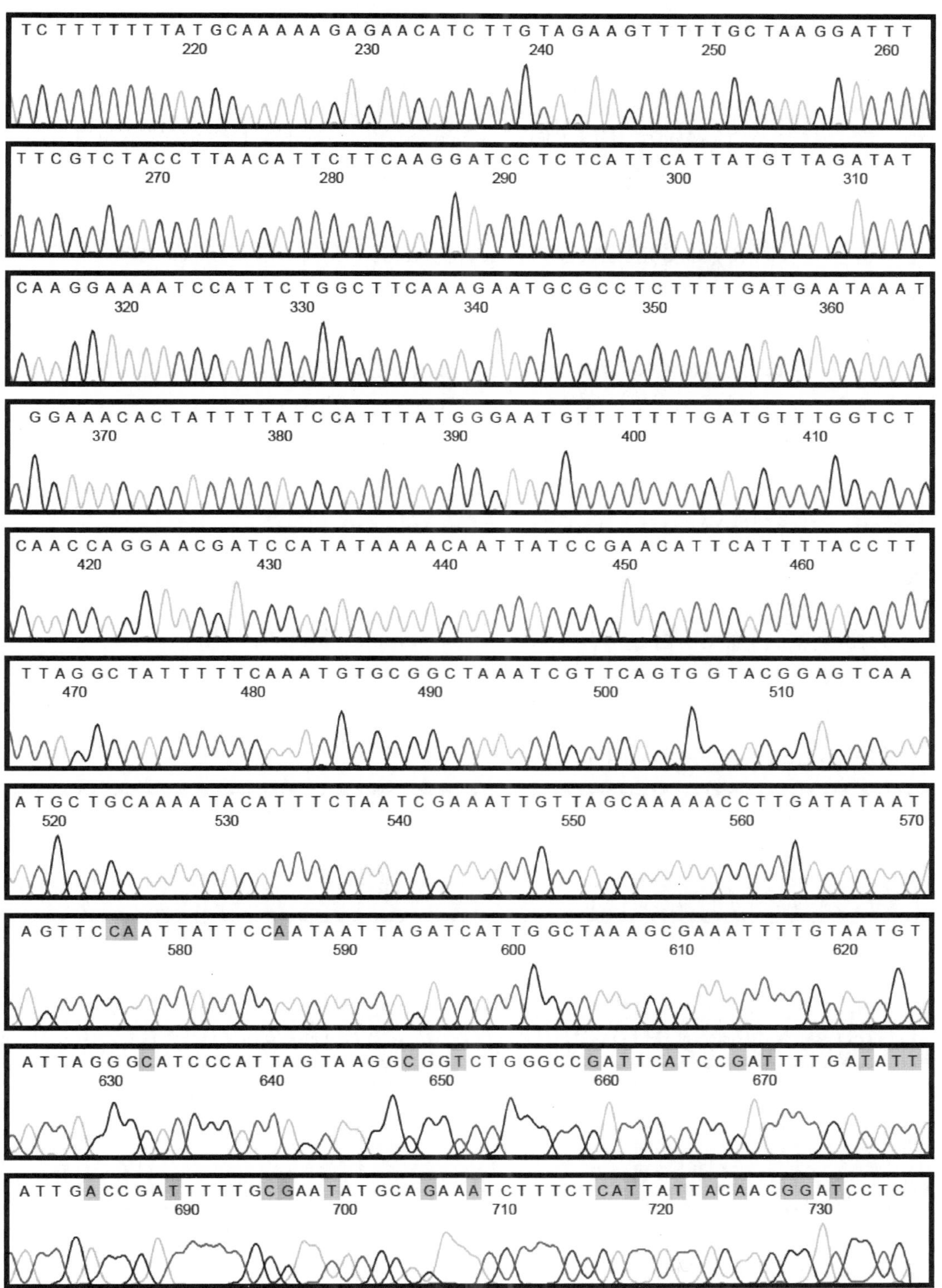

【*matK* 条形码序列】

1－50　TTTATTACGGGTGTTTCTTTATAATTTTTGTAATAGGAATAGTTTTCTTA

51 - 100　CTCCAAAAAAATCGATTTCGACTTTTTCAAAAAGTAATCCGAGATTATTC
101 - 150　TTATTCCTCTATAATTTTTATGTATGTGAATATGAATCTATCTTCCTTTT
151 - 200　TCTACGTAAAAAATCCTCTCATTTACGATTAAAATCTTTTAGCGTTTTTT
201 - 250　TTGAGCGAATCTTTTTTTATGCAAAAAGAGAACATCTTGTAGAAGTTTTT
251 - 300　GCTAAGGATTTTTCGTCTACCTTAACATTCTTCAAGGATCCTCTCATTCA
301 - 350　TTATGTTAGATATCAAGGAAAATCCATTCTGGCTTCAAAGAATGCGCCTC
351 - 400　TTTTGATGAATAAATGGAAACACTATTTTATCCATTTATGGGAATGTTTT
401 - 450　TTTGATGTTTGGTCTCAACCAGGAACGATCCATATAAAACAATTATCCGA
451 - 500　ACATTCATTTTACCTTTTAGGCTATTTTTCAAATGTGCGGCTAAATCGTT
501 - 550　CAGTGGTACGGAGTCAAATGCTGCAAAATACATTTCTAATCGAAATTGTT
551 - 600　AGCAAAAACCTTGATATAATAGTTCCAATTATTCCAATAATTAGATCATT
601 - 650　GGCTAAAGCGAAATTTTGTAATGTATTAGGGCATCCCATTAGTAAGGCGG
651 - 700　TCTGGGCCGATTCATCCGATTTTGATATTATTGACCGATTTTTGCGAATA
701 - 735　TGCAGAAATCTTTCTCATTATTACAACGGATCCTC

照山白

本品为杜鹃花科植物照山白 *Rhododendron micranthum* Turcz. 的干燥叶。

【材料来源】 照山白新鲜叶片采自内蒙古特金罕山国家级自然保护区。

经度：45°09′14″，纬度：119°49′17″，海拔：935 m，鉴定人：包书茵。

【ITS2 序列峰图】 长度：229 bp；GC 含量：57.2%。

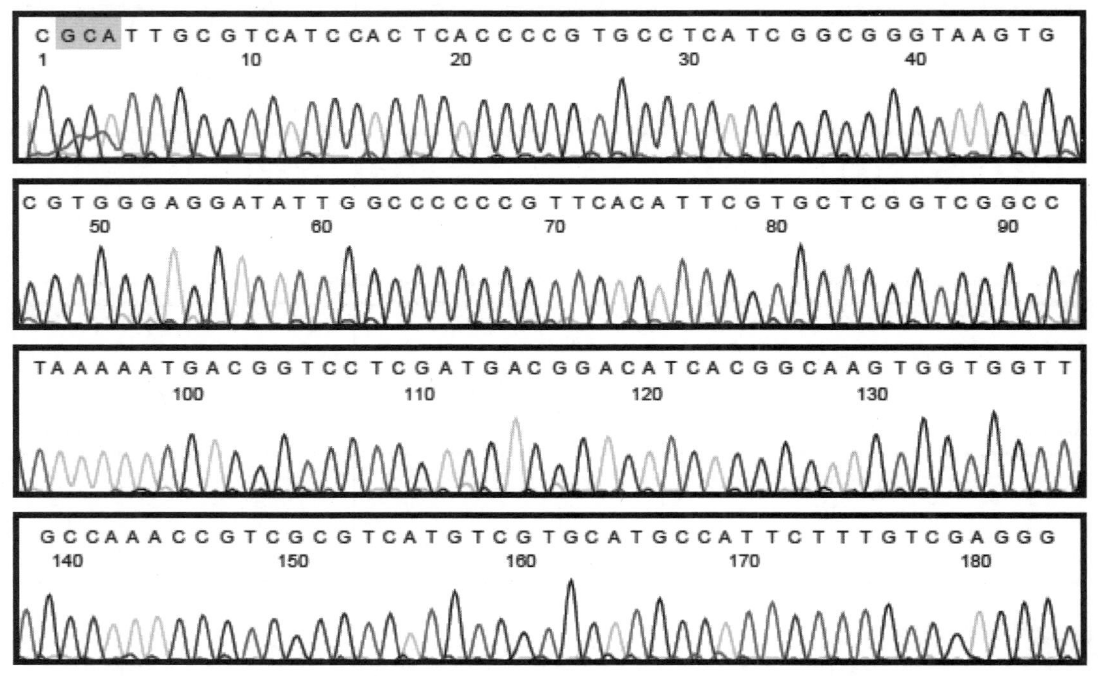

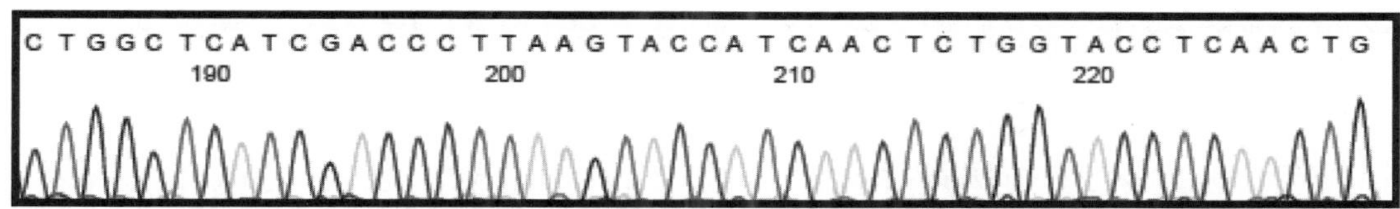

【ITS2 条形码序列】

1 - 50　CGCATTGCGTCATCCACTCACCCCGTGCCTCATCGGCGGGTAAGTGCGTG
51 - 100　GGAGGATATTGGCCCCCCGTTCACATTCGTGCTCGGTCGGCCTAAAAATG
101 - 150　ACGGTCCTCGATGACGGACATCACGGCAAGTGGTGGTTGCCAAACCGTCG
151 - 200　CGTCATGTCGTGCATGCCATTCTTTGTCGAGGGCTGGCTCATCGACCCTT
201 - 229　AAGTACCATCAACTCTGGTACCTCAACTG

【ITS2 序列二级结构】

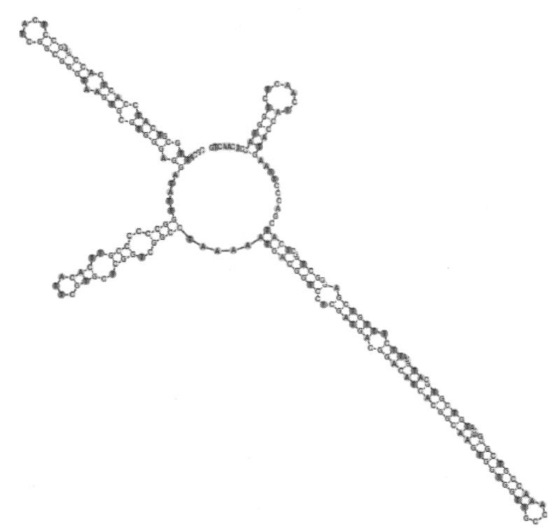

蜀葵

本品为锦葵科植物蜀葵 *Althaea rosea* L. 的干燥花。

【材料来源】 蜀葵新鲜叶片采自内蒙古通辽市科尔沁区。

经度:122°24′43″,纬度:42°15′46″,海拔:177 m,鉴定人:包桂花。

【ITS2 序列峰图】 长度:233 bp;GC 含量:53.2%。

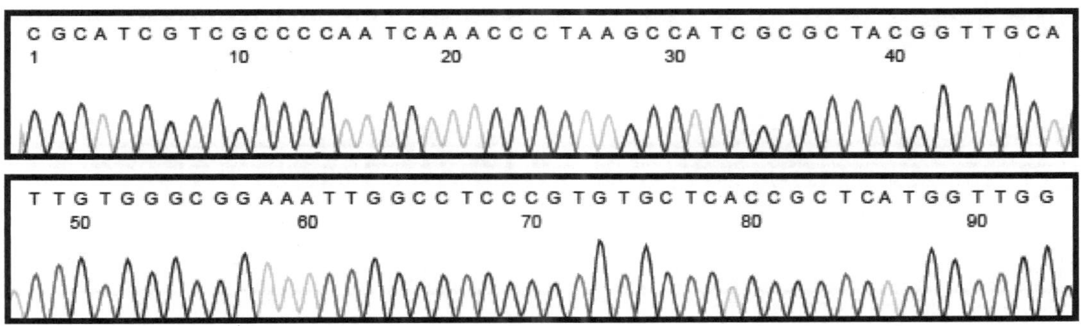

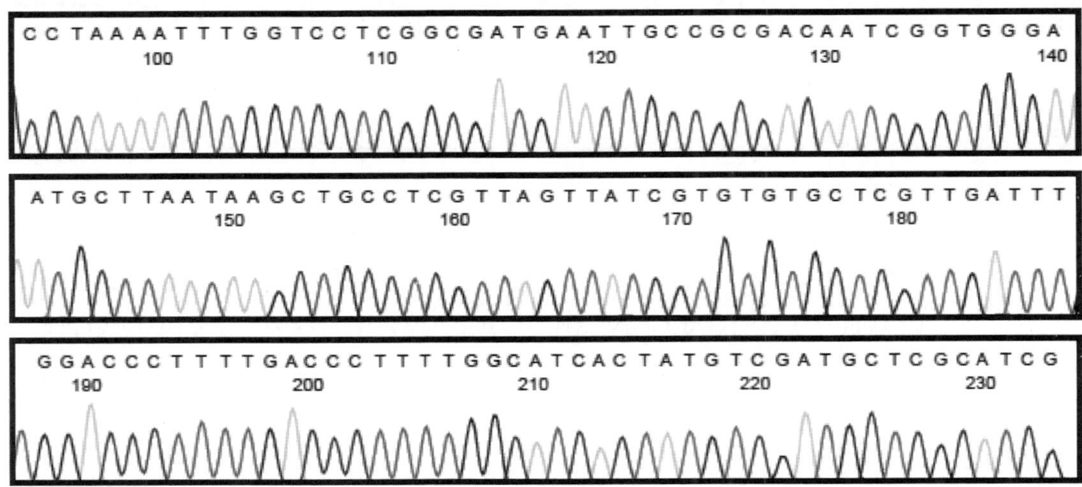

【ITS2条形码序列】

1－50　CGCATCGTCGCCCCAATCAAACCCTAAGCCATCGCGCTACGGTTGCATTG
51－100　TGGGCGGAAATTGGCCTCCCGTGTGCTCACCGCTCATGGTTGGCCTAAAA
101－150　TTTGGTCCTCGGCGATGAATTGCCGCGACAATCGGTGGGAATGCTTAATA
151－200　AGCTGCCTCGTTAGTTATCGTGTGTGCTCGTTGATTTGGACCCTTTTGAC
201－233　CCTTTTGGCATCACTATGTCGATGCTCGCATCG

【ITS2序列二级结构】

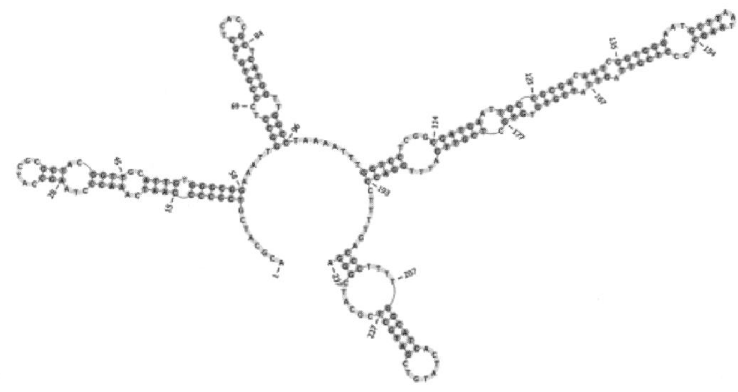

【*psbA*－*TrnH*序列峰图】　长度:582 bp;GC含量:24.1%。

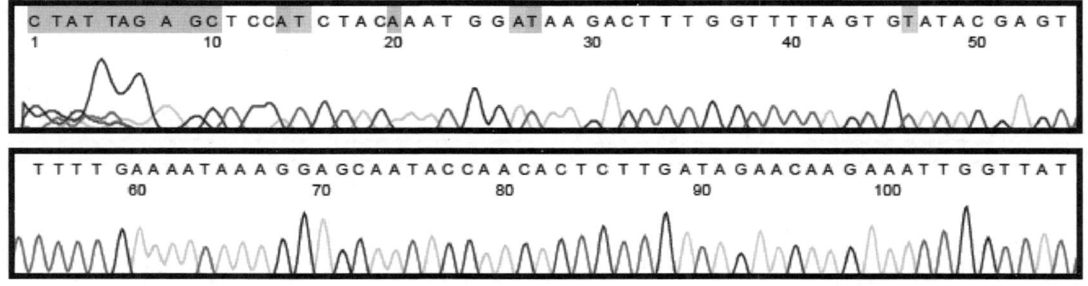

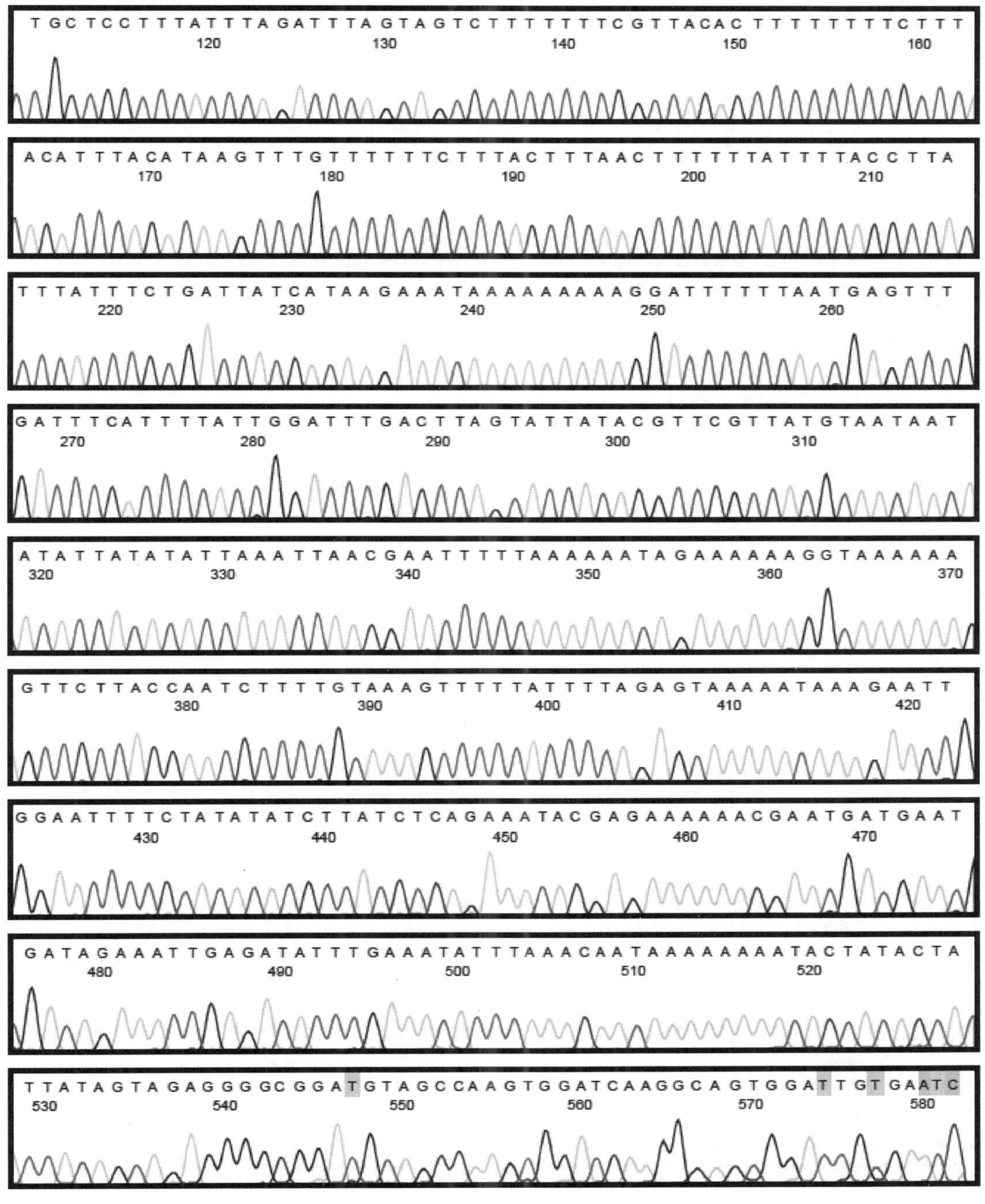

【*psbA - TrnH* 条形码序列】

1 - 50　　CTATTAGAGCTCCATCTACAAATGGATAAGACTTTGGTTTTAGTGTATAC

51 - 100　　GAGTTTTTGAAAATAAAGGAGCAATACCAACACTCTTGATAGAACAAGAA

101 - 150　　ATTGGTTATTGCTCCTTTATTTAGATTTAGTAGTCTTTTTTTCGTTACAC

151 - 200　　TTTTTTTTCTTTACATTTACATAAGTTTGTTTTTTCTTTACTTTAACTTT

201 - 250　　TTTATTTTACCTTATTTATTTCTGATTATCATAAGAAATAAAAAAAAAGG

251 - 300　ATTTTTTAATGAGTTTGATTTCATTTTATTGGATTTGACTTAGTATTATA
301 - 350　CGTTCGTTATGTAATAATATATTATATATTAAATTAACGAATTTTTAAAA
351 - 400　AATAGAAAAAAGGTAAAAAAGTTCTTACCAATCTTTTGTAAAGTTTTTAT
401 - 450　TTTAGAGTAAAAATAAAGAATTGGAATTTTCTATATATCTTATCTCAGAA
451 - 500　ATACGAGAAAAAACGAATGATGAATGATAGAAATTGAGATATTTGAAATA
501 - 550　TTTAAACAATAAAAAAAAATACTATACTATTATAGTAGAGGGGCGGATGTA
551 - 582　GCCAAGTGGATCAAGGCAGTGGATTGTGAATC

【*rbcL* 序列峰图】 长度:503 bp;GC 含量:44.5%。

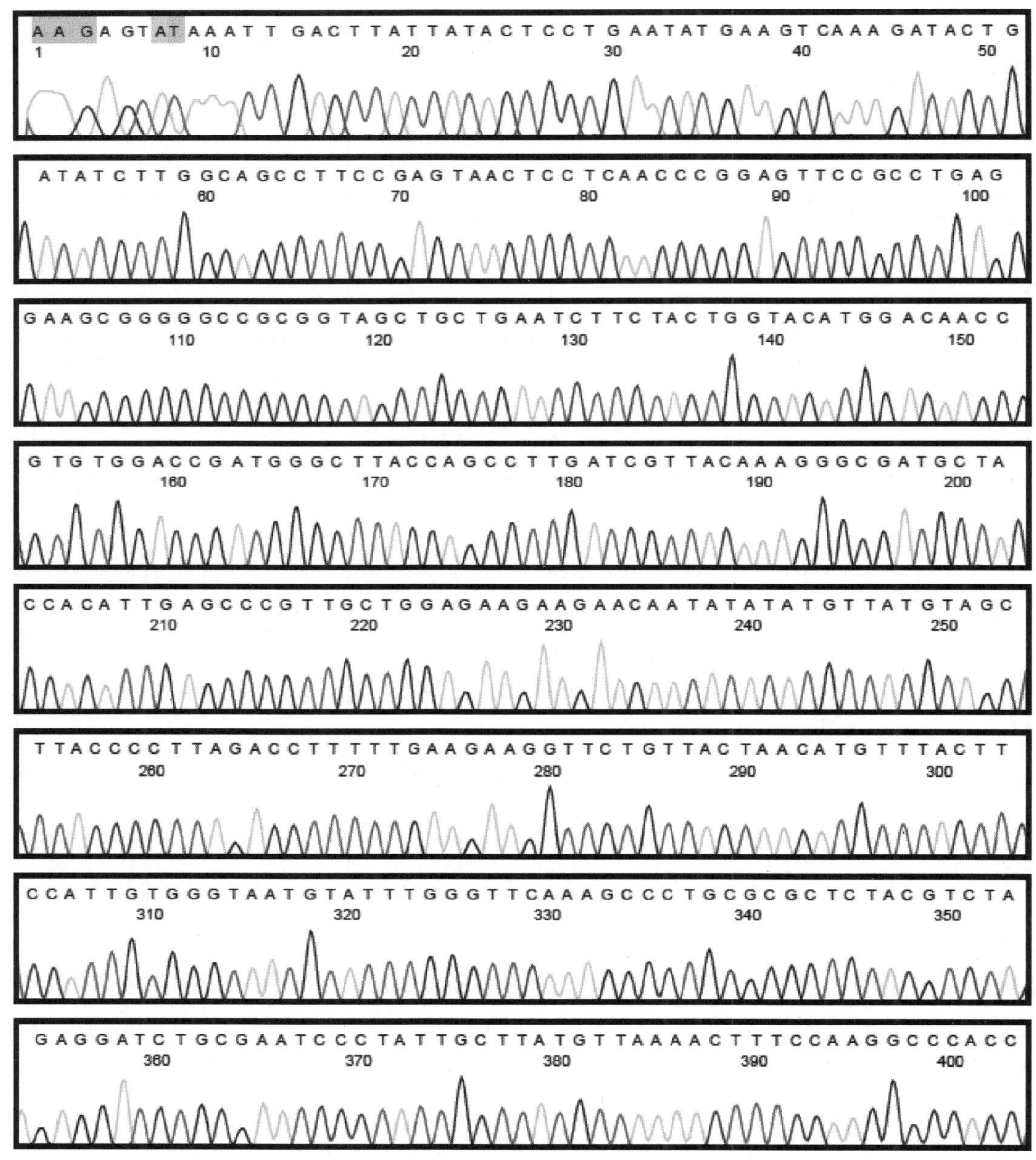

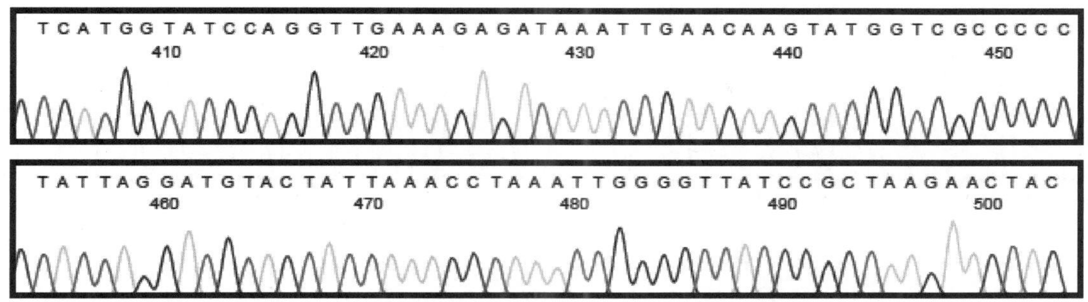

【*rbcL* 条形码序列】

1 - 50　AAGAGTATAAATTGACTTATTATACTCCTGAATATGAAGTCAAAGATACT
51 - 100　GATATCTTGGCAGCCTTCCGAGTAACTCCTCAACCCGGAGTTCCGCCTGA
101 - 150　GGAAGCGGGGGCCGCGGTAGCTGCTGAATCTTCTACTGGTACATGGACAA
151 - 200　CCGTGTGGACCGATGGGCTTACCAGCCTTGATCGTTACAAAGGGCGATGC
201 - 250　TACCACATTGAGCCCGTTGCTGGAGAAGAAGAACAATATATATGTTATGT
251 - 300　AGCTTACCCCTTAGACCTTTTTGAAGAAGGTTCTGTTACTAACATGTTTA
301 - 350　CTTCCATTGTGGGTAATGTATTTGGGTTCAAAGCCCTGCGCGCTCTACGT
351 - 400　CTAGAGGATCTGCGAATCCCTATTGCTTATGTTAAAACTTTCCAAGGCCC
401 - 450　ACCTCATGGTATCCAGGTTGAAAGAGATAAATTGAACAAGTATGGTCGCC
451 - 503　CCCTATTAGGATGTACTATTAAACCTAAATTGGGGTTATCCGCTAAGAACTAC

【*matK* 序列峰图】 长度:771 bp;GC 含量:33.2%。

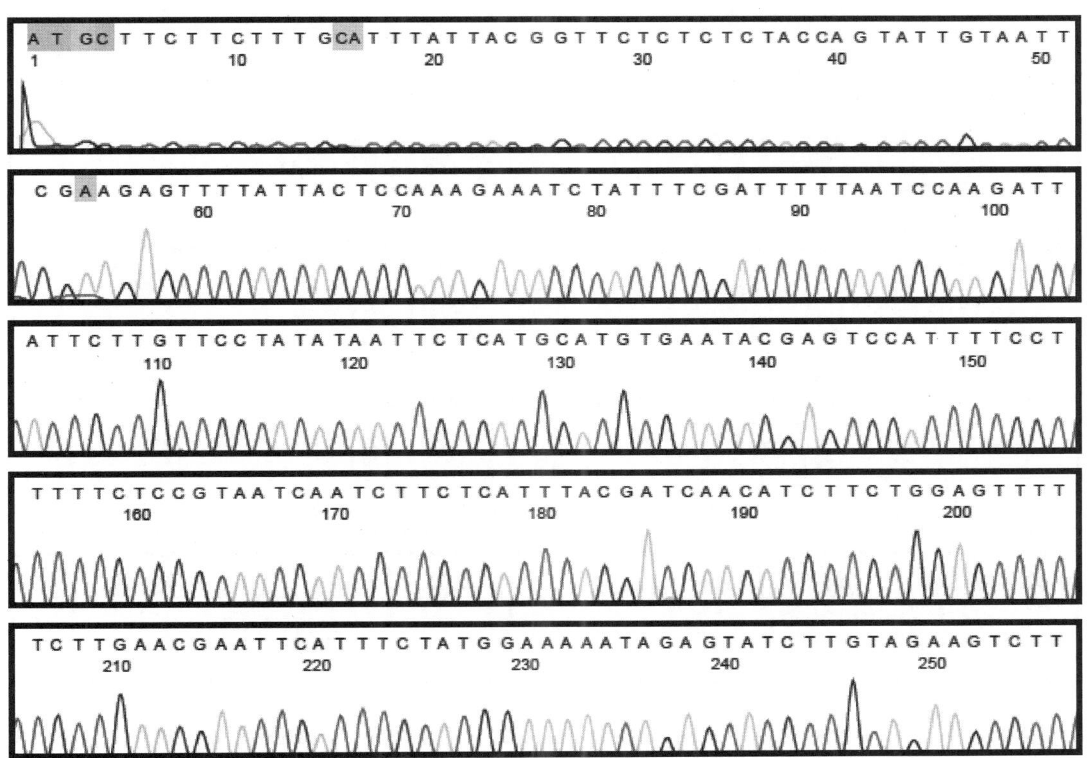

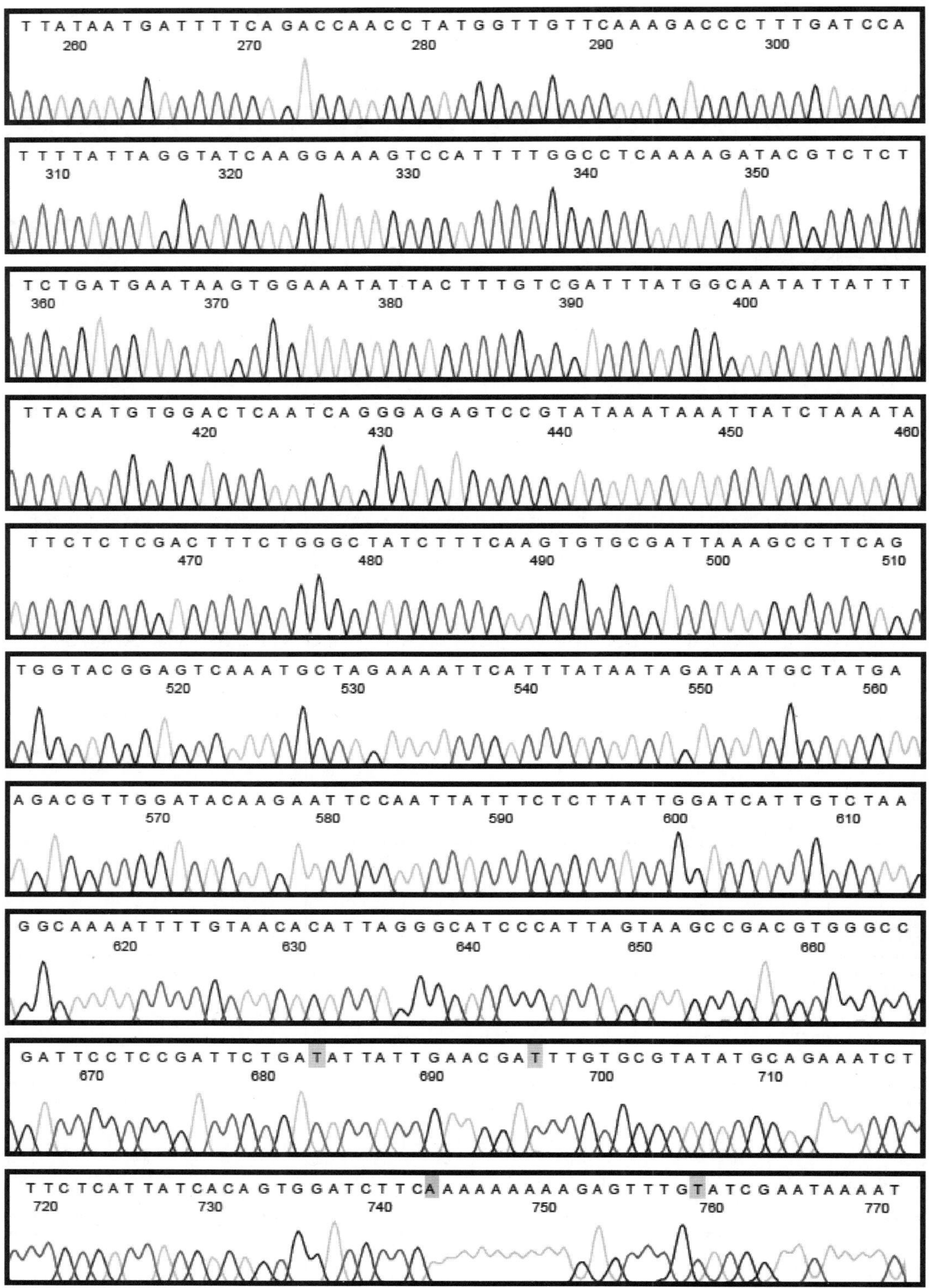
T T A T A A T G A T T T T C A G A C C A A C C T A T G G T T G T T C A A A G A C C C T T T G A T C C A
260 270 280 290 300
T T T T A T T A G G T A T C A A G G A A A G T C C A T T T T G G C C T C A A A A G A T A C G T C T C T
310 320 330 340 350
T C T G A T G A A T A A G T G G A A A T A T T A C T T T G T C G A T T T A T G G C A A T A T T A T T T
360 370 380 390 400
T T A C A T G T G G A C T C A A T C A G G G A G A G T C C G T A T A A A T A A A T T A T C T A A A T A
420 430 440 450 460
T T C T C T C G A C T T T C T G G G C T A T C T T T C A A G T G T G C G A T T A A A G C C T T C A G
470 480 490 500 510
T G G T A C G G A G T C A A A T G C T A G A A A A T T C A T T T A T A A T A G A T A A T G C T A T G A
520 530 540 550 560
A G A C G T T G G A T A C A A G A A T T C C A A T T A T T T C T C T T A T T G G A T C A T T G T C T A A
570 580 590 600 610
G G C A A A A T T T T G T A A C A C A T T A G G G C A T C C C A T T A G T A A G C C G A C G T G G C C
620 630 640 650 660
G A T T C C T C C G A T T C T G A T A T T A T T G A A C G A T T T G T G C G T A T A T G C A G A A A T C T
670 680 690 700 710
T T C T C A T T A T C A C A G T G G A T C T T C A A A A A A A A A G A G T T T G T A T C G A A T A A A A T
720 730 740 750 760 770

【*matK* 条形码序列】

1－50　ATGCTTCTTCTTTGCATTTATTACGGTTCTCTCTCTACCAGTATTGTAAT
51－100　TCGAAGAGTTTTATTACTCCAAAGAAATCTATTTCGATTTTTAATCCAAG
101－150　ATTATTCTTGTTCCTATATAATTCTCATGCATGTGAATACGAGTCCATTT
151－200　TCCTTTTTCTCCGTAATCAATCTTCTCATTTACGATCAACATCTTCTGGA
201－250　GTTTTTCTTGAACGAATTCATTTCTATGGAAAAATAGAGTATCTTGTAGA
251－300　AGTCTTTTATAATGATTTTCAGACCAACCTATGGTTGTTCAAAGACCCTT
301－350　TGATCCATTTTATTAGGTATCAAGGAAAGTCCATTTTGGCCTCAAAAGAT
351－400　ACGTCTCTTCTGATGAATAAGTGGAAATATTACTTTGTCGATTTATGGCA
401－450　AATATTATTTTTACATGTGGACTCAATCAGGGAGAGTCCGTATAAATAAAT
451－500　TATCTAAATATTCTCTCGACTTTCTGGGCTATCTTTCAAGTGTGCGATTA
501－550　AAGCCTTCAGTGGTACGGAGTCAAATGCTAGAAAATTCATTTATAATAGA
551－600　TAATGCTATGAAGACGTTGGATACAAGAATTCCAATTATTTCTCTTATTG
601－650　GATCATTGTCTAAGGCAAAATTTTGTAACACATTAGGGCATCCCATTAGT
651－700　AAGCCGACGTGGGCCGATTCCTCCGATTCTGATATTATTGAACGATTTGT
701－750　GCGTATATGCAGAAATCTTTCTCATTATCACAGTGGATCTTCAAAAAAAA
751－771　AGAGTTTGTATCGAATAAAAT

锦葵

本品为锦葵科植物锦葵 *Malva cathayensis* M. G. Gilbert，Y. Tang & Dorr 的干燥成熟果实。

【材料来源】 锦葵新鲜叶片采自内蒙古通辽市科尔沁区。

经度：122°24′43″，纬度：42°15′46″，海拔：177 m，鉴定人：包桂花。

【ITS2 序列峰图】 长度：232 bp；GC 含量：67.2％。

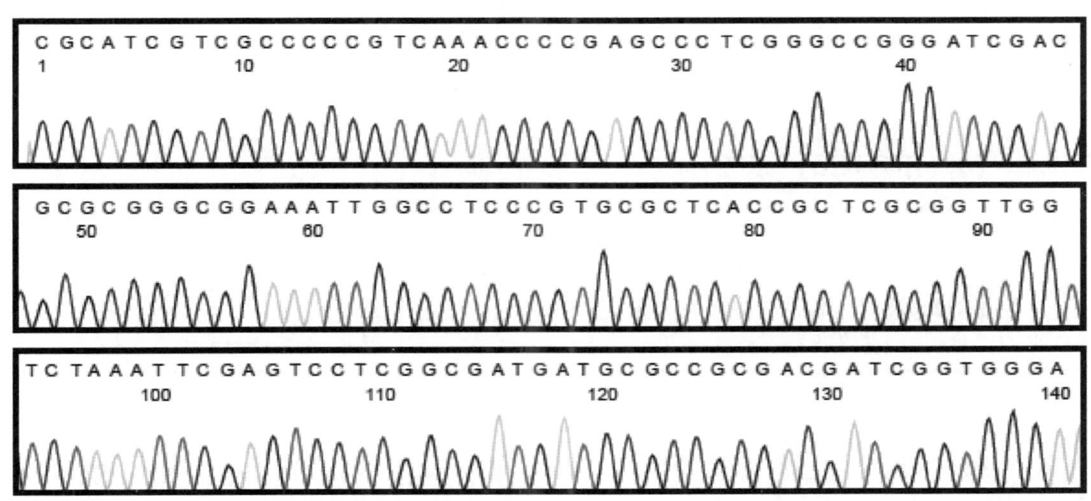

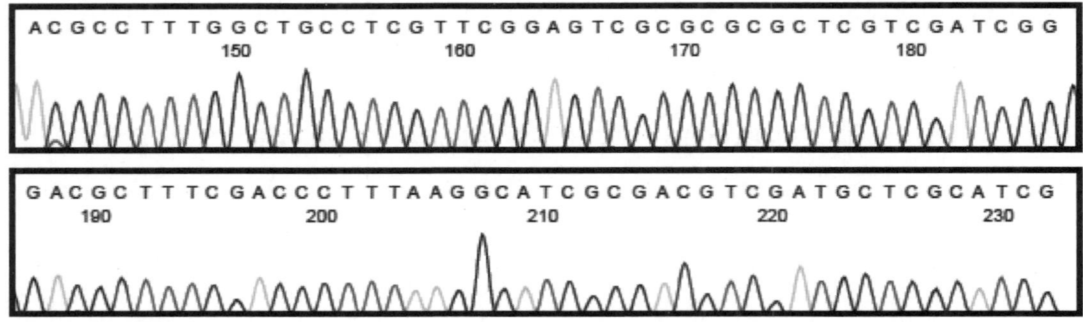

【ITS2 条形码序列】

1 - 50　CGCATCGTCGCCCCCGTCAAACCCCGAGCCCTCGGGCCGGGATCGACGCG

51 - 100　CGGGCGGAAATTGGCCTCCCGTGCGCTCACCGCTCGCGGTTGGTCTAAAT

101 - 150　TCGAGTCCTCGGCGATGATGCGCCGCGACGATCGGTGGGAACGCCTTTGG

151 - 200　CTGCCTCGTTCGGAGTCGCGCGCTCGTCGATCGGGACGCTTTCGACCC

201 - 232　TTTAAGGCATCGCGACGTCGATGCTCGCATCG

【ITS2 序列二级结构】

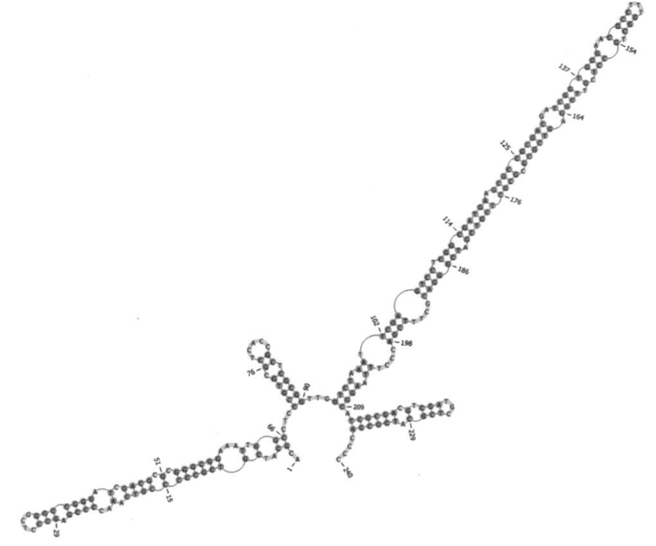

【*psbA - TrnH* 序列峰图】 长度:383 bp;GC 含量:22.9%。

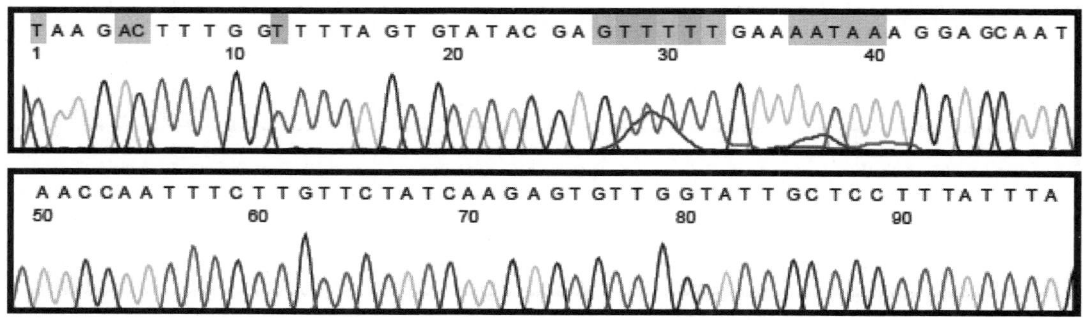

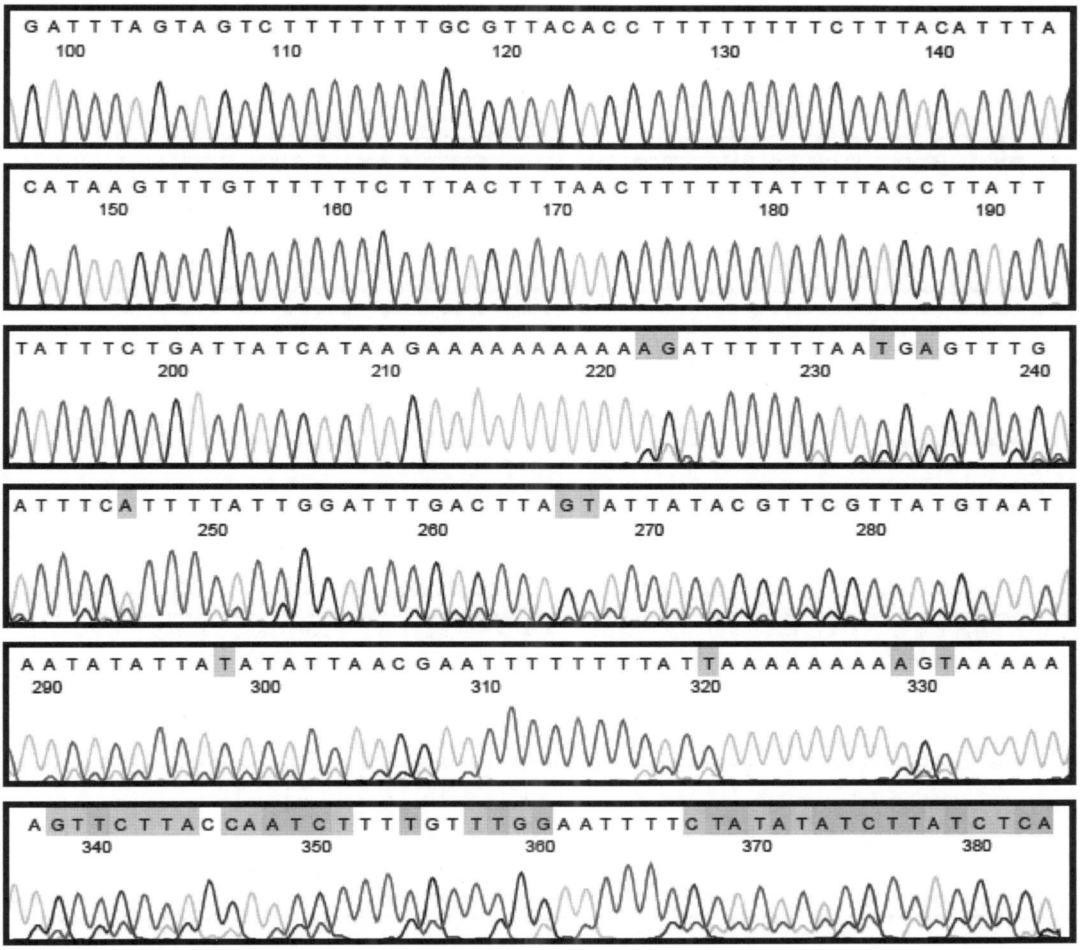

【*psbA - TrnH* 条形码序列】

1 - 50	TAAGACTTTGGTTTTAGTGTATACGAGTTTTTGAAAATAAAGGAGCAATA
51 - 100	ACCAATTTCTTGTTCTATCAAGAGTGTTGGTATTGCTCCTTTATTTAGAT
101 - 150	TTAGTAGTCTTTTTTTGCGTTACACCTTTTTTTTCTTTACATTTACATAA
151 - 200	GTTTGTTTTTTCTTTACTTTAACTTTTTTATTTTACCTTATTTATTTCTG
201 - 250	ATTATCATAAGAAAAAAAAAAAGATTTTTTAATGAGTTTGATTTCATTTT
251 - 300	ATTGGATTTGACTTAGTATTATACGTTCGTTATGTAATAATATATTATAT
301 - 350	ATTAACGAATTTTTTTTATTAAAAAAAAAGTAAAAAAGTTCTTACCAATC
351 - 383	TTTTGTTTGGAATTTTCTATATATCTTATCTCA

【*rbcL* 序列峰图】 长度:502 bp;GC 含量:44.6%。

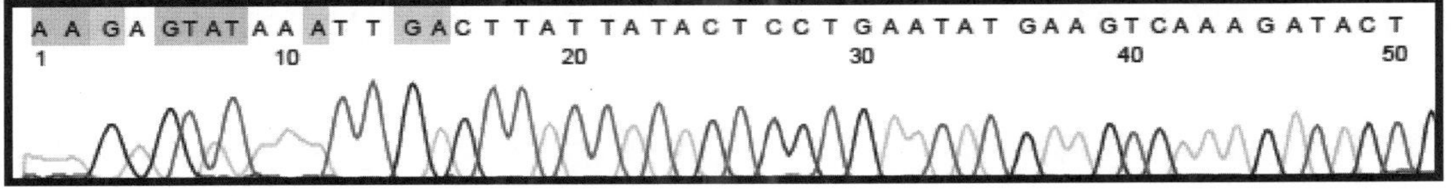

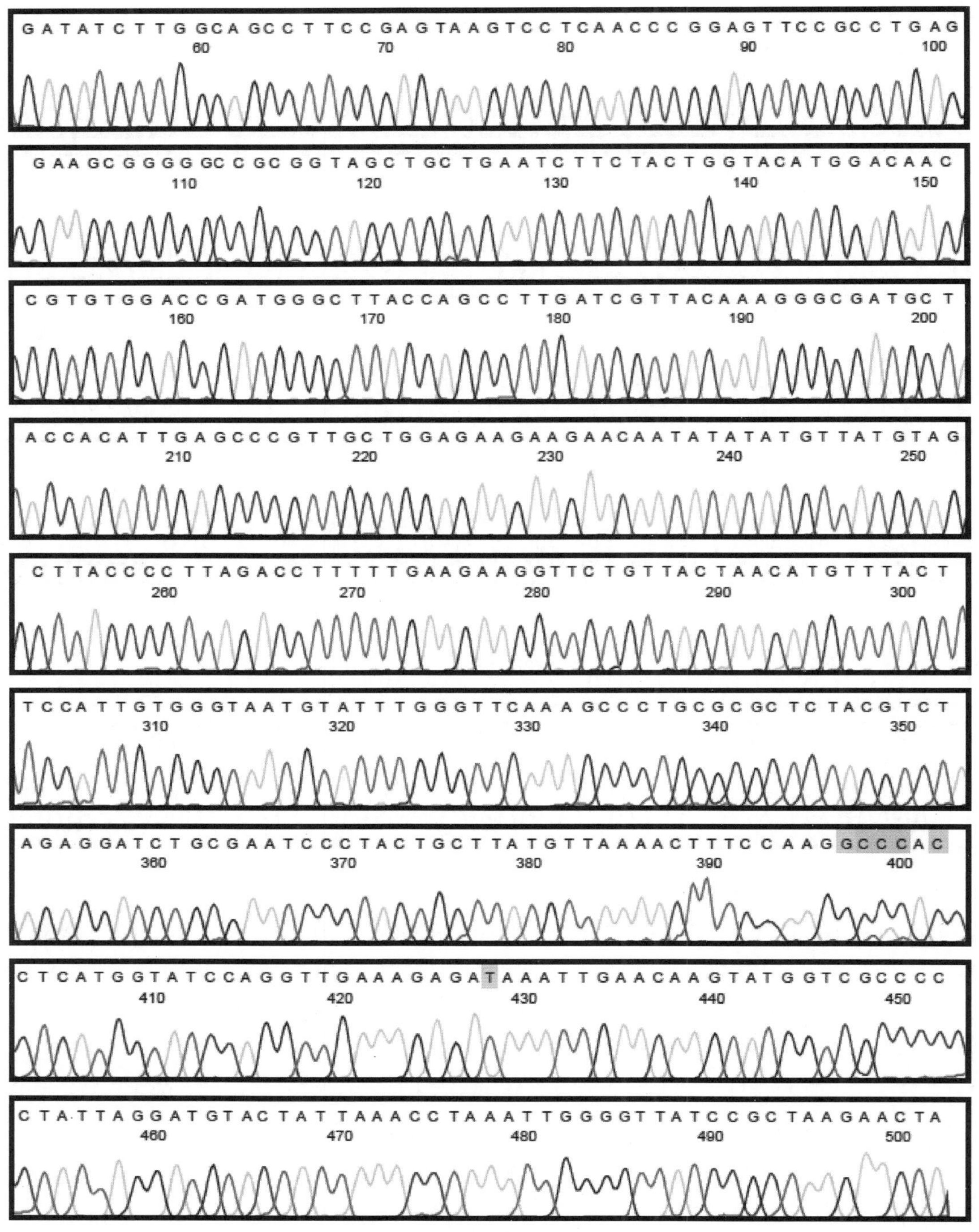

【*rbcL* 条形码序列】

1－50　AAGAGTATAAATTGACTTATTATACTCCTGAATATGAAGTCAAAGATACT

51－100　GATATCTTGGCAGCCTTCCGAGTAAGTCCTCAACCCGGAGTTCCGCCTGA

101－150　GGAAGCGGGGGCCGCGGTAGCTGCTGAATCTTCTACTGGTACATGGACAA

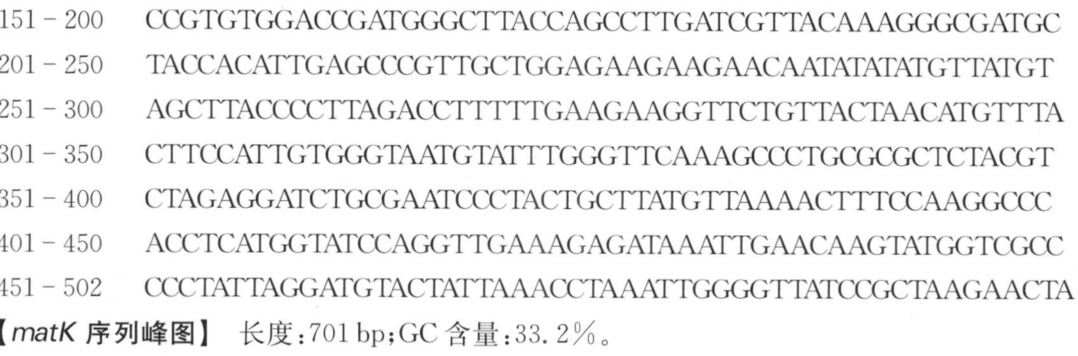

151 - 200　CCGTGTGGACCGATGGGCTTACCAGCCTTGATCGTTACAAAGGGCGATGC
201 - 250　TACCACATTGAGCCCGTTGCTGGAGAAGAAGAACAATATATATGTTATGT
251 - 300　AGCTTACCCCTTAGACCTTTTTGAAGAAGGTTCTGTTACTAACATGTTTA
301 - 350　CTTCCATTGTGGGTAATGTATTTGGGTTCAAAGCCCTGCGCGCTCTACGT
351 - 400　CTAGAGGATCTGCGAATCCCTACTGCTTATGTTAAAACTTTCCAAGGCCC
401 - 450　ACCTCATGGTATCCAGGTTGAAAGAGATAAATTGAACAAGTATGGTCGCC
451 - 502　CCCTATTAGGATGTACTATTAAACCTAAATTGGGGTTATCCGCTAAGAACTA

【*matK* 序列峰图】 长度:701 bp;GC 含量:33.2%。

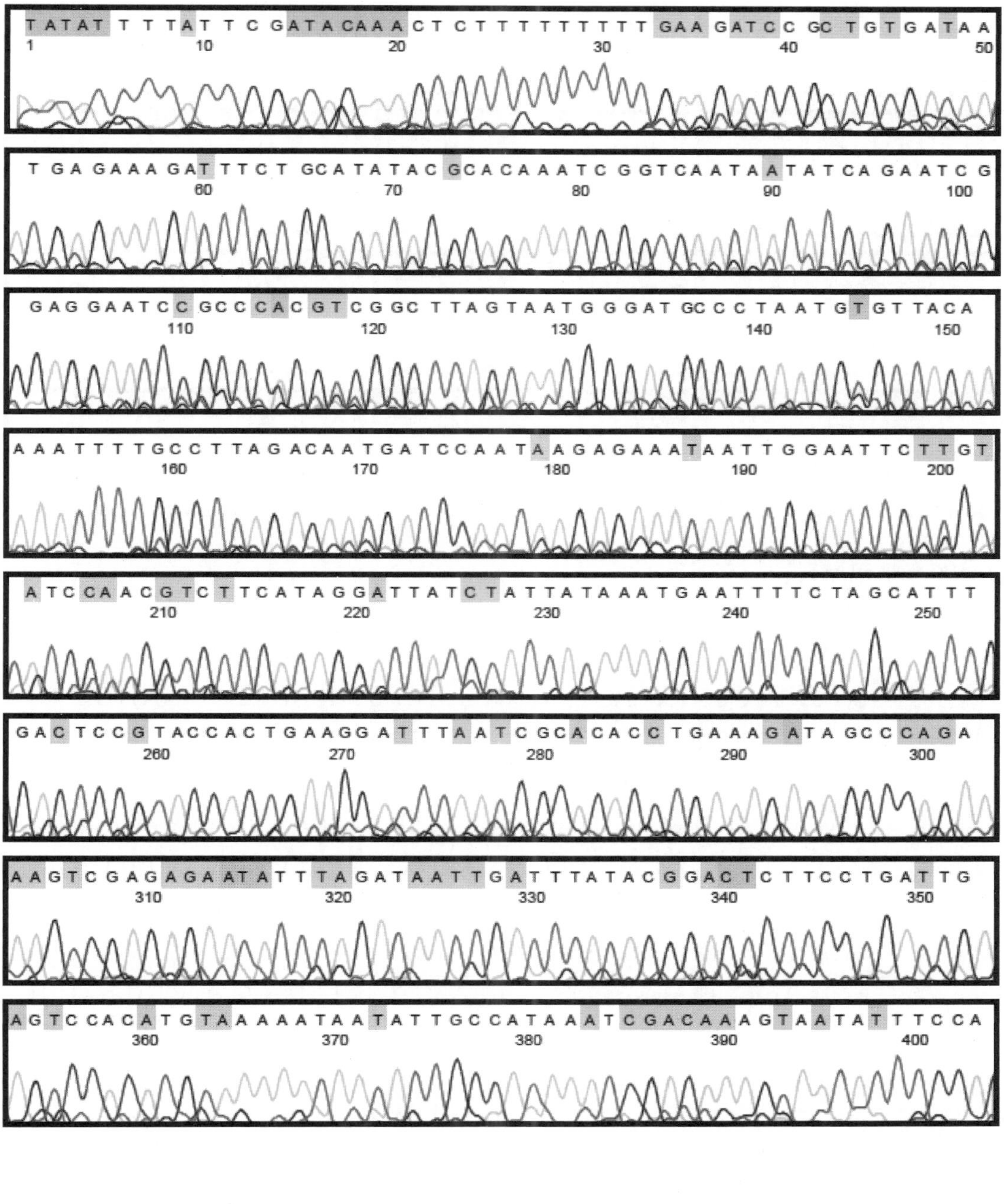

TATATTTTATTCGATACAAACTCTTTTTTTTTGAAGATCCGCTGTGATAA

TGAGAAAGATTTCTGCATATACGCACAAATCGGTCAATAATATCAGAATCG

GAGGAATCCGCCCACGTCGGCTTAGTAATGGGATGCCCTAATGTGTTACA

AAATTTTGCCTTAGACAATGATCCAATAAGAGAAATAATTGGAATTCTTGT

ATCCAACGTCTTTCATAGGATTATCTATTATAAATGAATTTTCTAGCATTT

GACTCCGTACCACTGAAGGATTTAATCGCACACCTGAAAGATAGCCCAGA

AAGTCGAGAGAATATTTAGATAATTGATTTATACGGACTCTTCCTGATTG

AGTCCACATGTAAAAATAATATTGCCATAAATCGACAAAGTAATATTTCCA

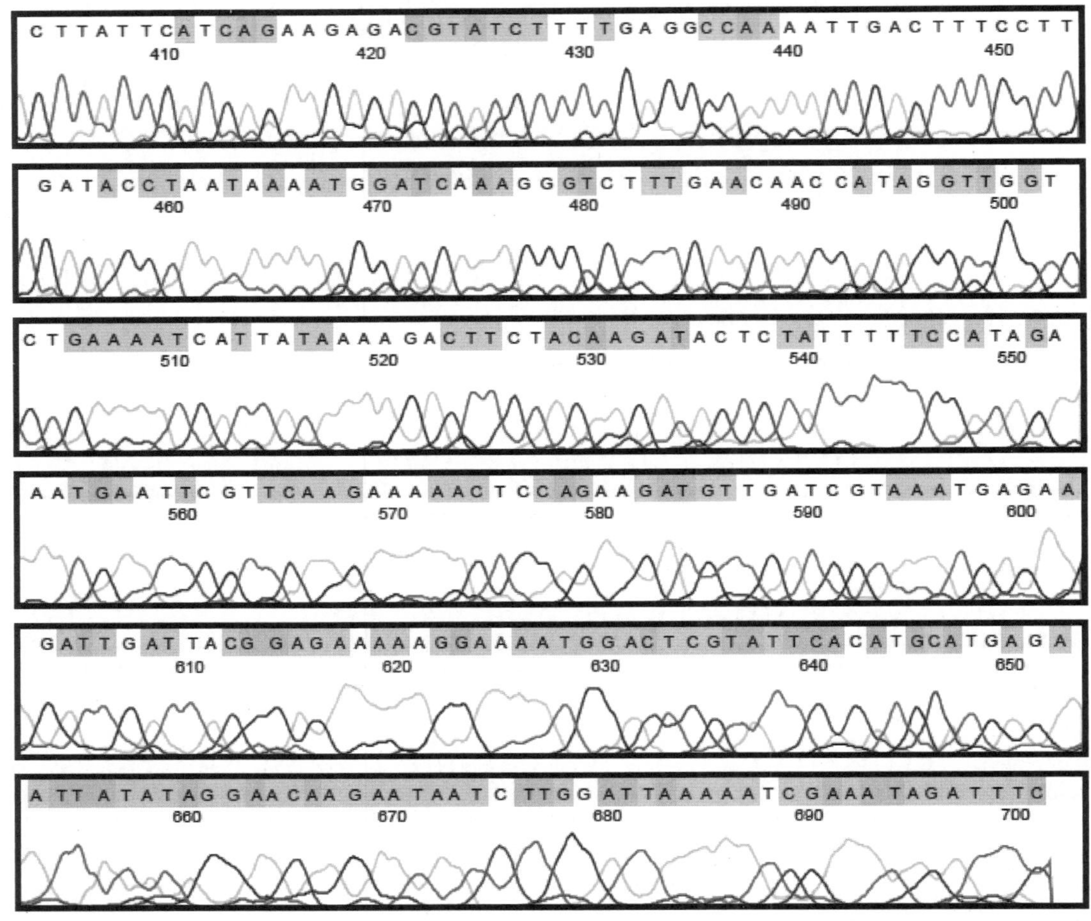

【*matK* 条形码序列】

1 - 50　TATATTTTATTCGATACAAACTCTTTTTTTTTGAAGATCCGCTGTGATAA
51 - 100　TGAGAAAGATTTCTGCATATACGCACAAATCGGTCAATAATATCAGAATC
101 - 150　GGAGGAATCCGCCCACGTCGGCTTAGTAATGGGATGCCCTAATGTGTTAC
151 - 200　AAAATTTTGCCTTAGACAATGATCCAATAAGAGAAATAATTGGAATTCTT
201 - 250　GTATCCAACGTCTTCATAGGATTATCTATTATAAATGAATTTTCTAGCAT
251 - 300　TTGACTCCGTACCACTGAAGGATTTAATCGCACACCTGAAAGATAGCCCA
301 - 350　GAAAGTCGAGAGAATATTTAGATAATTGATTTATACGGACTCTTCCTGAT
351 - 400　TGAGTCCACATGTAAAAATAATATTGCCATAAATCGACAAAGTAATATTT
401 - 450　CCACTTATTCATCAGAAGAGACGTATCTTTTGAGGCCAAAATTGACTTTC
451 - 500　CTTGATACCTAATAAAATGGATCAAAGGGTCTTTGAACAACCATAGGTTG
501 - 550　GTCTGAAAATCATTATAAAAGACTTCTACAAGATACTCTATTTTTCCATA
551 - 600　GAAATGAATTCGTTCAAGAAAAACTCCAGAAGATGTTGATCGTAAATGAG
601 - 650　AAGATTGATTACGGAGAAAAAGGAAAATGGACTCGTATTCACATGCATGA

651 - 701　GAATTATATAGGAACAAGAATAATCTTGGATTAAAAATCGAAATAGATTTC

膜荚黄芪

本品为豆科植物膜荚黄芪 *Astragalus membranaceus*（Fisch.）Bunge. 的干燥根。

【材料来源】 膜荚黄芪新鲜叶片采自内蒙古通辽市奈曼旗昂奈村药材种植基地。经度：120°42′37″，纬度：42°59′36″，海拔：340 m，鉴定人：包书茵。

【ITS2 序列峰图】 长度：216 bp；GC 含量：50.4%。

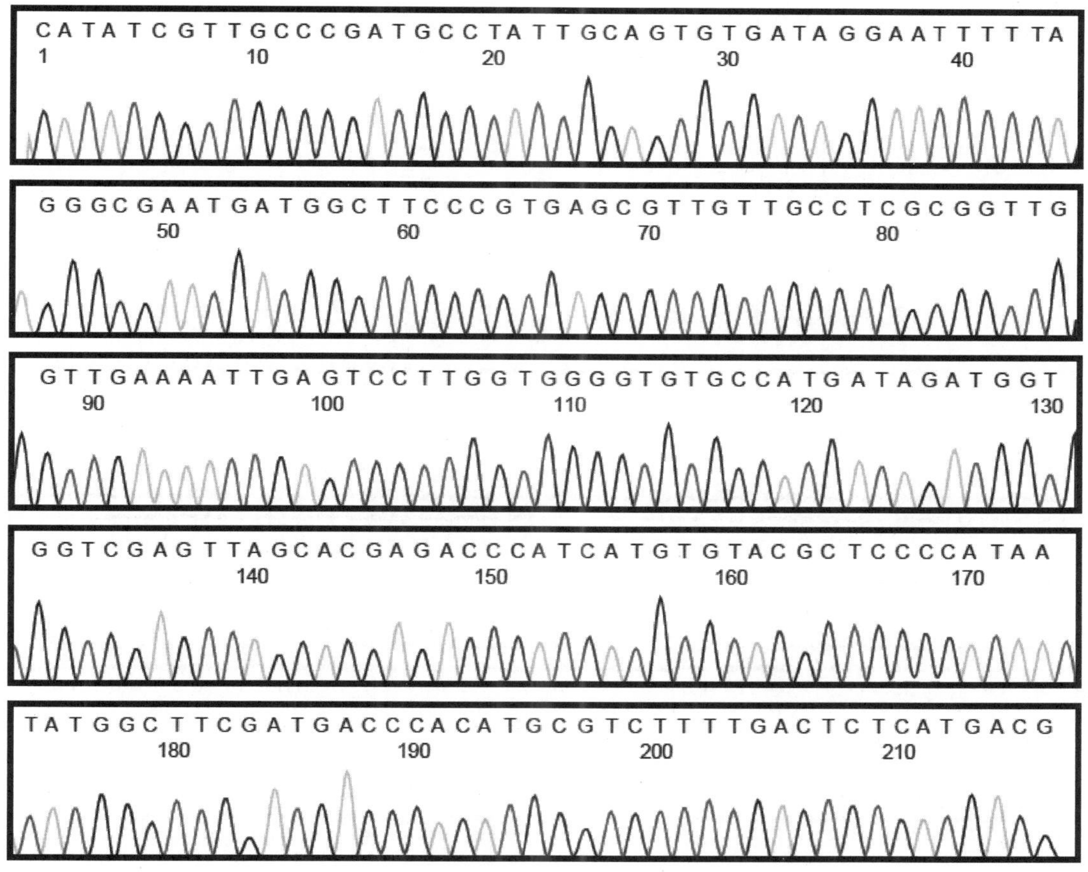

【ITS2 条形码序列】

1 - 50　CATATCGTTGCCCGATGCCTATTGCAGTGTGATAGGAATTTTTAGGGCGA

51 - 100　ATGATGGCTTCCCGTGAGCGTTGTTGCCTCGCGGTTGGTTGAAAATTGAG

101 - 150　TCCTTGGTGGGGTGTGCCATGATAGATGGTGGTCGAGTTAGCACGAGACC

151 - 200　CATCATGTGTACGCTCCCCATAATATGGCTTCGATGACCCACATGCGTCT

201 - 216　TTTGACTCTCATGACG

【ITS2序列二级结构】

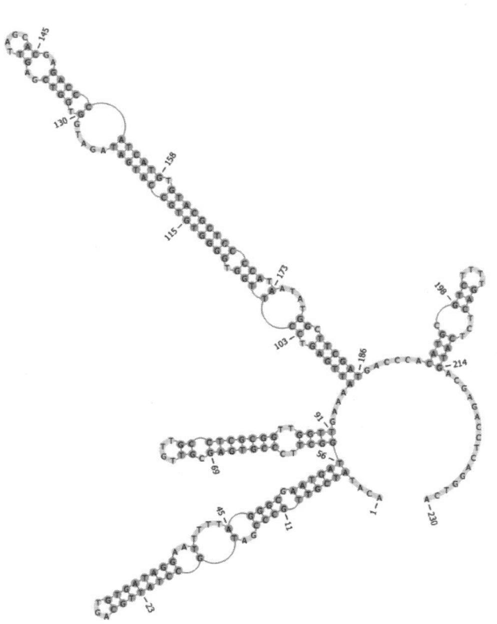

【*psbA*-*TrnH*序列峰图】 长度：362 bp；GC含量：25.9%。

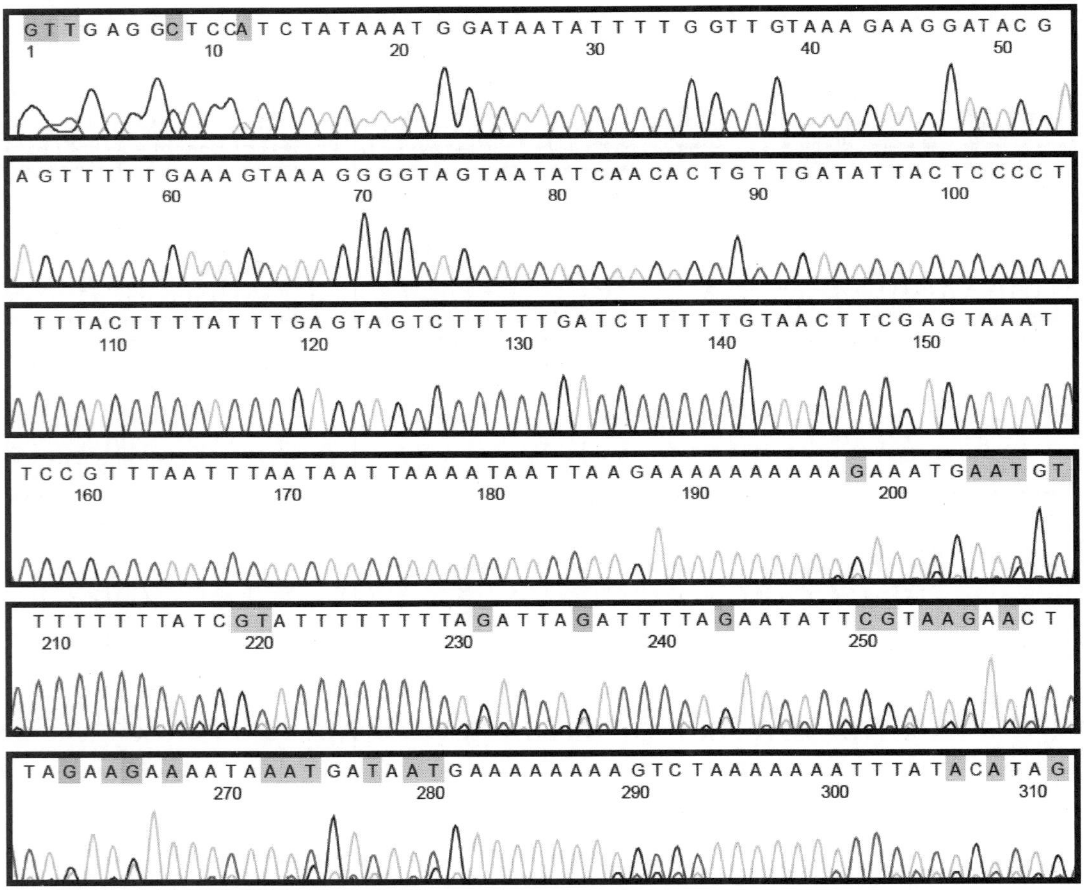

GTTGAGGCTCCATCTATAAATGGATAATATTTTGGTTGTAAAGAAGGATACG
1 10 20 30 40 50
AGTTTTTGAAAGTAAAGGGGTAGTAATATCAACACTGTTGATATTACTCCCCT
60 70 80 90 100
TTTACTTTTATTTGAGTAGTCTTTTTGATCTTTTTGTAACTTCGAGTAAAT
110 120 130 140 150
TCCGTTTAATTTAATAATTAAAATAATTAAGAAAAAAAAAAGAAATGAATGT
160 170 180 190 200
TTTTTTTATCGTATTTTTTTTTAGATTAGATTTTAGAATATTCGTAAGAACT
210 220 230 240 250
TAGAAGAAAATAAATGATAATGAAAAAAAAGTCTAAAAAAATTTATACATAG
270 280 290 300 310

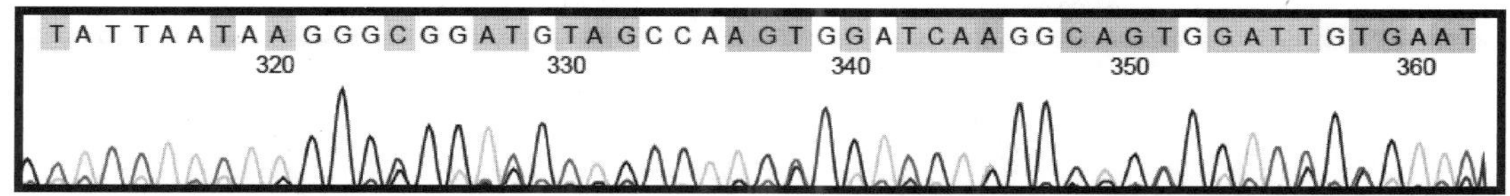

【*psbA - TrnH* 条形码序列】

1 - 50 GTTGAGGCTCCATCTATAAATGGATAATATTTTGGTTGTAAAGAAGGATA

51 - 100 CGAGTTTTTGAAAGTAAAGGGGTAGTAATATCAACACTGTTGATATTACT

101 - 150 CCCCTTTTACTTTTATTTGAGTAGTCTTTTTGATCTTTTTGTAACTTCGA

151 - 200 GTAAATTCCGTTTAATTTAATAATTAAAATAATTAAGAAAAAAAAAAGAA

201 - 250 ATGAATGTTTTTTTTATCGTATTTTTTTTAGATTAGATTTTAGAATATTC

251 - 300 GTAAGAACTTAGAAGAAAATAAATGATAATGAAAAAAAAGTCTAAAAAAA

301 - 350 TTTATACATAGTATTAATAAGGGCGGATGTAGCCAAGTGGATCAAGGCAG

351 - 362 TGGATTGTGAAT

【*rbcL* 序列峰图】 长度:485 bp;GC 含量:43.2%。

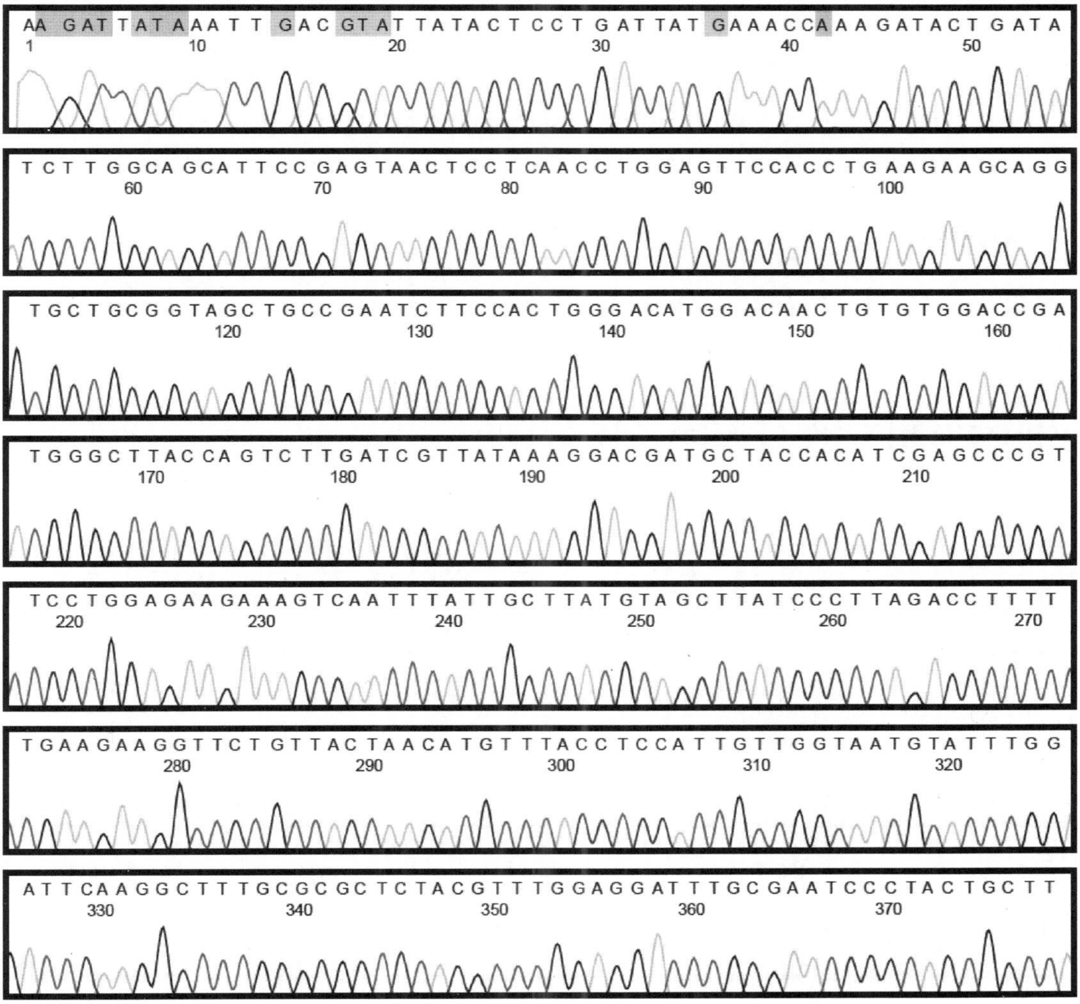

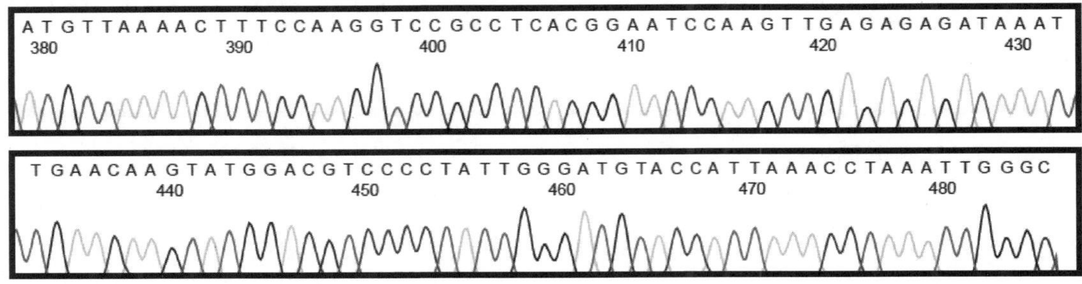

【*rbcL* 条形码序列】

1－50	AAGATTATAAATTGACGTATTATACTCCTGATTATGAAACCAAAGATACT
51－100	GATATCTTGGCAGCATTCCGAGTAACTCCTCAACCTGGAGTTCCACCTGA
101－150	AGAAGCAGGTGCTGCGGTAGCTGCCGAATCTTCCACTGGGACATGGACAA
151－200	CTGTGTGGACCGATGGGCTTACCAGTCTTGATCGTTATAAAGGACGATGC
201－250	TACCACATCGAGCCCGTTCCTGGAGAAGAAAGTCAATTTATTGCTTATGT
251－300	AGCTTATCCCTTAGACCTTTTTGAAGAAGGTTCTGTTACTAACATGTTTA
301－350	CCTCCATTGTTGGTAATGTATTTGGATTCAAGGCTTTGCGCGCTCTACGT
351－400	TTGGAGGATTTGCGAATCCCTACTGCTTATGTTAAAACTTTCCAAGGTCC
401－450	GCCTCACGGAATCCAAGTTGAGAGAGATAAATTGAACAAGTATGGACGTC
451－485	CCCTATTGGGATGTACCATTAAACCTAAATTGGGC

辣蓼铁线莲

本品为毛茛科植物辣蓼铁线莲 *Clematis brevicaudata* DC. 的干燥地上部分。

【材料来源】 辣蓼铁线莲新鲜叶片采自内蒙古通辽市科尔沁区。

经度：122°38′12″，纬度：43°14′48″，海拔：200 m，鉴定人：吴香杰。

【ITS2 序列峰图】 长度：220 bp；GC 含量：69.5%。

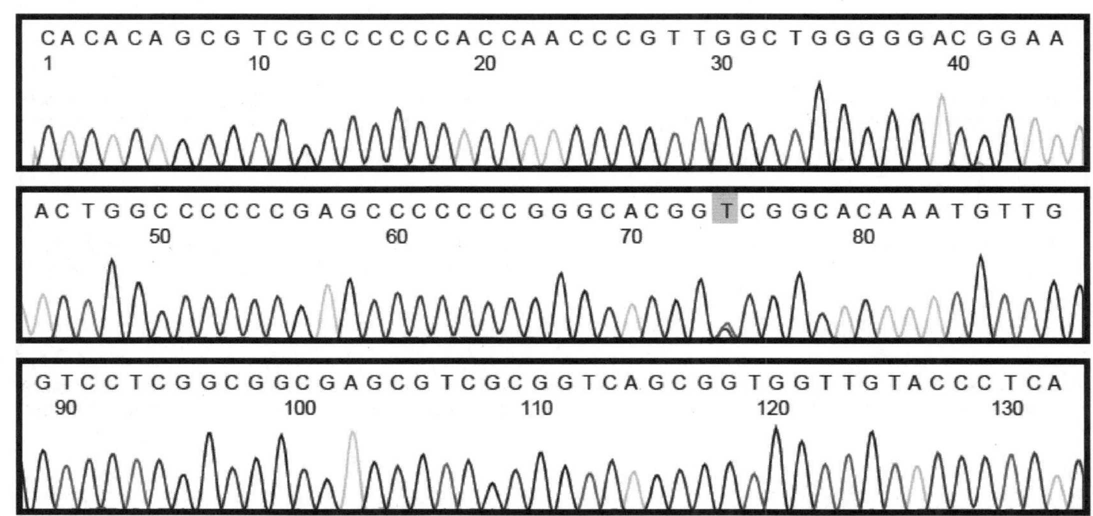

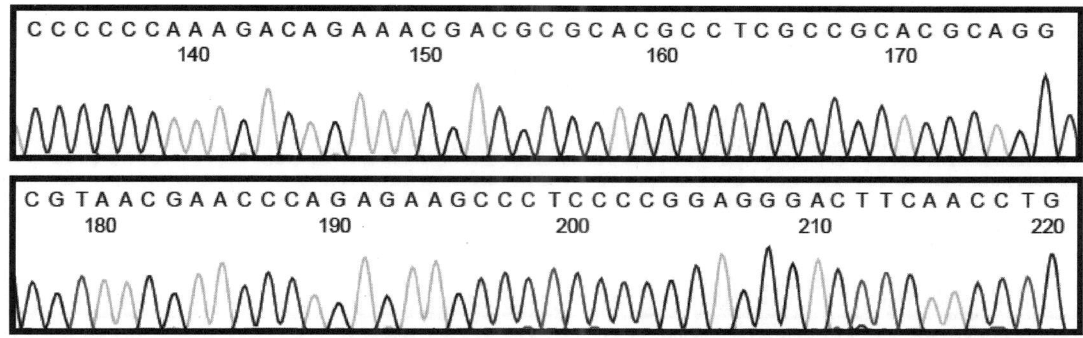

【ITS2 条形码序列】

1 - 50　CACACAGCGTCGCCCCCCACCAACCCGTTGGCTGGGGGACGGAAACTGGC

51 - 100　CCCCCGAGCCCCCCCGGGCACGGTCGGCACAAATGTTGGTCCTCGGCGGC

101 - 150　GAGCGTCGCGGTCAGCGGTGGTTGTACCCTCACCCCCCAAAGACAGAAAC

151 - 200　GACGCGCACGCCTCGCCGCACGCAGGCGTAACGAACCCAGAGAAGCCCTC

201 - 220　CCCGGAGGGACTTCAACCTG

【ITS2 序列二级结构】

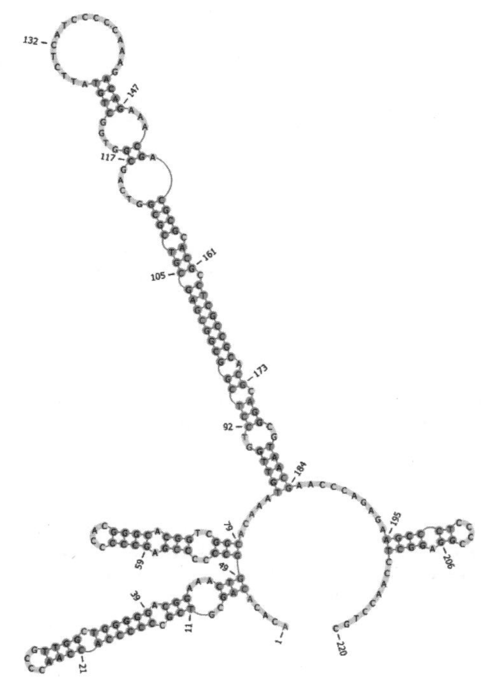

【*psbA - TrnH* 序列峰图】 长度:553 bp;GC 含量:42.8%。

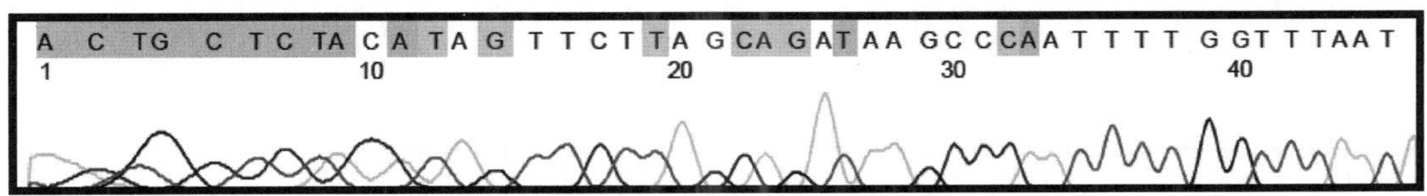

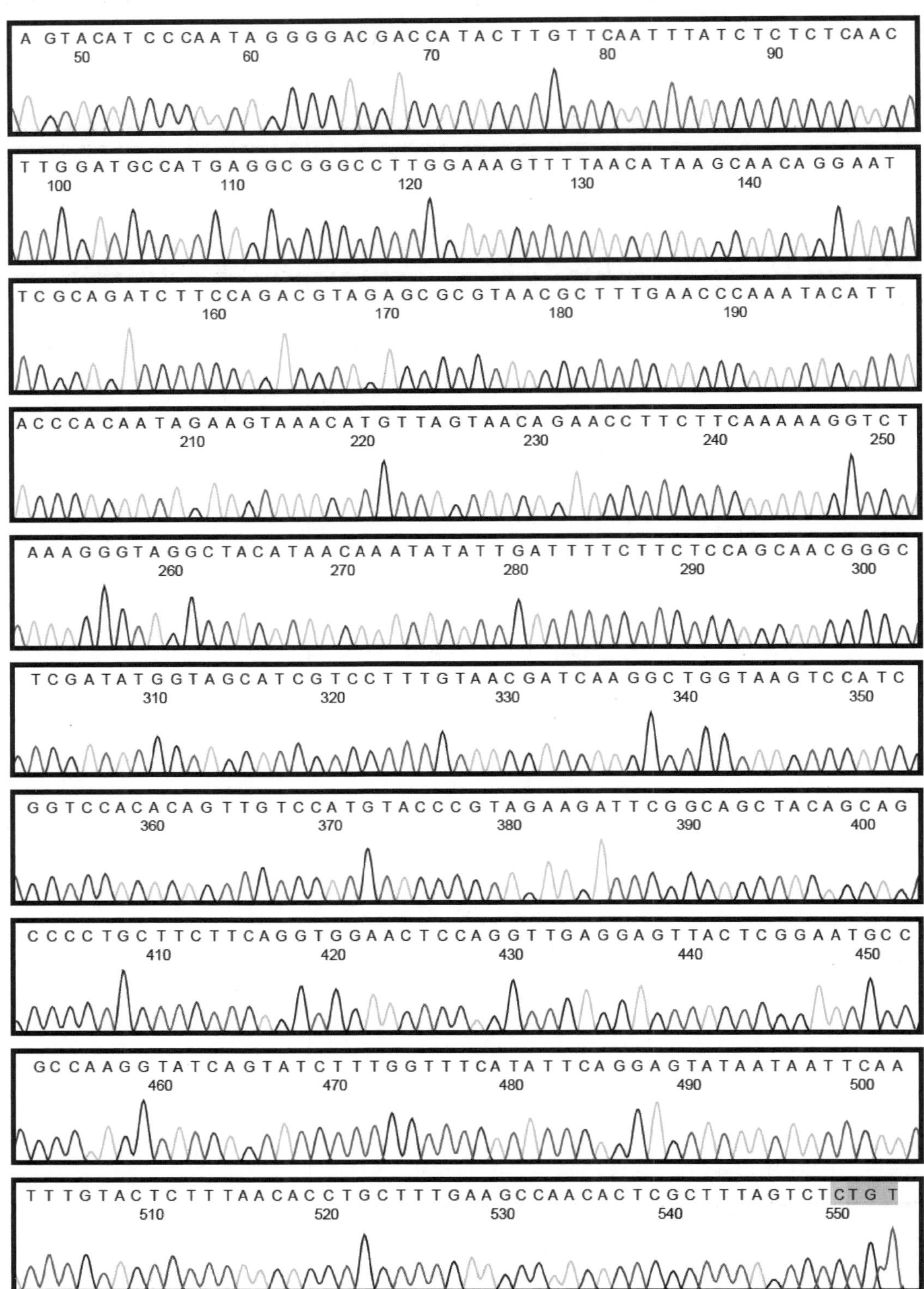

【*psbA-TrnH* 条形码序列】

1-50　ACTGCTCTACATAGTTCTTAGCAGATAAGCCCAATTTTGGTTTAATAGTA

51-100　CATCCCAATAGGGGACGACCATACTTGTTCAATTTATCTCTCTCAACTTG

101-150　GATGCCATGAGGCGGGCCTTGGAAAGTTTTAACATAAGCAACAGGAATTC

151-200　GCAGATCTTCCAGACGTAGAGCGCGTAACGCTTTGAACCCAAATACATTA

201-250　CCCACAATAGAAGTAAACATGTTAGTAACAGAACCTTCTTCAAAAAGGTC

251-300　TAAAGGGTAGGCTACATAACAAATATATTGATTTTCTTCTCCAGCAACGG

301-350　GCTCGATATGGTAGCATCGTCCTTTGTAACGATCAAGGCTGGTAAGTCCA

351-400　TCGGTCCACACAGTTGTCCATGTACCCGTAGAAGATTCGGCAGCTACAGC

401-450　AGCCCCTGCTTCTTCAGGTGGAACTCCAGGTTGAGGAGTTACTCGGAATG

451-500　CCGCCAAGGTATCAGTATCTTTGGTTTCATATTCAGGAGTATAATAATTC

501-553　AATTTGTACTCTTTAACACCTGCTTTGAAGCCAACACTCGCTTTAGTCTCTGT

【*rbcL* 序列峰图】　长度:210 bp;GC 含量:36.6%。

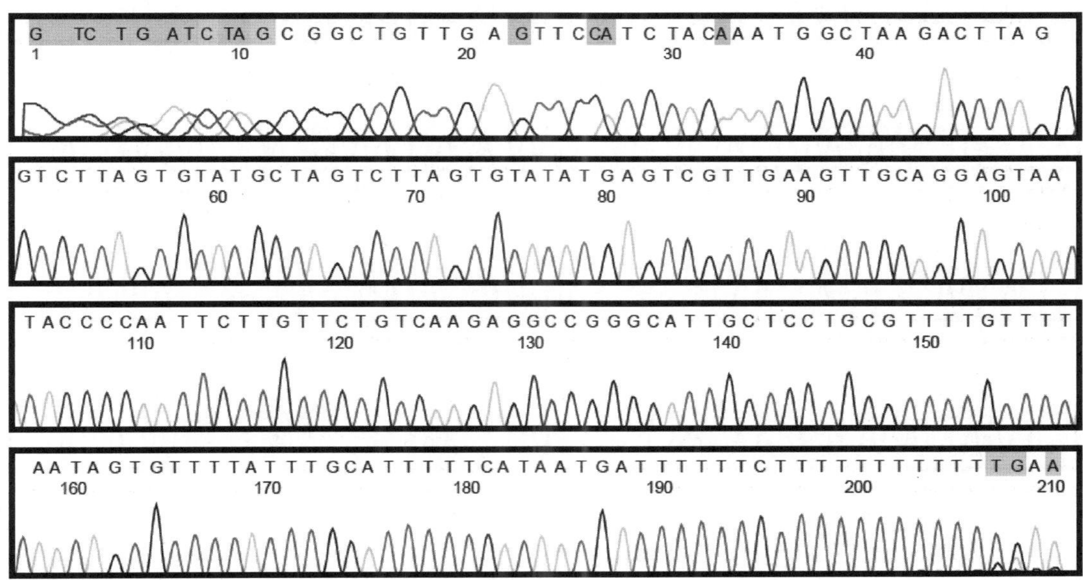

【*rbcL* 条形码序列】

1-50　GTCTGATCTAGCGGCTGTTGAGTTCCATCTACAAATGGCTAAGACTTAGG

51-100　TCTTAGTGTATGCTAGTCTTAGTGTATATGAGTCGTTGAAGTTGCAGGAG

101-150　TAATACCCCAATTCTTGTTCTGTCAAGAGGCCGGGCATTGCTCCTGCGTT

151-200　TTGTTTTAATAGTGTTTTATTTGCATTTTTCATAATGATTTTTTCTTTTT

201-210　TTTTTTTGAA

【*matK* 序列峰图】　长度:666 bp;GC 含量:31.5%。

TTTTTTTTGAAGATCCACTGTAATAATGCGAAAGATTTCGGCATATCCGACC
1 10 20 30 40 50

AAATCTATCGATAATATCAGAATCTGATGAATCCGCCCAAGCAGGCTTACTAA
60 70 80 90 100

TGGGATGTCCTGAAAAGTTACAAAATTTCGCTTTAGCCAATGATCCAATCA
110 120 130 140 150

AAGGAATAATTGGAACTATAGTATCAAACTTTTTAATAACAATATCTATAA
160 170 180 190 200

TAAATGACTTTTCTAACATTTGACTCCTTACTGCTGAAGGAGTTGGTCGTA
210 220 230 240 250

CACTTGAAAGATAACCCAGAAAATCGATAAAATGATTGGATAATTGGTTT
260 270 280 290 300

ATATGAATCCTATCCGGTTGAGACCAAAAGTAAAAATGACATTCCCATAA
310 320 330 340 350

ATTTACAAGGTAATATTTCCATTTCTTCATCAGAAGAGGGGTTCCTTTTG
360 370 380 390 400

AAGACAAAATTGATTTTCCTTGAAATCTGAAATACTGTATGAAAGGATCC
410 420 430 440 450

TTGAACAACCATAGGATAGTATGAAAATCATTACGAAAATCCACTAAAAAA
460 470 480 490 500

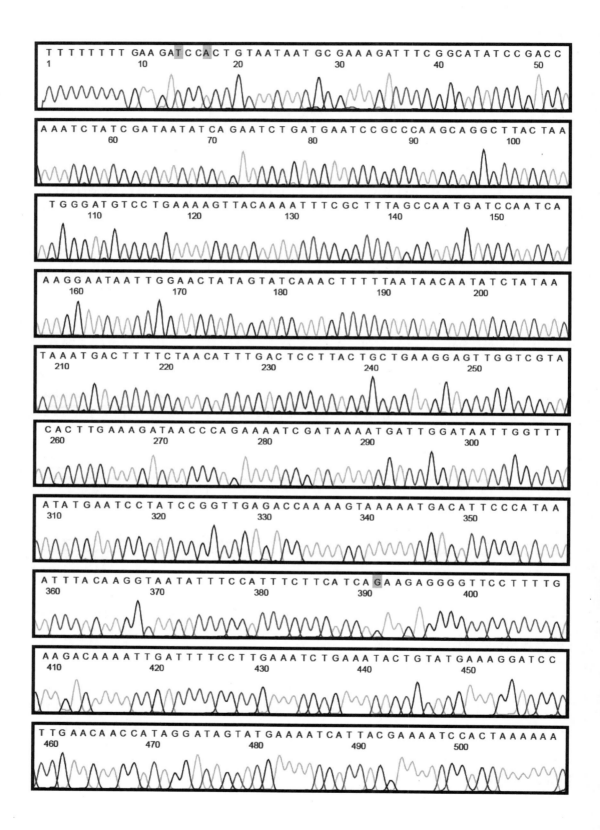

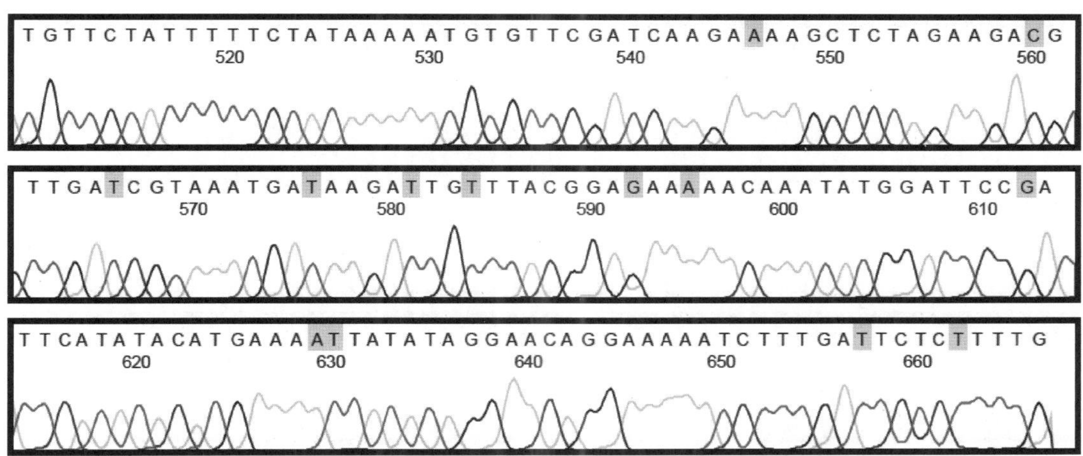

【*matK* 条形码序列】

1 - 50　TTTTTTTTGAAGATCCACTGTAATAATGCGAAAGATTTCGGCATATCCGA
51 - 100　CCAAATCTATCGATAATATCAGAATCTGATGAATCCGCCCAAGCAGGCTT
101 - 150　ACTAATGGGATGTCCTGAAAAGTTACAAAATTTCGCTTTAGCCAATGATC
151 - 200　CAATCAAAGGAATAATTGGAACTATAGTATCAAACTTTTTAATAACAATA
201 - 250　TCTATAATAAATGACTTTTCTAACATTTGACTCCTTACTGCTGAAGGAGT
251 - 300　TGGTCGTACACTTGAAAGATAACCCAGAAAATCGATAAAATGATTGGATA
301 - 350　ATTGGTTTATATGAATCCTATCCGGTTGAGACCAAAAGTAAAAATGACAT
351 - 400　TCCCATAAATTTACAAGGTAATATTTCCATTTCTTCATCAGAAGAGGGGT
401 - 450　TCCTTTTGAAGACAAAATTGATTTTCCTTGAAATCTGAAATACTGTATGA
451 - 500　AAGGATCCTTGAACAACCATAGGATAGTATGAAAATCATTACGAAAATCC
501 - 550　ACTAAAAAATGTTCTATTTTTCTATAAAAATGTGTTCGATCAAGAAAAGC
551 - 600　TCTAGAAGACGTTGATCGTAAATGATAAGATTGTTTACGGAGAAAAACAA
601 - 650　ATATGGATTCCGATTCATATACATGAAAATTATATAGGAACAGGAAAAAT
651 - 666　CTTTGATTCTCTTTTG

漏芦花

本品为菊科植物祁州漏芦 *Rhaponticum uniflorum*（L.）DC. 的干燥头状花序。

【材料来源】 祁州漏芦新鲜叶片采自内蒙古特金罕山国家级自然保护区。经度：119°48′32″，纬度：45°08′56″，海拔：960 m，鉴定人：包桂花。

【*psbA - TrnH* 序列峰图】 长度：425 bp；GC 含量：28.0%。

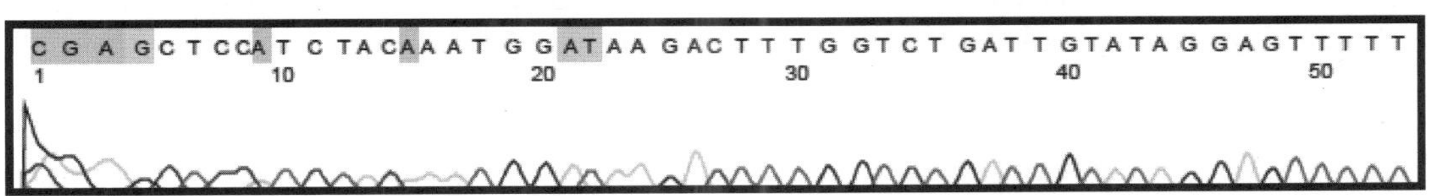

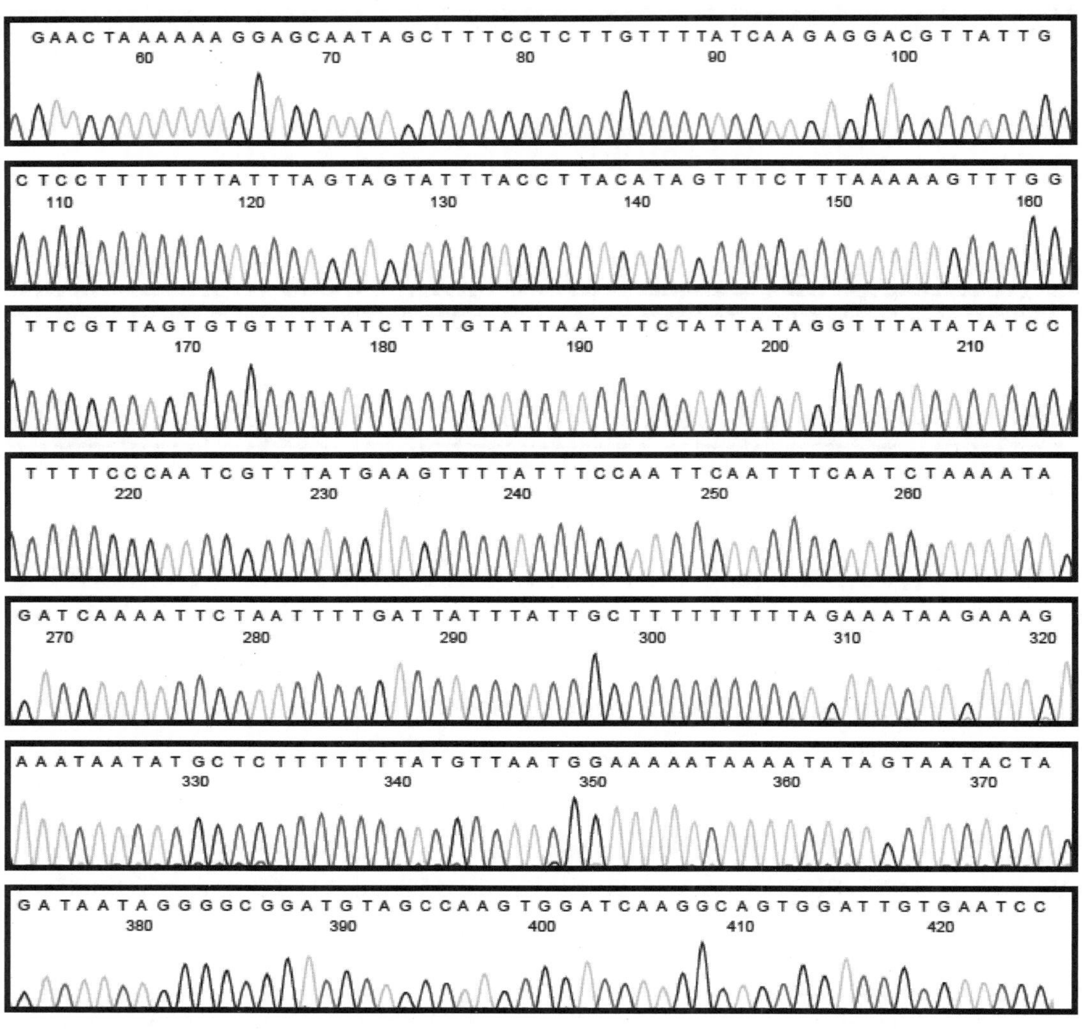

【*psbA* - *TrnH* 条形码序列】

1 - 50　CGAGCTCCATCTACAAATGGATAAGACTTTGGTCTGATTGTATAGGAGTT
51 - 100　TTTGAACTAAAAAAGGAGCAATAGCTTTCCTCTTGTTTTATCAAGAGGAC
101 - 150　GTTATTGCTCCTTTTTTTATTTAGTAGTATTTACCTTACATAGTTTCTTT
151 - 200　AAAAAGTTTGGTTCGTTAGTGTGTTTTATCTTTGTATTAATTTCTATTAT
201 - 250　AGGTTTATATATCCTTTTCCCAATCGTTTATGAAGTTTTATTTCCAATTC
251 - 300　AATTTCAATCTAAAATAGATCAAAATTCTAATTTTGATTATTTATTGCTT
301 - 350　TTTTTTTAGAAATAAGAAAGAAATAATATGCTCTTTTTTTATGTTAATGG
351 - 400　AAAAATAAAATATAGTAATACTAGATAATAGGGGCGGATGTAGCCAAGTG
401 - 425　GATCAAGGCAGTGGATTGTGAATCC

【*rbcL* 序列峰图】 长度:553 bp;GC 含量:43.3%。

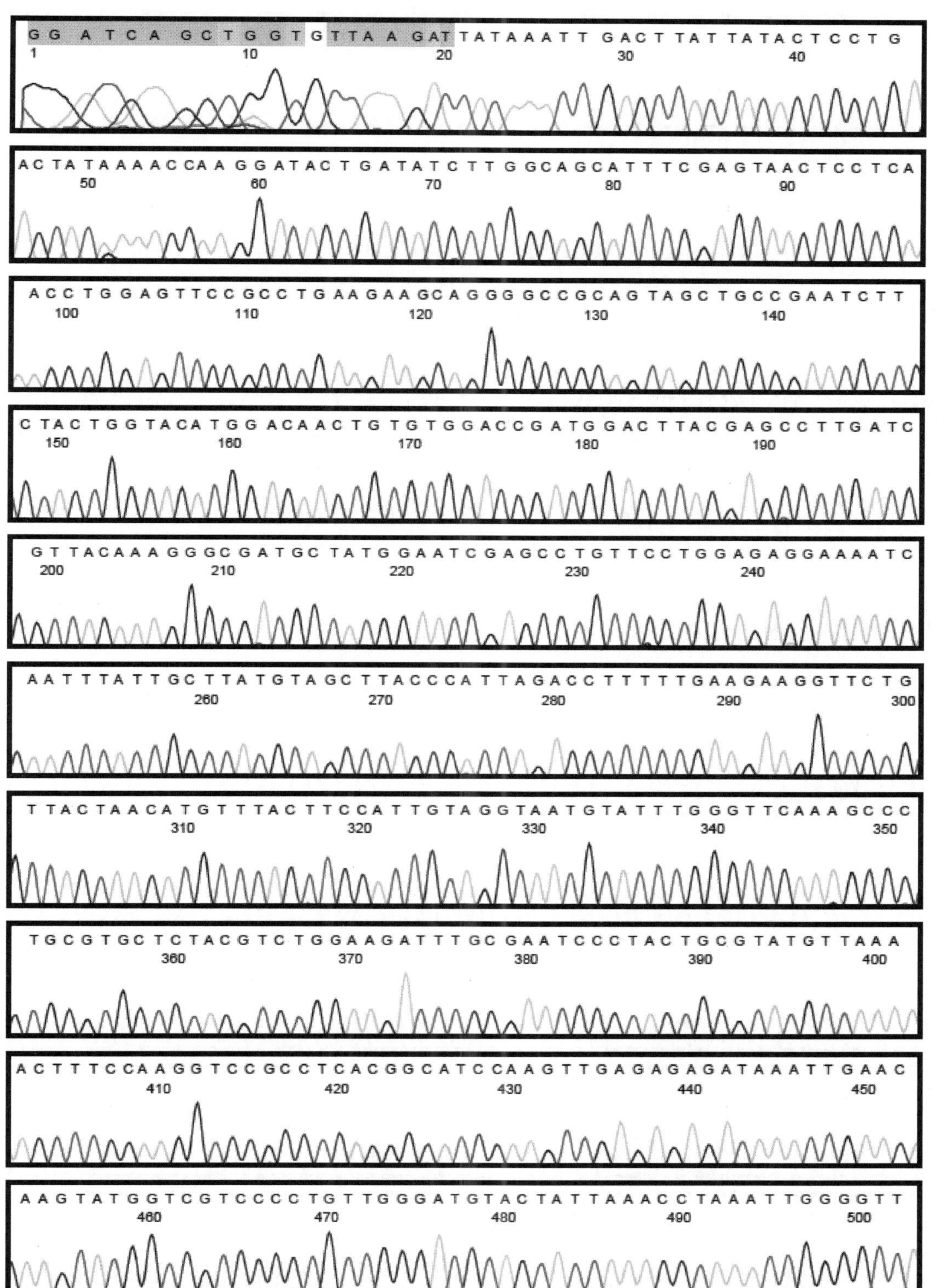
GGATCAGCTGGTGTTAAGATTATAAATTGACTTATTATACTCCTG
1 10 20 30 40
ACTATAAAACCAAGGATACTGATATCTTGGCAGCATTTCGAGTAACTCCTCA
50 60 70 80 90
ACCTGGAGTTCCGCCTGAAGAAGCAGGGGCCGCAGTAGCTGCCGAATCTT
100 110 120 130 140
CTACTGGTACATGGACAACTGTGTGGACCGATGGACTTACGAGCCTTGATC
150 160 170 180 190
GTTACAAAGGGCGATGCTATGGAATCGAGCCTGTTCCTGGAGAGGAAAATC
200 210 220 230 240
AATTTATTGCTTATGTAGCTTACCCATTAGACCTTTTTGAAGAAGGTTCTG
260 270 280 290 300
TTACTAACATGTTTACTTCCATTGTAGGTAATGTATTTGGGTTCAAAGCCC
310 320 330 340 350
TGCGTGCTCTACGTCTGGAAGATTTGCGAATCCCTACTGCGTATGTTAAA
360 370 380 390 400
ACTTTCCAAGGTCCGCCTCACGGCATCCAAGTTGAGAGAGATAAATTGAAC
410 420 430 440 450
AAGTATGGTCGTCCCCTGTTGGGATGTACTATTAAACCTAAATTGGGGTT
460 470 480 490 500

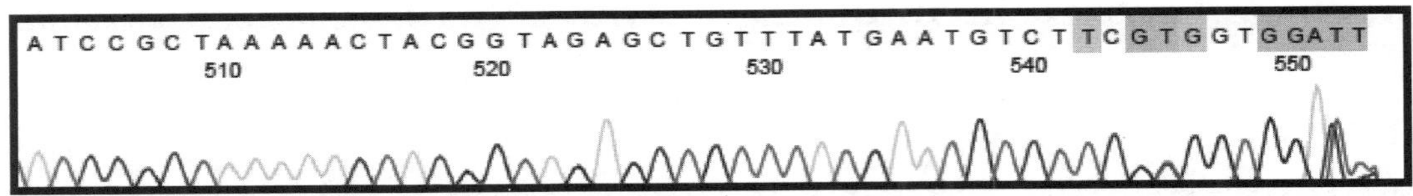

【*rbcL* 条形码序列】

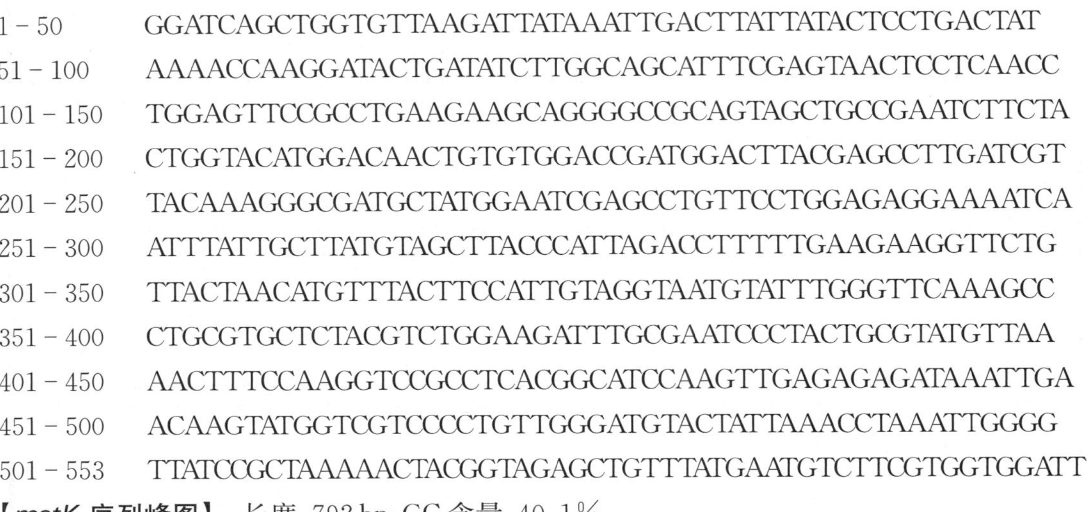

1－50　GGATCAGCTGGTGTTAAGATTATAAATTGACTTATTATACTCCTGACTAT

51－100　AAAACCAAGGATACTGATATCTTGGCAGCATTTCGAGTAACTCCTCAACC

101－150　TGGAGTTCCGCCTGAAGAAGCAGGGGCCGCAGTAGCTGCCGAATCTTCTA

151－200　CTGGTACATGGACAACTGTGTGGACCGATGGACTTACGAGCCTTGATCGT

201－250　TACAAAGGGCGATGCTATGGAATCGAGCCTGTTCCTGGAGAGGAAAATCA

251－300　ATTTATTGCTTATGTAGCTTACCCATTAGACCTTTTTGAAGAAGGTTCTG

301－350　TTACTAACATGTTTACTTCCATTGTAGGTAATGTATTTGGGTTCAAAGCC

351－400　CTGCGTGCTCTACGTCTGGAAGATTTGCGAATCCCTACTGCGTATGTTAA

401－450　AACTTTCCAAGGTCCGCCTCACGGCATCCAAGTTGAGAGAGATAAATTGA

451－500　ACAAGTATGGTCGTCCCCTGTTGGGATGTACTATTAAACCTAAATTGGGG

501－553　TTATCCGCTAAAAACTACGGTAGAGCTGTTTATGAATGTCTTCGTGGTGGATT

【*matK* 序列峰图】 长度：792 bp；GC含量：40.1%。

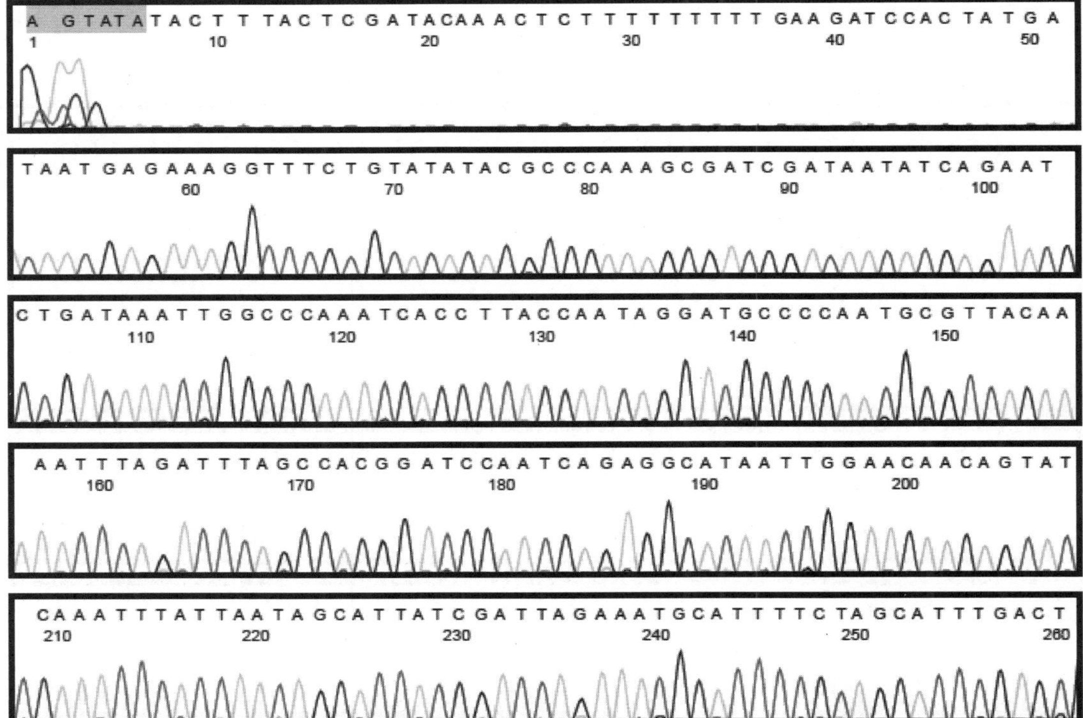

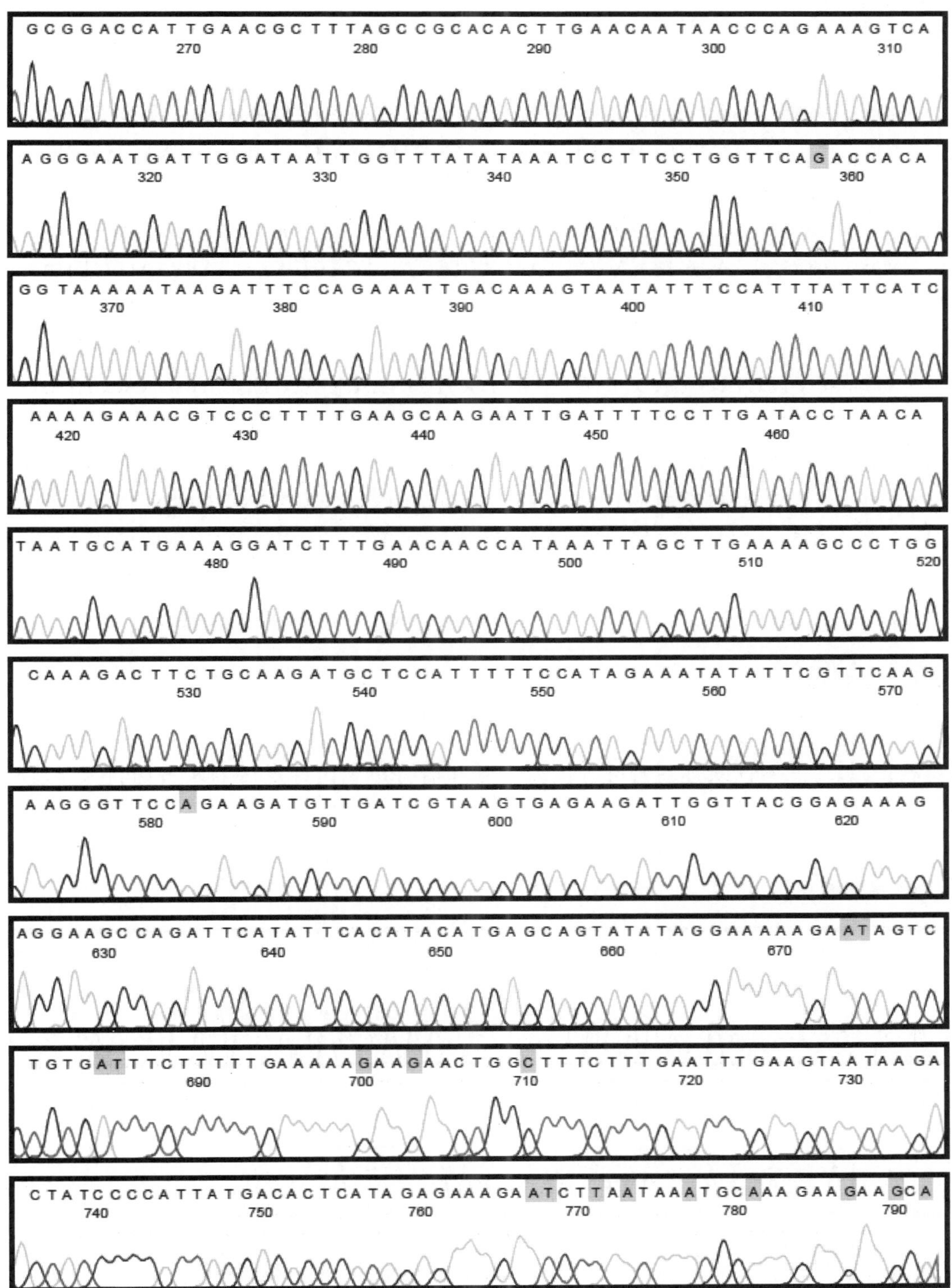
GCGGACCATTGAACGCTTTAGCCGCACACTTGAACAATAACCCAGAAAGTCA
270 280 290 300 310
AGGGAATGATTGGATAATTGGTTTATATAAATCCTTCCTGGTTCAGACCACA
320 330 340 350 360
GGTAAAAATAAGATTTCCAGAAATTGACAAAGTAATATTTCCATTTATTCATC
370 380 390 400 410
AAAAGAAACGTCCCTTTTGAAGCAAGAATTGATTTTCCTTGATACCTAACA
420 430 440 450 460
TAATGCATGAAAGGATCTTTGAACAACCATAAATTAGCTTGAAAGCCCTGG
480 490 500 510 520
CAAAGACTTCTGCAAGATGCTCCATTTTTCCATAGAAATATATTCGTTCAAG
530 540 550 560 570
AAGGGTTCCAGAAGATGTTGATCGTAAGTGAGAAGATTGGTTACGGAGAAAG
580 590 600 610 620
AGGAAGCCAGATTCATATTCACATACATGAGCAGTATATAGGAAAAAGAATAGTC
630 640 650 660 670
TGTGATTTCTTTTTGAAAAAGAAGAACTGGCTTTCTTTGAATTTGAAGTAATAAGA
690 700 710 720 730
CTATCCCCATTATGACACTCATAGAGAAAGAATCTTAATAAATGCAAAGAAGAAGCA
740 750 760 770 780 790

【*matK* 条形码序列】

1 - 50　AGTATATACTTTACTCGATACAAACTCTTTTTTTTTGAAGATCCACTATG
51 - 100　ATAATGAGAAAGGTTTCTGTATATACGCCCAAAGCGATCGATAATATCAG
101 - 150　AATCTGATAAATTGGCCCAAATCACCTTACCAATAGGATGCCCCAATGCG
151 - 200　TTACAAAATTTAGATTTAGCCACGGATCCAATCAGAGGCATAATTGGAAC
201 - 250　AACAGTATCAAATTTATTAATAGCATTATCGATTAGAAATGCATTTTCTA
251 - 300　GCATTTGACTGCGGACCATTGAACGCTTTAGCCGCACACTTGAACAATAA
301 - 350　CCCAGAAAGTCAAGGGAATGATTGGATAATTGGTTTATATAAATCCTTCC
351 - 400　TGGTTCAGACCACAGGTAAAAATAAGATTTCCAGAAATTGACAAAGTAAT
401 - 450　ATTTCCATTTATTCATCAAAAGAAACGTCCCTTTTGAAGCAAGAATTGAT
451 - 500　TTTCCTTGATACCTAACATAATGCATGAAAGGATCTTTGAACAACCATAA
501 - 550　ATTAGCTTGAAAAGCCCTGGCAAAGACTTCTGCAAGATGCTCCATTTTTC
551 - 600　CATAGAAATATATTCGTTCAAGAAGGGTTCCAGAAGATGTTGATCGTAAG
601 - 650　TGAGAAGATTGGTTACGGAGAAAGAGGAAGCCAGATTCATATTCACATAC
651 - 700　ATGAGCAGTATATAGGAAAAAGAATAGTCTGTGATTTCTTTTTGAAAAAG
701 - 750　AAGAACTGGCTTTCTTTGAATTTGAAGTAATAAGACTATCCCCATTATGA
751 - 792　CACTCATAGAGAAAGAATCTTAATAAATGCAAAGAAGAAGCA

灌木铁线莲

本品为毛茛科植物灌木铁线莲 *Clematis fruticosa* Turcz. 的干燥地上部分。

【材料来源】 灌木铁线莲新鲜叶片内蒙古呼和浩特市金山开发区内蒙古医科大学金山校区。

经度:116°43′25″,纬度:45°08′49″,海拔:1 046 m,鉴定人:包保全。

【ITS2 序列峰图】 长度:218 bp;GC 含量:66.9%。

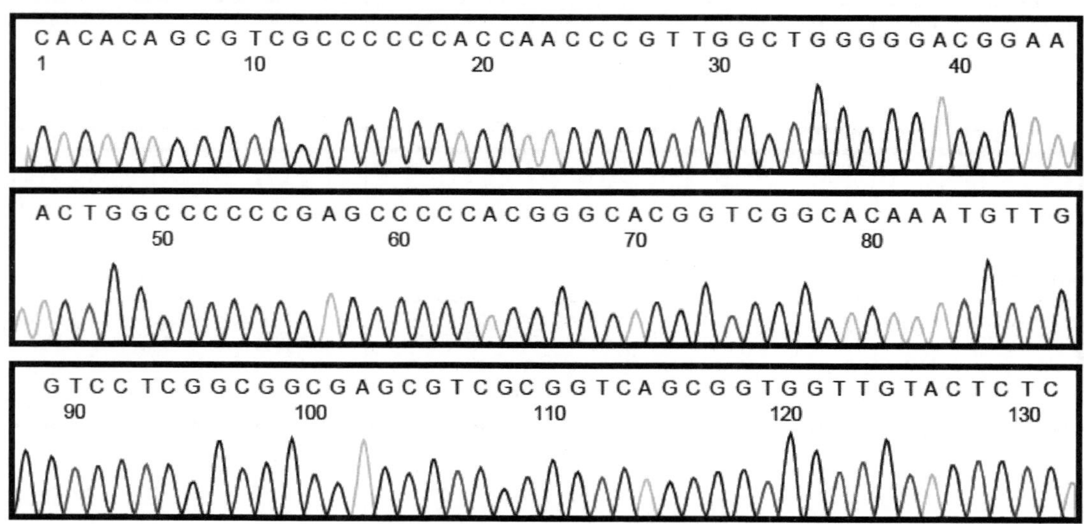

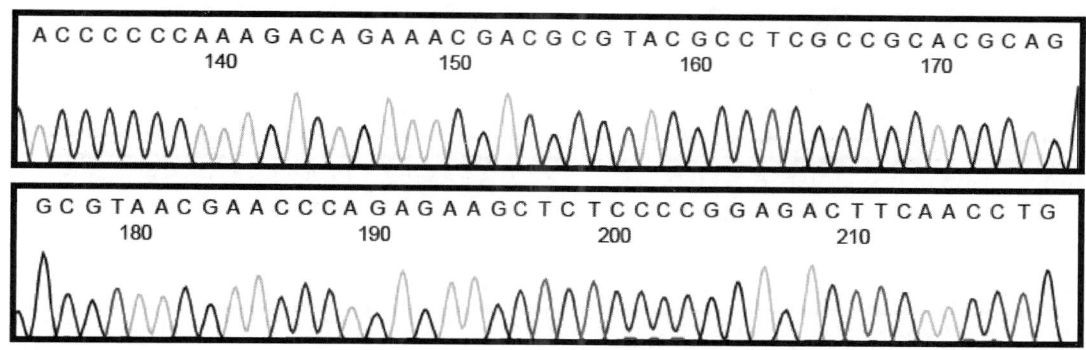

【ITS2 条形码序列】

1－50　CACACAGCGTCGCCCCCCACCAACCCGTTGGCTGGGGGACGGAAACTGGC
51－100　CCCCCGAGCCCCCACGGGCACGGTCGGCACAAATGTTGGTCCTCGGCGGC
101－150　GAGCGTCGCGGTCAGCGGTGGTTGTACTCTCACCCCCCAAAGACAGAAAC
151－200　GACGCGTACGCCTCGCCGCACGCAGGCGTAACGAACCCAGAGAAGCTCTC
201－218　CCCGGAGACTTCAACCTG

【ITS2 序列二级结构】

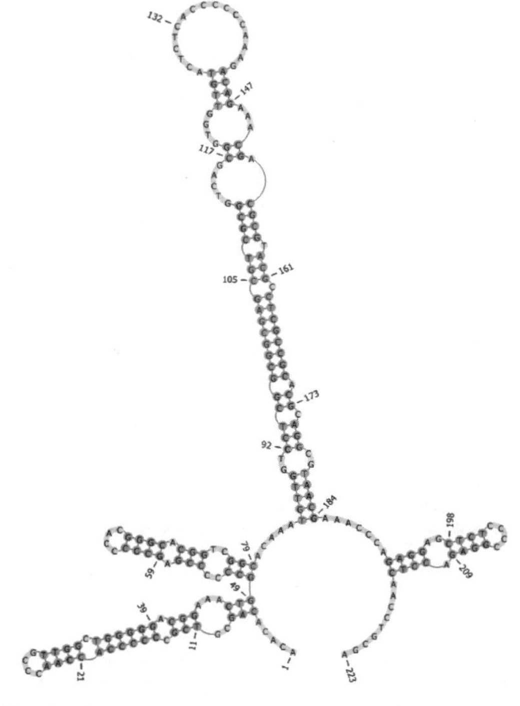

【*psbA－TrnH* 序列峰图】 长度：556 bp；GC 含量：42.8%。

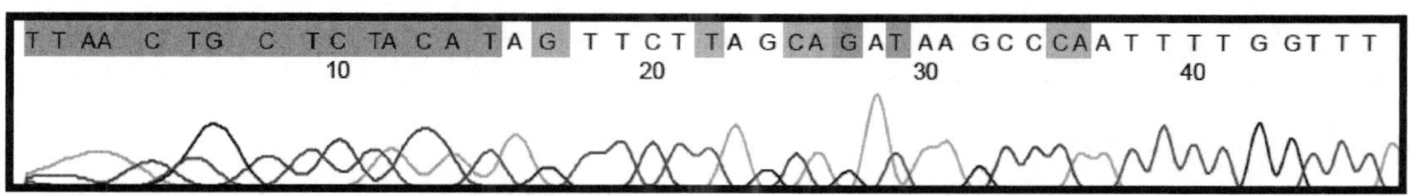

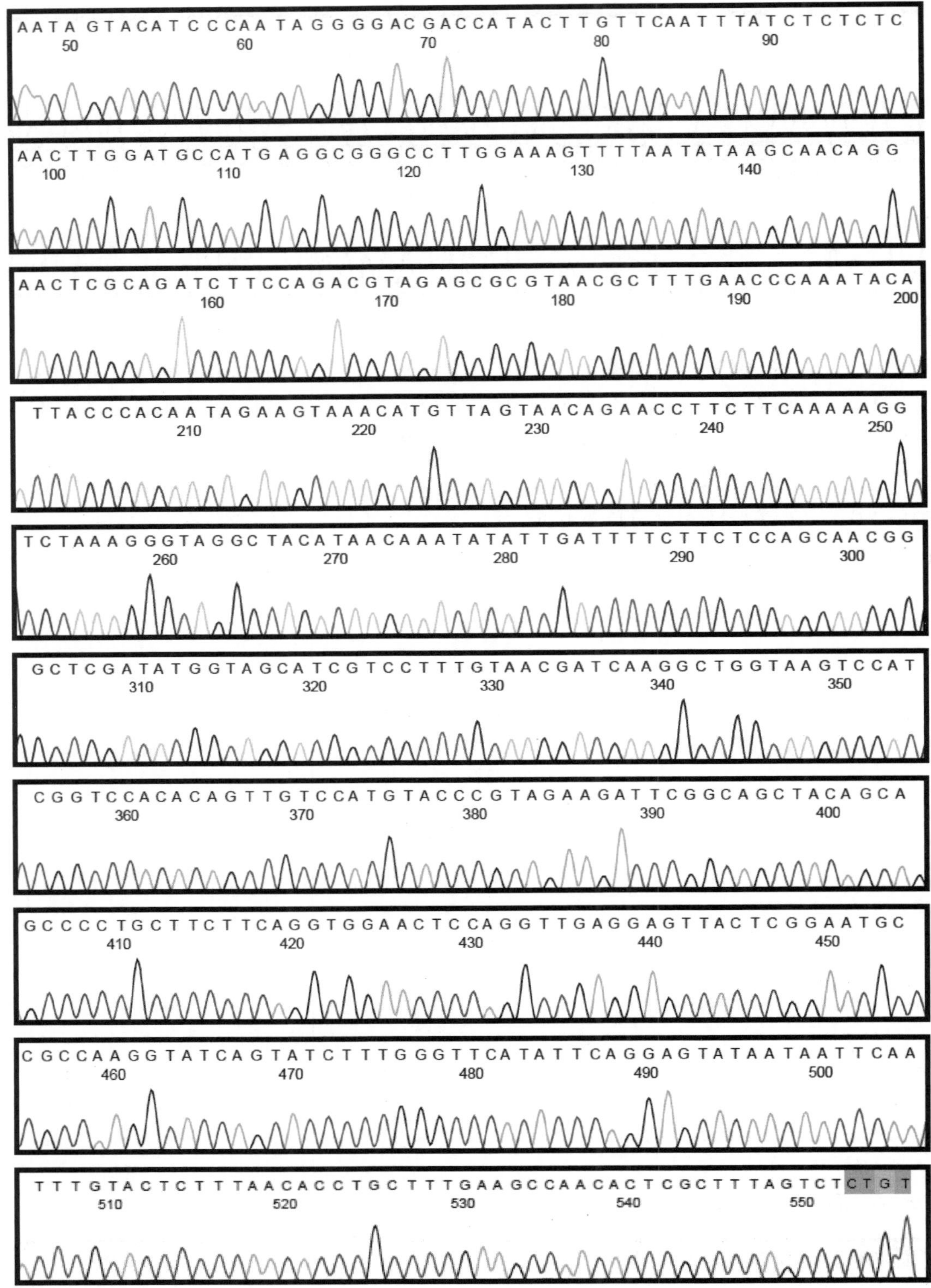

【*psbA - TrnH* 条形码序列】

1 - 50 TTAACTGCTCTACATAGTTCTTAGCAGATAAGCCCAATTTTGGTTTAATA

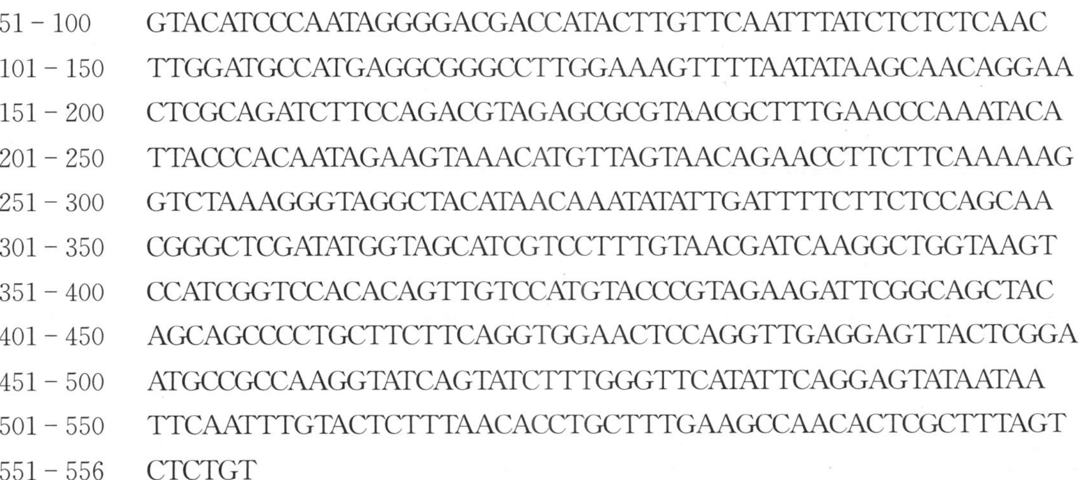

51－100　GTACATCCCAATAGGGGACGACCATACTTGTTCAATTTATCTCTCTCAAC
101－150　TTGGATGCCATGAGGCGGGCCTTGGAAAGTTTTAATATAAGCAACAGGAA
151－200　CTCGCAGATCTTCCAGACGTAGAGCGCGTAACGCTTTGAACCCAAATACA
201－250　TTACCCACAATAGAAGTAAACATGTTAGTAACAGAACCTTCTTCAAAAAG
251－300　GTCTAAAGGGTAGGCTACATAACAAATATATTGATTTTCTTCTCCAGCAA
301－350　CGGGCTCGATATGGTAGCATCGTCCTTTGTAACGATCAAGGCTGGTAAGT
351－400　CCATCGGTCCACACAGTTGTCCATGTACCCGTAGAAGATTCGGCAGCTAC
401－450　AGCAGCCCCTGCTTCTTCAGGTGGAACTCCAGGTTGAGGAGTTACTCGGA
451－500　ATGCCGCCAAGGTATCAGTATCTTTGGGTTCATATTCAGGAGTATAATAA
501－550　TTCAATTTGTACTCTTTAACACCTGCTTTGAAGCCAACACTCGCTTTAGT
551－556　CTCTGT

【*rbcL* 序列峰图】 长度：566 bp；GC 含量：43.1%。

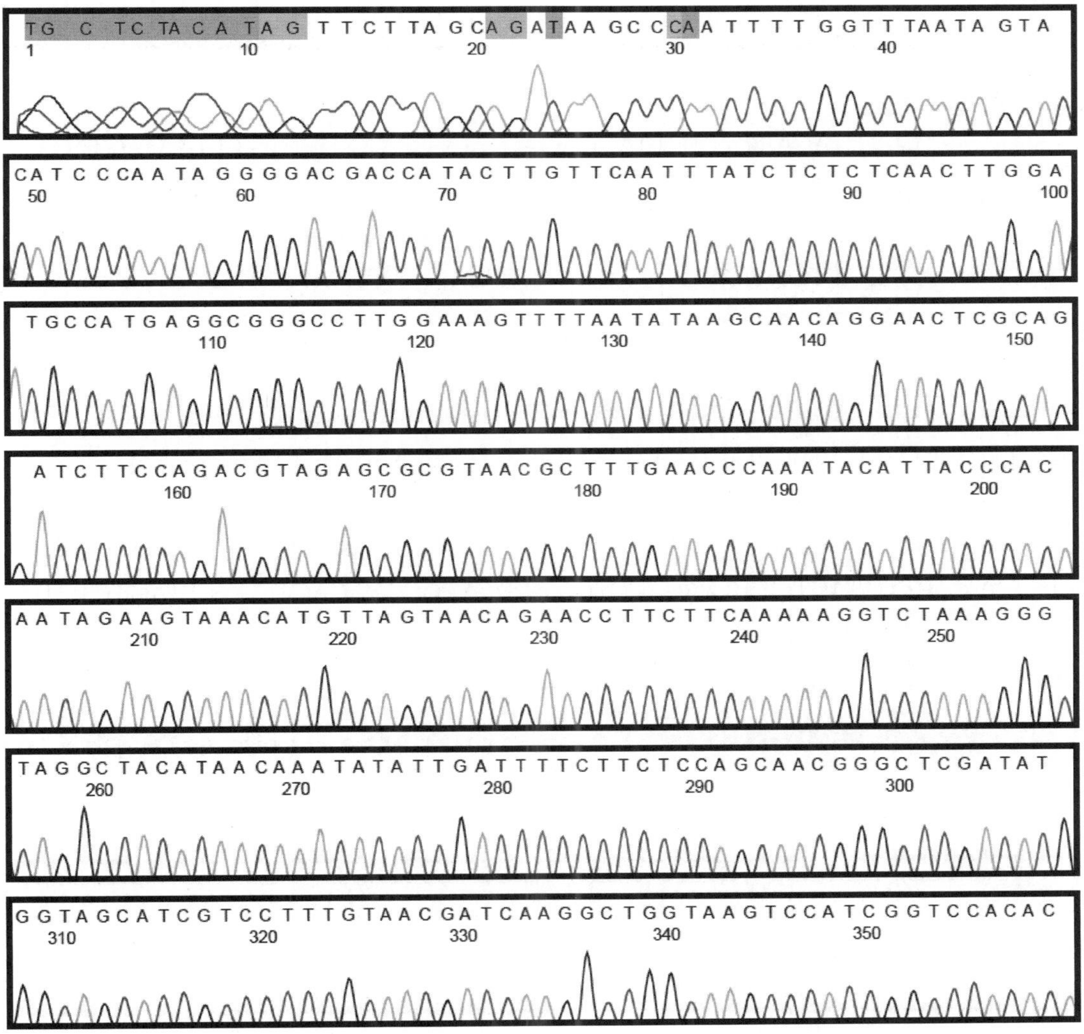

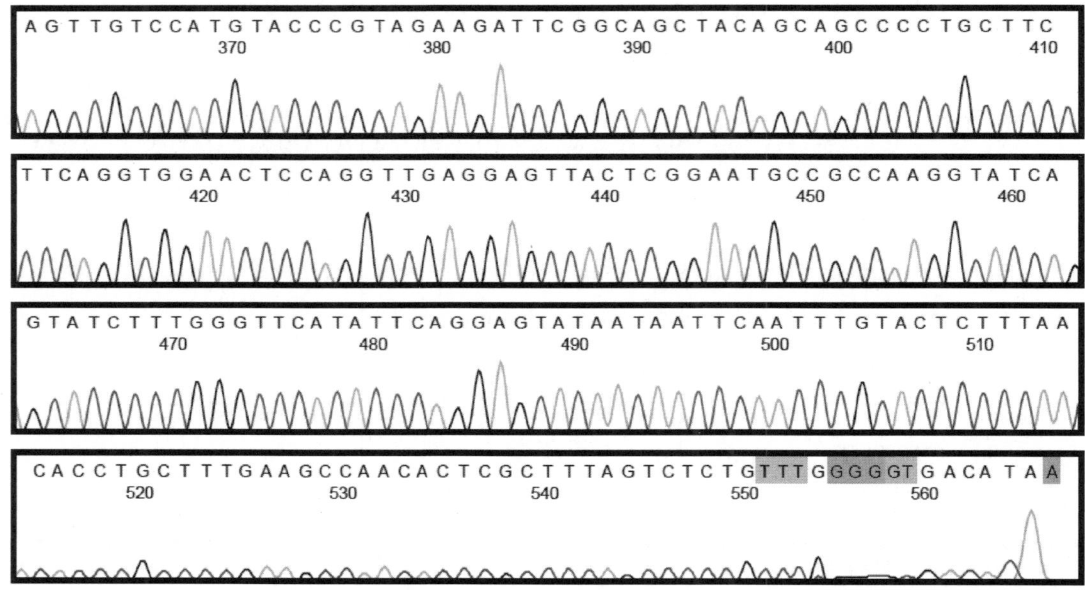

【*rbcL* 条形码序列】

1-50 TGCTCTACATAGTTCTTAGCAGATAAGCCCAATTTTGGTTTAATAGTACA
51-100 TCCCAATAGGGGACGACCATACTTGTTCAATTTATCTCTCTCAACTTGGA
101-150 TGCCATGAGGCGGGCCTTGGAAAGTTTTAATATAAGCAACAGGAACTCGC
151-200 AGATCTTCCAGACGTAGAGCGCGTAACGCTTTGAACCCAAATACATTACC
201-250 CACAATAGAAGTAAACATGTTAGTAACAGAACCTTCTTCAAAAAGGTCTA
251-300 AAGGGTAGGCTACATAACAAATATATTGATTTTCTTCTCCAGCAACGGGC
301-350 TCGATATGGTAGCATCGTCCTTTGTAACGATCAAGGCTGGTAAGTCCATC
351-400 GGTCCACACAGTTGTCCATGTACCCGTAGAAGATTCGGCAGCTACAGCAG
401-450 CCCCTGCTTCTTCAGGTGGAACTCCAGGTTGAGGAGTTACTCGGAATGCC
451-500 GCCAAGGTATCAGTATCTTTGGGTTCATATTCAGGAGTATAATAATTCAA
501-550 TTTGTACTCTTTAACACCTGCTTTGAAGCCAACACTCGCTTTAGTCTCTG
551-566 TTTGGGGGTGACATAA

【*matK* 序列峰图】 长度:760 bp;GC含量:29.8%。

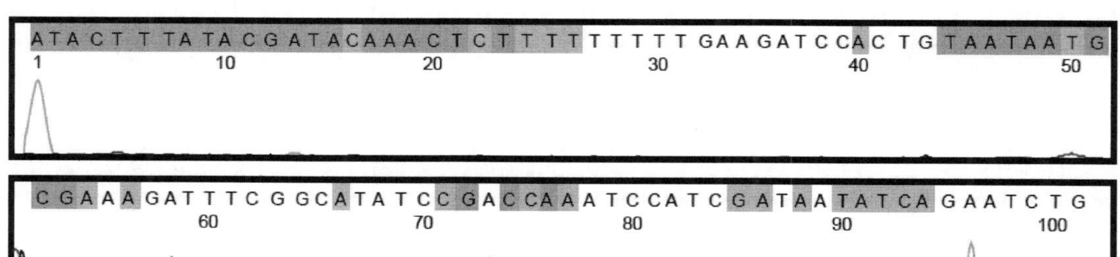

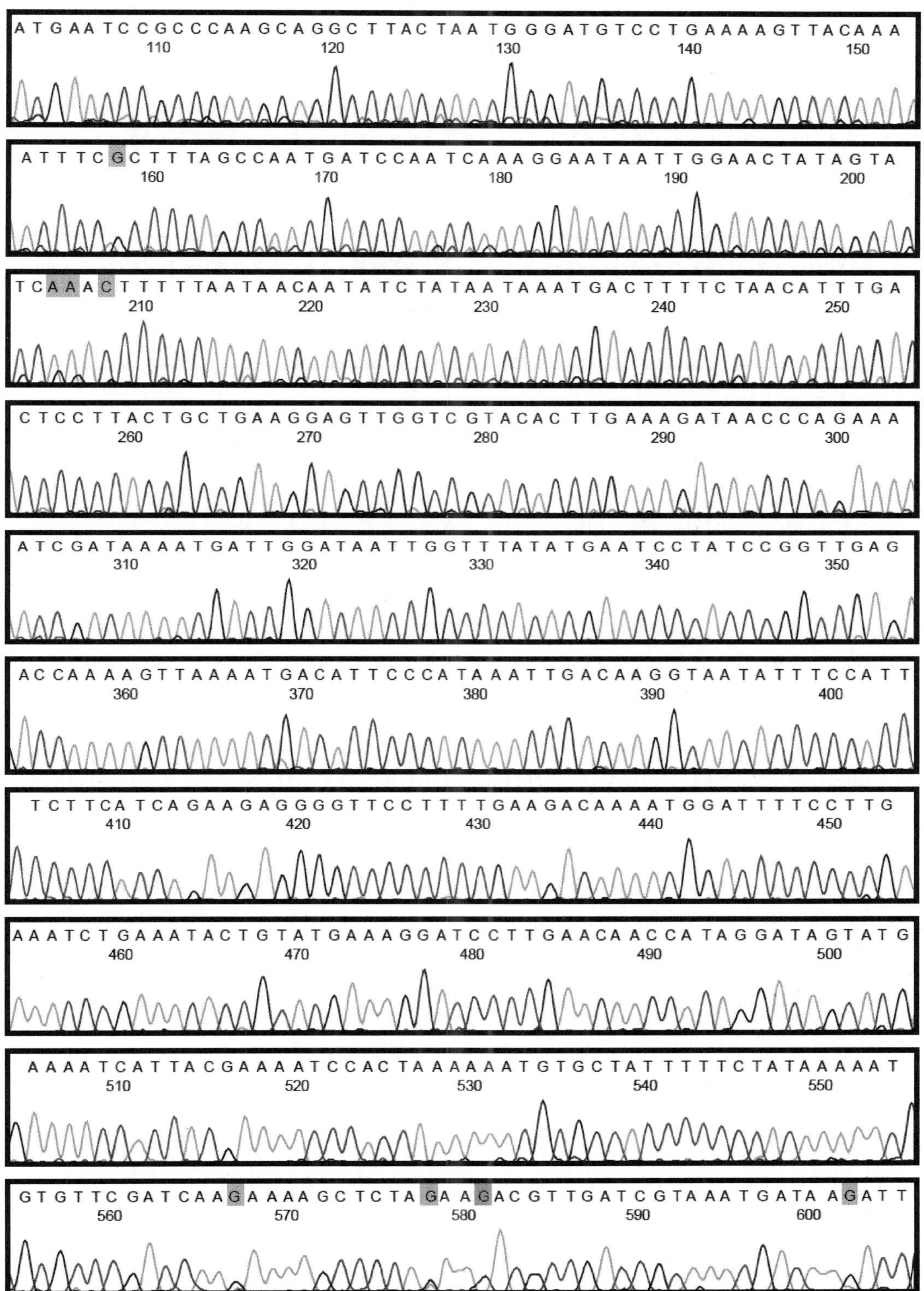

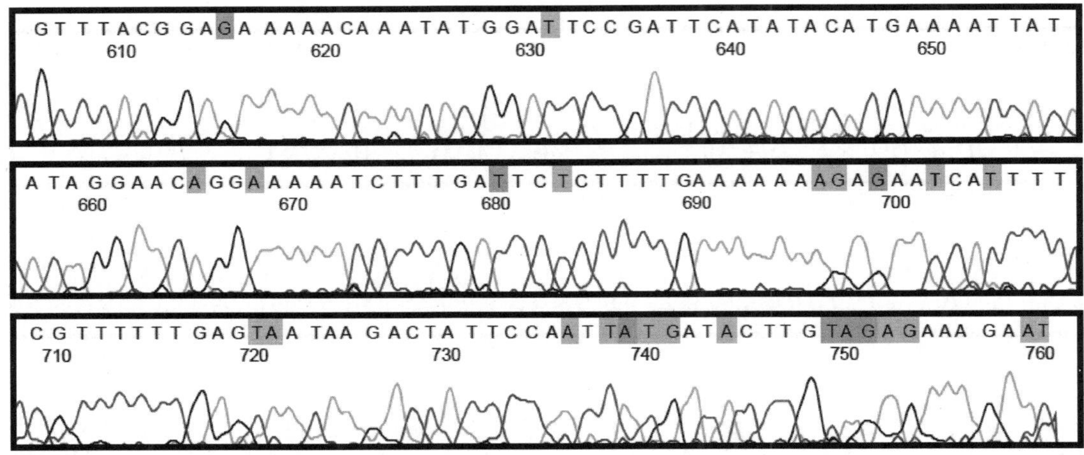

【*matK* 条形码序列】

1 - 50　ATACTTTATACGATACAAACTCTTTTTTTTTGAAGATCCACTGTAATAAT
51 - 100　GCGAAAGATTTCGGCATATCCGACCAAATCCATCGATAATATCAGAATCT
101 - 150　GATGAATCCGCCCAAGCAGGCTTACTAATGGGATGTCCTGAAAAGTTACA
151 - 200　AAATTTCGCTTTAGCCAATGATCCAATCAAAGGAATAATTGGAACTATAG
201 - 250　TATCAAACTTTTTAATAACAATATCTATAATAAATGACTTTTCTAACATT
251 - 300　TGACTCCTTACTGCTGAAGGAGTTGGTCGTACACTTGAAAGATAACCCAG
301 - 350　AAAATCGATAAAATGATTGGATAATTGGTTTATATGAATCCTATCCGGTT
351 - 400　GAGACCAAAAGTTAAAATGACATTCCCATAAATTGACAAGGTAATATTTC
401 - 450　CATTTCTTCATCAGAAGAGGGGTTCCTTTTGAAGACAAAATGGATTTTCC
451 - 500　TTGAAATCTGAAATACTGTATGAAAGGATCCTTGAACAACCATAGGATAG
501 - 550　TATGAAAATCATTACGAAAATCCACTAAAAAATGTGCTATTTTTCTATAA
551 - 600　AAATGTGTTCGATCAAGAAAAGCTCTAGAAGACGTTGATCGTAAATGATA
601 - 650　AGATTGTTTACGGAGAAAAACAAATATGGATTCCGATTCATATACATGAA
651 - 700　AATTATATAGGAACAGGAAAAATCTTTGATTCTCTTTTGAAAAAAAGAGA
701 - 750　ATCATTTTCGTTTTTTGAGTAATAAGACTATTCCAATTATGATACTTGTA
751 - 760　GAGAAAGAAT

参考文献

[1] 伊喜巴拉珠尔.四部甘露(蒙古文版)[M].呼和浩特:内蒙古人民出版社,1998:521.
[2] 丹增彭措.晶珠本草(蒙古文版)[M].赤峰:内蒙古科学技术出版社,2001:339.
[3] 罗布桑泉布勒.认药学(蒙古文版)[M].北京:民族出版社,1998:43.
[4] 占布拉道尔吉.无误蒙药鉴(蒙古文版)[M].赤峰:内蒙古科学技术出版社,1988:168.
[5] 罗布桑.种子植物图鉴(蒙古文版)[M].呼和浩特:内蒙古教育出版社,1977:557.
[6] 内蒙古自治区卫生厅.内蒙古蒙药材标准[M].赤峰:内蒙古科学技术出版社,1987:200.
[7] 柳白乙拉,武邵新.中华本草·蒙药卷[M].上海:上海科学技术出版社,2004:144.
[8] 白青云.中国医学百科全书·蒙医学[M].上海:上海科学技术出版社,1992:184.
[9] 中华人民共和国卫生部药典委员会.中华人民共和国卫生部药品标准·蒙药分册[S].1998:4.
[10] 布和巴特尔,额尔敦宝力高.蒙药手册[M].沈阳:辽宁民族出版社,1995:345-348.
[11] 国家药典委员会.中华人民共和国药典(2020年版)[S].北京:中国医药科技出版社,2020:40.
[12] 陈士林.中药DNA条形码分子鉴定[M].北京:人民卫生出版社,2012:14-15.
[13] 黄璐琦,刘昌孝.分子生药学[M].北京:科学出版社,2015:104-159.
[14] 贾景明.中药生物技术[M].北京:化学工业出版社,2021:70.
[15] 魏建和,陈建伟.中药生物技术[M].北京:中国中医药出版社,2017:111.
[16] 刘吉华.中药生物技术[M].北京:中国中医药科技出版社,2015:34-59.
[17] 胡之壁.中药现代生物技术[M].北京:人民卫生出版社,2009:97-116.
[18] 陈士林.中国药典中药材DNA条形码标准序列[M].北京:科学出版社,2015:23.
[19] 黄璐琦,胡之壁.中药鉴定新技术新方法及其应用[M].北京:人民卫生出版社,2010:275.
[20] 康廷国,闫永红.中药鉴定学[M].北京:中国中医药出版社,2021:53.
[21] 张贵君.常用中药鉴定大全[M].哈尔滨:黑龙江科学技术出版社,1993:235.
[22] 黄璐琦.中药分子鉴定操作指南[M].上海:上海科学技术出版社,2015:3-23.
[23] 蔡少青.生药学[M].北京:人民卫生出版社,1986:66.
[24] 奥·乌力吉,布和巴特尔.传统蒙药与方剂[M].赤峰:内蒙古科学技术出版社,2013:90.
[25] 吴香杰,包桂花.蒙药鉴定学研究思路与方法[M].沈阳:民族出版社,2019:262.
[26] 朱亚民.内蒙古植物药志(第二卷)[M].呼和浩特:内蒙古人民出版社,1989:198.
[27] 卫生部药品生物制品检定所,云南省药品检定所等.中国民族药志(第一卷)[M].北京:人民卫生出版社,1984:255.
[28] 王国强.全国中草药汇编[M].2版.北京:人民卫生出版社,2014:268.
[29] 万定荣.中国毒性民族药志[M].北京:科学出版社,2016:21.
[30] 万定荣.中国毒性民族药志[M].沈阳:辽宁科学技术出版社,2021:358.

[31] 吴香杰. 蒙药鉴定学[M]. 呼和浩特:内蒙古人民出版社,2008:62.

[32] 徐红,王峥涛,胡之壁. 中药 DNA 分子鉴定技术的发展与应用[J]. 世界科学技术-中医药现代化,2003,5(2):24 - 30.

[33] W. John Kress, Kenneth J, Wurdack Elizabeth A, et al. Use of DNA barcodes to identify flowering plants [J]. PNAS, 2005,102(23):8369 - 8374.

[34] 王利思,徐红,王峥涛. 新型 DNA 分子标记技术及其在遗传与育种研究中的应用[J]. 江苏农业科学,2010,278(6):8 - 11.

[35] Kress W J, Erickson D L, Jones F A, et al. Plant DNA barcodes and a community phylogeny of a tropical forest dynamics plot in Panama [J]. Proc Natl Acad Sci USA, 2009,106(44):18621.

[36] 陈士林,姚辉,韩建萍,等. 中药材 DNA 条形码分子鉴定指导原则[J]. 中国中药杂志,2013,30(2):141 - 148.

[37] Mai J C, Coleman A W. The internal transcribed spacer 2 exhibits a common secondary structure in green algae and flowering plants [J]. J Mol Evol, 1997,44:258.

[38] Hebert PD, Cywinska A, Ball SL, et al. Biological identification through DNA barcodes. Proceedings of the Royal Society of London [J]. Series B: Biological Sciences, 2003,270:313 - 321.

[39] Rubinoff D, Cameron S, Will K. Are plant DNA barcodes a search for the Holy Grail [J]. Trends Ecol Evol, 2006,21:1.

[40] 王义权,徐洛珊,徐国钧. 分子遗传标记鉴别在生药鉴定中的应用前景[J]. 中国中药杂志,1997,22(10):583 - 587.

[41] Alvarez,Wendel J F. Ribosomal ITS sequences and plant phylogeneticinference [J]. Mol Phylogenet Evol, 2003,29:417.

[42] 任保青,陈之端. 植物 DNA 条形码技术[J]. 植物学报,2010,45(1):1 - 12.

[43] China Plant BOL Group, Gao LM, Duan GW, et al. Comparative analysis of a large dataset indicates that ITS should be incorporated into the core barcode for seed plants [J]. Proc Nat Acad Sci USA, 2011,108(49):19641 - 19646.

[44] Hebert PDN, toeckle MY, Zemlak TS. Francis CM(2004b) Identification of birds through DNA barcodes [J]. PLOS Biology, 2004,2(10):1657 - 1663.

[45] 陈士林,姚辉,韩建平,等. 中药材 DNA 条形码分子鉴定指导原则[J]. 中国中药杂志,2013,38(2):141 - 147.

[46] Newmaster SG, Fazekas, Ragupathy S. DNA barcoding in land plants: evaluation of rbcL in a multigene tiered approach [J]. Can J Bot, 2006,84:335 - 441.

[47] Chen SL, Yao H, Han JP, et al. Validation of the ITS2 region as a novel DNA barcode for identifying medicinal plant species [J]. PLOS One, 2010,5(1):e8613.

[48] 梁欣健. 南板蓝根与山药的 DNA 条形码鉴定研究[D]. 广州:广州中医药大学,2012:11.

[49] Vogler A P, R Desalle. Evolution and phylogenetic information content of the ITS - 1 region in the tiger beetle, Cicindela dorsalis [J]. Mol Biol Evol, 1994,11:393.

[50] Kane NC, Cronk Q. Botany without borders: barcoding in focus [J]. Mol Ecol, 2010,17(24):5175 - 5176.

[51] 赖小平,赵树进,陈念. DNA 条形码的原理和应用——全球统一的药用动植物物种鉴定平台[M]. 北京:中国中医药出版社,2010:73 - 89.

[52] 王川易,郭宝林,肖培根. 中药分子鉴定方法评述[J]. 中国中药杂志,2011,36(3):237 - 242.

[53] 刁俊芝,朱芸,成玉怀,等. 西伯利亚乌头的生药学研究[J]. 石河子大学学报(自然科学版),2006,

24(6):713－715.

[54] 陈士林,庞晓慧,姚辉,等.中药DNA条形码鉴码鉴定体系及研究方向[J].世界科学技术,2011,13(5):747－754.

[55] 陈士林,宋经元,姚辉,等.药用植物DNA条形码鉴定策略及关键技术分析[J].中国天然药物,2009,7(5):322－327.

[56] 陈士林,孙永珍,徐江,等.本草基因组计划研究策略[J].药学学报,2010,45(7):807－812.

[57] 肖培根,王锋鹏,高峰,等.中国乌头属植物药用亲缘学研究[J].植物分类学报,2006,44(1):4－45.

[58] 敖艳青,敖其尔,查森其其格.蒙药草乌的基源植物学研究[J].中国民族医药杂志,2011,17(2):37－41.

[59] 王柯,陈科力,刘震,等.锦葵科植物DNA条形码通用序列的筛选[J].植物学报,2011,46(3):276－284.

[60] 图雅,张贵军,刘志强,等.蒙药草乌的研究进展[J].时珍国医国药,2008,19(7):1581－1582.

[61] 周茉华,王崇云,卢水珍,等.川鄂乌头有效成分的研究[J].时珍国药研究,1992,3(2):60－62.

[62] 白永智,李昌禹,王英平.黄花乌头研究进展[J].特产研究,2012,34(3):61－66.

[63] 刘义梅,张乐华,陈士林,等.ITS2序列鉴定10种杜鹃属药用植物[J].中药材,2011,34(9):1342－1345.

[64] 丁立生,陈瑛,王明奎,等.瓜叶乌头的二萜生物碱[J].植物学报,1994,36(11):901－904.

[65] 张立军,戴海蓉,樊秦,等.高乌头炮制品HPLC指纹图谱建立及质量研究[J].中国药学杂志,2017,52(22):2035－2041.

[66] 于占江,赵国君,贾鹏钰.草乌的应用研究及前景展望[J].包头医学院学报,2012,28(3):122－123.

[67] 郝小江,陈泗英,周俊,等.花葶乌头中的三个新二萜生物碱[J].云南植物研究,1985,7(2):217－224.

[68] 高婷,姚辉,马新业,等.中国黄芪属药用植物DNA条形码(ITS2)鉴定[J].世界科学技术,2010,12(2):222－227.

[69] 童姝丽,崔九成,袁菊丽.松潘乌头的研究进展[J].陕西中医,2007,28(7):900－902.

[70] 郭宝林,李家实,阎玉凝.中药材分子标记研究的技术问题——植物药基因组的提取[J].中草药,2000,31(2):951－954.